急诊神经病学

Emergency Neurology

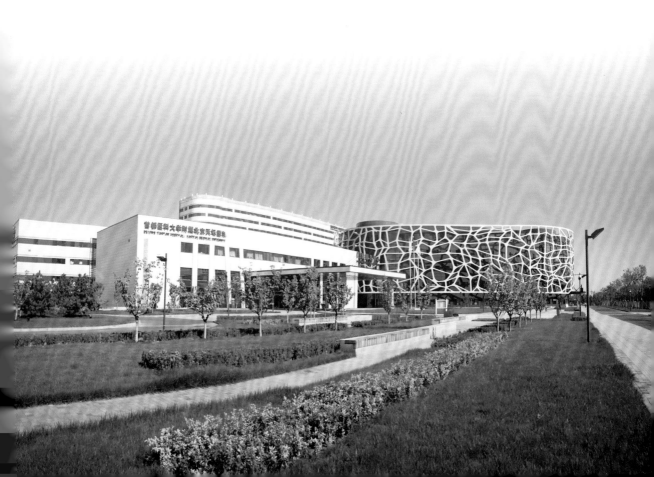

急诊神经病学

Emergency Neurology

主　审　王拥军

主　编　周　衡　郭　伟

副主编　秦海强　王新高　杜万良

　　　　杨春生　石广志

北京大学医学出版社

JIZHEN SHENJINGBINGXUE

图书在版编目（CIP）数据

急诊神经病学/周衡，郭伟主编. —北京：北京
大学医学出版社，2021.1
ISBN 978-7-5659-2285-5

Ⅰ. ①急⋯ Ⅱ. ①周⋯ ②郭⋯ Ⅲ. ①急诊－神经病
学－诊疗 Ⅳ. ①R741.059.7

中国版本图书馆 CIP 数据核字（2020）第 204167 号

急诊神经病学

主　　编：周　衡　郭　伟
出版发行：北京大学医学出版社
地　　址：（100083）北京市海淀区学院路 38 号　北京大学医学部院内
电　　话：发行部 010-82802230；图书邮购 010-82802495
网　　址：http://www.pumpress.com.cn
E - mail：booksale@bjmu.edu.cn
印　　刷：中煤（北京）印务有限公司
经　　销：新华书店
责任编辑：畅晓燕　　责任校对：靳新强　　责任印制：李　啸
开　　本：787 mm×1092 mm　1/16　印张：22　字数：554 千字
版　　次：2021 年 1 月第 1 版　2021 年 1 月第 1 次印刷
书　　号：ISBN 978-7-5659-2285-5
定　　价：130.00 元

主审简介

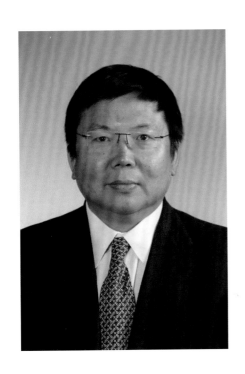

王拥军

　　教授，主任医师。首都医科大学附属北京天坛医院院长，国家神经系统疾病临床医学研究中心副主任，国家神经系统疾病医疗质量控制中心主任，北京脑重大疾病研究院脑卒中研究所所长，北京脑血管病临床研究中心主任。

　　中华医学会神经病学分会主任委员，中国卒中学会执行副会长，中华预防医学会常务委员，中国医师协会神经内科医师分会副会长，中国医师协会毕业后医学教育神经内科专业委员会主任委员，中国医师协会医学机器人医师分会委员会委员，中国卫生经济学会卫生技术评估专业委员会副主任委员，中国医院协会医疗质量管理专业委员会副主任委员，清华大学医学院未来医学影像实验室临床医学顾问。*Stroke and Vascular Neurology*（SVN）与《中国卒中杂志》主编，《中华内科杂志》副总编。

主编简介

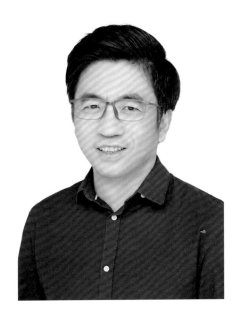

周衡

首都医科大学附属北京天坛医院神经病学中心副主任医师，医学博士。擅长脑血管病及中枢神经系统感染性疾病和免疫性疾病的诊断和治疗。

中国老年医学学会急诊医学分会常务委员，北京医学会神经病学分会神经免疫学组委员。

主编《北京天坛医院神经内科疑难病例》第 1 辑至第 4 辑。

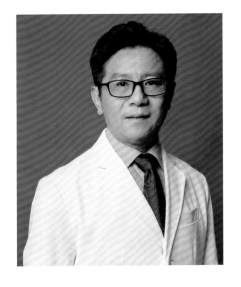

郭伟

首都医科大学附属北京天坛医院急诊科主任，首都医科大学急诊医学系副主任，主任医师，医学博士。

中国老年医学学会急诊医学分会会长，中国卒中学会急救医学分会副主任委员，中国医学教育学会急诊医学专业委员会副主任委员，中华医学会急诊医学分会青年委员兼卒中学组副组长。

执笔《卒中相关性肺炎中国专家共识 2010 和 2019》《支气管镜在急危重症临床应用的专家共识》《急性脑梗死溶栓治疗急诊绿色通道构建专家共识》等。

主编《急诊那些事儿——有图有真相》《急诊气管镜操作实用手册》《急诊医学技术操作流程图解》《老年及特殊人群健康运动处方》。

编者名单

主　审　王拥军
主　编　周　衡　郭　伟
副主编　秦海强　王新高　杜万良　杨春生　石广志
编　委　（按姓氏汉语拼音排序）
　　　　曹京波（首都医科大学附属北京天坛医院）
　　　　苌浩晓（首都医科大学附属北京天坛医院）
　　　　陈　彬（首都医科大学附属北京天坛医院）
　　　　陈　琦（首都医科大学附属北京天坛医院）
　　　　丛衡日（首都医科大学附属北京天坛医院）
　　　　崔　韬（首都医科大学附属北京天坛医院）
　　　　丁则昱（首都医科大学附属北京天坛医院）
　　　　杜　利（首都医科大学附属北京天坛医院）
　　　　杜万良（首都医科大学附属北京天坛医院）
　　　　郭　伟（首都医科大学附属北京天坛医院）
　　　　黄　晶（首都医科大学附属北京天坛医院）
　　　　嵇　朋（郑州市第三人民医院）
　　　　江利敏（河南中医药大学第一附属医院）
　　　　李菁晶（首都医科大学附属北京天坛医院）
　　　　李丽君（首都医科大学附属北京天坛医院）
　　　　李昕頔（首都医科大学附属北京天坛医院）
　　　　李月真（首都医科大学附属北京天坛医院）
　　　　林明贵（北京清华长庚医院）
　　　　刘翕然（首都医科大学附属北京天坛医院）
　　　　马越涛（首都医科大学附属北京天坛医院）
　　　　秦海强（首都医科大学附属北京天坛医院）
　　　　石广志（首都医科大学附属北京天坛医院）
　　　　宋　田（首都医科大学附属北京天坛医院）
　　　　田德才（首都医科大学附属北京天坛医院）

铁常乐（中日友好医院）

王春雪（首都医科大学附属北京天坛医院）

王化冰（首都医科大学附属北京天坛医院）

王新高（首都医科大学附属北京天坛医院）

魏玉桢（首都医科大学附属北京天坛医院）

徐望舒（首都医科大学附属北京天坛医院）

杨春生（天津医科大学总医院）

要雅君（首都医科大学附属北京天坛医院）

尹琳琳（首都医科大学附属北京天坛医院）

张　宁（首都医科大学附属北京天坛医院）

周福春（首都医科大学附属北京安定医院）

周　衡（首都医科大学附属北京天坛医院）

朱碧宏（台州市第一人民医院）

前　言

急诊室从来都是医院最紧张的地方，这里每时每刻都是生死搏斗的战场。几乎每个医生都有在急诊室工作的经历，初次踏入急诊室的时候，青年医生的心里不免都会有些不安与忐忑。与门诊和病房不同，急诊室处理每一位患者的时间非常有限，而即便这有限的时间也往往难以连贯。当你刚刚接诊了一名患者，刚刚依据患者的病情整理好思路，刚刚开始诊疗的过程，另一名患者会来到你的面前，此时此刻，如何安排紧张的时间，如何保证诊疗的质量，如何尽全力与疾病战斗，是摆在每一位急诊科医师面前的重要问题。另一方面，即便是在顶级医院的急诊室，也不可能拥有如门诊一样丰富全面的辅助检查设备，这就要求急诊科医生充分合理地应用现有设备，及早确定正确的诊断方向，及早给予患者合理的治疗，并为进一步的诊疗争取时间。

在急诊室多种多样的疾病之中，神经科急症占有很大的比例。很多医院还没有建立正规的神经科急诊，许多神经科的急症患者是由急诊科医生接诊的，由于缺乏系统正规的神经病学专科学习，在面对这类患者时，急诊科医生往往会感到吃力；而一些神经科医生由于缺乏独立处置急症患者的能力，在面对急诊工作的时候也会力不从心。我们编写此书的目的，就是为急诊科医生和神经科医生建立一个正确识别和处置神经科急症患者的理论体系，以期提高工作效率，更好地为广大患者服务。

在讨论本书架构的时候，我们首先依据既往的工作实践，确认了纳入本书的病种，简单地说，就是什么患者会出现在神经科急诊室。经过讨论，脑血管病、中枢神经系统感染性疾病、神经系统自身免疫性疾病、癫痫、周围神经病等病种入围。在综合性医院，以精神异常为主要表现的患者往往也由神经科首诊，因此本书为精神障碍专门设立了章节。在诊疗过程中，医生往往要研判大量的实验室检查报告，本书亦为此专设一章。在具体编写过程中，我们的原则是一切从急诊出发，搜集最新的医疗进展，筛选其中对急诊医疗有帮助的内容，结合我们已有的实践经验，为急诊科医生整理出处理神经科急症的思路。

中国的急诊科医生与神经科医生总数在 20 万以上，我们衷心希望《急诊神经病学》一书能够为他们的工作提供些许帮助。本书的编写，得到首都医科大学附属北京天坛医院王拥军教授、周建新教授、赵性泉教授的大力支持，在此深表谢意。

缩略语

AACG	急性闭角型青光眼	acute angle closure glaucoma
AChR	乙酰胆碱受体	acetylcholine receptor
ADEM	急性播散性脑脊髓炎	acute disseminated encephalomyelitis
AE	自身免疫性脑炎	autoimmune encephalitis
AED	抗癫痫药物	antiepileptic drug
AIS	急性缺血性卒中	acute ischemic stroke
BPPV	良性阵发性位置性眩晕	benign paroxysmal positional vertigo
CBF	脑血流量	cerebral blood flow
CeAD	颈动脉夹层	cervical artery dissection
CIS	临床孤立综合征	clinically isolated syndrome
CPP	脑灌注压	cerebral perfusion pressure
CSE	惊厥性癫痫持续状态	convulsive status epilepticus
CSF	脑脊液	cerebrospinal fluid
CSzs	惊厥性癫痫发作	convulsive seizures
CTV	CT 静脉成像	CT venogram
CVST	脑静脉窦血栓形成	cerebral venous sinus thrombosis
CVT	颅内静脉血栓形成	cerebral venous thrombosis
DMT	疾病修正治疗	disease modifying therapy
DSA	数字减影血管造影	digital subtraction angiography
ESR	红细胞沉降率	erythrocyte sedimentation rate
GBS	吉兰-巴雷综合征	Guillain-Barre syndrome
GCA	巨细胞动脉炎	giant cell arteritis
GCS	格拉斯哥昏迷量表	Glasgow coma scale
GCSE	全面性惊厥性癫痫持续状态	generalized convulsive status epilepticus
HSE	单纯疱疹病毒性脑炎	herpes simplex virus encephalitis
ICH	脑出血	intracerebral hemorrhage
ICP	颅内压	intracranial pressure
IIH	特发性颅内高压	idiopathic intracranial hypertension
IVIG	静脉注射免疫球蛋白	intravenous immune globulin
LETM	长节段横贯性脊髓炎	longitudinally extensive transverse myelitis

MG	重症肌无力	myasthenia gravis
MRV	磁共振静脉成像	magnetic resonance venography
MS	多发性硬化	multiple sclerosis
NCSE	非惊厥性癫痫持续状态	nonconvulsive status epilepticus
NCSzs	非惊厥性癫痫发作	nonconvulsive seizures
NMJD	神经肌肉接头疾病	neuromuscular junction disease
NMOSD	视神经脊髓炎谱系疾病	neuromyelitis optica spectrum disorders
NMS	神经介导性晕厥	neurally mediated syncope
PMR	风湿性多肌痛	polymyalgia rheumatic
RSE	难治性癫痫持续状态	refractory status epilepticus
SAH	蛛网膜下腔出血	subarachnoid hemorrhage
SAP	卒中相关性肺炎	stroke-associated pneumonia
SE	癫痫持续状态	status epilepticus
SICH	症状性脑出血	symptomatic intracerebral hemorrhage
Szs	癫痫发作	seizures
TBI	创伤性脑损伤	traumatic brain injury
TBM	结核性脑膜炎	tuberculous meningitis
TIA	短暂性脑缺血发作	temporary ischemic attack
TLOC	短暂性意识丧失	transient loss of consciousness
TN	三叉神经痛	trigeminal neuralgia
VeAD	椎动脉夹层	vertebral artery dissection

目　录

第一章 急诊常见神经系统症状与体征

急诊患者的症状与体征多种多样，有些症状与体征明确提示神经系统病变，如偏瘫、截瘫、失语、复视等，有些症状与体征背后的病因则比较复杂，可能涉及多个学科疾病之间的鉴别，如头痛、头晕、意识障碍和癫痫。急诊医师的首要任务是在给予患者积极的对症支持治疗的同时，及时识别患者症状与体征的深层次病因，尽早开始对因治疗；对于一时难以确认的病因，应充分利用急诊医疗资源，协调各相关专业，共同展开诊疗过程。本章重点讨论头痛、头晕、颅内压增高及意识障碍等需要在较大范围内进行鉴别诊断的常见神经系统症状与体征。其他典型的神经系统症状与体征将在后文相关疾病章节中阐述。

第一节 头 痛

关键点

● 急诊医师必须要及时识别出可能造成患者残疾、死亡的继发性头痛，并给予及时处置。
● 即使拥有了先进的影像设备，病史采集和体格检查仍然有助于提高诊断的准确性。
● 综合考虑患者头痛及其叠加症状或体征有助于鉴别诊断。

头痛是神经科的常见症状，全球约 46% 的成年人曾出现发作性头痛，美国每年有 2800 万头痛患者，而全球每年的头痛患者可达 6 亿。在所有头痛患者当中，5% 的女性和 2.8% 的男性每年头痛的时间超过 180 天。据文献统计，急性头痛占急诊科（emergency department，ED）年平均就诊量的 2%，在急诊科的所有常见主诉当中，头痛居于第 4 位。可见头痛的诊断与治疗是急诊科医师（emergency physician，EP）必须面对的问题[1]。

一、头痛的分类

在急诊科患者中，绝大多数头痛（占所有头痛患者的 98%）是良性的。虽然良性头痛的治疗基本上是支持性的，但是急诊科医师仍然有必要针对每一个患者力求获得其准确详细的病史资料，并进行彻底的查体，以免遗漏可能危及生命的相对少见的头痛病因。根据国际头痛分类标准（第 3 版）（ICHD-3），头痛可分为三类：①原发性头痛；②继发性头痛；③痛性脑神经病、颜面部疼痛和其他头痛（表 1-1）。

表 1-1　国际头痛分类标准（ICHD-3）

原发性头痛	偏头痛
	紧张型头痛
	其他原发性头痛
继发性头痛	缘于头、颈部外伤的头痛
	缘于头、颈部血管疾病的头痛
	缘于非血管性颅内疾病的头痛
	缘于物质或物质戒断的头痛
	缘于感染的头痛
	缘于内环境紊乱的头痛
	缘于头、颈、眼、耳、鼻、鼻窦、牙、口腔或其他头面部结构病变的头面痛
	缘于精神疾病的头痛
痛性脑神经病、颜面部疼痛和其他头痛	三叉神经痛
	舌咽神经痛
	面神经痛
	枕神经痛
	视神经炎
	缺血性眼神经麻痹
	痛性眼肌麻痹综合征（Tolosa-Hunt 综合征）
	Raeder 综合征
	复发性痛性眼肌麻痹
	灼口综合征
	持续性原发性面痛
	中枢神经痛

在急诊患者中，原发性头痛最为常见，可给予保守治疗，进一步治疗的重点应放在预防发作方面。

继发性头痛则大体上起病急骤、进展迅速，如果不能尽快确诊并给予有效的针对性治疗，可能危及患者生命。继发性头痛仅占全部头痛的 1/25。也就是说在急诊科医师每年评估的急性头痛患者中，约 4% 有严重的潜在风险（表 1-2）。

表 1-2　急诊科头痛的主要病因及发病率

最终诊断	头痛发病率（%）	病因
良性头痛	98	原发性头痛等
缺血性脑血管病	0.8	缺血性卒中/短暂性脑缺血发作
颅内出血	0.6	ICH/SAH/SDH/动脉瘤
中枢神经系统感染	0.5	脑炎或者脑膜炎
其他	0.2	颈动脉夹层、子痫前期、动脉炎等

ICH，脑出血；SAH，蛛网膜下腔出血；SDH，硬膜下出血

这些严重的继发性头痛包括缺血性卒中、颅内出血以及中枢神经系统感染等。继发性头痛可依据病理生理学特征大致分类为结构性头痛、感染性头痛和血管源性头痛等 5 组（表 1-3）。

表 1-3　急性继发性头痛的病因

分类	病因
结构性头痛	蛛网膜下腔出血
	硬膜下血肿
	硬膜外血肿
	脑实质内出血
	垂体卒中
	正常颅压脑积水
感染性头痛	脑膜炎
	脑炎
血管源性头痛	急性脑血管病
	颈动脉夹层
	高血压脑病
	颞动脉炎
	子痫前期
环境相关的头痛	一氧化碳中毒
其他	急性闭角型青光眼

急诊科头痛患者的处置重点是减轻疼痛和寻找继发性头痛的病因[2]。重要的是要注意，原发性和继发性头痛不能仅仅根据对镇痛治疗的反应来区分。许多危及生命的继发性头痛，包括蛛网膜下腔出血（subarachnoid hemorrhage，SAH）和颈动脉夹层（cervical artery dissection，CeAD），对简单的止痛药物亦有疗效。随着患者的疼痛得到缓解，急诊科医师应考虑进一步检查以明确病因[3]。

鉴于最佳诊断策略可以有效识别 4％ 的严重急诊科头痛，急诊科医师需要及时启动紧急治疗，以防止患者出现永久性神经系统后遗症。

二、头痛发作的机制

多种脑血管病均可出现头痛症状，主要表现为急性头痛。脑出血后头痛的发生与以下因素有关：①脑内血肿及周围水肿，使颅内压升高，颅内痛觉敏感组织受牵拉扭转；②血液成分对三叉神经及 $C_{2\sim7}$ 神经后根的刺激；③血液及破坏产物对蛛网膜的刺激。脑出血头痛性质无特异性，可为钝痛、紧箍痛或眼痛等，多为轻至中度，持续时间不定。在急性脑梗死患者中，头痛发生率为 5％～25％，颈内动脉、椎动脉等大血管闭塞易发生头痛，而腔隙性脑梗死头痛少见。头痛发生与以下因素相关：①血栓或栓塞血管远端的扩张；②动脉硬化对动脉壁痛觉敏感结构的刺激；③血小板活性增强，释放致痛物质；④大面积梗死后的高颅压伴发的高血压。

头痛也是各种病原体导致的脑膜炎的重要症状。脑膜炎导致头痛的主要机制是：①炎性细胞及其他炎性渗出物刺激脑膜和神经根等痛性结构；②脑膜炎并发梗阻性脑积水，造成颅内压增高等。头痛的部位与程度在脑膜炎病因学鉴别方面不具备特异性。病毒性脑炎因存在脑水肿的可能，可出现高颅压性头痛。脑脓肿患者因颅内存在占位性病变，也可出现头痛，部分患者病程中突发剧烈头痛，伴意识障碍、颈项强直，应考虑脑脓肿破入脑室和蛛网膜下腔的可能。

三、病史采集

在问诊及病史采集过程中，急诊科医师应注意询问以下问题。

1. 头痛的性质如何？

紧张型头痛通常被描述为头部发紧、疼痛、有紧箍感。偏头痛和感染后头痛通常有搏动感，但40%偏头痛的搏动感不明显。要注意患者头痛的严重程度具有主观性，应该进一步询问头痛的性质，如头痛是呈波动性、灼烧性还是针刺性。

2. 头痛发作的急缓如何？

突然发作的极度严重头痛常常提示蛛网膜下腔出血、脑膜炎或静脉窦血栓形成。良性头痛偶尔会以"突如其来"的方式出现，但一定要排除恶性病变引起的头痛。当患者描述一次新发生的头痛为"一生中经历的最严重的一次头痛时"，应考虑为继发性头痛。然而，这种"一生中最严重的头痛"常常是最严重的偏头痛。如果瞬间出现剧烈头痛，则要考虑是蛛网膜下腔出血。

3. 疼痛的部位是哪里？

紧张型头痛的部位通常集中在颈部、枕后部和前额。交替性单侧头痛提示偏头痛。丛集性头痛为眼眶周围、上颌骨或眶上部位的疼痛，并且通常为单侧性。

4. 头痛何时开始？是如何发展或加重的？

首次发作的头痛、持续数天的头痛或头痛随时间进行性加重，可以提示这个症状的病因，例如蛛网膜下腔出血、硬膜下血肿、脑脓肿或脑肿瘤。如果头痛的形式在多年内比较稳定，则常常提示特发性头痛。请记住，特发性头痛，如偏头痛或紧张型头痛，并不会随着个体免疫功能的变化而发展成为肿瘤或感染。以前存在的头痛加重，应该高度注意是否出现了继发性头痛。

5. 头痛发作之前有先兆吗？

偏头痛的前驱症状有饥饿、疲乏、打哈欠、沮丧或欣快感。典型的偏头痛被称为"先兆性偏头痛"，是指前期有短暂的神经系统症状，通常为视觉方面（闪光、暗点等），但也可以包括一过性反应迟钝、肢体无力或失语，一旦头痛开始伴随有神经系统症状出现，可能为偏头痛，但也可提示有器质性损伤（即肿瘤、动静脉畸形或脑梗死）。

6. 诱发头痛的因素是什么？

偏头痛通常由于情绪紧张或随之而来的压力的释放、疲劳、酗酒、饥饿、月经等诱发。

7. 头痛有哪些伴随症状？

恶心、呕吐、畏光、恐惧是偏头痛的典型伴随症状，丛集性头痛或偏头痛常伴随同侧撕裂感或鼻腔阻塞感。

8. 有无慢性头痛或反复头痛的病史？

头痛持续的时间越长，越有可能是良性头痛。头痛性质不同于以前时，应该提高警惕，寻找病因。

9. 头痛有家族性的特点吗？

大约 80% 的偏头痛患者有家族史，丛集性头痛很少在多个家族成员中同时出现。

除以上病史采集中需要询问的问题以外，在接诊过程中，急诊科医师还应牢记提示严重的继发性头痛的预警信号（表 1-4）[4]。

表 1-4 继发性头痛的预警信号

病种	预警信号
蛛网膜下腔出血	年龄 > 50 岁
	头痛症状在 1 min 内到达峰值
	接受抗凝或者抗血小板治疗
脑膜炎	发热
	近期应用抗生素
	脑外伤或颅脑手术史
	中枢神经系统感染史
	脑室腹腔分流史
颅内压增高	局灶性神经功能缺损
	癫痫发作
	晕厥发作
	免疫缺陷（如 HIV 感染）
	肿瘤病史
颅内静脉窦血栓形成	围生期
其他特殊病史	系统性红斑狼疮
	Behcet 病
	血管炎
	结节病

需要指出的是，尽管这些问题对于头痛的病因诊断极具价值，但并不是说针对每一位患者都要完成以上所有问题，急诊科医师要依据患者实际情况，安排提问顺序，不可因不必要的、过度的病史询问延误诊疗时机。

四、神经系统查体

50% 的继发性头痛患者可以通过准确的神经系统查体发现诊断线索，从而将延误诊断的风险降低一半，从 1/20 降低到 1/40（2.5%）。结合前文所述病史采集过程中获得的相关信息，在没有进一步开展相关辅助检查的情况下，可以将这一风险进一步降低至 1/250（0.4%）。急诊科医师在完成常规神经系统查体的过程中，要重点关注以下内容。

1. 瞳孔及瞳孔反射

（1）瞳孔及瞳孔反射：注意观察瞳孔的大小、形状、位置及是否对称。正常人瞳孔直径 3～4 mm，呈圆形、边缘整齐、位置居中；直径 <2 mm 为瞳孔缩小，>5 mm 为瞳孔扩大。头痛伴双侧瞳孔不等大，提示存在颞叶钩回疝的可能，应引起急诊科医师的关注。

（2）瞳孔对光反射：指光线刺激瞳孔引起瞳孔收缩。光线刺激一侧瞳孔引起同侧瞳孔收缩称为直接对光反射，对侧瞳孔同时收缩称为间接对光反射。应检查瞳孔是否收缩，收缩是否灵敏、持久。例如，同侧视神经损害，则直接及间接对光反射均消失或迟钝。

（3）调节反射：两眼注视远处物体，再突然注视近处物体时出现的两眼会聚、瞳孔缩小的反射。

急诊科医师重点关注瞳孔及瞳孔反射的意义在于早期发现颅内压增高、脑疝所导致的继发性头痛。

2. 脑膜刺激征

软脑膜和蛛网膜的炎症，或蛛网膜下腔出血，使脊神经根受到刺激，导致其支配的肌肉反射性痉挛，从而产生一系列阳性体征，统称脑膜刺激征。脑膜刺激征伴发热常提示中枢神经系统感染，不伴发热常提示蛛网膜下腔出血。脑膜刺激征还见于颅内压增高和脑膜转移瘤等。颈部征也可见于颅后窝、环枕部或高颈段肿瘤。

脑膜刺激征包括：

（1）颈项强直：患者仰卧，双下肢伸直，检查者轻托患者枕部并使其头部前屈。如颈部有抵抗，下颌不能触及胸骨柄，则表明存在颈项强直。颈项强直程度可用下颌与胸骨柄间的距离（几横指）表示。

（2）凯尔尼格征（Kernig sign）：患者仰卧，检查者托起患者一侧大腿，使一侧下肢屈髋屈膝均呈直角，然后一手固定其膝关节，另一手托住足跟部并向上抬举使膝关节被动伸展。正常人大腿与小腿可成角大于 135°。如伸展小腿与大腿夹角小于 135°，或大腿后屈肌紧张有明显抵抗并伴有大腿后侧及腘窝部疼痛即为阳性。

（3）布鲁津斯基征（Krudzinski sign）：患者仰卧，双下肢伸直，检查者轻托患者枕部并使其下颌接近前胸部。如患者颈部有抵抗及颈后疼痛感（颈部征），同时（或）双侧髋、膝关节不自主屈曲（下肢征），则为阳性。

脑膜刺激征的检查简单易行，急诊科医师通过患者是否存在这一体征，初步判断患者是否存在颅内感染、SAH 的风险[5]。

五、辅助检查

1. 影像学检查

影像学检查对于头痛患者至关重要，当急诊头痛患者出现以下情况时，应行头颅 CT 检查：

（1）极度严重的头痛且短时间内达高峰（突发头痛）；

（2）头痛持续数天或数周，并且与以往头痛的性质不同；

（3）头痛伴精神行为改变；

（4）头痛伴局灶性神经系统体征；

（5）眼底检查发现视盘水肿、眼底出血；

（6）中老年头痛。

年龄＞50岁是继发性头痛的重要危险因素。与＜50岁的患者（1%）相比，75岁以上头痛患者出现严重的继发性头痛的风险（11%）高出10倍。这一数据支持对所有＞75岁的未确诊的头痛患者常规进行影像学检查，因为该年龄组的风险远远超过了头痛患者的平均风险（表1-5）[6]。

表1-5　基于年龄的继发性头痛发生率

年龄（岁）	潜在的严重的继发性头痛发生率（%）
任何	2
＜25	1
25～49	1
50～74	5
≥75	11

2. 脑脊液检查

如果怀疑蛛网膜下腔出血或颅内感染，但CT检查结果阴性，必须进一步行腰穿检查。在因动脉瘤破裂引起的SAH患者当中，有15%的患者CT检查阴性。此情况下，只能通过脑脊液检查明确诊断（可以发现红细胞数增多和脑脊液变黄）。通过脑脊液检查，测量颅内压，有助于诊断或排除颅内感染、蛛网膜下腔出血、脑膜癌及淋巴瘤等疾病。

3. 其他检查

对怀疑脑血管异常所致头痛患者，可选择脑血管造影检查。CT脊髓造影可确定有无脑脊液漏。甲状腺功能减退者可有慢性头痛，需检测甲状腺激素水平等（表1-6）[7]。

表1-6　急诊头痛评估的辅助检查选择

	项目	检查目的	适应证
影像学检查	非强化CT	ICH（SAH、SDH、EDH等）	继发性头痛预警信号（表1-4）
	CTA/MRA	颈动脉夹层，脑动脉瘤	可能存在血管结构异常的脑血管病
	MRI平扫＋增强	颅内肿瘤，梗死组织	颅内占位性病变表现
	MRV	颅内静脉窦血栓	血液高凝状态，颅内压增高
实验室检查	红细胞沉降率	颞动脉炎	颞部疼痛伴颞动脉迂曲
	碳氧血红蛋白	一氧化碳中毒	存在一氧化碳中毒风险
	外周血白细胞计数	白细胞增多	存在颅内感染可能
	血小板计数	凝血机制障碍	腰穿前筛查，排除腰穿禁忌

CTA，CT血管成像；MRA，磁共振血管成像；MRV，磁共振静脉成像；ICH，脑出血；SAH，蛛网膜下腔出血；SDH，硬膜下出血；EDH，硬膜外出血

4. 专家建议

基于急诊的实际情况，提出以下建议：

（1）对于急性头痛或疼痛部位、性质、程度发生变化的慢性疼痛，尽快行头颅 CT 检查，绝大部分脑出血和蛛网膜下腔出血通过急诊 CT 可以做出诊断。

（2）对于伴有发热、呕吐、脑膜刺激征的患者，在没有禁忌证的情况下，尽快行腰穿检查，在检测颅内压的同时，行脑脊液病原学、病理学检查，相当部分的颅内感染性疾病可以通过腰穿得到诊断线索。

（3）对于通过急诊头颅 CT 和腰穿检查仍难以确诊的患者，应继续行头颅 MRI 等检查，以免遗漏诊断。

（4）对于老年头痛患者，应考虑高血压、青光眼和恶性肿瘤的可能，并行相关检查。

（5）只有在排除继发性头痛的可能之后，才可诊断原发性头痛。

头痛是神经内科急诊患者的常见症状，急诊医师应完善各种检查手段，鉴别患者头痛的确切病因，以期尽快明确诊断，并给予针对性治疗，改善患者的症状[8]。

六、不同临床背景的头痛患者的急诊评估

面对一个以头痛为主诉的患者，急诊科医师应密切关注该患者头痛的特征及伴发症状，这些临床背景往往会为进一步的诊疗提供线索。

1. 突发、严重的头痛

典型的危险性头痛表现是患者出现严重、突然的症状。虽然"电击样头痛"的病例可能最终归因于原发性或良性头痛，但必须考虑其他可能的原因。出现新的严重突发性头痛的患者需要在急诊室进行神经影像学检查，以检测出血性卒中，包括 SAH。对于高度怀疑 SAH 的患者，即使头颅 CT 未显示出血，亦应完善腰椎穿刺（简称腰穿）检查，以期在脑脊液中发现相关证据。除了出血性卒中，动脉或静脉系统中任何血管源性病变都可能导致突然出现的剧烈头痛。脑静脉血栓形成（cerebral venous thrombosis，CVT）也可以出现电击样头痛，临床上可能无法与 SAH 区分。头颈部严重的单侧症状，尤其是伴有神经功能缺损时，应考虑 CeAD 的可能。尽管 CVT 更常表现为渐进性头痛，在伴有其他视觉或神经系统症状的患者中，有相当一部分（2%～13%）也会出现电击样头痛。对于有严重头痛、眼痛和视觉症状的患者，医生应考虑急性闭角型青光眼（acute angle closure glaucoma，AACG）的可能性，故应对此类患者进行更彻底的眼科检查，包括视力和眼压测量。眼压大于 21 mmHg 即属异常，任何大于 30 mmHg 的眼压都与 AACG 密切相关。其他重要的鉴别诊断包括垂体卒中、自发性颅内低血压、可逆性脑血管收缩综合征（reversible cerebral vasoconstriction syndrome，RCVS）和高血压脑病，这些少见的病因亦应引起急诊科医师的重视。

2. 头痛伴局灶性神经功能缺损

对于头痛伴有新发的局灶性神经功能缺损的患者，都应该尽快进行神经影像学检查。局灶性神经功能缺损对颅内病变有极高的预测价值。神经功能缺损可由多种危险的继发性

原因引起，包括恶性肿瘤、创伤、感染、脑血管病（如 CeAD 和 CVT）、中毒或代谢原因（特别是一氧化碳中毒）以及其他任何导致颅内压升高的疾病。头痛是急性脑血管病的主要特征，最常见于出血性卒中或 SAH 患者。但缺血性卒中患者在发病时也可能出现头痛，并且缺血性卒中的头痛频率在女性、年轻患者以及后循环缺血和梗死患者中较高。单侧头痛、面部疼痛或颈部疼痛的患者若出现前循环卒中症状时，尤其是在突然出现视网膜缺血症状或霍纳（Horner）综合征的背景下，应立即考虑 CeAD。伴有单侧头部、面部或颈部疼痛的后循环卒中症状也应考虑椎动脉夹层（vertebral artery dissection，VeAD）的可能。应强调的是，在 CeAD 和 VeAD 中，头痛的发作与任何局灶性神经症状之间可能存在明显的时间间隔，这一间隔通常是几天。虽然限于急诊的检查手段有限，可能难以在第一时间明确 CeAD 和 VeAD 的诊断，但合理地评估风险对于进一步的诊疗仍具有很大帮助。

头痛时特定的脑神经损伤对病因诊断具有提示作用。视神经受损可能提示脑缺血、颞动脉炎或原发性眼部病变。头痛伴眼神经麻痹可能由数种病因引发，但最应关注的是后交通动脉瘤。超过 90% 的 SAH 合并后交通动脉瘤患者会出现动眼神经麻痹。在严重的头部外伤中，动眼神经麻痹可提示颞叶钩回疝的可能。展神经在颅内走行路径较长，对颅内压升高或减少的任何病变都比较敏感。眼动神经组（包括动眼神经、滑车神经和展神经）的损伤可以提示海绵窦病变，多个脑神经损伤提示脑干疾病。因此，头痛时出现新的局灶性神经功能缺损是提示患者病情严重并需行进一步影像学及其他病因学检查的预警信号。

3. 头痛伴免疫抑制状态

处于免疫抑制状态的头痛患者应立即考虑继发性头痛的可能性。与普通人群相比，感染人类免疫缺陷病毒（HIV）的头痛患者，颅内疾病的发病率明显更高。HIV 患者头痛的主要考虑因素包括感染性原因，如隐球菌性脑膜炎和弓形虫病，以及非感染性原因，尤其是淋巴瘤。同样，接受免疫抑制治疗的患者，如接受移植后药物治疗的头痛患者，亦应考虑多种潜在的病因。器官移植受者脑或脑膜的细菌、真菌、病毒和寄生虫感染占中枢神经系统病变的 4%～29%，且与高死亡率有关。器官移植后，患者同样可以出现其他几种非感染性神经系统并发症，包括新的中枢神经系统恶性肿瘤和可逆性后部脑病综合征（posterior reversible encephalopathy syndrome，PRES）。鉴于免疫抑制患者感染性和非感染性神经系统并发症的患病风险增加，故应对本组患者进行更有针对性的病因学检查。

4. 高龄患者头痛

高龄头痛患者有更高的继发性头痛风险，如颅内出血、隐性创伤、巨细胞动脉炎和恶性肿瘤。在 50 岁以上患者，继发性头痛的发生率是年轻患者的 4 倍。考虑到在这个年龄段人群中继发性头痛的较高可能性，对于新发头痛的高龄患者应进一步行病因学检查。对于 60 岁以上有新发头痛的患者，尤其是伴有风湿性多肌痛（polymyalgia rheumatic，PMR）、头皮压痛或视觉症状的患者，应考虑巨细胞动脉炎（giant cell arteritis，GCA）的可能。

5. 头痛伴妊娠

怀孕或产后患者头痛的最可能病因与普通人群相似，主要为原发性头痛，如紧张型头痛和偏头痛。然而，患者在怀孕期间继发性头痛的风险增加，需要对先兆子痫、脑静脉血栓形成和垂体卒中等病因进行细致的评估。对于妊娠 20 周以上至产后 6 周的孕妇，尤其需要考虑继发性头痛的可能性，其中产后第 1 周的风险最高。子痫患者的头痛症状可以出现在癫痫发作 1 天之前，即使没有头痛以外的症状，也需要密切关注患者症状的变化。与妊娠相关的血栓前状态也会增加卒中和心血管病的风险，特别是在妊娠晚期和产后，妊娠可能导致垂体体积增加 139%，增加垂体卒中的风险。产后患者还应考虑硬脑膜性头痛和 RCVS。硬膜外注射患者可发生硬膜穿刺后头痛。表现为头痛的产后 RCVS 相对罕见但病情较重，常发生在产后早期，其特点是急性发作，其严重的头痛是由于大、中动脉的血管收缩牵拉所致。产后反复发作的电击样头痛高度提示 RCVS。RCVS 的症状经常反复出现，并可导致危及生命的紧急情况，如颅内出血、脑梗死。

6. 头痛伴凝血机制障碍

血栓前病变（prothrombotic disorders）既可以是遗传性的，也可以是获得性的，约占诊断为 CVT 患者的 34%。抗凝血酶缺乏、蛋白 C/S 缺乏、因子 V 突变、口服避孕药的使用和高同型半胱氨酸血症都增加了 CVT 的风险。

在出血性疾病患者中，一些危险因素会导致自发性颅内出血的概率增加。先天性疾病的患者，如血友病 A/B 和血管性血友病，颅内出血的风险更高，尤其是在外伤后。使用抗凝药物的患者尤其值得关注，因为他们占颅内出血患者的 12%～20%。这些患者的神经系统症状可能因血肿的扩大而迅速恶化，这进一步强调了快速诊断和干预的重要性。

7. 头痛伴恶性肿瘤

既往存在恶性肿瘤病史的患者，其头痛可以由多种原因引起，包括肿瘤本身的占位效应或治疗引发的不良反应。尽管传统观念认为早晨或夜间头痛可能提示颅内恶性肿瘤，但这种情况在成人患者中并不常见。恶性肿瘤较为常见的神经系统临床表现是恶心、呕吐和局灶性神经功能缺损。颅内原发性肿瘤和转移瘤同样有可能导致头痛，其发生率约为 60%。最常见的脑转移原发部位如下：肺癌（19.9%）、黑色素瘤（6.9%）、肾癌（6.5%）、乳腺癌（5.1%）和结直肠癌（1.8%）。脑内原发肿瘤很少以头痛为唯一的临床表现，在此类患者中，只有 2%～8% 出现头痛。多数原发性或转移性肿瘤患者会表现出局灶性神经功能缺损、神经精神障碍或癫痫发作。除了肿瘤本身引起的疼痛外，颅内恶性肿瘤患者还有颅内出血的危险。1%～11% 的颅内出血病例是继发于恶性肿瘤，最常见的是转移瘤。接受化疗或放疗的患者和接受开颅手术的患者都可能出现头痛。在这些患者中，临床医生在将症状归因于既往针对肿瘤的治疗手段之前，应首先评估其他更严重原因的可能性。

8. 头痛伴发热

头痛伴发热可出现于中枢神经系统感染性疾病和其他全身疾病。对于发热和精神状态改变的患者，尤其难以区分中枢神经系统（central nervous system，CNS）感染与其他系统性病因，如败血症、血清素（5-羟色胺）综合征或其他潜在病因。如果其他系统性病因不明显，应行腰穿检查以明确患者是否罹患脑膜炎或脑膜脑炎。但是部分患者存在颅内压升高的风险，这些患者在腰穿之前应接受神经影像学检查。对于任何具有以下特征的患者，应考虑在腰穿之前进行头颅 CT 检查：

- 60 岁或以上；
- 免疫功能受损；
- 有中枢神经系统疾病史；
- 近期癫痫发作；
- 意识水平改变；
- 局灶性神经功能缺损或视盘水肿。

脑脓肿是另一种罕见但重要的原发性中枢神经系统感染。脑脓肿的感染途径包括周围结构的邻近感染扩散、血行性播散和神经外科手术后感染。最常见的是通过周围的鼻窦炎、中耳炎或牙科感染直接传播。来自肺脓肿或感染性心内膜炎等的血行性播散也可导致脑脓肿。大约 70% 的脑脓肿患者会出现头痛，但只有 50% 伴有发热。头痛、发热和局灶性神经系统功能缺损三联征仅发生在 20% 的脑脓肿患者中。重要的诊断线索是有脑脓肿风险的患者出现新的头痛。

其他重要的非感染性头痛的原因亦可能出现发热，包括 SAH、垂体卒中和 GCA。SAH 的发热往往发生在发病后几天，并与死亡率增加和神经系统功能丧失有关。SAH 的发热既可归因于全身炎症反应，也可归因于中枢体温调节功能的丧失。在一项针对 12 例垂体卒中患者的研究中，33% 出现发热，83% 出现脑膜刺激症状。更为复杂的是，其脑脊液样本可显示类似脑膜炎的炎症变化。GCA 可导致包括发热在内的多种全身表现，应在鉴别诊断中加以考虑。

9. 头痛伴视力障碍

临床表现为头痛和视觉症状的患者需要进一步考虑继发性头痛的可能性。明确患者视觉症状的性质对于疾病的病因学诊断非常重要。例如，偏头痛通常表现为视觉先兆，临床上与血管疾病等危险原因引起的视觉症状不同。偏头痛患者典型的视觉症状包括颜色、闪烁和暗点。偏头痛的先兆通常会在 5～20 min 内逐渐加重，在 60 min 内消失。头痛伴短暂性单眼视力丧失的患者应评估继发性头痛的风险。CeAD 可导致视网膜缺血，但这种情况仅发生在 2% 的患者中。单眼视力丧失的其他原因包括视神经炎、GCA 和 AACG。在头痛和双眼视力丧失的情况下，应考虑特发性颅内高压和颅内占位性病变的可能性。

所有头痛和视力障碍的患者应进行视野检查。头痛伴有视野缺损，如同向偏盲，应予以高度关注。成人偏盲多继发于血管病变，包括脑梗死和颅内出血，其次是外伤和颅内肿瘤。眼底检查是另一种重要的评估手段。视盘水肿的存在提示颅内压增高，包括特发性颅内高压、颅内静脉窦血栓形成、恶性肿瘤或感染。头痛伴视盘水肿的患者需要快速检查，以防止视神经缺血和随后的永久性视神经损伤。

10. 头痛伴意识障碍

头痛伴意识丧失的患者应引起足够的重视。在某些情况下，很难辨别患者的意识障碍是晕厥发作还是痫性发作。但这两种情况都有理由进一步检查以明确诊断。在意识丧失伴头痛的情况下，应首先考虑并排除脑血管病，文献报道 SAH 病例中有 5% 伴发晕厥。头痛和晕厥患者的另一个可能病因是颅内肿块阻塞第三脑室，例如胶质囊肿。头痛伴癫痫发作可能提示子痫、中枢神经系统感染、颅内出血、中枢神经系统恶性肿瘤和颅内压增高[9]。

七、头痛的鉴别诊断

需要引起急诊科医师注意的头痛鉴别诊断主要见于以下疾病。

1. 蛛网膜下腔出血 (SAH)

SAH 是头痛患者的首要鉴别诊断。SAH 可能发生在体力活动期间，但这种触发因素仅见于约 20％ 的病例中。SAH 经典的临床表现是突发性剧烈头痛。其他重要的临床特征包括呕吐、颈部僵硬、癫痫发作、局灶性神经功能缺损，以及意识水平改变。SAH 诊断的金标准是脑脊液（cerebrospinal fluid，CSF）分析，尤其是在头颅 CT 未发现明确出血性改变的时候，腰穿的诊断价值尤为重要，这一点得到 2012 年美国心脏协会/美国卒中协会（AHA/ASA）关于动脉瘤性 SAH 管理指南的支持。CT 血管造影（CTA）也被提议作为一种替代诊断方法，它有可能识别出超过 99％ 的动脉瘤性 SAH；CTA 亦可识别出无症状的动脉瘤，而这些动脉瘤不需要神经外科干预[10]。

2. 颈动脉夹层/椎动脉夹层 (CeAD/VeAD)

据估计，在所有卒中病例中 CeAD/VeAD 占到 2％，而在儿童和青年卒中患者中 CeAD/VeAD 的发生率可以高达 24％。CeAD/VeAD 均与之前的颈部创伤有关，如剧烈的体力活动、咳嗽、打喷嚏等，大约 40％ 的 CeAD/VeAD 病例可以出现严重的头痛，但患者也可能出现孤立的颈部或面部疼痛。在大型观察性颈动脉夹层和缺血性卒中患者研究（CADISP）中，CeAD 患者典型表现为前循环缺血，VeAD 患者典型表现为后循环缺血。其他临床表现可能包括完全或部分霍纳综合征、脑神经麻痹、搏动性耳鸣、永久性或短暂性单眼视力丧失（继发于缺血），舌下（Ⅻ）神经最常单独或与其他后组脑神经（Ⅸ～Ⅺ）联合受累。CeAD/VeAD 的诊断需通过 MRI /MRA 或 CTA 证实。

3. 巨细胞动脉炎 (GCA)

GCA 或称颞动脉炎，是一种大血管和中血管的血管炎，是北美和欧洲 50 岁以上患者系统性血管炎最常见的病因。GCA 最重要的危险因素是年龄，因为 50 岁以下患者几乎从不发病，70 岁后 GCA 发病率明显升高，头痛是最重要的临床特征，发生在 83％ 的 GCA 患者中。其他重要的临床特征包括 PMR、颞动脉异常、发热和视力下降。PMR 的特征是晨起肩颈部肌肉疼痛，大约一半的患者会出现不明原因的贫血或发热、体重减轻等。不明原因头痛伴发热的老年患者，GCA 是最常见诊断（17％）。短暂性单眼视力损害或复视可能是 GCA 的早期表现。15％ 的患者发生视神经或视网膜缺血的永久性视觉损害。如果强烈怀疑 GCA，应开始皮质类固醇经验性治疗，并考虑进行颞动脉活检。红细胞沉降率（erythrocyte sedimentation rate，ESR）水平升高可能提示 GCA 的存在，但 5％ 经活检证实 GCA 的患者 ESR 水平正常，故 ESR 正常不能可靠地排除该病。

4. 脑静脉窦血栓形成

脑静脉窦血栓形成（cerebral venous sinus thrombosis，CVST）是一种罕见的卒中，可发生在任何年龄，平均发病年龄 39 岁。口服避孕药是 CVST 最常见的危险因素。其他已被确认的危险因素包括怀孕和产后状态，以及感染，特别是涉及耳、鼻窦、口腔、面部和颈部的感染。头痛是 CVST 病例中最常见的主诉，可以发生在 90% 以上的病例中。CVST 的头痛通常起病缓慢且进行性加重，但在少数患者中可能出现电击样头痛，CVST 从就诊到诊断的平均时间为 7 天。颅内压升高的临床表现，如视盘水肿或展神经麻痹，可能提示上矢状窦血栓形成，这是 CVST 最常见的受累部位。CVST 患者若继发性出血，则可以出现包括失语症、单侧或双侧肢体无力和意识水平下降等广泛性或局灶性神经功能缺损表现。14% 的 CVST 患者会出现意识障碍，40% 的患者出现癫痫发作，1/3 的 CVST 患者发展为脑出血。早期的神经影像学通常包括脑的 CT 或 MRI。但无论是 CT 还是 MRI 都不能有效地排除 CVST，当临床怀疑度较高时，建议进一步进行 CT 或 MR 静脉造影检查。

5. 特发性颅内高压

特发性颅内高压（idiopathic intracranial hypertension，IIH）的特征是颅内压升高（颅内压 > 200 mmH$_2$O），脑脊液实验室检查正常且无颅内占位性病变。IIH 最常见于 30~40 岁的年轻肥胖女性。IIH 的头痛可能程度较重且有致残风险。在没有有效干预的情况下，IIH 可以导致永久性视力丧失。大多数 IIH 患者均有头痛发作，其头痛特征是可变的、非特异性的。相关症状包括短暂的视物模糊、搏动性耳鸣、视疲劳及偶尔的肩部和手臂疼痛。约半数 IIH 患者会出现搏动性耳鸣，其原因是由于狭窄的静脉窦内血液流动不畅所致。典型体征包括视盘水肿、周围视野缺损、单侧或双侧展神经麻痹。诊断 IIH 的关键是在神经影像学无占位性病变的情况下，通过腰穿发现颅内压升高。

6. 高血压性脑病

头痛是高血压性脑病的早期症状，常伴有恶心、呕吐，在紧张、咳嗽、用力时加重，用降压药或降颅内压药后头痛可缓解。还可出现惊厥、神志不清，甚至黑矇，有时产生偏瘫、失语等局灶性神经功能缺损表现。处理得当则预后良好。处理原则：绝对卧床，迅速降低血压，减轻脑水肿和降低颅内压，控制继发症状（如抽搐、心力衰竭等）。

7. 一氧化碳中毒

在美国每年约有 5 万例一氧化碳（CO）中毒患者于急诊科就诊。CO 中毒是头痛的一个潜在病因；大多数病例与吸入含有 CO 的烟雾有关，但取暖炉故障、热源的通风不足、暴露在发动机废气中也是很重要的危险原因。轻度暴露可导致头痛、肌痛、头晕。严重的暴露可导致意识水平下降、局部神经功能缺损或死亡，也可能导致迟发性神经后遗症和神经精神异常。在急诊科，头痛和最近存在 CO 暴露风险的患者必须评估 CO 中毒，特别是当同一居所的多个家庭成员或宠物也生病时，更应考虑这种可能性。脉搏血氧饱和度（SpO$_2$）不能区分氧合血红蛋白和羧基血红蛋白，因此不能可靠地筛查 CO 暴露。因此，需要通过血气分析来测量 CO 血红蛋白水平。一旦确定，应考虑高压氧治疗[11]。

八、治疗

继发性头痛的治疗以原发病治疗结合对症止痛治疗为原则，有关血管病及中枢神经系统感染性疾病的治疗将在本书后文的相关章节介绍，这里主要简介几种常见原发性头痛的治疗（表1-7）。

表 1-7　原发性头痛的治疗

	偏头痛	紧张型头痛	丛集性头痛
非甾体抗炎药物	一线治疗	有效治疗	缺乏循证医学证据
多巴胺受体拮抗剂	疗效优于安慰剂	可能有效	可能有效
氯丙嗪	因不良反应，排除在一线治疗之外	非一线治疗，但可能有效	非一线治疗，但可能有效，不良反应较重
甲氧氯普胺	与布洛芬和曲普坦类药物疗效相似	非一线治疗，但可能有效	非一线治疗，但可能有效
丙氯拉嗪	比甲氧氯普胺更有效，但可能有更多的副作用	非一线治疗，但可能有效	非一线治疗，但可能有效
曲普坦类药物	一线治疗，但有相对和绝对禁忌证	非常用治疗	一线治疗，疗效优于安慰剂
二氢麦角胺	与曲普坦类药物和吩噻嗪相比，初始治疗无显著疗效	非常用治疗	可以使用，但缺乏循证医学证据
阿片类药物	目前的指南只推荐用于严重的、难治性头痛	非常用治疗	缺乏循证医学证据
皮质类固醇激素	RCT 显示对急性发作无效，但可以预防复发	非常用治疗	可以使用，但缺乏有力的循证医学证据
氧疗	无效	非常用治疗	一线治疗

RCT，随机对照试验

1. 偏头痛

偏头痛是一种反复发作的、常为搏动性的头痛，多呈单侧分布，常伴恶心和呕吐，少数典型者发作前有视觉、感觉和运动等先兆，可有家族史。按照国际头痛分类标准（第3版）（ICHD-3），偏头痛分为无先兆偏头痛（表1-8）、有先兆偏头痛（表1-9）、慢性偏头痛（表1-10）、偏头痛并发症、很可能的偏头痛、可能与偏头痛相关的周期综合征[12]。

表 1-8　无先兆偏头痛的诊断标准

A. 符合 B~D 标准的头痛至少发作 5 次
B. 头痛发作持续 4~72 h（未治疗或者治疗未成功）
C. 至少符合下列 4 项中的 2 项：
　1. 单侧
　2. 搏动性
　3. 中-重度头痛
　4. 日常体力活动加重头痛或因头痛而避免日常活动
D. 发作过程中，至少符合下列 2 项中的 1 项：
　1. 恶心和（或）呕吐
　2. 畏光和畏声
E. 不能用 ICHD-3 中的其他诊断更好地解释

表 1-9　有先兆偏头痛的诊断标准

A. 至少有 2 次发作符合 B~D
B. 至少有 1 个可完全恢复的先兆症状:
  1. 视觉
  2. 感觉
  3. 语音和（或）语言
  4. 运动
  5. 脑干
  6. 视网膜
C. 至少符合下列 4 项中的 2 项:
  1. 至少有 1 个先兆持续超过 5 min, 和（或）2 个或更多的症状连续发生
  2. 每个独立先兆症状持续 5~60 min
  3. 至少有一个先兆是单侧的
  4. 与先兆伴发或者在先兆出现 60 min 内出现头痛
D. 不能用 ICHD-3 中的其他诊断更好地解释, 排除短暂性脑缺血发作

表 1-10　慢性偏头痛的诊断标准

A. 符合 B 和 C 的头痛（符合紧张型头痛或者偏头痛特征的头痛）每月发作至少 15 天, 至少持续 3 个月
B. 符合无先兆偏头痛诊断标准 B~D 或有先兆偏头痛诊断标准 B 和 C 的头痛至少发生 5 次
C. 头痛符合以下任何 1 项, 且每月发作大于 8 天, 持续大于 3 个月:
  1. 无先兆偏头痛的 C 和 D
  2. 有先兆偏头痛的 B 和 C
  3. 患者所认为的偏头痛发作并可通过服用曲普坦或者麦角类药物缓解
D. 不能用 ICHD-3 中的其他诊断更好地解释

　　偏头痛的药物治疗包括发作期治疗和预防性治疗。发作期治疗应首先评估偏头痛的致残程度。当患者在最近 3 个月中丧失工作、家务、学习或娱乐等能力超过 50% 的天数大于 10 天时, 患者的偏头痛程度为中至重度, 应给予偏头痛特异性药物治疗。而程度为轻度时, 则可给予阶梯治疗, 即先给予非特异性镇痛药, 无效后再给予特异性镇痛药。这些药物治疗的时间均不超过 10 天/月, 以免形成药物依赖或是转为药物滥用性头痛或慢性偏头痛。

　　非特异性镇痛药包括非甾体消炎药（如布洛芬、双氯芬酸、吲哚美辛等）、阿司匹林、对乙酰氨基酚、散利通（含对乙酰氨基酚、异丙安替比林、咖啡因等）、去痛片（含对乙酰氨基酚、氨基比林、咖啡因、苯巴比妥等）等。可辅以抗组胺药（苯海拉明、苯噻啶）、胃肠动力药（甲氧氯普胺、多潘立酮等）、镇静催眠药等。特异性镇痛药包括曲普坦类药物和麦角胺类药物, 以曲普坦类药物为首选。曲普坦类药物包括舒马普坦、利扎曲普坦和佐米曲普坦等。利扎曲普坦 5~10 mg, 30 min 起效, 日最大剂量不超过 30 mg。舒马普坦 6 mg 皮下注射, 10 min 起效, 是曲普坦类药物中起效最快、药效最好的治疗方法, 1 h 后可重复给药, 日最大剂量 12 mg。

　　近期有文献报道, 利多卡因滴鼻可缓解急性发作的偏头痛, 4% 利多卡因滴鼻液可以阻断神经节的神经信号传导, 从而达到缓解偏头痛的效果。已有多个研究支持这一结果[13]。

2. 紧张型头痛

紧张型头痛是双侧枕部或全头部紧缩性或压迫性头痛，约占头痛患者的40%，是临床最常见的慢性头痛。ICHD-3根据发作频率和是否有颅骨膜压痛，将紧张型头痛分为偶发性紧张型头痛、频发性紧张型头痛、慢性紧张型头痛、可能的紧张型头痛（表1-11）。

表1-11 慢性紧张型头痛的诊断标准

A. 符合B~D特征的发作至少10次，平均每月发作时间<1天，每年发作时间<12天
B. 每次头痛发作持续30 min至7天
C. 头痛具有至少2项下列特征：
   1. 双侧性
   2. 压迫感/紧束感（非搏动性）
   3. 轻或中度疼痛
   4. 常规体力活动（如步行或上楼）不会加重头痛
D. 以下2项均符合：
   1. 无恶心或呕吐（可有食欲缺乏）
   2. 不会同时兼有畏光和畏声
E. 不能用ICHD-3中的其他诊断更好地解释

所有紧张型头痛患者均应考虑非药物治疗，特别是有药物禁忌证或不能耐受时，或是孕妇及哺乳者，尤其应首先考虑非药物治疗。紧张型头痛急性发作时的药物治疗，可依序选择对乙酰氨基酚（1000 mg）、阿司匹林（500~1000 mg）、双氯芬酸（50~100 mg）或酮洛芬（25~50 mg）或布洛芬（200~800 mg）或萘普生（375~550 mg），联合使用咖啡因65~200 mg，可能提高布洛芬和对乙酰氨基酚的疗效。单种镇痛药每月使用不要超过14天，加有咖啡因的复合镇痛药制剂每月使用不要超过9天，以免导致反跳性头痛[14]。

3. 丛集性头痛

丛集性头痛是一种少见的伴有一侧眼眶周围严重疼痛的发作性头痛，具有反复密集发作的特点。病因及发病机制不明，可能与下丘脑功能障碍有关。任何年龄均可发病，20~50岁多见，男性患者居多，是女性患者的4~5倍。在一段时间内（通常3~16周）出现一次接一次的成串发作，故名丛集性头痛，常在每年春季和（或）秋季发作。每次发作持续30~180 min，每日可发作1次至数次。头痛为眼眶周围剧烈的钻痛，患者来回踱步，以拳捶打头部或以头撞墙，疼痛难忍，并常有结膜充血、流泪、流涕、面部出汗异常、眼睑水肿和Horner征等。吸氧、曲普坦类药物和麦角胺咖啡因等治疗有效。近年来发现丛集性头痛发作时应用皮质类固醇激素有效，可用泼尼松20~40 mg/d，或与麦角胺合用。

第二节　头　晕

关键点

● 头晕患者的主诉具有主观性强、准确性差的特点。
● 部分危及生命的疾病可能以头晕为首发症状，需要给予充分重视。
● 急诊科医师应熟练掌握床边检查方法，及时识别出前庭周围性眩晕。

据文献统计，头晕患者占到急诊科就诊患者总人数的 3%，是最常见的主诉之一。不同病因引发的头晕在症状和体征上存在重叠。某些存在致命风险的疾病（如后循环卒中）在早期可能仅仅以头晕为主诉，貌似良性疾病。并且，头颅 CT 等急诊常备的检查方式的敏感性仍有待提高。上述原因造成了在急诊科，依靠有限的时间、有限的临床线索及有限的检查手段，难以对头晕做出明确的病因学诊断。因此，急诊科医师的首要任务是快速识别头晕患者的深层次病因——是预后较好的前庭周围性眩晕，还是其他可能危及生命的重症疾病，以便给予患者有效的治疗，并及时取得相关专业的支持[15]。

一、头晕的分类

2010 年 Post 和 Dickerson 依据患者的主观症状及感受将头晕（dizziness）分为下列 4 类情况：头昏（lightheadedness）、眩晕（vertigo）、失衡（disequilibrium）、晕厥前状态（presyncope）（表 1-12）。

表 1-12　头晕的分类

头昏（lightheadedness）	头昏是一种空间方向紊乱或受损的感觉，没有虚构或扭曲的运动感。这包括头部沉重、不清醒或其他非特异性感觉，但不包括眩晕
眩晕（vertigo）	眩晕是因机体对空间定位障碍而产生的一种动性或位置性错觉，这种错觉包括旋转感（如旋转、摇摆）、线性运动（如在电梯中下降的感觉）等
晕厥前状态（presyncope）	晕厥前状态（即接近晕厥或昏厥）是意识即将丧失的感觉。这种感觉可能继发或不继发晕厥
失衡（disequilibrium）	失衡是指在没有特定方向偏好的情况下，坐着、站着或走路时感到不稳定的感觉

很显然，基于年龄、教育背景和基本医疗知识的差异，患者对症状的描述往往比较模糊，难以为急诊科医师的诊断提供有效的帮助。因此，有研究建议急诊科医师依据患者症状进一步将头晕分为以下三类：急性重度头晕（acute severe dizziness，ASD）、反复发作的头晕（recurrent attacks of dizziness，RAD）或反复发作的位置性头晕（recurrent positional dizziness，RPD)。这种分类简单易行，而且能够以此为基础有针对性地展开进一步的病因诊断及相应治疗（表 1-13)[16]。

表 1-13　急诊头晕分类及临床特征

头晕分类	主要症状	前庭病变体征	中枢病变体征	潜在病因
急性重度头晕	突然发作，剧烈和持续头晕，恶心、呕吐以及失衡	单向自发性眼球震颤，甩头试验阳性	垂直或双向水平眼球震颤或严重失衡	前庭：前庭神经元炎；中枢：脑卒中
反复发作的位置性头晕	头部运动触发的头晕	发作持续不到 1 min，两次发作之间无异常；Dix-Hallpike 试验：旋转性眼球震颤；改变体位症状可缓解	发作可以持续不定，两次发作之间症状不会完全缓解；Dix-Hallpike 试验：持续性眼球震颤或旋转性眼球震颤；改变体位症状无改善	前庭：良性阵发性位置性眩晕（BPPV）；中枢：Chiari 畸形，小脑肿瘤
反复发作的头晕	无明确诱因的自发性头晕发作	持续时间：＞20 min 到数小时，伴有单侧听力下降、耳鸣或耳部涨闷感	持续数分钟。首次发作和进展性加重	前庭：梅尼埃病；中枢：短暂性脑缺血发作（TIA）

通过对表 1-13 的分析，我们发现，在急诊头晕患者的诸多病因中，良性周围性前庭疾病十分常见，所幸这些疾病（前庭神经元炎、良性阵发性位置性眩晕和梅尼埃病）可以在床边通过较为简易的方法进行诊断。因此，急诊科医师必须能够识别这三种常见的良性周围性前庭疾病的主要特征，利用最短时间排除以上几种良性周围性前庭疾病之后，要考虑患者是否罹患危及生命的其他疾病。需要引起注意的是，所谓"中枢性头晕"，并不总是意味着卒中或颅后窝结构性病变。例如，维生素 B_{12} 缺乏症、苯妥英钠或急性酒精中毒的患者会因直接损伤脑干和小脑而导致头晕症状[17]。

二、病史采集

头晕患者的病史采集非常重要。问诊时 EP 需要关注以下问题。

1. 发作持续时间

①数秒：良性发作性位置性眩晕；②数分钟：椎基底动脉-短暂性脑缺血发作（temporary ischemic attack，TIA）、偏头痛；③数小时：梅尼埃病；④数天：迷路卒中、前庭神经元炎、小脑卒中等。需要注意的是，不同疾病导致的头晕持续时间绝非固定，其他表现同样重要。

2. 发作频率

①单次发作：前庭神经元炎、血管病、外伤；②反复发作：偏头痛、良性阵发性位置性眩晕、梅尼埃病、椎基底动脉-TIA、癫痫；③慢性平衡失调：药物中毒、小脑变性、自

主神经病等。

3. 头部运动是否加重头晕？

①头部活动时加重：良性阵发性位置性眩晕；②从坐位或卧位站起时出现头晕：直立性低血压；③活动颈部时加重：颈部骨关节炎或肌肉痉挛。

4. 头晕是否伴有视物旋转、恶心、呕吐、多汗、心动过速？

头晕伴有上述症状见于前庭周围性眩晕。

5. 头晕是否伴有耳闷、耳鸣、耳聋、听力下降等？

头晕伴有上述症状多见于听神经瘤、中耳炎、梅尼埃病、迷路炎、周围淋巴漏、卒中。

6. 近期是否有颅脑外伤？

头颅外伤后发生头晕是极为普通的症状，头晕主诉可开始于外伤后数天内或更长时间之后，往往可随头部运动而加重。其发作可呈突发性，会在某些位置突然暴发。多数患者在伤后出现持续性头晕，经数周后逐渐消退，少数亦可长期存在。

7. 是否有其他神经系统症状？

头晕伴头痛见于偏头痛和听神经瘤，伴面瘫见于听神经瘤、耳疱疹感染，伴失衡见于卒中、迷路炎、前庭神经元炎，伴局灶性神经系统体征见于卒中、肿瘤和多发性硬化。

8. 是否有心脏症状？

若有心悸、心绞痛、心动过速等，则提示心脏疾患。

9. 是否有精神症状？

若患者存在妄想、幻觉、奇异行为或抑郁表现，提示有心因性头晕可能；若患者有焦虑症状，提示其头晕可能是过度换气所致。

10. 患者是否存在脑血管病的危险因素？

椎基底动脉-TIA 可致头晕，问诊应包括其他伴发症状及危险因素等。

11. 是否有家族性头晕和听觉丧失病史？

发作性共济失调 5 型是一种罕见的遗传性周期性共济失调疾病，临床主要表现是头晕、共济失调反复发作，症状持续时间可达数小时。

12. 是否有特殊药物服用史？

氨基糖苷类抗生素、抗癫痫药、抗高血压药物、镇静药物过量或中毒，均可诱发头晕。

正如前文所述，头晕症状的描述主观性很强，不同的病因、一个疾病的不同阶段以及患者对于症状的承受力和敏感性，都会导致主诉的变化。在一项研究中，对头晕患者在 10 min 内以不同的顺序重复询问病史时，将近 50% 患者的头晕类型发生了改变[18]。

三、神经系统查体

（一）基本检查

头晕患者的一个重要诊疗原则是尽快完成一次全面且重点突出的神经系统查体，其中脑神经、小脑和步态测试尤其重要。查体中需要重点关注的项目包括：指鼻试验（检查过程中要注意保护患者眼睛，以避免患者戳到自己的眼睛）和跟膝胫试验、面部运动和感觉对称性、构音障碍和步态测试。对于行走困难的患者，应要求患者坐在平车上测试躯干共济功能。延髓卒中是急性重度头晕的重要病因，应引起特别关注。这些患者常出现构音困难、吞咽困难或声音嘶哑，部分患者会出现霍纳综合征，表现为患侧瞳孔缩小，但对光反射正常，患侧眼球内陷、上睑下垂及患侧面部少汗或无汗等症状。

（二）床旁眼动测试

对于常规神经系统查体正常的患者，床旁眼动测试非常有益。一项研究评估医生对患有急性重度头晕同时合并至少一个卒中危险因素的患者进行神经眼科检查的价值。这些研究人员发现，与症状出现后 48 h 内进行的弥散加权成像（DWI）-MRI 相比，通过神经系统查体识别出了所有卒中患者，而 DWI-MRI 的假阴性率达到 12%。

1. 眼球震颤

研究表明，急诊科医师对于大部分急诊头晕患者的眼球震颤（简称眼震）描述不够详细，难以发挥诊断的作用。在一项相关的研究中，1091 名头晕的急诊患者中仅有 185 人进行了眼震检查，而在这 185 例患者中，只有 10 例（5%）记录了足够的信息来对病因进行有意义的推断。140 例确诊为良性阵发性位置性眩晕（benign paroxysmal positional vertigo, BPPV）、前庭神经元炎的患者中，81% 对眼震的描述与最终诊断不一致。在一项包括 28 名急性头晕患者的小型研究中，9 名患者的眼震分析呈阴性结果。这些数据表明全面客观地评价眼震检查结果有助于提高头晕诊断的准确性。

如其他任何测试一样，医师应事先了解测试的目的和可能出现的各种结果，并对客观结果给予详尽分析。眼震用于描述眼睛的缓慢和快速交替运动。这些交替的运动使眼睛看起来朝一个或多个方向跳动。

在实践中，首先检查患者自发性眼震，然后检查凝视诱发的眼震。对于自发性眼震，要仔细观察患者的眼睛，双眼直视前方，观察是否存在眼球水平运动，并注意快相运动的方向，以及主要运动是水平方向、垂直方向还是旋转性。在大多数头晕患者中，眼球震颤在双眼中的表现是一样的，除非其中一只眼睛存在眼肌瘫痪（如脑干卒中），所以医师在确定眼震方向时可以将注意力集中在患者的一只眼睛上。

接下来，将一个手指或另一个物体（如一个手电筒）放置在距患者颜面大约 25 cm 的地方，通过让患者双眼随目标移动来测试凝视诱发的眼球震颤。将手指（或手电筒）左右上下移动。鼓励患者睁大眼睛。注意眼震在注视的各个方向上是否出现，并注意其快相的方向。如果无论患者是向右、向左、向上还是向下看，其快相的方向是相同的（如右跳动），这都被称为单向性眼球震颤，更常提示周围性病变，而如果快速期的方向随凝视方向而改变（如右眼注视时右跳动，左眼注视时左跳动），这被称为多向性眼震，大都提示中枢性病变。需要注意的是眼震是否存在及眼震的具体特征（如方向、在不同注视位置的变化、在不同观察条件下的变化）均有其临床意义。所有前庭神经元炎患者，如果在发病的前几天仔细检查，都会发现眼震。绝大多数以头晕为表现的小脑卒中患者也有眼震。

眼震测试中需注意以下几个问题：

（1）患者可能有生理性眼震，但亦应考虑到生理性眼震可能与病理性眼震叠加。

（2）多向性眼震提示中枢神经系统病变，但不一定是恶性病变（例如，亦可见于苯妥英钠或酒精中毒）。

（3）有时前庭神经元炎患者会表现出明显的旋转性和垂直性眼震，类似中枢神经系统疾病。

（4）明显存在自发性眼震的急性严重头晕患者不需要再行眼震检查，以免不必要地加重患者症状。

（5）凝视将减少甚至完全消除前庭神经元炎的自发性眼球震颤，这也见于一些急性后循环卒中。

2. 甩头试验

甩头试验（head thrust test，HTT）操作简便、特异性较高，现已成为急性重度头晕床旁评估的重要组成部分。该试验使急诊科医师可以分别评估患者两侧的前庭-眼反射（vestibular ocular reflex，VOR）。检查时医师站在患者面前，用双手扶住患者的头部。指示患者将注意力放在医师的鼻部（视靶），然后医师开始将患者的头部向一侧快速转动15°～20°。双侧前庭-眼反射功能正常时，随着头部朝向一侧的转动，造成同侧前庭感受器的兴奋，引发同侧眼球的内直肌和对侧外直肌收缩，导致眼球朝向头部转动的反方向移动，从而保持了前面视靶在视网膜中的成像稳定与清晰，即无论头部如何转动，受试者始终能注视视靶。单侧前庭功能下降时可见补偿性扫视波，患者眼睛不能盯住视靶，会在甩头过程中或甩头结束后再注视视靶。甩头试验对前庭功能完全丧失的敏感性和特异性均是100%，但对不完全性前庭功能低下的敏感性为34%～75%，特异性为85%～100%。

在行甩头试验时，急诊科医师要针对患者回答以下5个问题：

（1）患者是否在没有帮助的情况下可以坐下或站立？

（2）患者是否存在其他神经系统局灶性病变体征？

（3）患者是否患有自发性或凝视性眼球震颤？

（4）患者的HTT是否为阴性（两侧均无矫正扫视）？

（5）患者是否有复视？

如果这5个问题中的任何一个答案都是"是"，则需要评估患者是否存在卒中。如果对所有这5个问题的回答均为"否"，则患者几乎可以肯是前庭病变引发的头晕。

3. Dix-Hallpike 试验

坐位：患者坐位，头向被检查耳侧转动 45°；医师双手置于患者头部两侧，并告知患者在整个检查过程中双眼紧盯某一位置不动，观察并记录患者在被检查过程中的眼震状况和眼球活动，注意患者头晕和恶心、呕吐等状况。

头悬位：医师引导患者小心、快速（约 2 s 内）躺倒；头需伸至床头外，并且低于水平位 15°～20°，保持头颈部扭转位。整个过程 30～60 s，支撑患者头部，观察其眼球状况。建议医师观察时取坐位。若眼震出现，该体位需至少再保持 1 min，以观察眼震是否表现为疲劳性或出现方向变化。

恢复坐位：上述过程完成后扶助患者缓慢坐起，保持头位 45° 的旋转，观察眼部状况。

后半规管耳石症患者常于患耳向下时诱发出眩晕和眼震，恢复坐位时也会出现眩晕和眼震，但眼震方向与前一诱发体位相反。若在检查过程中出现眼震，应重复检查相关体位变化，并对眼部状况进行记录以评价其疲劳性。若坐、躺姿势均无眼震出现，本侧检查结束；休息片刻后进行对侧检查，手法相同。

值得注意的是，约 1/4 的后半规管 BPPV 患者，Dix-Hallpike 试验眼震可能阴性。所以即使诱发试验阴性，如果临床很典型，也不一定排除 BPPV[19]。

四、头晕的鉴别诊断

急诊科医师在临床工作中应重点掌握下列疾病的特点，以期进行鉴别诊断：后循环卒中、锁骨下动脉盗血综合征、良性阵发性位置性眩晕、梅尼埃病、前庭神经元炎、迷路卒中、偏头痛相关的头晕/眩晕、小脑炎/脑干炎、癫痫性眩晕、脑肿瘤（脑干、小脑、第四脑室、颞枕叶）等。此处仅简述几种常见疾病的主要特点，详见相关论述[20]。

（一）后循环卒中

由于椎基底动脉缺血的许多症状是非特异性的（如头痛、头晕、呕吐），因此部分仅以头晕为主诉的后循环卒中患者存在误诊风险。在一项针对 1666 名以急性头晕为主要表现的急诊患者研究中，有 1/3 的卒中患者没有在急诊科得到及时的诊断。误诊的部分原因是医生对于周围性眩晕的诊断标准的误解。最常见的错误观念包括：头晕症状随着运动或体位改变加重提示周围性病变、脑 CT 扫描的阴性结果可以可靠地排除缺血性卒中等。一项针对以头晕为主诉到急诊就诊并最终确诊为后循环卒中的患者研究显示，部分患者在急诊行 CT 扫描，得到阴性结果后离开医院，最终这部分患者的后循环卒中发生率是未行 CT 扫描患者的 2 倍，这说明即使急诊科医师正确地在头晕的鉴别诊断中考虑到卒中的可能性，仍可能被阴性的 CT 结果所误导。脑 CT 对后循环急性缺血性卒中的敏感性较低（7%～42%）。在美国急诊室，评估头晕患者的年度总成本超过 40 亿美元，影像费用占急诊费用的 12%，其中 75% 用于 CT 扫描。这些 CT 扫描大多呈阴性结果，在鉴别诊断中的价值很有限，在某些情况下，甚至会误导急诊评估。

神经科医生或耳鼻喉科医生进行客观的详细检查，能够正确地区分周围性眩晕和脑梗死。MRI 已被认为是诊断急性缺血性卒中的金标准。然而，即使是利用 MRI 弥散加权成像（DWI）序列，其在诊断急性缺血性卒中方面也有重要的局限性。在症状出现后的最初

48 h 内，头 MRI 常有假阴性结果，以头晕为主要表现的后循环缺血更是如此。因此，准确的查体结果对这些患者非常重要。通过训练有素的床边查体，可以更准确地诊断患者是否存良性周围性前庭疾病。在后循环卒中当中，应重点关注提示以下两种疾病的临床特征：延髓背外侧综合征、小脑梗死或出血。

1. 延髓背外侧综合征

延髓背外侧综合征的临床特征包括：①眩晕、恶心、呕吐、眼球震颤（前庭神经核受损）；②声音嘶哑、吞咽困难、饮水呛咳（疑核及舌咽、迷走神经损害）；③病灶侧小脑性共济失调（绳状体或小脑受损）；④交叉性感觉障碍：病灶同侧面部痛温觉减退或消失（三叉神经脊束核受损），病灶对侧偏身痛温觉减退或消失（对侧交叉的脊髓丘脑束受损）；⑤病灶同侧 Horner 征（交感神经下行纤维受损）。

2. 小脑梗死或出血

小脑梗死或出血的临床特征包括：①突发性眩晕，有时眩晕为首发或唯一症状，程度剧烈。②可伴发其他神经症状（如眼震、共济失调、构音障碍等），或有颅内压增高的表现。③小脑后下动脉内侧支闭塞会引起强烈的眩晕，与迷路疾病引起的眩晕难以鉴别。前者引起的梗死灶若扩展到中线部位并累及绒球小结叶时，患者会出现躯体向病灶侧倾倒、向两侧注视均出现眼震（向梗死侧注视时更明显）等表现；而迷路病变引起单向眼震，快相向病灶对侧，躯体向受累侧倾倒。

（二）锁骨下动脉盗血综合征

锁骨下动脉盗血综合征的主要临床特征包括：①活动患侧上肢为常见诱因；②临床可表现为椎基底动脉供血不足的症状和体征、上肢缺血的症状和体征、血管杂音；③检查可发现患侧上肢桡动脉搏动减弱，收缩期血压比健侧明显减低，锁骨上窝可听到血管杂音；④确诊有赖于血管造影。

（三）良性阵发性位置性眩晕

良性阵发性位置性眩晕是最常见的眩晕类型，属于内耳自限性疾病，其特点包括：①与头部或身体姿势变动相关的短暂眩晕发作；②头晕与体位有明显关系，头晕多出现在体位改变时，如翻身、转头、低头、抬头等；③头晕多剧烈，可伴恶心、呕吐；④一般持续约数秒至数十秒后缓解，不超过 1 min，但是头晕后的不清醒感可持续很长时间。⑤ Dix-Hallpike 位置性试验：后半规管 BPPV 患者常于患耳向下时诱发出眩晕和眼震。眼震为垂直扭转性，眼震快相垂直于头顶（上跳性眼震），同时快相向测试耳，即向地性眼震。上半规管 BPPV 为患耳向上时可诱发出眩晕和眼震，眼震为垂直扭转性，眼震快相向下（向足侧，下跳性眼震），同时会看到朝向对侧（背地性眼震或离地性眼震）的扭转成分。⑥不伴听力下降、耳鸣，也无复视、行走不稳感等脑干受损症状。

（四）梅尼埃病

梅尼埃病的主要特点包括：①基本病理改变为膜迷路积水；②多发于青壮年或 40 岁

以后，无明显诱因；③主要症状是反复发作眩晕，持续 20 min 至数小时，急性发作期可有自发性眼震，严重时伴恶心、呕吐、平衡障碍，发作间期无眩晕；④多数有一侧耳鸣、耳闷胀感，少数双侧耳均有症状，但也是一耳先发生症状，相隔一定时间后另一耳也发生症状；⑤患者头晕反复发作后逐渐出现听力下降；⑥突发性旋转性眩晕、波动性耳聋、耳鸣三联征；⑦中枢神经系统检查正常，冷热水试验显示前庭功能减退或消失[21]。

五、头晕的急诊处置

1. 对症治疗

严重恶心和呕吐的患者在急诊通常需要静脉输液。当需要药物治疗以减轻急性期症状时，一般可选用以下 2 种药物：前庭抑制剂和止吐药。需要注意的是，减轻头晕症状的药物对急性发作是有效的，但作为预防用药通常无效。因此，这些药物最好仅在急诊使用，而不是作为新的日常用药。长期服用这 2 种药物，有可能导致较重的不良反应或降低大脑的代偿能力。

大多数前庭抑制剂具有抗胆碱作用或抗组胺作用，使它们具有除治疗眩晕作用之外的止吐作用。前庭抑制剂的主要种类包括抗组胺药物、苯二氮䓬类药物和抗胆碱类药物。虽然这些药物的确切作用机制尚不清楚，但多数药物似乎在神经递质水平上发挥作用，这些神经递质参与从初级前庭神经元到次级前庭神经元的脉冲样信号传播，并维持前庭神经核的张力。止吐药主要作用于大脑中控制呕吐的区域。当恶心和呕吐明显时，可将轻度前庭抑制剂（如氯环利嗪）与止吐药（如丙氯拉嗪）联合使用以控制症状。这 2 种药物的主要不良反应是嗜睡。

2. 急性重度头晕（ASD）

ASD 的急诊处置要点在于迅速给予支持治疗，并尽快确定病因。如果怀疑卒中，应考虑进行神经影像学检查。尽管 CT 可以作为最初的检查手段，但 CT 的阴性结果不足以排除卒中。在这种情况下，应考虑 MRI 检查或住院进行密切观察。如果可以确诊缺血性卒中，并且患者到达医院的时间处于时间窗之内，应考虑进行溶栓治疗。

前庭神经元炎患者应考虑短期应用糖皮质激素。一项随机对照试验显示，在症状发作后 3 天内使用糖皮质激素治疗的前庭神经元炎患者，康复的可能性更高。在症状严重的急性期过后，患者应尽快恢复活动，这有助于大脑补偿前庭信号的不对称性[22]。

3. 反复发作的位置性头晕（RPD）

RPD 患者的症状可能被头部的特定位置诱发，部分患者对于体位改变存在恐惧感。BPPV 可以在床旁很容易地得到治疗，而确诊 BPPV 的重要一点是，头晕发作持续的时间少于 1 min，并且在发作之间患者无症状。有时恶心或轻度头晕可能会持续超过 1 min，但任何报告位置性头晕持续超过 1 min 的患者都应仔细检查，以了解其他潜在病因。BPPV 患者可以通过手法复位改善症状，鉴于急诊科有限的人力资源，建议由专科医师进行复位操作，此处不做详述[23]。

中枢病变导致的 RPD 主要包括 Chiari 畸形、小脑肿瘤或多发性硬化症，经影像学和实验室检查确诊后，由相关专业进一步治疗。急诊科医师的主要任务是对症支持治疗和初步筛查病因。

4. 反复发作的头晕（RAD）

RAD 的急诊处置原则也是以对症支持和初步病因筛查为主。其中特别需要提出注意的是，如果患者存在 TIA 可能，应尽快完善脑血管影像学检查，并请相关专业医师参与诊疗过程。

第三节　急性颅内压升高

关键点

- 控制急性颅内压升高的首要目标是防止病程进展到脑疝，保持脑灌注压（cerebral perfusion pressure, CPP）>60 mmHg 和颅内压（intracranial pressure, ICP）<20 mmHg。
- 一旦确定即将发生脑疝的迹象，应立即开始治疗。
- 头部处于中间位置，30°仰角，给予充分镇静、镇痛治疗。
- 有脑疝征兆的患者需要进行短期过度通气治疗。使用过度通气时，目标 $PaCO_2$ 为 30~35 mmHg。
- 高渗疗法（甘露醇或 3% 生理盐水）有助于快速降低颅内压。3% 生理盐水耐受性好，并发症少。
- 避免导致颅内压升高的因素。
- 识别和治疗导致颅内压增高的原因。
- 如果使用甘露醇，监测尿量并注意避免低血容量的发生。
- 必要时进入 ICU 治疗。

颅内压升高是一种危及生命的神经系统重症，如果不能及早发现和治疗，可能会发展成脑疝，并危及患者生命。由于颅内压的症状和体征缺乏足够的敏感性与特异性，因此需要急诊科医师保持高度警惕来早期识别。急性颅内压升高的近期治疗目标是预防及逆转脑疝，并保持良好的脑灌注压。治疗措施包括稳定气道、呼吸和循环，颈部中立位、头端抬高 30°，充分镇静和镇痛，高渗治疗（甘露醇或 3% 生理盐水），必要时可采取侧脑室引流、去除局部颅骨等神经外科手段来降低颅内压。

颅内压（ICP）升高的治疗方向是尽早打破脑水肿和脑血流量（cerebral blood flow, CBF）受损的恶性循环，维持足够的脑灌注压（CPP）。标准化的管理方案能够减少颅内压的变化，缩短颅内压升高的持续时间，改善预后。

颅内压的正常范围随年龄或体位改变而变化。通常颅内压的正常范围是 5～15 mmHg。直立位为 -5～$+5$ mmHg。在新生儿、足月婴儿中为 1.5～6 mmHg，在幼儿中为 3～7 mmHg，在大龄儿童中为 10～15 mmHg。

在临床工作中，如果出现颅内压升高的症状和体征，且腰穿证实颅内压超过 20 mmHg，应进行相应治疗。颅内压持续＞40 mmHg 表明颅内压升高严重威胁生命[24]。

一、颅内压升高的病因及危险因素

多种疾病均可引发颅内压升高（表 1-14）。

表 1-14 颅内压升高的常见病因

脑容量增加	原发性中枢神经系统疾病引发的脑水肿：脑炎、脑膜炎、脑损伤等
	继发于全身性疾病的脑水肿：缺氧缺血性损伤（低通气、休克）、缺血性卒中/脑梗死、代谢性脑病（如肝性脑病、肺性脑病）、中毒（铅中毒）、高热
	颅内占位性病变：血肿、肿瘤、脓肿
脑血容量增加	静脉阻塞——脑静脉窦血栓形成
	脑出血
	缺氧、药物或高碳酸血症引发的脑血管舒张
	癫痫持续状态
脑脊液容积增加	梗阻性脑积水、交通性脑积水
	脑脊液再吸收障碍：蛛网膜下腔出血
特发性或良性颅内高压	

在神经内科急诊，当患者的格拉斯哥昏迷量表（Glasgow coma scale，GCS）评分≤8时，可能提示颅内压升高，特别是伴有以下情况的患者：

（1）急性中枢神经系统感染伴精神状态/局灶性体征改变。

（2）重度创伤性脑损伤（traumatic brain injury，TBI），改良 GCS（m-GCS）评分≤8；轻中度 TBI 伴入院时头部 CT 异常或低血压、运动姿势异常。

（3）急性肝性脑病Ⅲ级或Ⅳ级。

（4）糖尿病酮症酸中毒伴脑病。

（5）中毒性脑病、高血压性脑病。

（6）缺氧性脑病。

二、临床表现

颅内压升高的临床症状和体征具有高度的多样性，取决于原发性脑损伤的性质、颅内占位性病变的性质及位置、颅内压升高的速度等。急诊科医师应该了解可能提示颅内压升高的临床线索，以便能够早期识别（表 1-15）[25]。

表 1-15 提示颅内压升高的临床线索

病史	症状	体征
肿瘤史（包括脑肿瘤和躯体其他部位肿瘤）	头痛	共济失调
脑室-腹腔分流史	恶心	癫痫
出血倾向	复视	瞳孔不等大
晨起呕吐		意识水平下降
夜间头痛		脑膜刺激征
认知水平下降		视盘水肿

意识清醒的高颅压患者会出现头痛、呕吐以及颈部强直等表现，但是这些表现的特异性及敏感性均较差。视盘水肿是颅内压升高的可靠征象，但部分急性高颅压的患者眼底观察不到典型的视盘水肿。

在昏睡或昏迷的患者中，所有头部损伤、脑膜炎、脑炎、肝病和糖尿病患者都应怀疑颅内压升高。当严重颅内压升高导致脑疝出现的时候，患者可能出现瞳孔异常、血压异常升高、心动过缓、呼吸不规则、展神经麻痹和视盘水肿。

CT 扫描发现脑水肿预示颅内压升高，但某些高颅压患者的颅脑 CT 扫描也可能是正常的。

三、脑疝的征象

颅内各腔室之间的压力梯度可导致从一个腔室到另一个腔室的脑疝。脑疝的早期症状主要是压迫和缺血，而不是脑组织移位。及时鉴别脑疝的临床症状是挽救生命的关键。

1. 小脑幕切迹疝（颞叶钩回疝）

小脑幕切迹疝是幕上的颞叶的海马旁回、钩回通过小脑幕切迹被推移至幕下，或小脑蚓部及小脑前叶从幕下向幕上疝出。患者早期表现出颅内压增高的症状：剧烈头痛、频繁呕吐、烦躁不安；之后患者出现意识改变，表现为嗜睡、浅昏迷以至昏迷，对外界的刺激反应迟钝或消失。

查体可见患者两侧瞳孔不等大，初起时病侧瞳孔略缩小，对光反射稍迟钝，以后病侧瞳孔逐渐散大，直接及间接对光反射消失，但对侧瞳孔仍可正常，患侧还可有眼睑下垂、眼球外斜等。如脑疝继续发展，则可出现双侧瞳孔散大，对光反射消失，这是脑干内动眼神经核受压致功能失常所引起。

患者的运动障碍大多发生于瞳孔散大侧的对侧，表现为肢体的自主活动减少或消失。脑疝的继续发展使症状波及双侧，引起四肢肌力减退或间歇性出现头颈后仰、四肢挺直、躯背过伸，呈角弓反张状态，称为去大脑强直，是脑干严重受损的特征性表现。

患者还可能出现生命体征的紊乱，表现为血压、脉搏、呼吸、体温的改变。有时面色潮红、大汗淋漓，有时转为苍白、汗闭，体温可高达 41℃ 以上，也可低至 35℃ 以下而不升，最后呼吸停止，终于血压下降、心脏停搏而死亡。

2. 枕骨大孔疝（小脑扁桃体下疝）

患者通常剧烈头痛、反复呕吐、生命体征紊乱、颈强直和疼痛，意识改变出现较晚，没有瞳孔的改变，呼吸骤停发生较早。

3. 大脑镰下疝（扣带回疝）

大脑镰下疝引起病侧大脑半球内侧面受压的脑组织软化坏死，出现对侧下肢轻瘫、排尿障碍等症状。

四、处理原则

高颅压的基本处置流程见图 1-1。

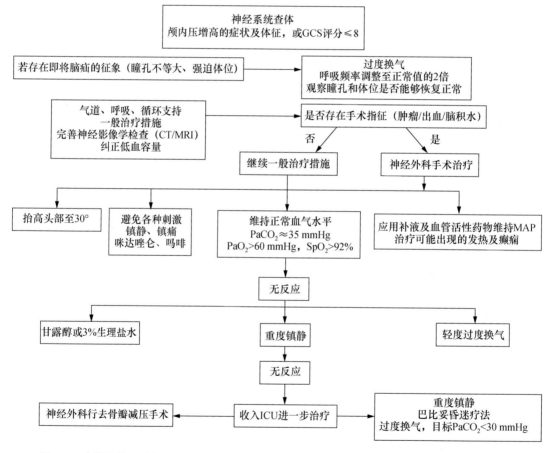

图 1-1　高颅压处理流程。MAP，平均动脉压；ICU，重症监护室；GCS，格拉斯哥昏迷量表

对于所有存在潜在神经系统损伤的患者，必须尽快完成对气道、呼吸和循环的初步评估。立即处理低血压、低血氧等可能造成继发性神经系统损伤的临床急症[26]。

（一）气道

对于意识水平改变的患者，必须确保对呼吸道的保护。GCS 评分≤8 的患者需要侵入性气道支持。可以依据患者状态选用口咽通气道（又称口咽通气管，是一种非气管导管性无创性通气管道，能防止舌后坠，迅速开放气道，建立临时人工气道）或气管内插管。

（二）呼吸

维持正常氧分压和二氧化碳分压。应使用非再呼吸面罩给予 100% 纯氧，如有必要，使用气囊阀面罩给氧，以确保充分的氧气吸入。如果有即将发生脑疝的危险（瞳孔不等大，强迫体位），应进行轻度的短期过度通气。为了达到这一目的，在手动通气的情况下，给予双倍的正常呼吸率，持续 10 min。监测瞳孔不等大的逆转、强迫体位和意识水平的改善，以 $PaCO_2$ 达 30～32 mmHg 为目标。

（三）循环

维持正常血容量。如果有灌注不良的迹象，给予 20 ml/kg 的生理盐水。如果需要，通过输液和血管活性剂（多巴胺或肾上腺素）维持平均动脉压（mean arterial pressure，MAP）以达到所需的 CPP。胶体液不推荐用于急性脑损伤（急性缺血性卒中除外），因为它对存活率可能存在不利影响[27]。

（四）一般措施和一线治疗

1. 头部位置

将床头端抬高 30° 并保持头部在中间位置，以促进经颈外静脉的静脉引流。确保足够的血管内容量以防止直立性低血压。

2. 镇静和镇痛

使用咪达唑仑 1～3 $\mu g/(kg \cdot min)$，吗啡 0.1 mg/kg 每 6 h 一次。镇静剂量必须个体化，控制给药速度，以达到 Ramsay 镇静量表评分 3～4 分为目的。评分为 3 分时，患者仅对命令做出反应；评分为 4 分时，患者处于睡眠状态，但对眉间敲击或大声听觉刺激有快速反应。

3. 调节渗透压：甘露醇，3% 高渗盐水

甘露醇与高渗盐水相比，目前尚不清楚这两种疗法在降低颅内压方面的优势。高渗盐水对降低颅内压升高有效，但对生存率和预后无明显益处。最近的一项系统性研究发现，相比于其他渗透压调节治疗，高渗盐水在非创伤性脑病中改善 ICP 的效果更为明显，且应用高渗盐水的死亡率低于应用甘露醇组。

（1）20% 甘露醇：早期效应包括降低血液黏度，改善微血管 CBF、脑氧合，降低脑血容量（cerebral blood volume，CBV），最终降低 CPP 及 ICP。远期效应发生在 15～30 min

内，持续时间长达 6 h，这种远期效应通过对神经细胞的直接渗透作用导致脑内液体总量减少，其他作用还包括减少 CSF 的产生。为了达到最佳效果，血清渗透压应保持在 320 mOsm/L 以下。标准剂量：0.5 g/kg 静脉推注，4 h 内不要重复使用甘露醇。用药期间应监测尿量，注意避免低血容量的发生。甘露醇禁用于失代偿性休克、少尿、无尿和心力衰竭患者。

（2）3% 高渗盐水：高渗盐水提升渗透压，将水从脑实质吸入血管内。它促进脑脊液快速吸收，增加心排血量，并扩大血管内容量，从而增强 CPP，反射性提高血管壁张力，进而促进液体回流。标准用量：连续输注，常用剂量为 10 ml/kg，然后是 0.1～1 ml/(kg·h)。脑水肿患者，最初的血清钠目标通常设定为 145～155 mmol/L，如果有临床症状，则提高至 160 mmol/L。一般来说，它具有很好的耐受性且少有不良反应。用药期间每 6 h 监测一次血钠和肌酐，当渗透压 >320 mOsmol/L 时为禁忌证。持续输注 24 h 后，必须逐渐减少治疗，以防止颅内压反弹。

4. 体温

体温每升高 1℃ 则机体代谢率增加 10%～13%，这一变化会加剧脑血管扩张。故应保持体温低于 38℃（腋下体温 36～37℃）。

5. 血糖控制

随机血糖应保持在 150 mg/dl 左右。应避免低血糖（<60 mg/dl）和高血糖（>180 mg/dl）。

6. 控制癫痫发作

预防高危患者的癫痫发作，如重型颅脑损伤、局灶性神经功能缺损和中枢神经系统感染（脑膜炎和脑炎）。使用苯妥英钠 20 mg/kg 静脉滴注，然后 5 mg/(kg·d)，疗程不超过起病后 7 天。意识障碍患者还应考虑 EEG 监测和癫痫发作预防，这是因为部分患者会出现非惊厥性癫痫发作，而非惊厥性癫痫发作会导致颅内压突然升高。

7. 预防气道痉挛

在气管内吸痰前 5 min 使用利多卡因 1 mg/kg（静脉滴注或气道内滴注）。不要在 2 h 内重复用药。

8. 预防应激性溃疡导致的胃肠道出血

使用抑酸剂 1 mg/kg 每 8 h 一次，或泮托拉唑 1 mg/kg 每 12 h 一次。

9. 改善贫血

使血红蛋白（Hb）浓度维持在 10 g/dl 左右，有助于脑组织供氧。这是因为严重贫血的患者会通过显著增加 CBF，以达到维持脑供氧的目的。

10. 控制血压

患者血压升高是颅内压升高的常见反应。典型变化是收缩压升高幅度大于舒张压升高幅度。当自身调节功能受损时，高血压可增加 CBF 和 ICP，加重脑水肿和术后颅内出血。一般情况下，除非潜在原因是高血压性脑病，否则在急性颅内压升高时暂不积极降低血压。对于即将发生充血性心力衰竭的患者、CT 显示脑水肿迅速恶化的患者以及血压持续升高的患者，可以给予降压治疗。如果决定治疗高血压，应避免使用硝普钠、硝酸甘油和硝苯地平等扩张血管的药物，这些药物可能会增加颅内压。首选药物为拟交感神经阻滞药物（艾司洛尔、拉贝洛尔）或中心作用 α-受体激动剂（可乐定），这是因为以上药物可以降低血压而不影响颅内压。

11. 糖皮质激素

糖皮质激素常用于原发性和转移性脑肿瘤，以减少血管源性水肿。最常用的方案是每 6 h 静脉注射 0.15 mg/kg 地塞米松（最大剂量 16 mg/d）。不建议在 TBI 中常规使用。

12. 抗生素/抗病毒药物

对于由于感染性疾病诱发的颅内压增高患者，应积极给予抗感染治疗。

（五）二线治疗

对于血流动力学稳定的颅内压升高患者，如果能够给予持续的心血管和脑电图监测和机械通气，可以选择以下治疗措施。

1. 重度镇静

使用吗啡和咪达唑仑，达到 Ramsay 镇静量表评分 5 分。

2. 巴比妥昏迷疗法

巴比妥昏迷疗法的治疗原理是使用控制剂量的巴比妥类药物使重型颅脑创伤患者处于暂时性无意识状态，从而降低脑组织氧代谢率，以降低颅内压和减少局部脑血流，减少继发性脑组织损伤。然而，此疗法也会导致全身血压显著下降。戊巴比妥的负荷剂量为 10 mg/kg 静注，之后 5 mg/(kg·h)，连续 3 h。维持剂量为 1～2 mg/(kg·h)，调节剂量至脑电图显示抑制模式。

（六）三线治疗

去骨瓣减压术，可能是控制颅内压升高的一个可用选择。重型颅脑损伤后 24 h 内进行去骨瓣减压术，以及因重症卒中、中枢神经系统感染引起的难治性颅内压升高均可通过去骨瓣减压术改善预后[28]。

第四节　意识障碍

关键点

- 大部分急性意识受损的患者均可在急症室作出诊断。
- 多种病因均可导致意识障碍，需要对患者进行跨专业的多学科鉴别诊断。
- 意识障碍的患者死亡率取决于原发病的性质。

意识是中枢神经系统对自身、外界环境刺激做出有意义应答的能力，是机体对自身及周围环境的感知和理解能力。意识活动包括意识水平和意识内容。

意识水平是指与睡眠呈周期性交替的清醒状态，通过脑干上行网状激活系统上传冲动激活大脑皮质来维持。意识内容指的是感知、记忆、思维、注意、智能、情感和意志活动等心理过程。大脑皮质病变造成意识内容变化。

意识障碍的定义是中枢神经系统对内、外环境刺激做出有意义应答的能力减退或消失，可以是意识水平（觉醒/警醒水平）的异常或意识内容（认知功能）的异常。任何累及脑干上行网状激活系统和（或）大脑皮质的病损均可引起意识障碍。

一、意识障碍的类别

1. 意识模糊

意识模糊（confusion）表现为注意力减退、定向障碍、情感反应淡漠、随意活动减少、语言缺乏连贯性，对外界刺激可表现为有目的的简单动作反应，但低于正常水平。

2. 意识浑浊

意识浑浊（clouding of consciousness）指患者的意识清晰度受损，表现为似醒非醒、反应迟钝、回答问题简单、语调低而缓慢，对时间、地点、人物有定向障碍。

3. 朦胧状态

朦胧状态（twilight state）指患者的意识活动范围缩小，意识水平有轻度降低，患者对一定范围内的各种刺激能够感知和认知，并能做出相应反应，但对其他事物感知困难，具体表现为患者集中注意于某些内心体验，可有相对正常的感知和协调连贯的行为，对范围外的事物都不能正确感知和判断，定向障碍，有片段幻觉、错觉、妄想及相应的行为。常突然发生，突然归正，持续时间为数分钟至数天，好转后常不能回忆。朦胧状态可有多种原因，其中器质性原因包括癫痫、脑外伤、脑血管病、中毒等，心因性朦胧常见于癔症和心因性精神障碍。

4. 漫游性自动症

漫游性自动症（ambulatory automatism）是意识朦胧的特殊形式，以不具有幻觉、妄想和情绪改变为特点。患者在意识障碍期间可表现为无目的、与所处环境不相适应、甚至无意义的动作，如在室内或室外无目的地徘徊、机械地重复某种日常生活中的简单动作等。通常持续时间较短，突发突止，清醒后对发作过程中的经历不能回忆。在睡眠过程中发生的称之为梦游症，在觉醒状态下发生的称之为神游症（fugue）。多见于癫痫及癔症，也见于急性应激障碍或颅脑损伤并发的精神障碍。

5. 谵妄

谵妄（delirium）是一种急性的脑高级功能障碍，患者对周围环境的认识及反应能力均有下降，表现为认知、注意力、定向、记忆功能受损，思维迟钝，语言功能障碍，错觉、幻觉，睡眠觉醒周期紊乱等，可有紧张、恐惧和兴奋不安感，甚至有冲动和攻击行为。病情常呈波动性，夜间加重，白天减轻，常持续数小时至数天。

6. 嗜睡

嗜睡（somnolence）指意识水平下降，患者表现为持续处于睡眠状态，睡眠时间过度延长，能被唤醒，醒后可勉强配合身体检查及回答简单问题，停止刺激后又继续入睡。

7. 昏睡

昏睡（stupor）指意识水平更低，对周围环境及自我意识均丧失，患者处于沉睡状态，正常的外界刺激不能使其觉醒，须经高声呼唤或其他较强烈刺激方可唤醒，醒后可见表情茫然，不能配合身体检查，可进行含糊、简单而不完全的答话，停止刺激后又很快入睡。角膜反射减弱，吞咽反射、对光反射存在。

8. 昏迷

昏迷（coma）是一种最为严重的意识障碍。患者意识完全丧失，各种强刺激不能使其觉醒，不能自发睁眼，缺乏有目的的自主活动。昏迷按严重程度可分为三级。

（1）浅昏迷。意识完全丧失，可有较少的无意识自发动作。对周围事物及声、光等刺激全无反应，对强烈刺激（如疼痛刺激）可有躲避动作及痛苦表情，但不能觉醒。吞咽反射、咳嗽反射以及瞳孔对光反射仍然存在，生命体征无明显改变。

（2）中昏迷：自发动作很少，对外界的正常刺激均无反应。对强烈刺激的防御反射、角膜反射和瞳孔对光反射减弱，大小便潴留或失禁。此时生命体征已有改变。

（3）深昏迷：患者无任何自主运动，眼球固定，瞳孔散大，各种反射消失，大小便多失禁，全身肌肉松弛，对外界任何刺激均无反应。生命体征已有明显改变，呼吸不规则，血压或有下降。

不同类别意识障碍的鉴别见表 1-16[29]。

表 1-16　不同类别意识障碍的鉴别

分类	疼痛反应	唤醒反应	无意识自发动作	腱反射	对光反射	生命体征
嗜睡	灵敏	可唤醒	有	存在	存在	稳定
昏睡	迟钝	大声呼唤可唤醒	有	存在	存在	稳定
浅昏迷	存在	不能唤醒	可有	存在	存在	无变化
中昏迷	重刺激可有	不能唤醒	很少	无	迟钝	轻度变化
重昏迷	无	无	无	无	无	显著变化

二、病因

意识障碍是急诊科的常见急症，部分意识障碍患者存在潜在的致命风险。根据既往研究，大约 5% 的急诊科患者以意识障碍为主诉。一般来说，意识障碍的病因可分为中枢神经系统原发性损伤（如基底动脉阻塞）和中枢神经系统继发性损伤（如脓毒症）。除此之外，还应鉴别患者的意识障碍是否与外伤有关，这是因为颅脑外伤造成的意识障碍可能需要进行急诊手术，及时的鉴别有助于把握手术时机。意识障碍的死亡率很高，很大一部分幸存者长期处于昏迷状态，意识障碍患者的预后很大程度上取决于其内在的病因（表 1-17）[30]。

表 1-17　意识障碍的常见病因

意识障碍病因	病变累及部位	疾病种类
幕上结构损害	双侧大脑半球损害； 单侧大脑半球损害继发间脑或脑干损害	脑梗死、脑出血、硬膜外及硬膜下出血、脑肿瘤、脑脓肿、脑炎、颅内静脉系统血栓形成等
幕下结构损害	脑干、丘脑、下丘脑等上行激活系统直接损害 小脑损害所致的继发性脑干损害	脑干出血、梗死、肿瘤、脓肿、炎症等
弥漫性脑损伤和全身性疾病	脑的必需物质供应不足、内源性代谢紊乱或外源性有毒物质抑制或破坏大脑皮质和脑干上行网状激活系统，引起上行网状激活系统与抑制系统平衡失调而致意识障碍	缺氧性疾病、中毒、代谢障碍、全身感染、电解质异常、多脏器功能衰竭、低温或高温

三、病史采集

对于意识障碍患者，急诊科医师在病史采集过程中应注意收集以下要点：

（1）发病的时间和当时的表现；

（2）既往是否罹患可能引发意识障碍的其他内、外科疾病；

（3）既往是否罹患精神系统疾病；

（4）近期服用药物的情况；

（5）是否有吸烟、酗酒和吸毒史；

（6）是否有外伤史（包括头部外伤及躯干外伤）；

（7）患者近期的精神状态如何；

（8）从目击者如急救人员或警察获取的其他信息[31]。

四、体格检查

对于意识障碍患者，急诊体格检查须重点关注的内容包括血压、心率、体温、呼吸节律及气味、皮肤黏膜等（表 1-18）。

表 1-18　意识障碍患者体格检查的重点关注项目

检查项目	表现	潜在病因
血压	过低	脱水、休克、心肌梗死、镇静药中毒
	过高	脑出血、高血压脑病、颅内压增高
心率	缓慢有力	颅内压增高
	过缓（＜40 次/分）	房室传导阻滞、心肌梗死
	过速	休克、心力衰竭、高热、甲状腺危象
	微弱无力	休克、内出血
体温	体温过高	感染性疾病、炎症性疾病、中暑（热射病）或中枢性高热
	体温过低	休克、甲状腺功能减退、低血糖、冻伤、镇静安眠药（如巴比妥类药物）过量
呼吸节律	深快规律性呼吸	糖尿病酮症酸中毒
	浅速规律性呼吸	休克、心肺疾病、药物中毒
	潮式呼吸	大脑半球广泛损害
	中枢源性过度呼吸	中脑被盖部病变
	长吸式呼吸	脑桥上部病变
	丛集式呼吸	脑桥下部病变
	失调式呼吸	延髓下部损害
呼吸气味	酒味	急性酒精中毒
	肝臭味	肝昏迷
	苹果味	糖尿病酮症酸中毒
	氨味	尿毒症
皮肤黏膜	黄染	肝昏迷、药物中毒
	发绀	心肺疾病等引起缺氧
	多汗	有机磷中毒、甲状腺危象、低血糖
	苍白	休克、贫血、低血糖
	潮红	高热、阿托品类药物中毒、CO 中毒

五、神经系统查体

意识障碍患者的神经系统查体须包括以下内容：

（1）头颈部检查：检查头颈部受伤情况，是否存在颈强直、Brudzinski 征、Kernig 征。

（2）意识状态：描述昏迷程度，可用 GCS 评分记录，并记录患者的肢体自发运动及对各种刺激（词语性、伤害性和疼痛刺激）的反应。

（3）瞳孔：①一侧瞳孔散大或固定见于该侧的动眼神经受损，常见于钩回疝；②双侧瞳孔散大或固定见于中脑受损、脑缺氧、阿托品类药物中毒等；③双侧瞳孔针尖样缩小见于脑桥被盖损害，如脑桥出血、有机磷中毒、吗啡类药物中毒；④一侧瞳孔缩小见于 Horner 征。

（4）眼底检查：检查是否有视盘水肿、出血等。

（5）脑干反射：常见的脑干反射包括头眼反射、眼前庭反射、角膜反射、瞳孔对光反射等（表 1-19）。这些脑干反射的变化，反映出中枢神经系统不同部位的损伤（表 1-20）。

（6）运动反应：检查是否有偏瘫、四肢瘫、震颤、肌阵挛、强直-阵挛发作等[32]。

表 1-19 常见脑干反射及临床意义

反射名称	做法	临床意义
头眼反射（玩偶头试验）	头部向左右、上下转动，眼球向头部运动相反方向移动，然后逐渐回到中线位	在婴儿为正常反射，随着大脑发育而抑制。在大脑半球弥漫性病变和间脑病变导致昏迷时，头眼反射出现并加强；脑干病变时此反射消失，如一侧脑干病变，头向该侧转动时反射消失，向对侧仍存在
冷热水试验	对于意识障碍患者，一般采用冰水激发试验。患者仰卧位，头抬高30°并偏向对侧，检查者以注射器向外耳道注入 2 ml 冰水	脑干功能完整的患者双眼球缓慢转向注水同侧，同时发生快动眼相朝向对侧的水平眼震
角膜反射	用捻成细束的棉絮轻触角膜外缘，正常表现为双侧的瞬目动作。受试侧的瞬目动作称直接角膜反射，受试对侧为间接角膜反射	如受试侧三叉神经麻痹，则双侧角膜反射消失，健侧受试仍可引起双侧角膜反射
睫脊反射	给予颈部皮肤疼痛刺激时可引起双侧瞳孔散大	此反射存在提示下位脑干、颈髓、上段胸髓及颈交感神经功能正常
额眼轮匝肌反射	检查时用手指向外上方牵拉患者眉梢外侧皮肤并固定，然后用叩诊锤轻叩其手指，引起同侧眼轮匝肌收缩闭眼	此反射消失提示间脑-中脑平面受累
垂直性眼前庭反射	为头俯仰时双眼球与头的动作呈反方向上下垂直移动	此反射消失提示间脑-中脑平面受累
水平性眼前庭反射	头向左右移动时双眼球呈反方向水平移动	此反射消失提示脑桥下部平面受累

续表

反射名称	做法	临床意义
瞳孔对光反射	瞳孔对光反射表现为光刺激引起瞳孔缩小	此反射消失提示损害累及中脑平面
嚼肌反射	叩击颏部引起嚼肌收缩	此反射消失提示脑桥平面受累
眼心反射	压迫眼球引起心率减慢	此反射消失提示延髓平面受累
角膜下颌反射	用捻成细束的棉絮，直接刺激角膜中央，出现同侧翼状肌收缩，使下颌偏向对侧，且伴有向前运动	此反射出现提示间脑-中脑及中脑平面受累
掌颏反射	轻划手掌大鱼际肌区引起同侧颏肌收缩	此反射出现提示大脑皮质-皮质下中枢受累

表 1-20　中枢神经系统不同部位损伤所致脑干反射变化

损伤部位	脑干反射
皮质-皮质下区	病理性掌颏反射出现
间脑平面	睫脊反射消失，掌颏反射出现
间脑-中脑平面	额眼轮匝肌反射、垂直性眼前庭反射消失，角膜下颌反射出现
中脑平面	瞳孔对光反射消失，角膜下颌反射存在
脑桥上部平面	角膜反射、嚼肌反射、角膜下颌反射消失
脑桥下部平面	水平性眼前庭反射消失
延髓平面	眼心反射消失，双瞳散大、呼吸停止

六、辅助检查

1. 实验室检查

急诊意识障碍患者通过合理的实验室检查，能够为诊断提供线索与依据（表 1-21）。

表 1-21　意识障碍患者常用实验室检查项目及临床意义

检查项目	检查结果	临床意义
血常规	重度贫血	贫血性缺氧脑病 出血性休克
	白细胞增多	急性感染 脑出血
	白细胞减少	病毒性脑炎 病毒性脑膜炎 伤寒
血糖	>33.3 mmol/L	若酮体（-）提示糖尿病非酮症高渗综合征
	16.7~33.3 mmol/L	若酮体（+）提示糖尿病酮症酸中毒
	低血糖	注射胰岛素、服用糖尿病药物过量； 重症肝损害、阿狄森病、胰细胞瘤

续表

检查项目	检查结果	临床意义
肾功能	BUN、CREA 升高	尿毒症
血氨	升高	肝性脑病
血气分析	代谢性酸中毒	尿毒症（BUN＞60 mmol/L）
	pH＜7.30	糖尿病昏迷（BS＞250 mmol/L）
	PCO_2＜35 mmHg	乳酸中毒（PO_2＜50 mmHg）
		外因性毒素（BUN、BS、PO_2 正常）
	呼吸性碱中毒	肝性脑病
	pH＞7.45	心肺疾病
	PCO_2＜35 mmHg	中枢性过度换气
		败血症（革兰氏阴性杆菌败血症更为常见）
	呼吸性酸中毒	肺部疾病
	pH＜7.35	使用镇静剂
	PCO_2＞45 mmHg	CO_2 吸入或 CO_2 麻醉
		Pickwickian 综合征（肥胖）
	代谢性碱中毒	溃疡病
	pH＞7.45	原发性醛固酮增多症
	45 mmHg＜PCO_2＜55 mmHg	肾病
毒物筛查	包括重金属毒物、农药等	
尿常规	尿糖（＋）	酮体（＋）：糖尿病酮症酸中毒
		酮体（－）：糖尿病乳酸酸中毒
		高渗透压性非酮体性糖尿病昏迷
		脑血管病
	尿蛋白（＋）	高血压脑病、脑出血、子痫
		尿毒症
		单纯肾及膀胱损害
	尿胆素强阳性	肝性昏迷
		急性感染
		合并肝损害
	尿胆红素阳性	肝性昏迷

BUN，血尿素氮；CREA，肌酐；BS，血糖

2. 心电图

心电图检查目的在于发现心肌梗死及各种心律失常，一旦有异常表现，应及时请心内科会诊。

3. 脑电图

脑电图检查目的在于识别癫痫发作，尤其是伴有意识障碍的非惊厥性发作，意义尤为重大，具体内容将在"癫痫"一章中详述。

4. 神经影像学检查（头部 CT、MRI）

脑血管病、以病毒性脑炎为代表的中枢神经系统感染性疾病、以急性播散性脑脊髓炎为代表的中枢神经系统炎性脱髓鞘疾病均有其特殊的神经影像学改变，具体内容将在后文相关章节中详述。

5. 腰穿脑脊液检查

腰穿的目的有二：一是检测颅内压的水平，二是通过对脑脊液的相关实验室检查为蛛网膜下腔出血、神经系统感染性疾病、中枢神经系统自身免疫性疾病的诊断及鉴别诊断提供证据。具体腰穿时机的把握、适应证与禁忌证以及各项检测结果的解读，见后文相关章节。

七、诊断

（一）病因诊断

急诊科医师应依据患者的病史、体格检查和神经系统查体、辅助检查等对意识障碍的病因做出初步诊断，并由此展开进一步的诊疗进程。

1. 脑膜刺激征（＋）、局灶性神经系统症状（－）

- 突然起病，以剧烈头痛为前驱症状：蛛网膜下腔出血。
- 以发热为前驱症状者：脑膜炎。

2. 脑膜刺激征（＋）或（－）、局灶性神经系统症状（＋）

- 与外伤有关者：脑挫伤、硬膜外血肿、硬膜下血肿。
- 突然起病者：脑出血、脑梗死。
- 以发热为前驱症状者：脑脊髓炎、脑脓肿。
- 慢性起病：颅脑肿瘤、慢性硬膜下血肿。

3. 脑膜刺激征（－）、局灶性神经系统症状（－）

- 短暂昏迷：癫痫、晕厥、脑震荡。
- 有明确中毒原因：酒精中毒、安眠药中毒、一氧化碳中毒等。
- 有系统性疾病的征象：肝性昏迷、肺性脑病、尿毒症、心肌梗死、休克、重症感染、糖尿病酮症酸中毒、高渗性昏迷等。

（二）鉴别诊断

1. 癔症性不反应状态

患者表现为突然卧床不起，双目紧闭，呼之不应，推之不动，呼吸增快，屏气或正常，肢体松软或强直，甚至对疼痛刺激也毫无反应，类似昏迷状态。鉴别点在于癔症患者起病前都有情绪诱因，查体脑干反射存在，无病理反射。脑电图呈觉醒反应。这些提示治疗可恢复常态。

2. 木僵状态

患者表现为僵住不动，缄默不语，不吃不喝，对外界任何刺激都不能引起反应或逃避，口内充满唾液，大小便潴留。鉴别点在于木僵状态患者脑电图呈觉醒反应。查体脑干反射正常。

3. 闭锁综合征

闭锁综合征又称去传出状态，是脑桥基底部病变所致。患者大脑半球和脑干被盖部网状激活系统无损害，因此意识保持清醒，对语言的理解无障碍，动眼神经与滑车神经的功能保留，双侧皮质脑干束与皮质脊髓束均被阻断，展神经核以下运动性传出功能丧失，患者表现为不能讲话，有眼球水平运动障碍，双侧面瘫，舌、咽及构音、吞咽运动均有障碍，不能转颈耸肩，四肢全瘫，可有双侧病理反射。脑电图呈觉醒反应或有慢波。鉴别点在于闭锁综合征患者意识清楚，可用眼球移动与外界交流，查体部分脑干反射存在（包括垂直性眼前庭反射、瞳孔对光反射）。

八、短暂性意识丧失

尽管已有大量关于意识障碍的临床研究数据，但对于不明原因的短暂性意识丧失（transient loss of consciousness，TLOC），只有少数研究是从急诊医生的角度进行分析与总结（表 1-22）[33]。

表 1-22　短暂性意识丧失（TLOC）的原因

1. 心血管性 TLOC
   - 心源性晕厥
     - 心动过速（室上性心动过速、室性心律失常）
     - 缓慢性心律失常（完全性房室传导阻滞、莫氏 II 型传导阻滞）
     - 结构性心脏病（心肌梗死、主动脉狭窄）
   - 直立性低血压晕厥
     - 外在原因（药物、脱水、低血容量）
     - 体位性心动过速综合征
     - 自主神经功能衰竭（原发性、继发性）
   - 神经介导性晕厥
     - 血管迷走神经性晕厥（运动、排尿、疼痛、恐惧）
     - 颈动脉窦综合征
   - 神经性/脑血管性晕厥
     - 短暂性脑缺血发作（TIA）
     - 锁骨下盗血综合征（SSS）
     - 癫痫伴缓慢性心律失常/停搏（发作性停搏）
     - 咳嗽晕厥

2. 非心血管性/非晕厥性 TLOC
  - 癫痫
    - 癫痫大发作
    - 癫痫小发作
    - 颞叶癫痫
    - Panayiotopoulos 综合征
  - 非癫痫性 TLOC
    - 过度嗜睡/发作性睡病
    - 波动性颅内压升高（脑积水、第三脑室囊肿）
    - 其他（基底动脉性偏头痛）
  - 医源性 TLOC
    - 代谢紊乱（低血糖）
    - 神经内分泌紊乱（肥大细胞活化障碍、嗜铬细胞瘤、副肿瘤综合征、甲状腺髓样癌）
    - 药物（酒精、苯二氮䓬类、阿片类药物）
  - 精神性 TLOC
    - 心因性 TLOC
    - 精神性假性晕厥
  - 创伤性 TLOC
3. 未知来源的 TLOC

1. 心源性晕厥

　　心源性晕厥的首要病因是心律失常，这种心律失常分为快速性心律失常和缓慢性心律失常。因快速性心律失常而导致的心源性晕厥发作，多见于器质性心脏病患者，少数也见于正常人。快速性心律失常患者的血压下降速度通常低于心脏停搏患者。缓慢性心律失常引起的心源性晕厥，可见于各种器质性心脏病，如急性心肌炎、急性心肌梗死等。多数心源性晕厥无前驱症状。当因心律失常导致的心源性晕厥缓解后，患者通常会因血压反应性升高而导致面部潮红。

　　急诊科医师可以通过以下临床特征来识别心源性晕厥：①用力或仰卧位时出现；②无前驱症状（如心脏停搏）；③器质性心脏病的症状和（或）体征；④心电图异常；⑤猝死家族史。

2. 直立性低血压晕厥

　　直立性低血压晕厥，又称体位性低血压晕厥，是指直立位时因血压过度下降（典型者20/10 mmHg）而造成的晕厥。

　　直立性低血压晕厥的临床特征包括：①站起过程中发作；②长时间坐位或站立时发作；③在拥挤或炎热的地方发作；④调整降血压药物时发作；⑤进食后和饮酒后出现；⑥运动后立即出现；⑦发作后立即平躺可以改善症状；⑧缺乏前驱症状；⑨呈现

衣架样痛[a]或胸痛。值得注意的是，反射性晕厥也可观察到这些特征。

在老年患者中，直立位低血压早期可以表现为反应迟钝、疲劳、腿部屈曲和呼吸困难。在自主神经功能衰竭的老年患者中，只有当收缩压降至 60 mmHg 左右时，患者才会出现因低血压导致的晕厥。

直立性低血压经常由某些药物诱发，这些药物主要包括血管扩张剂、利尿剂、抗抑郁药（特别是三环类药物）和抗帕金森病药。值得注意的是，这些诱因与患者的内在病因如中枢性自主神经功能衰竭、糖尿病周围神经病及其他多发性周围神经病同时出现时，更易发生直立性低血压。其他诱因还包括长期暴露在高温下导致脱水、液体摄入不足、出血、腹泻或艾迪生病导致的容量损耗。

3. 神经介导性晕厥

神经介导性晕厥（neurally mediated syncope，NMS）又称反射性晕厥，是临床最常见的晕厥类型，占所有晕厥病例的 35%～38%，分布于各个年龄组，常见于女性和年轻人。NMS 包括血管迷走性晕厥、情境性晕厥、颈动脉窦过敏、疼痛性晕厥等多个综合征（表 1-23）。

表 1-23 神经介导性晕厥的分类

分类		发病机制	治疗
血管迷走性晕厥		某种刺激作用于大脑皮质，影响下视丘，通过迷走神经反射引起周围血管阻力降低，血管扩张。若迷走神经活动导致明显心动过缓时，心排血量减少，动脉血压降低，脑灌注减少	使晕厥患者立即平卧，抬高腿部，除去有害刺激，一般较快即可恢复
颈动脉窦过敏综合征	心脏抑制型	发作时出现反射性窦性心动过缓或房室传导阻滞，或二者同时存在。此型较多见，占颈动脉窦过敏总数的 70%	阿托品类药物治疗有效
	血管抑制型	发作时出现反射性血压骤降，心率基本维持正常，无房室传导阻滞。此型较少见	升压药如肾上腺素或麻黄碱治疗有效
	中枢型	多伴有颈动脉粥样硬化。发作时心率和血压维持正常，只出现短暂性晕厥，是由于一过性脑血管痉挛所致，常因突然转头或衣领过紧诱发	阿托品和升压药均无效，可应用镇静剂治疗
情境性晕厥	咳嗽性晕厥	晕厥发生于一阵咳嗽后，常为慢性支气管炎、百日咳或支气管哮喘患者剧烈咳嗽后突然出现软弱无力和短暂意识丧失，立即恢复，无后遗不适	治疗主要为消除引起咳嗽的原因，抑制咳嗽反射，控制强烈、频繁持久的咳嗽

---

[a] 衣架样痛的疼痛通常由颈背部放射到枕部和肩部肌肉，由于疼痛区域的总体形状如同衣架而得名，这种疼痛的出现与体位性低血压导致的颈肩部肌肉缺血及低灌注有关。

续表

分类		发病机制	治疗
	排尿性晕厥	常见于男性排尿时或排尿后，特别是从低体位起来时和存在前列腺增生。由于膀胱内压力解除引起突然的血管扩张，静脉回流减少；排尿时屏气动作又可使心排血量降低，诱发晕厥	预防为主。排尿时不急起站立，排尿过程减慢或蹲位、坐位排尿可避免晕厥发生
	排便性晕厥	多见于老年人。机制与排尿性晕厥类似：排便后腹内压下降，静脉回流减少；屏气动作又可使心排血量降低，引发晕厥	预防为主，保持大便通畅，避免排便时长期蹲位
	吞咽性晕厥	常伴有食管、咽喉、纵隔疾病及严重的房室传导阻滞等。患者可因吞咽动作激惹迷走神经，引起反射性心率下降，与体位无关，无先兆	阿托品可制止发作，部分患者需要安装心脏起搏器防止发作
疼痛性晕厥		剧烈的疼痛（如三叉神经痛和舌咽神经痛引起的面部和咽喉部疼痛）可引起晕厥，主要由于剧痛刺激反射性引起血管舒缩中枢抑制，周围血管突然扩张，回心血量减少，心排血量降低和脑灌注减少。特点是症状发生顺序总是先疼痛后晕厥	治疗以积极处理原发病为主

NMS 通常表现为意识丧失前 30～60 s 出现前驱症状。面色苍白是最多见的首发表现，随后是冷汗、打哈欠、流涎、心悸、瞳孔扩张和胃肠蠕动增强。最终，大脑或视网膜灌注不足的症状会随之而来，如精神异常、头晕、疲劳、视觉和听觉变化、幻觉，甚至濒死体验。通常，无意识的持续时间从 10～20 s 至数分钟不等。老年患者很少能够准确描述其前驱症状，这可能是因为老年人自主神经功能降低和记忆力减退所致。

患者出现以下临床特征提示 NMS 的可能：①发生在特殊的视觉、声音、气味刺激或疼痛刺激后；②发生在压迫颈动脉窦后（头部旋转、剃须、衣领过紧）；③在拥挤和（或）炎热的地方长时间站立时发作；④进食和饮酒后发作；⑤用力后发作。最后 3 个临床特征也常出现在其他晕厥类型中，如心源性晕厥和直立性低血压晕厥（见上文）。

4. 癫痫性 TLOC

意识障碍是不同类型癫痫的典型特征。

急诊科医师的重要任务之一就是判断患者的 TLOC 是否属于癫痫症候群的一部分，对于首次发作的 TLOC、到达急诊科时已缓解的 TLOC，这种鉴别尤为重要。以下形式的癫痫可导致 TLOC：①癫痫伴全面性强直-阵挛发作；②癫痫伴失神发作；③颞叶癫痫；④其他类型癫痫。

癫痫性 TLOC 通常伴随先兆。以下临床特征提示患者可能属于癫痫性 TLOC：①在晕厥之前，出现幻嗅或幻视；②舌咬伤；③伴有头部异常转动；④意识恢复后，不能回忆发作过程；⑤晕厥后长时间的意识不清或昏睡。

通过 TLOC 发作的诱因及伴随症状来鉴别癫痫性或是非癫痫性 TLOC 并不可靠，体位改变诱发发作、面色苍白等前驱症状，以及小便失禁、创伤和肌痉挛等伴随症状在心源性、癫痫性或精神性晕厥均可存在。非癫痫性晕厥患者也可能出现包括眼球震颤或强迫性上斜视在内的眼球异常运动。严重或长期心源性晕厥的患者偶尔会出现思维混乱。因此，有必要应用脑电图参与癫痫性 TLOC 的鉴别诊断。

九、意识障碍患者的急诊管理

1. 基于急诊严重指数的分诊

急诊严重指数（emergency severity index，ESI）是由美国于 1998 年创立的 5 级急诊重症预检系统，已在美国和欧洲的一些医院成功实施。ESI 用独特的方法指导护士将患者病情严重程度与医疗资源的分配相结合。ESI 将患者分为 1～5 级（表 1-24）。

表 1-24   ESI 患者分级

	1 级	2 级	3 级	4 级	5 级
生命功能（ABC）及意识水平	不稳定或无反应	受威胁或严重疼痛	稳定	稳定	稳定
生命威胁或器官功能衰竭的威胁	明显	有可能	可能性小	无	无
复苏需求	立即	有时需要	不太需要	不需要	不需要
预期利用的资源（X 线片、实验室检查、会诊操作）	大量（≥2）	较多（≥2）	中等量（≥2）	少（1）	无
反应时间	立即	几分钟	1 h 之内	可以等待	可以等待

ESI 作为一种较新的分诊系统，在不同的急诊室均具有可行性，有很好的内在可靠性，而且 ESI 级别与患者的预后密切相关，但因缺少相应的临床评估和测试，目前尚未得到广泛应用，自 2000 年 Wuerz 等发表对 ESI 的研究以来，该标尺的临床测试、改进与研究一直持续至今[34]。

2012 年中华人民共和国卫生行业标准《医院急诊科规范化流程》出台，该流程建议在急诊分诊时按疾病严重程度对患者进行分级，不同严重程度的患者进入不同区域进行诊治（表 1-25）[35]。

表 1-25   《医院急诊科规范化流程》急诊病情分级

病情分级	严重程度	分级标准	占用急诊医疗资源（个）
1 级	濒危（A 级）	病情可能随时危及患者生命，包括气管插管者，无呼吸、无脉搏者，急性意识改变者，无反应者，需立即采取挽救生命的干预措施	—
2 级	危重（B 级）	病情有进展至生命危险和致残危险者，应尽快安排接诊	—

续表

病情分级	严重程度	分级标准	占用急诊医疗资源（个）
3级	急诊（C级）	患者有急性症状和急诊问题，但目前明确没有危及生命或无致残危险，应在一定时间段内安排患者就诊	≥2
4级	非急症（D级）	轻症患者或非急症患者，患者目前没有急性发病情况，无或很少有不适主诉	0～1

(1) 若临床判断为非急症患者（D级），但因其病情复杂，需要占用2个或2个以上急诊医疗资源，病情分级定为3级。

(2) 生命体征异常者，病情严重程度分级上调一级。

(3) 占用医疗资源包括实验室检查（血和尿）、心电图、X射线、CT、磁共振成像（MRI）、超声、血管造影、建立静脉通路、静脉注射、肌内注射、雾化治疗、相关专科会诊、简单操作（如导尿、撕裂伤修补）、复杂操作（如镇静、镇痛）。

(4) 一：无数据。

依据目前对ESI进行的临床调查评估，ESI因其独特的优势而具有广泛应用前景。ESI最大的特点就是准确有效地将患者进行分类，并预测资源需要。此外，ESI使用方便，减少了分诊过程的主观性，对那些缺少分诊经验的急诊护士尤为有用，可以消除个人分诊偏倚；ESI及时将患者分区，确定优先处理的患者，减少危重患者待诊时间，同时快速处理轻症患者，使整个急诊区患者合理有序就诊，减轻急诊工作负荷和急诊"拥挤"问题。ESI帮助识别了大多数危及生命的疾病，并正确地指定了需要立即展开诊疗过程的ESI 1级和2级患者，而所有被分流为ESI 4级和5级的患者都存活了下来。多个中心的研究结果均支持ESI分诊和死亡率之间的这种相关性[36]。

2. 意识障碍抢救小组

理想的状态下急诊科应成立由多学科医师组成的意识障碍抢救小组，具体组成和分工如下：

（1）团队负责人：该职位通常由团队中最有经验的成员担任。团队负责人负责确保所有团队成员在患者到达之前各就各位，并且每个成员都知道他或她在患者的治疗过程所扮演的角色。

（2）麻醉师：负责评估患者所有的重要生命参数，包括体温、呼吸、心率等，并专注于观察并维持患者的心肺功能稳定。此外，麻醉学团队还负责首次血气分析和打开输液通道。

（3）神经科医师：负责对患者进行快速的神经系统检查，并负责完成患者病史采集。

（4）内科医师：专注于身体检查，包括对心电图的评估，以及在必要时对心脏和腹部进行快速超声检查。

患者所有相关的发现均报告给团队负责人，由该负责人确定初步诊断、指定治疗方案，并确定是否需要增调额外的人员与设备参与目前的诊疗过程。如果发现诊断已经明确，团队负责人还需要及时从本小组中排除不需要的学科医师，使其能投入新患者的抢救过程，以免造成人员的浪费。

　　然而，具备以上条件的急诊科非常有限，这就要求急诊科医师在接诊意识障碍患者时，要兼备以上小组成员的职能，充分发挥自身潜能，并随时寻求相关科室的支持，以利于患者的诊治。

参考文献

[1] Levi Filler, Murtaza Akhter, Perrin Nimlos. Evaluation and management of the emergency department headache. Semin Neurol, 2019, 39: 20-26.

[2] Goldstein JN, Camargo CA Jr, Pelletier AJ, et al. Headache in United States emergency departments: demographics, work-up and frequency of pathological diagnoses. Cephalalgia, 2006, 26 (06): 684-690.

[3] Nakao JH, Jafri FN, Shah K, et al. Jolt accentuation of headache and other clinical signs: poor predictors of meningitis in adults. Am J Emerg Med, 2014, 32 (01): 24-28.

[4] Silberstein SD, Holland S, Freitag F, et al. Evidence-based guideline update: pharmacologic treatment for episodic migraine prevention in adults. Neurology, 2012, 78 (17): 1337-1345.

[5] Naeem F, Schramm C, Friedman BW. Emergent management of primary headache. Current Opinion in Neurology, 2018, 31 (3): 1.

[6] Kabbouche MA, Khoury CK. Management of primary headache in the emergency department and inpatient headache unit. Seminars in Pediatric Neurology, 2015, 23 (1): 40-43.

[7] Tepper DE. Headache toolbox: menstrual migraine. Headache, 2014, 54: 403-408.

[8] Robert S, Ghanayem H. Towards evidence-based emergency medicine: best BETs from the Manchester Royal Infirmary. BET1: Propofol for migraine. Emerg Med J, 2013, 30: 688-689.

[9] Backes D, Rinkel GJ, Kemperman H, et al. Time-dependent test characteristics of head computed tomography in patients suspected of nontraumatic subarachnoid hemorrhage. Stroke, 2012, 43 (8): 2115-2119.

[10] Blok KM, Rinkel GJ, Majoie CB, et al. CT within 6 hours of headache onset to rule out subarachnoid hemorrhage in nonacademic hospitals. Neurology, 2015, 84 (19): 1927-1932.

[11] PerryJJ, Stiell IG, Sivilotti ML, et al. Clinical decision rules to rule out subarachnoid hemorrhage for acute headache. JAMA, 2013, 310 (12): 1248-1255.

[12] Friedman BW, West J, Vinson DR, et al. Current management of migraine in US emergency departments: an analysis of the National Hospital Ambulatory Medical Care Survey. Cephalalgia, 2015, 35: 301-309.

[13] Avcu N, Pekdemir M. Intranasal lidocaine in acute treatmentof migraine: a randomized controlled trial. Ann Emerg Med, 2017, 69: 743-751.

[14] Singhal AB, Maas MB, Goldstein JN, et al. High-flow oxygen therapy for treatment of acute migraine: a randomized crossover trial. Cephalalgia, 2017, 37: 730-736.

[15] Newman-Toker DE, Hsieh YH, Camargo CA Jr, et al. Spectrum of dizziness visits to US emergency departments: cross-sectional analysis from a nationally representative sample. Mayo Clin Proc, 2008, 83: 765-775.

[16] Kerber KA, Newman-Toker DE. Misdiagnosing dizzy patients: common pitfalls in clinical practice. Neurol Clin, 2015, 33: 564-576.

[17] Newman-Toker DE, Edlow JA. TiTrATE: a novel approach to diagnosing acute dizziness and vertigo. Neurol Clin, 2015, 33: 577-599.

［18］Edlow JA. Diagnosing dizziness：we are teaching the wrong paradigm！Acad Emerg Med，2013，20：
1064-1066.

［19］Casani AP，Dallan I，Cerchiai N，et al. Cerebellar infarctions mimicking acute peripheral vertigo：
how to avoid misdiagnosis? Otolaryngol Head Neck Surg，2013，148：475-481.

［20］Newman-Toker DE，Moy E，Valente E，et al. Missed diagnosis of stroke in the ED：a cross-sec-
tional analysis of a large population based sample. Diagnosis，2014，2：29-40.

［21］Burt CW，Schappert SM. Ambulatory care visits to physician offices，hospital outpatient depart-
ments，and emergency departments：United States，1999—2000. Vital Health Stat，2004，13
（157）：1-70.

［22］Kerber，Kevin A. Vertigo and dizziness in the emergency department. Emergency Medicine Clinics
of North America，2009，27（1）：39-50.

［23］Edlow JA，Newman-Toker D. Using the physical examination to diagnose patients with acute dizzi-
ness and vertigo. Journal of Emergency Medicine，2016；S0736467915012548.

［24］Czarnik T，Gawda R，Kolodziej W，et al. Associations between intracranial pressure，intraocular
pressure and mean arterial pressure in patients with traumatic and non-traumatic brain injuries. Inju-
ry，2009，40：33-39.

［25］Muchnok T，Deitch K，Giraldo P. Can intraocular pressure measurements be used to screen for ele-
vated intracranial pressure in emergency department patients? J Emerg Med，2012，43：532-537.

［26］Kirk T，Jones K，Miller S，et al. Measurement of intraocular and intracranial pressure：is there a
relationship? Ann Neurol，2011，70：323-326.

［27］Yao X，Uchida K，Papadopoulos MC，et al. Mildly reduced brain swelling and improved neurologi-
cal outcome in Aquaporin-4 knockout mice following controlled cortical impact brain injury. J Neuro-
trauma，2015，32：1458-1464.

［28］Urday S，Beslow LA，Dai F，et al. Rate of peri-hematomal edema expansion predicts outcome after
intracerebral hemorrhage. Crit Care Med，2016，44：790-797.

［29］Völk Stefanie，Koedel U，Pfister HW，et al. Impaired consciousness in the Emergency Department.
European Neurology，2018，80：179-186.

［30］Alistair W，Ellen N，Markus R. Diagnostic criteria to aid the differential diagnosis of patients pres-
enting with transient loss of consciousness：a systematic review. Seizure，2018；S1059131118301651.

［31］van de Beek D，Cabellos C，Dzupova O，et al. ESCMID guideline：diagnosis and treatment of acute
bacterial meningitis. Clin Microbiol Infect，2016，22（suppl 3）：S37-S62.

［32］Mistry B，Stewart De Ramirez S，et al. Accuracy and reliability of emergency department triage u-
sing the emergency severity index：an international multicenter assessment. Ann Emerg Med，2018，
71：581-587.

［33］Bjorkman J，Hallikainen J，Olkkola KT，et al. Epidemiology and aetiology of impaired levelof con-
sciousness in prehospital nontrauma patients in an urban setting. Eur J Emerg Med，2016，23：
375-380.

［34］Wuerz RC，Milne LW，Eitel DR，et al. Reliabiliity and validity of a new five-1evel triage instru-
ment. Acad Emerg Med，2000，7（3）：236-242.

［35］中华人民共和国卫生部. 中华人民共和国卫生行业标准：医院急诊科规范化流程. 2012-09-14.

［36］Platts-Mills TF，Travers D，Biese K，et al. Accuracy of the Emergency Severity Triage instrument
for identifying elder emergencydepartment patients receiving an immediate life-saving intervention.
Acad Emerg Med，2010，（17）：238-243.

第二章 脑血管病

脑血管病是神经科常见病，每年因脑血管病致死的患者在当年全部疾病死亡人口中居于第二位。脑血管病也是造成患者长期生理功能障碍的一个主要原因，严重影响患者的生活质量。超过半数的急性脑血管病患者会在起病后到急诊科就诊，这就要求急诊科医师充分了解常见脑血管病急症的临床表现、重要辅助检查特征和急性期治疗方法，及时做出正确诊断，根据患者的个体化特征，给予针对性治疗，以期挽救患者的生命、保护患者神经系统功能并改善其预后[1]。

第一节　急性缺血性卒中

关键点

- 急性缺血性卒中具有高发病率、高致残率及高死亡率的特征，是急诊科最常见的神经系统急症。
- 对于此类患者，急诊科医师要充分利用医疗资源，为患者争取溶栓机会，以期改善预后。
- 对于错过溶栓时间窗的患者，要积极展开对症支持、神经保护、预防并发症及神经康复治疗。

急性缺血性卒中（acute ischemic stroke，AIS）又称急性脑梗死，是神经内科急诊常见病。急性脑梗死是指脑血供突然中断后导致的脑组织坏死，通常是由于供应脑部血液的动脉出现粥样硬化和血栓形成，使管腔狭窄甚至闭塞，导致脑组织局灶性急性缺血。也有因异常物体（固体、液体、气体）沿血液循环进入脑动脉，造成血流阻断或血流量骤减而产生脑组织软化、坏死。

一、病因分型

急性脑梗死有多种病因。不同病因的脑梗死，其急性期治疗方法、恢复期二级预防策略有所不同，因此急诊科医师应依靠急诊科现有资源，展开急性脑梗死的病因学诊断。

国际上最常用的脑梗死病因分型是 TOAST（Trial of Org 10172 in Acute Stroke Treatment）分型。TOAST 分型将脑梗死的病因分为五类：大动脉粥样硬化性卒中（large artery atherosclerosis，LAA）、心源性脑栓塞（cardioembolism，CE）、小动脉闭塞性卒中（small artery occlusion，SAA）、其他原因所致的缺血性卒中（stroke of other etiology，SOE）、不明原因的缺血性卒中（stroke undetermined etiology，SUE）。虽然在急诊室能完成的辅助检查有限，但是根据患者的个体特征、起病形式、演变过程，可以做出大致的推断，这些推断有助于对患者的复发或加重风险、溶栓或取栓的必要性做出判断。

本章主要参考 2019 年更新的美国《急性缺血性卒中早期管理指南》，阐述急性缺血性卒中的最新诊疗进展[2]。该指南的建议和证据分类已于 2015 年 8 月由美国心脏病学会（ACC）/美国心脏协会（AHA）发布（表 2-1）。

表 2-1　用于临床决策、干预、治疗和诊断性检查的美国心脏病学会/美国心脏协会的建议级别和证据水平方案*

建议级别（强度）	证据水平（质量）
Ⅰ级（强）　获益＞＞＞风险 撰写建议时推荐采用的表述： ■ 建议 ■ 显示有用/有效/有益 ■ 应当完成/给予/其他 ■ 相对有效性的表述[†]： 　● 建议/需要使用治疗方案/策略 A 而不是治疗方案 B 　● 优先选择治疗方案 A 而非治疗方案 B	**A 级** ■ 来自一项以上的 RCT 的高质量证据[‡] ■ 高质量 RCT 的 meta 分析 ■ 一项或以上由高质量登记研究证实的 RCT
Ⅱa级（中）　获益＞＞风险 撰写建议时推荐采用的表述： ■ 合理 ■ 可能有用/有效/有益 ■ 相对有效性的表述[†]： 　● 可能建议/需要使用治疗方案/策略 A 而不是治疗方案 B 　● 优先选择治疗方案 A 而不是治疗方案 B 是合理的	**B-R 级　随机** ■ 来自一项或以上的 RCT 的中等质量证据[‡] ■ 中等质量 RCT 的 meta 分析
Ⅱb级（弱）　获益≥风险 撰写建议时推荐采用的表述： ■ 或许是合理的 ■ 或许可以考虑 ■ 有用性/有效性尚未知/不明确/不确定或未获公认	**B-NR 级　非随机** ■ 来自一项或以上设计良好、执行良好的非随机研究、观察性研究或登记研究的中等质量证据[‡] ■ 这类研究的 meta 分析
Ⅲ级：无益（中）　风险＝获益 撰写建议时推荐采用的表述： ■ 不建议 ■ 无用/无效/无益 ■ 不应实施/给予/其他	**C-LD　有限数据** ■ 设计或执行有局限的随机或非随机观察性或登记研究 ■ 这类研究的 meta 分析 ■ 对人类受试者的生理或机制研究

续表

建议级别（强度）	证据水平（质量）
Ⅲ级：有害（强）　风险＞获益	**C-EO**　专家意见

撰写建议时推荐采用的表述：　　　　　　　　　基于临床经验的专家共识
- 可能有害
- 导致危害
- 与发病率/死亡率增加相关
- 不应实施/给予/其他

1. 建议级别（classification of recommendation，COR）与证据水平（level of evidence，LOE）是独立确定的（建议级别和证据水平可任意匹配）。

2. 如果某建议的证据水平为 C 级，并不代表其为弱建议。本指南中提到的许多重要临床问题缺乏临床试验支持。尽管没有随机对照试验，但可能存在非常明确的临床共识，认为某一特定检查或治疗是有用的或有效的。

* 干预措施的结果或效果应当具体明确（临床效果改善或诊断精度提高或预后信息增加）。

† 对于相对有效性建议（COR Ⅰ 和 Ⅱa；仅 LOE A 和 B），支持使用比较动词的研究应当对所评估的几项治疗或策略进行直接比较。

‡ 评估质量的方法在发生演变，包括对标准化的、广泛使用的、经过验证的证据评级工具的运用；以及在系统综述中，有证据评阅委员会的参与。

R，随机；NR，非随机；RCT，随机对照试验；LD，有限数据；EO，专家意见。

二、诊断及评估

1. 急性脑梗死的诊断

若患者在院前突然出现以下任一症状时，应考虑卒中的可能（这里提到的院前阶段应包括患者在居所和就诊途中）。

（1）一侧肢体（伴或不伴面部）无力或麻木；

（2）一侧面部麻木或口角歪斜；

（3）说话不清或理解语言困难；

（4）双眼向一侧凝视；

（5）一侧或双眼视力丧失或模糊；

（6）眩晕伴呕吐；

（7）既往少见的严重头痛、呕吐；

（8）意识障碍或抽搐。

对突然出现上述症状而疑似脑卒中，但一时不能判断是缺血性卒中还是出血性卒中的患者，应进行简要评估和急救处理，并尽快送往附近有条件的医院（Ⅰ级推荐，C级证据）。院前处理的关键是迅速识别并尽快转运，目的是尽快对适合溶栓的急性脑梗死患者进行溶栓治疗。建议急救人员应用 FAST（面部、上肢、言语检查）、洛杉矶院前卒中筛查（Los Angeles Prehospital Stroke Screen，LAPSS）或辛辛那提院前卒中量表（Cincinnati Prehospital Stroke Scale，CPSS）等验证过的、标准化的卒中筛查工具，筛查急性脑梗死患者。

急性脑梗死发病初期，CT 上多不能显示病灶，其诊断主要依据突发的偏瘫、偏身麻木、失语、凝视麻痹、意识障碍等临床表现。

CT 的主要作用是排除脑出血。即便如此，有很多疾病或状态可以出现类似脑梗死的表现，需要仔细鉴别（表 2-2）。

表 2-2 急性脑梗死的鉴别诊断

疾病	表现
低血糖	糖尿病史、服用降糖药史、血糖低
心因性疾病	流泪、生气
癫痫	癫痫史、有目击的痫性发作、发作后期
偏头痛	类似事件的病史、先兆症状、头痛
良性阵发性位置性眩晕	体位改变时发作、类似事件的病史
药物中毒	镇静催眠药、抗癫痫药、抗抑郁药、投毒
脊髓压迫症	颈肩痛、腰腿痛

对于所有患者，在静脉阿替普酶溶栓治疗开始之前，只有血糖测定是必需的。对于个别患者，可以根据鉴别诊断或评估出血风险的需要来增加检查项目，但不能因为过多的检查而延误急性脑梗死的治疗[3]。

2. 急性脑梗死的严重程度评估

患者一旦诊断为脑梗死，就需要评估其严重程度。脑梗死严重程度是选择治疗方法的重要考量。国际通用的脑梗死严重程度量表是美国国立卫生研究院卒中量表（National Institute of Health Stroke Scale，NIHSS）（表 2-3）。

表 2-3 美国国立卫生研究院卒中量表（NIHSS）

项目	检查和反应	评分	项目	检查和反应	评分
1A	意识水平		2	凝视	
	清醒	0		水平运动正常	0
	嗜睡	1		部分凝视麻痹	1
	昏睡	2		完全凝视麻痹	2
	昏迷/无反应	3	3	视野	
1B	定向力提问（2 个问题）			无视野缺损	0
	回答都正确	0		部分偏盲	1
	1 个回答正确	1		完全偏盲	2
	回答都不正确	2		双侧偏盲	3
1C	指令反应（2 个指令）		4	面部运动	
	2 个任务执行正确	0		正常	0
	1 个任务执行正确	1		轻微面肌无力	1
	都未执行	2		部分面肌无力	2
				一侧或双侧完全瘫痪	3

续表

项目	检查和反应	评分	项目	检查和反应	评分
5	运动功能（臂）			不能对抗重力	3
	a. 左			不能活动	4
	无漂移	0	7	肢体共济失调	
	不到 10 s 即漂移	1		无共济失调	0
	不到 10 s 即落下	2		1 个肢体共济失调	1
	不能对抗重力	3		2 个肢体共济失调	2
	不能活动	4	8	感觉	
	b. 右			无感觉缺失	0
	无漂移	0		轻度感觉缺失	1
	不到 10 s 即漂移	1		重度感觉缺失	2
	不到 10 s 即落下	2	9	语言	
	不能对抗重力	3		正常	0
	不能活动	4		轻度失语	1
6	运动功能（腿）			重度失语	2
	a. 左			缄默或完全失语	3
	无漂移	0	10	发音	
	不到 5 s 即漂移	1		正常	0
	不到 5 s 即落下	2		轻度构音障碍	1
	不能对抗重力	3		重度构音障碍	2
	不能活动	4	11	忽视	
	b. 右			无	0
	无漂移	0		轻度（丧失 1 种感觉模态）	1
	不到 5 s 即漂移	1		重度（丧失 1 种以上感觉模态）	2
	不到 5 s 即落下	2			

NIHSS 评分用于评估卒中患者的神经功能缺损程度，其基线评估可以评估卒中严重程度，治疗后可以定期评估治疗效果。基线评估＞16 分的患者很有可能死亡，而＜6 分的很有可能恢复良好；每增加 1 分，预后良好的可能性降低 17%。评分范围为 0～42 分，分数越高，神经受损程度越严重，分级如下：①0～1 分，正常或近乎正常；②1～4 分，轻度卒中/小卒中；③5～15 分，中度卒中；④15～20 分，中-重度卒中；⑤21～42 分，重度卒中。

3. 急性脑梗死的影像学评估

通过患者临床表现与常规 CT 检查，急性脑梗死的诊断并不困难，下一步关键的问题是在急性脑梗死发生后，早期静脉溶栓可能使患者获益，因此要尽快完成有助于判断溶栓时间窗的相关影像学检查。对于发病时间超出静脉溶栓时间窗的患者，如果存在急性大动脉闭塞，早期行机械取栓仍有可能使患者获益，但是此时要对患者进行严格筛选，需要行血管成像或多模态影像检查（表 2-4）。

表 2-4　急性脑梗死患者的头颈成像检查

头颈成像	COR	LOE
初次成像		
1. 所有新到院的疑似急性卒中的患者，在启动任何针对急性缺血性卒中的特异性治疗之前，应接受急诊脑成像检查	I	A
2. 应当建立系统，使得有可能接受静脉溶栓和（或）机械取栓的患者，能尽快接受脑成像检查	I	B-NR
3. 在静脉阿替普酶溶栓前，平扫 CT 能有效排除脑出血	I	A
4. 在静脉阿替普酶溶栓前，MR 能有效排除脑出血	I	B-NR
5. 对某些（6～24 h 之间有可能机械取栓的）患者，建议查 CTA＋CTP 或 MRA＋DWI±MR 灌注	I	A
静脉阿替普酶溶栓适应证		
1. 不建议在静脉阿替普酶溶栓前常规做 MRI 以排除脑微出血	Ⅲ无益	B-NR
2. 在适合静脉阿替普酶溶栓的患者中，因为治疗获益是时间依赖的，治疗应尽早开始，不能因为额外多模态神经成像（如 CT 和 MR 灌注成像）而延误	I	B-NR
3. 对于醒后卒中或发病时间不明距最后正常或基线状态＞4.5 h 的急性缺血性卒中患者，用 MR 识别 DWI 阳性且 FLAIR 阴性的病灶是有用的，这可以筛选出发现症状后 4.5 h 内可以从静脉阿替普酶溶栓中获益者	Ⅱa	B-R
机械取栓适应证——血管成像		
1. 对于其他方面符合机械取栓标准的患者，建议在初次成像评估期间进行非侵入性颅内动脉成像	I	A
2. 对于怀疑大血管闭塞的患者，如果初次卒中成像未包含无创血管成像检查，无创性血管成像应尽快获得（也就是说，如果可能，在阿替普酶输注期间完成）	I	A
3. 对于怀疑大血管闭塞且无肾损害病史的患者，如果其他方面符合机械取栓标准，在获得血清肌酐浓度之前做 CTA 是合理的	Ⅱa	B-NR
4. 对于潜在适合机械取栓的患者，除了颅内循环外，对颅外颈动脉和椎动脉进行影像学检查可能是合理的，以提供关于患者筛选和血管内操作方案的有用信息	Ⅱb	C-EO
5. 对于部分患者，将侧支血流情况纳入机械取栓的临床决策筛选因素是合理的	Ⅱb	C-LD
机械取栓适应证——多模态成像		
1. 前循环大动脉闭塞的急性缺血性卒中患者，如果距最后看起来正常的时间在 6～24 h 之间，建议进行 CTP、DW-MRI±灌注成像，帮助筛选适合进行机械取栓的患者。但在这个扩大的时间窗内，只有符合某个随机对照试验（DAWN 或 DEFUSE 3）中证实的可以带来获益的影像或其他标准的患者才可以进行机械取栓	I	A
2. 大动脉闭塞的急性缺血性卒中患者，如果距最后看起来正常的时间＜6 h 而且 ASPECTS≥6，建议根据 CT＋CTA 或 MRI＋MRA 筛选适合机械取栓的患者。不需要进行其他影像评估，例如灌注成像	I	B-NR

对所有疑似卒中患者均应进行头颅 CT/MRI 检查。应当建立急诊就诊绿色通道，使得至少 50% 可能接受静脉阿替普酶（rtPA）和（或）机械取栓的患者，能在到达急诊室的 20 min 内接受脑成像检查。特别在溶栓治疗前，应首先进行头 CT 检查，排除颅内出血。灌注 CT 可区别可逆性与不可逆性缺血，识别缺血半暗带，对指导急性脑梗死溶栓治疗有一定参考价值。标准 MRI 在识别急性小梗死灶及颅后窝梗死方面明显优于 CT。多模式 MRI 包括弥散加权成像（DWI）、灌注加权成像（PWI）、液体衰减反转恢复序列（FLAIR）和梯度回波序列、磁敏感加权成像（SWI）等。DWI 在症状出现数分钟内就可发现缺血灶，并可早期确定病灶大小与部位，对早期发现小梗死灶较标准 MRI 更敏感。PWI 可显示脑血流动力学状态。弥散-灌注不匹配（PWI 显示低灌注区而无与之相应大小的弥散异常，即 Mismatch）提示可能存在缺血半暗带。梯度回波序列/SWI 可发现 CT 不能显示的无症状微出血。需注意对于急性缺血性卒中（AIS）患者，不能因为行多模式 CT 和 MRI（包括灌注成像）而延误静脉 rtPA 用药。已超过静脉溶栓时间窗 4.5 h 的患者，可考虑进行 CT 灌注或 MR 灌注和弥散成像，测量梗死核心和缺血半暗带，以选择潜在的适合紧急再灌注治疗（如静脉/动脉溶栓及其他血管内介入方法）的患者，这些影像技术能提供更多信息，有助于更好地进行临床决策。

颅内、外血管病变检查有助于了解卒中的发病机制及病因，指导治疗方案的选择。但在起病早期，应注意避免因此类检查而延误溶栓时机。常用检查包括颈动脉双功超声、经颅多普勒（TCD）、磁共振血管成像（MRA）、CT 血管成像（CTA）和数字减影血管造影（DSA）等。颈动脉双功超声对发现颅外颈部血管病变，特别是狭窄和斑块很有帮助；TCD 可检查颅内血流、微栓子及监测治疗效果；MRA 和 CTA 都可提供有关血管闭塞或狭窄的信息。以 DSA 为参考标准，MRA 发现椎动脉及颅外颈动脉狭窄的敏感度和特异度为 70~100%。MRA 和 CTA 可显示颅内大血管近端闭塞或狭窄，但对远端或分支显示不清。DSA 的准确性最高，仍是当前血管病变检查的金标准。

三、治疗

1. 静脉溶栓

急性缺血性卒中溶栓通常指的是阿替普酶静脉溶栓。指南对于溶栓的基本原则（表 2-5）、溶栓前抗栓药物的影响（表 2-6）、溶栓药的具体用法（表 2-7）、溶栓时合并用药（表 2-8）、溶栓后抗栓药物的使用（表 2-9）、静脉溶栓的其他建议（表 2-10）以及血压的控制方法（表 2-11）、并发症的处理措施（表 2-12 和表 2-13）均作出了详细说明[4]。

表 2-5 静脉溶栓的基本原则

静脉阿替普酶溶栓	COR	LOE
一般原则		
1. 适合静脉阿替普酶溶栓的患者，治疗获益是时间依赖性的，应尽早开始治疗	I	A
2. 患者接受溶栓治疗时，医生应当做好处理潜在急性不良反应的准备，包括出血性并发症和可能导致部分性气道梗阻的血管源性水肿	I	B-NR

续表

静脉阿替普酶溶栓	COR	LOE
3. 静脉阿替普酶溶栓适应证筛选时，应当讨论潜在风险；在做治疗决策时，应当权衡潜在风险和潜在获益	I	C-EO
4. 高血糖或低血糖会有类似卒中的表现，治疗医师应检测溶栓治疗前的血糖水平。静脉阿替普酶溶栓不适用于非血管病	Ⅲ无益	B-NR
5. 建议将静脉阿替普酶溶栓用于血压可被降压药安全降低（到＜185/110 mmHg）者。医生在启动静脉阿替普酶溶栓治疗前要评估血压的稳定性	I	B-NR
6. 静脉阿替普酶溶栓后 24 h 内血压应＜180/105 mmHg	I	B-NR
7. 发病到治疗的时间会明显影响结局。静脉阿替普酶溶栓不能因观察症状有无改善而延误	Ⅲ有害	C-EO
8. 普通人群中出现血小板异常和凝血功能异常的发生率极低。在没有理由怀疑化验结果异常时，不应因为等待血液学或凝血化验而延误静脉溶栓	Ⅱa	B-NR
时间窗		
1. 建议静脉阿替普酶溶栓（0.9 mg/kg，最大剂量 90 mg，60 min 输完。开始时静脉团注 10%，1 min 推完）用于仔细筛选的发病 3 h 内的缺血性卒中患者。临床医生应当对照表 2-4 的标准确定患者是否适合静脉溶栓	I	A
2. 也建议静脉阿替普酶溶栓（0.9 mg/kg，最大剂量 90 mg，60 min 输完。开始时静脉团注 10%，1 min 推完）用于仔细筛选的发病 3～4.5 h 的缺血性卒中患者。临床医生应当对照表 2-4 的标准确定患者是否适合静脉溶栓	I	B-R
3. 醒后卒中或发病时间不明确但距最后正常或基线状态时间≥4.5 h 的发病时间不明的患者，在症状发现 4.5 h 以内，DWI 上的病灶小于 1/3 大脑中动脉（MCA）供血区域并且在 FLAIR 上无明显可见的信号改变，静脉溶栓有益	Ⅱa	B-R
轻型卒中		
1. 对于其他方面适合但症状轻却致残的卒中患者，在症状出现或距最后正常 3 h 内，建议静脉阿替普酶溶栓	I	B-R
2. 对于其他方面适合但症状轻却致残的卒中患者，在症状出现或距最后正常 3～4.5 h 内，建议静脉阿替普酶溶栓	Ⅱb	B-NR
3. 对于其他方面适合但症状轻（NIHSS 评分 0～5）且非致残的卒中患者，在症状出现或距最后正常 3 h 内，不建议静脉阿替普酶溶栓	Ⅲ无益	B-NR
4. 对于其他方面适合但症状轻（NIHSS 评分 0～5）且非致残的卒中患者，在症状出现或距最后正常 3～4.5 h 内，不建议静脉阿替普酶溶栓	Ⅲ有害	C-LD
严重卒中		
1. 卒中症状严重时，静脉阿替普酶溶栓可用于症状出现 3 h 内的缺血性卒中患者。尽管出血性转化的风险增高，卒中症状严重患者的临床获益得到证实	I	A
2. 建议将 3～4.5 h 之间静脉阿替普酶溶栓，用于≤80 岁、不同时具有糖尿病和既往卒中、NIHSS≤25、当前未服用口服抗凝剂、影像学缺血损害面积不大于 1/3 MCA 流域的患者	I	B-R
3. 卒中症状非常严重者（NIHSS 评分＞25），在 3～4.5 h 时间窗内，静脉阿替普酶溶栓的获益尚不明确	Ⅱb	C-LD

表 2-6　静脉溶栓前抗栓药物的影响

抗栓药物对于阿替普酶溶栓的影响	COR	LOE
• 建议将静脉阿替普酶溶栓用于卒中前正在服用抗血小板药单药治疗者。因为有证据表明溶栓的获益超过小幅增加的症状性脑出血风险	I	A
• 建议将静脉阿替普酶溶栓用于卒中前正在服用抗血小板药联合治疗者（如阿司匹林＋氯吡格雷）。因为有证据表明溶栓的获益超过潜在增加的症状性脑出血风险	I	B-NR
• 有华法林使用史且 INR≤1.7 和（或）PT＜15 秒，静脉阿替普酶溶栓可能是合理的	Ⅱb	B-NR
• 终末期肾病接受透析者，如果 APTT 正常，建议使用静脉阿替普酶溶栓。如果 APTT 升高，出血并发症的风险增高	I	C-LD
• 静脉阿替普酶溶栓不应当用于近 24 h 内接受全治疗剂量（非预防剂量）低分子量肝素者	Ⅲ 有害	B-NR
• 正在服用直接凝血酶抑制剂或因子Ⅹa抑制剂者，静脉阿替普酶溶栓的效果未得到肯定证实，但可能有害。静脉阿替普酶溶栓不应当用于正在服用凝血酶抑制剂或因子Ⅹa抑制剂者，除非化验结果正常（如 APTT、INR、血小板计数、ECT、TT、直接因子Ⅹa 活性测定），或患者未服用这些抗凝剂＞48 h（假如肾功能正常）	Ⅲ 有害	C-EO

INR，国际标准化比值；PT，凝血酶原时间；APTT，活化部分凝血活酶时间；ECT，蛇毒凝血时间；TT，凝血酶时间

表 2-7　阿替普酶静脉溶栓的给药方法

- 0.9 mg/kg，最大剂量 90 mg，60 min 输完。开始时静脉团注 10％，1 min 推完
- 收入重症监护室或卒中单元监护
- 如果患者出现严重头痛、急性高血压、恶心或呕吐、神经功能进行性恶化，停药（如果正在输注阿替普酶），急查头颅 CT
- 测量血压并且神经系统查体，最初 2 h 每 15 min 一次，随后的 6 h 每 30 min 一次，最后每 1 h 一次直至阿替普酶治疗后 24 h
- 如果收缩压≥180 mmHg 或舒张压≥105 mmHg，要提高测血压的频率；给予降压药以维持血压等于或低于这些水平（见表 2-5）
- 为避免可能出现的出血，在没有充分相关检测手段的情况下，推迟放置鼻胃管、导尿管或动脉内测压导管
- 静脉阿替普酶溶栓后 24 h，在开始使用抗凝剂或抗血小板药前，复查 CT 或 MRI

表 2-8　静脉溶栓时的合并用药

静脉溶栓时的合并用药	COR	LOE
1. 静脉糖蛋白Ⅱb／Ⅲa 抑制剂替罗非班和依替巴肽与静脉阿替普酶溶栓共同给药的有效性尚未证实	Ⅱb	B-NR
2. 阿昔单抗不应与静脉阿替普酶溶栓同时使用	Ⅲ 有害	B-R
3. 不应在静脉阿替普酶溶栓开始后 90 min 内给予静脉阿司匹林	Ⅲ 有害	B-R

表 2-9 静脉溶栓后用药

阿替普酶溶栓后治疗	COR	LOE
1. 静脉阿替普酶溶栓（±机械取栓）后的最初 24 h 内，抗栓治疗（静脉阿司匹林除外）的风险尚不确定。如果在阿替普酶结束后，抗栓治疗可带来重大益处，或停止抗栓会引起重大风险，此时可以考虑抗栓治疗	Ⅱb	B-NR

表 2-10 静脉溶栓的其他建议

静脉溶栓的其他建议	COR	LOE
1. 建议将静脉阿替普酶溶栓用于平扫 CT 上呈现小到中等范围早期缺血性改变者（不是明显低密度）	Ⅰ	A
2. 同时具有糖尿病和既往卒中史，在 3～4.5 h 窗内，静脉阿替普酶溶栓与年轻患者 0～3 h 窗可能同样有效，可能是合理的选择	Ⅱb	B-NR
3. 原有残疾可能不会独立增加静脉阿替普酶溶栓的症状性脑出血风险，但是神经功能改善更少、死亡率更高。原有残疾者（mRS 评分≥2），静脉阿替普酶溶栓可能是合理的，但决策时要考虑相关因素，包括生活质量、社会支持、居住地、照料需求、患者和家庭的价值观、治疗目标	Ⅱb	B-NR
4. 原有痴呆者，可能从静脉阿替普酶溶栓获益。决策时要考虑寿命预期、发病前功能水平，以评估阿替普酶能否带来临床有意义的获益	Ⅱb	B-NR
5. 中到重度缺血性卒中患者，早期改善但仍有中度神经功能缺损且检查者认为可能致残，静脉阿替普酶溶栓是合理的	Ⅱa	A
6. 发病时有痫性发作者，如有证据提示残余症状是卒中所致而非发作后现象，静脉阿替普酶溶栓是合理的	Ⅱa	C-LD
7. 初次血糖＜50 mg/dl（2.8 mmol/L）或＞400 mg/dl（22.2 mmol/L）者，如果其他方面都适合溶栓，纠正后，静脉阿替普酶溶栓可能是合理的	Ⅱb	C-LD
8. 有潜在出血素质病史或凝血病史者，静脉阿替普酶溶栓的有效性和安全性未知。静脉阿替普酶溶栓可以个体化考虑	Ⅱb	C-EO
9. 近 7 天内接受过腰椎穿刺者，静脉阿替普酶溶栓可以考虑	Ⅱb	C-EO
10. 近 7 天内不可压迫的血管接受过动脉穿刺者，静脉阿替普酶溶栓的安全性和有效性尚不确定	Ⅱb	C-LD
11. 近 14 天内有过严重外伤而未累及头部者，静脉阿替普酶溶栓可以慎重考虑。需要权衡外伤引起的出血风险与缺血性卒中严重程度及潜在的残疾	Ⅱb	C-LD
12. 近 14 天内接受过大手术者，静脉阿替普酶溶栓可以慎重考虑。需要权衡手术部位出血风险与减少神经功能缺损的预期获益	Ⅱb	C-LD
13. 既往消化道/泌尿生殖道出血者，文献报道静脉阿替普酶溶栓的出血风险低。此类患者接受静脉阿替普酶溶栓治疗可能是合理的（21 天内的消化道出血不建议，参见禁忌证）	Ⅱb	C-LD
14. 月经期女性，如果没有月经过多，静脉阿替普酶溶栓很可能适合。但应当提示女性，阿替普酶治疗可能增加月经出血量	Ⅱa	C-EO
15. 近期或活动性阴道出血史者，如果有明显贫血，在静脉阿替普酶溶栓治疗决策前，可能需要请妇科医生急会诊	Ⅱa	C-EO

续表

静脉溶栓的其他建议	COR	LOE
16. 近期或活动性月经过多史者，如果没有明显贫血或低血压，静脉阿替普酶溶栓可以考虑，因为潜在获益可能超过严重出血的风险	Ⅱb	C-LD
17. 已知或怀疑急性缺血性卒中与颅外颈动脉夹层有关者，在 4.5 h 窗内，静脉阿替普酶溶栓安全，很可能建议使用	Ⅱa	C-LD
18. 已知或怀疑急性缺血性卒中与颅内动脉夹层有关者，静脉阿替普酶溶栓的有用性和出血风险未知、尚不确定、尚未证实	Ⅱb	C-LD
19. 有小或中等大小（＜10 mm）未破裂且未处理颅内动脉瘤者，静脉阿替普酶溶栓是合理的，很可能建议使用	Ⅱa	C-LD
20. 有巨大未破裂且未处理颅内动脉瘤者，静脉阿替普酶溶栓的有用性和风险尚未证实	Ⅱb	C-LD
21. 有未破裂且未处理颅内血管畸形者，静脉阿替普酶溶栓的有用性和风险尚未证实	Ⅱb	C-LD
22. 因为此类患者脑出血风险高，静脉阿替普酶溶栓可以考虑用于有严重神经功能缺损且残疾和死亡风险高的卒中患者，这些风险超出溶栓导致的脑出血风险	Ⅱb	C-LD
23. 既往 MRI 显示有少量（1～10 个）微出血者，如果其他方面都适合溶栓，静脉阿替普酶溶栓是合理的	Ⅱa	B-NR
24. 既往 MRI 显示有大量（＞10 个）微出血者，如果其他方面都适合溶栓，静脉阿替普酶溶栓出现症状性脑出血的风险升高，溶栓获益不确定。如果有明显获益的可能，溶栓是合理的	Ⅱb	B-NR
25. 有轴外颅内肿瘤者，静脉阿替普酶溶栓很可能建议	Ⅱa	C-EO
26. 同时发生急性缺血性卒中和急性心肌梗死者，按脑缺血剂量给予静脉阿替普酶溶栓。如有指征继以经皮冠状动脉血管成形术或支架植入术，是合理的	Ⅱa	C-EO
27. 近 3 个月有心肌梗死史者，如果心肌梗死是 NSTEMI，静脉阿替普酶溶栓治疗缺血性卒中是合理的	Ⅱa	C-LD
28. 近 3 个月有心肌梗死史者，如果心肌梗死是累及右侧或下壁心肌的 STEMI，静脉阿替普酶溶栓治疗缺血性卒中是合理的	Ⅱa	C-LD
29. 近 3 个月有心肌梗死史者，如果心肌梗死是累及左前壁心肌的 STEMI，静脉阿替普酶溶栓治疗缺血性卒中是合理的	Ⅱb	C-LD
30. 很可能导致严重残疾的严重急性缺血性卒中，如有急性心包炎，静脉阿替普酶溶栓可能是合理的。建议请心脏科医生急会诊	Ⅱb	C-EO
31. 很可能导致轻度残疾的中度急性缺血性卒中，如有急性心包炎，静脉阿替普酶溶栓的净获益不确定	Ⅱb	C-EO
32. 很可能导致严重残疾的严重急性缺血性卒中，如已知有左心房或左心室血栓，静脉阿替普酶溶栓可能是合理的	Ⅱb	C-LD
33. 很可能导致轻度残疾的中度急性缺血性卒中，如已知有左心房或左心室血栓，静脉阿替普酶溶栓的净获益不确定	Ⅱb	C-LD
34. 很可能导致严重残疾的严重急性缺血性卒中，如有心脏黏液瘤，静脉阿替普酶溶栓可能是合理的	Ⅱb	C-LD

静脉溶栓的其他建议	COR	LOE
35. 很可能导致严重残疾的严重急性缺血性卒中，如有乳头状弹力纤维瘤，静脉阿替普酶溶栓可能是合理的	Ⅱb	C-LD
36. 如果急性缺血性卒中是心脏或脑血管造影操作的并发症，静脉阿替普酶溶栓是合理的，参考普通的筛选标准	Ⅱa	A
37. 当前有恶性肿瘤者，阿替普酶的有效性和安全性尚未证实。有系统性恶性肿瘤且有合理的寿命预期（＞6个月）且其他禁忌证（如凝血异常、近期手术、系统性出血）不存在时，有可能从静脉阿替普酶溶栓获益	Ⅱb	C-LD
38. 妊娠患者，如果中度或严重卒中，预期获益超过增加的子宫出血风险，静脉阿替普酶溶栓可以考虑	Ⅱb	C-LD
39. 产后早期（分娩后＜14天），静脉阿替普酶溶栓的安全性和有效性尚未证实	Ⅱb	C-LD
40. 有糖尿病出血性视网膜病或其他出血性眼科疾病史者，静脉阿替普酶溶栓的建议是合理的，但要权衡潜在的视力丧失风险和减轻卒中症状带来的预期获益	Ⅱa	B-NR
41. 对于已知有镰状细胞病的急性缺血性卒中成年人，静脉阿替普酶溶栓有益	Ⅱa	B-NR
42. 有MCA高密度征的患者，静脉阿替普酶溶栓有益	Ⅱa	B-NR
43. 医生应当了解，毒品是隐源性卒中的原因之一。如果急性缺血性卒中与吸毒有关，无其他禁忌证，静脉阿替普酶溶栓是合理的	Ⅱa	C-LD
44. 类卒中患者群中，症状性颅内出血的风险非常低。很可能建议启动静脉阿替普酶溶栓优先于推迟治疗以做更多诊断性检查	Ⅱa	B-NR
45. 没有充足证据划分影响溶栓效果的严重程度或范围的阈值。但是，不建议将静脉阿替普酶溶栓用于CT显示大范围明显低密度者。这些患者即使静脉阿替普酶溶栓，预后差。严重低密度也就是明显低密度，意味着损伤不可逆	Ⅲ无益	A
46. 不建议将静脉阿替普酶溶栓用于CT显示急性颅内出血者	Ⅲ有害	C-EO
47. 近3个月内有过缺血性卒中者，使用静脉阿替普酶溶栓可能有害	Ⅲ有害	B-NR
静脉阿替普酶溶栓禁用于近3个月内有过严重头外伤者	Ⅲ有害	C-EO
48. 因为严重头外伤增加出血并发症的风险，静脉阿替普酶溶栓不能用于头外伤急性期发生的外伤后院内梗死	Ⅲ有害	C-EO
49. 近3个月内接受过颅内/脊髓内手术者，使用静脉阿替普酶溶栓可能有害	Ⅲ有害	C-EO
50. 有颅内出血史者，使用静脉阿替普酶溶栓可能有害	Ⅲ有害	C-EO
51. 静脉阿替普酶溶栓禁用于症状和体征符合蛛网膜下腔出血者	Ⅲ有害	C-EO
52. 有胃肠道恶性肿瘤或21天内胃肠道出血者应被视为高危，使用静脉阿替普酶溶栓可能有害	Ⅲ有害	C-EO
53. 静脉阿替普酶溶栓用于血小板计数＜100 000/mm³（100×10⁹/L）、INR＞1.7、APTT＞40秒或PT＞15秒者，安全性和有效性未知，不应使用。〔如果患者无血小板减少史，在血小板计数获得之前可以启动静脉阿替普酶溶栓治疗；一旦血小板计数＜100 000/mm³（100×10⁹/L），即应停止静脉阿替普酶溶栓。如果患者近期未使用口服抗凝剂或肝素，在凝血结果获得之前可以启动静脉阿替普酶溶栓治疗；一旦INR＞1.7或PT异常升高，即应停止静脉阿替普酶溶栓。〕	Ⅲ有害	C-EO

续表

静脉溶栓的其他建议	COR	LOE
54. 如果患者症状符合感染性心内膜炎，不应当使用静脉阿替普酶溶栓，因为颅内出血风险增高	Ⅲ 有害	C-LD
55. 已知或怀疑有主动脉弓夹层者，静脉阿替普酶溶栓可能有害，不应使用	Ⅲ 有害	C-EO
56. 有轴内颅内肿瘤者，静脉阿替普酶溶栓可能有害	Ⅲ 有害	C-EO
57. 对无静脉溶栓禁忌证同时也适合行机械取栓的患者，选择替奈普酶（单次静脉团注 0.25 mg/kg，最大剂量 25 mg）而非静脉阿替普酶溶栓可能是合理的	Ⅱb	B-R
58. 替奈普酶 0.4 mg/kg 单次静脉团注是否优于或不劣于阿替普酶尚未得到证实。但对于轻度神经功能障碍且不伴有颅内大血管闭塞的患者，可以考虑替奈普酶替代阿替普酶	Ⅱb	B-R
59. 除了阿替普酶和替奈普酶，不建议使用静脉降纤药或其他溶栓药	Ⅲ 无益	B-R
60. 不建议将超声溶栓作为静脉溶栓的辅助治疗	Ⅲ 无益	A

表 2-11 急性再灌注治疗时高血压处理方法

除血压＞185/110 mmHg 之外，患者其他方面都适合急性再灌注治疗：
- 拉贝洛尔 10～20 mg 静脉注射，1～2 min 注完，可以重复一次；或尼卡地平静滴，5 mg/h，滴速每隔 5～15 min 增加 2.5 mg/h，最大滴速 15 mg/h；当达到目标血压值，调整至维持合适血压的限度；或氯维地平静滴，1～2 mg/h，滴速每隔 2～5 min 加倍，直到达到理想血压，最大滴速 21 mg/h
- 其他药物（如肼屈嗪、依那普利）也可考虑
- 如果血压没有≤185/110 mmHg，不要给予阿替普酶

阿替普酶或其他急性再灌注治疗的治疗中和治疗后血压管理，保持血压≤185/110 mmHg：
- 从阿替普酶治疗开始起，每 15 min 测一次血压，连续监测 2 h；再每 30 min 测一次，连续监测 6 h；然后每 1 h 测一次，连续监测 16 h
- 如果收缩压＞180～230 mmHg 或舒张压＞105～120 mmHg：
  ◇ 拉贝洛尔 10 mg，静脉注射，继以静点 2～8 mg/min；或
  ◇ 尼卡地平 5 mg/h，静脉注射，滴速每隔 5～15 min 增加 2.5 mg/h，最大滴速 15 mg/h；或
  ◇ 氯维地平静滴，1～2 mg/h，滴速每隔 2～5 min 加倍，直到达到理想血压，最大滴速 21 mg/h
- 如果血压得不到控制，或者舒张压＞140 mmHg，考虑静脉硝普钠

注：有共病者可能需要不同的治疗方案。急性冠状动脉事件、急性心力衰竭、主动脉夹层、子痫前期/子痫可能受益于快速降压

表 2-12 阿替普酶静脉溶栓后 24 h 内症状性颅内出血的处理

- 停止阿替普酶输注
- 查血常规、INR、APTT、纤维蛋白原，查血型，交叉配血
- 急查平扫 CT
- 冷沉淀（含因子Ⅷ）：10 U 用 10～30 min 输完（1 h 起效，12 h 达峰浓度）。如果纤维蛋白原水平＜200 mg/dl，可以再次给予
- 氨甲环酸 1000 mg 静脉 10 min 输完；或氨基己酸 4～5 g 静脉 1 h 输完，以后维持剂量为 1 g/h，直至出血得到控制（3 h 达峰浓度）
- 血液科和神经外科会诊
- 支持治疗，包括血压管理、颅内压、脑灌注压、平均动脉压、体温和血糖控制

INR，国际标准化比值；APTT，活化部分凝血活酶时间

表 2-13 阿替普酶静脉溶栓后血管源性唇舌水肿的处理

- 维持气道通畅
- 如果水肿仅限于前舌和唇，不需要气管插管
- 如果水肿累及喉、软腭、口底或口咽，快速进展（30 min 内），可能需要气管插管
- 清醒纤维支气管镜插管最佳。经鼻气管插管可能需要，但静脉阿替普酶溶栓后鼻出血风险增高。环甲膜切开术很少用到，而且静脉阿替普酶溶栓后这种方法问题多
- 停止静脉阿替普酶溶栓，停 ACEI 类药物
- 静脉甲泼尼龙 125 mg
- 静脉苯海拉明 50 mg
- 静脉雷尼替丁 50 mg 或静脉法莫替丁 20 mg
- 如果血管源性水肿继续加重，0.1% 肾上腺素 0.3 ml 皮下注射或 0.5 ml 雾化吸入
- 艾替班特，一种选择性缓激肽 B_2 受体拮抗剂，3 ml（30 mg）腹部皮下注射；每间隔 6 h 可以再给 30 mg，24 h 内不超过 3 次。血浆衍生 C_1 酯酶抑制剂（20 IU/kg）被成功用于治疗遗传性血管源性水肿和 ACEI 相关的血管源性水肿
- 支持治疗

ACEI，血管紧张素转化酶抑制剂

2. 机械取栓

自 2015 年以来，机械取栓无论在技术上还是在临床研究方面都取得了巨大进展。取栓的适用人群在不断扩大。下文列出了机械取栓的基本原则（表 2-14）。迄今为止，动脉溶栓一直缺乏充分的临床试验证据支持而不被作为一线治疗（表 2-15）。

表 2-14 机械取栓的基本原则

机械取栓	COR	LOE
合用静脉阿替普酶溶栓		
1. 适合静脉阿替普酶溶栓的患者应接受静脉阿替普酶溶栓治疗，即使正在考虑血管内治疗	I	A
2. 考虑机械取栓者，不应在静脉溶栓后观察临床反应	Ⅲ 有害	B-R
时间——发病 0～6 h		
1. 对于满足下列所有标准的患者，应当进行支架取栓器机械取栓：①卒中前 mRS 0～1；②颈内动脉或大脑中动脉 M1 段病因性闭塞；③年龄≥18 岁；④NIHSS≥6；⑤ASPECTS≥6；⑥能在发病 6 h 内开始治疗（股动脉穿刺）	I	A
2. 虽然获益尚不确定，对于仔细筛选的大脑中动脉 M2 或 M3 段病因性闭塞的患者，能在发病 6 h 内（股动脉穿刺）开始治疗，进行支架取栓器机械取栓可能是合理的	Ⅱb	B-R
3. 虽然获益尚不确定，对于仔细筛选的卒中前 mRS＞1、ASPECTS＜6 或 NIHSS＜6 的颈内动脉或大脑中动脉 M1 段病因性闭塞的患者，能在发病 6 h 内（股动脉穿刺）开始治疗，进行支架取栓器机械取栓可能是合理的。需要进一步的随机试验	Ⅱb	B-R
4. 虽然获益尚不确定，对于仔细筛选的大脑前动脉、椎动脉、基底动脉、大脑后动脉病因性闭塞的患者，能在发病 6 h 内（股动脉穿刺）开始治疗，进行支架取栓器机械取栓可能是合理的	Ⅱb	C-LD

续表

机械取栓	COR	LOE
时间——发病 6～24 h		
1. 距最后正常 6～16 h 的前循环大血管闭塞患者，如果符合 DAWN 或 DEFUSE-3 的其他筛选标准，建议机械取栓	I	A
2. 距最后正常 6～24 h 的前循环大血管闭塞患者，如果符合 DAWN 的其他筛选标准，机械取栓是合理的	Ⅱa	B-R
技术		
1. 支架取栓器应优先于 MERCI 装置	I	A
2. 机械取栓的技术目标应当是达到 mTICI 2b/3 级的再灌注，以尽可能获得良好功能结局	I	A
3. 为了确保获益，在治疗时间窗内应尽早实现 mTICI 2b/3 级的再灌注	I	A
4. 在 6～24 h 取栓时间窗内，应尽快评估和治疗，以确保最大比例患者获得治疗	I	B-R
5. 对于满足下列所有标准的患者，直接抽吸不劣于支架取栓器，建议作为首过机械取栓术：①卒中前 mRS 0～1；②颈内动脉或大脑中动脉 M1 段病因性闭塞；③年龄≥18 岁；④NIHSS≥6；⑤ASPECTS≥6；⑥能在发病 6 h 内开始治疗（股动脉穿刺）	I	B-R
6. 根据急性缺血性卒中患者危险因素、操作技术性能及其他临床特点的个体化评估，选择血管内治疗的麻醉方法是合理的	Ⅱa	B-R
7. 使用近端球囊导引导管或大孔径远端进入导管（而不是单独的颈部导引导管）与支架取栓器结合可能是有益的	Ⅱa	C-LD
8. 在机械取栓时，对串联闭塞（颅外和颅内血管同时闭塞）进行治疗可能是合理的	Ⅱb	B-R
9. 血管内治疗期间，使用静脉糖蛋白Ⅱb/Ⅲa 抑制剂的安全性和有效性尚不确定	Ⅱb	C-LD
10. 使用补救性辅助技术（包括动脉溶栓）以达到 mTICI 2b/3 级的再灌注，可能是合理的	Ⅱb	C-LD
血压管理		
1. 机械取栓过程中及完成后的 24 h 内将血压控制在≤180/105 mmHg 是合理的	Ⅱa	B-NR
2. 对于机械取栓后成功再灌注的患者，血压控制在≤180/105 mmHg 可能是合理的	Ⅱb	B-NR

表 2-15　动脉溶栓的推荐意见

动脉溶栓	COR	LOE
1. 建议把使用支架取栓器的机械取栓而不是动脉溶栓作为一线治疗	I	C-EO
2. 对于发病 6 h 以内的有静脉溶栓禁忌的卒中患者，经过仔细筛选后可以考虑给予动脉溶栓，但效果未知	Ⅱb	C-EO

3. 溶栓后症状性脑出血的治疗

症状性脑出血（symptomatic intracerebral hemorrhage，SICH）是指颅内任何部位出血并且 NIHSS 评分≥4 分，发生率约为 6%。大部分 SICH 发生在接受溶栓治疗后的 24 h 内，而致命性出血则发生在前 12 h 内。SICH 危险因素包括高龄（>80 岁）、卒中严重程度、高血糖和糖尿病、高血压、双重抗血小板治疗（血小板降低）、CT 低密度病灶（早期缺血性改变区域>1/3 大脑中动脉支配区）、从发病到治疗的时间、肾功能损害等（表 2-16）。

SICH 发生机制是，血液循环中的纤维蛋白降解产物会导致纤维蛋白原减少及血小板功能障碍，再灌注产生的氧自由基也会导致血管壁破坏和崩解。此外，rtPA 与血脑屏障的破坏相关。

表 2-16　SICH 风险评分

危险因素	分值
阿司匹林＋氯吡格雷	3
阿司匹林	2
NIHSS 评分≥13 分	2
NIHSS 评分 7～12 分	1
血糖≥180 mg/dl（10 mmol/L）	2
年龄≥72 岁	1
收缩压≥146 mmHg	1
体重≥95 kg	1
发病到治疗时间≥180 min	1
高血压病史	1

注：分值 10 分的患者发生 SICH 的风险是 0 分患者的约 70 倍

对疑似脑出血患者（新发头痛、恶心、呕吐等）应采取以下措施：

（1）停止 rtPA 输注；

（2）立即抽血进行检查：凝血酶原时间（PT）、部分凝血活酶时间（PTT）、血小板计数、纤维蛋白原、血型、交叉配血；

（3）立即行头颅平扫 CT 检查。如果证实脑出血，则应给予 6～8 单位冷凝蛋白输注，随后给予 6～8 单位血小板输注；

（4）神经外科会诊；血液科会诊，注意目前的凝血功能；

（5）静脉给予 ε-氨基己酸 4～5 g，输注 1 h 以上；随后每隔 1 h 给予 1 g，直至出血停止；

（6）每 4 h 检查一次纤维蛋白原水平，根据需要输注冷凝蛋白，并维持纤维蛋白原水平>150 mg/dl；每 15 min 监测一次血压；定期监测血液学参数（全血细胞计数、PT/PTT），重新评估凝血状态，需要时给予输血治疗；

（7）考虑复查头颅 CT 以评估 ICH 是否扩大；

（8）有关外科和（或）内科治疗需要商讨共同决定。

如果证实存在严重的或危及生命的出血，需要立即给予冷凝蛋白（6～8 单位）以及血小板（6～8 单位）输注。每隔 4 h 检查一次患者的纤维蛋白原水平，以及给予冷凝蛋白输注维持纤维蛋白原水平＞150 mg/dl。其他药物，包括凝血酶原复合物浓缩物（prothrombin complex concentrate，PCC）、纤维蛋白原、新鲜冰冻血浆（fresh frozen plasma，FFP）以及重组因子Ⅶ等在溶栓后 SICH 治疗中的有效性尚不明确。建议溶栓后脑出血的目标血压维持在 160/90 mmHg，如果患者 SBP 升高至 150～220 mmHg 时，将其降至 140 mmHg 是合理的。

4. 抗栓及其他治疗

对于不适合溶栓的 AIS 患者，若无禁忌证，应在发病后尽早给予口服阿司匹林 150～300 mg/d，急性期后可改为预防剂量 50～325 mg/d；行溶栓治疗者，抗血小板药物应在溶栓 24 h 后开始使用；对不能耐受阿司匹林者，可考虑选用氯吡格雷等抗血小板治疗。CHANCE 研究（Clopidogrel in High-risk patients with Acute Non-disabling Cerebrovascular Events）提示对于发病在 24 h 内的急性非心源性轻型缺血性脑卒中患者（NIHSS 评分≤3 分），尽早给予阿司匹林和氯吡格雷双联抗血小板治疗 21 天，随后应用单一抗血小板药物，可明显降低 90 天的脑卒中复发风险。不建议替格瑞洛代替阿司匹林用于轻型卒中的急性期治疗。

对于非心源性急性缺血性卒中，无论是否伴有其他动脉粥样硬化证据，推荐给予高强度他汀类药物长期治疗以减少卒中和心血管事件的风险（具体见缺血性卒中和短暂性脑缺血发作）。不建议扩容/血液稀释疗法、高剂量白蛋白和血管舒张剂（如己酮可可碱）用于治疗急性缺血性卒中。对于低血压或脑血流低灌注所致的急性脑梗死（如分水岭梗死）可考虑扩容治疗，但应注意可能加重脑水肿、心力衰竭等并发症。扩容药物多选用羟乙基淀粉、低分子右旋糖酐或 706 代血浆等。

5. 急性期的一般治疗

急性期除了针对血栓的特异性治疗外，关于血压、血糖、血氧、体温等与卒中预后相关的临床指标，也应给予积极管理（表 2-17 至表 2-20）。

表 2-17　有关血压的推荐意见

血压	COR	LOE
1. 低血压及低血容量应予纠正，以维持足够的全身灌注，支持脏器功能	I	C-EO
2. 急性缺血性卒中患者，如有其他合并症（例如，共存的急性冠状动脉事件、急性心力衰竭、主动脉夹层、溶栓后症状性脑出血，或者子痫前期/子痫），早期降压治疗有指征	I	C-EO
3. 对于血压≥220/120 mmHg，未接受静脉阿替普酶溶栓或血管内治疗，并且没有合并症需要紧急降压治疗的患者，在急性缺血性卒中后最初的 48～72 h 内启动或重新启动降压治疗的获益尚不确定。卒中发病后最初 24 h 内血压降低 15% 可能是合理的	Ⅱb	C-EO
4. 对于血压＜220/120 mmHg，未接受静脉阿替普酶溶栓或血管内治疗，并且没有合并症需要紧急降压治疗的患者，在急性缺血性卒中后最初的 48～72 h 内启动或重新启动降压治疗对于预防死亡或生活依赖无效	Ⅲ无益	A

表 2-18 有关血糖的推荐意见

血糖	COR	LOE
1. 急性缺血性卒中患者如有低血糖 ［＜60 mg/dl（3.3 mmol/L）］应当治疗	I	C-LD
2. 证据显示，入院后 24 h 内高血糖的急性缺血性卒中患者，其结局较正常血糖者更差。因此，对急性缺血性卒中患者，治疗高血糖是合理的，将血糖控制在 140～180 mg/dl（7.8～10 mmol/L），并密切监测以避免低血糖	IIa	C-LD

表 2-19 有关血氧的推荐意见

血氧	COR	LOE
1. 急性缺血性卒中患者如有意识障碍或延髓麻痹影响气道功能，建议给予气道支持及辅助通气	I	C-EO
2. 吸氧应当用以保持氧饱和度＞94％	I	C-LD
3. 不建议无低氧血症的急性缺血性卒中患者吸氧	III 无益	B-R

表 2-20 有关体温的推荐意见

体温	COR	LOE
1. 应当找出发热（体温＞38℃）的原因并治疗。发热的卒中患者应使用退热药降低体温	I	C-LD
2. 诱导低温治疗缺血性卒中的获益尚未证实	IIb	B-R

四、急性期二级预防

急性缺血性卒中患者应该在第一时间开始二级预防，对于尚未住院治疗的患者，二级预防往往需要在急诊室就开始进行。二级预防主要针对患者的病因和相关危险因素展开，具体措施包括颈动脉血运重建（表 2-21）、抗栓（表 2-22）、高脂血症（表 2-23）、降压（表 2-24）、戒烟干预（表 2-25）。

表 2-21 有关颈动脉血运重建的推荐意见

颈动脉血运重建	COR	LOE
如果轻型非致残性卒中患者（mRS 评分 0～2）需要血运重建作为二级预防措施，在指示事件的 48 h 至 7 天之间完成操作是合理的。如果没有早期血运重建的禁忌证，不要推迟治疗	IIa	B-NR

表 2-22 有关抗栓治疗的推荐意见

抗栓治疗	COR	LOE
非心源性卒中		
1. 对于非心源性急性缺血性卒中患者，建议使用抗血小板药物而不是口服抗凝药物，以降低卒中复发和其他心血管事件风险	I	A
2. 非心源性栓塞性急性缺血性卒中患者的早期二级预防，抗血小板药物的选择应根据患者危险因素特征、成本、耐受性、药物相对已知效力和其他临床特征进行个体化	I	C-EO

抗栓治疗	COR	LOE
3. 建议急性缺血性卒中患者在发病后 24～48 h 内服用阿司匹林。对于静脉阿替普酶溶栓治疗的患者，通常推迟到 24 h 后服用阿司匹林；但是在出现某些伴随状况，在没有静脉阿替普酶溶栓治疗的情况下，如已知给予阿司匹林可以带来显著的益处或不用阿司匹林会造成显著的风险，可以考虑不推迟	I	A
4. 对于轻型非心源性栓塞的缺血性卒中（NIHSS≤3）且未接受静脉阿替普酶溶栓者，在发病 24 h 内启动双重抗血小板治疗（阿司匹林＋氯吡格雷）并持续 21 天，对预防发病 90 天内的早期卒中复发有益	I	A
5. 对于在服用阿司匹林期间发生非心源性栓塞性急性缺血性卒中患者，增加阿司匹林剂量或改用另一种抗血小板药物以实现卒中二级预防的更多获益尚未证实	Ⅱ b	B-R
6. 在初次缺血性卒中后凝血检测结果异常的患者，根据异常结果和临床情况，可考虑使用抗凝剂	Ⅱ b	C-LD
7. 对于正在接受抗血小板治疗的非心源性急性缺血性卒中患者，改用华法林进行二级预防无获益	Ⅲ无益	B-R
8. 对于非心源性缺血性卒中患者，将三重抗血小板（阿司匹林＋氯吡格雷＋双嘧达莫）用于卒中二级预防是有害的，不应使用	Ⅲ有害	B-R
9. 不建议替格瑞洛代替阿司匹林用于轻型卒中的急性期治疗	Ⅲ无益	B-R
10. 静脉糖蛋白Ⅱ b/Ⅲ a 抑制剂替罗非班和依替巴肽治疗急性缺血性卒中的有效性尚不明确	Ⅱ b	B-R
11. 静脉糖蛋白Ⅱ b/Ⅲ a 抑制剂阿昔单抗治疗急性缺血性卒中可能有害，不应使用	Ⅲ有害	B-R
12. 对于适合静脉阿替普酶溶栓或机械取栓的急性卒中患者，不建议将阿司匹林作为替代治疗	Ⅲ有害	B-R
心房颤动		
1. 对于大多数有心房颤动的急性缺血性卒中患者，在发病后 4～14 天内开始口服抗凝治疗是合理的	Ⅱ a	B-NR
2. 对于有缺血性卒中、心房颤动和冠心病史的患者，在口服抗凝剂之外加入抗血小板治疗以降低缺血性心血管和脑血管事件的风险，有效性不明确。不稳定型心绞痛和冠状动脉支架植入是特殊情况，可能需要双重抗血小板/口服抗凝	Ⅱ b	C-LD
动脉夹层		
1. 对于有颅外颈动脉或椎动脉夹层的急性缺血性卒中患者，抗血小板或抗凝治疗 3～6 个月，是合理的	Ⅱ b	B-NR
2. 对于有颅外颈动脉或椎动脉夹层的急性缺血性卒中患者，尽管接受药物治疗，但仍有明确的复发性脑缺血事件，颅外血管内治疗（支架植入术）的价值尚未证实	Ⅱ b	C-LD
出血转化		
对于有出血转化的急性缺血性卒中患者，根据具体临床情况和潜在指征，可考虑开始或继续抗血小板或抗凝治疗	Ⅱ b	C-LD

表 2-23　有关高脂血症治疗的推荐意见

高脂血症的治疗	COR	LOE
一般原则		
1. 急性缺血性卒中患者，应根据 2018 ACC/AHA 胆固醇指南进行管理，包括生活方式改变、饮食建议和用药建议	I	A
2. 对≥20 岁未接受降脂治疗的成年人，测量其空腹或非空腹血脂谱，对评估动脉粥样硬化性心血管病（ASCVD）风险和记录低密度脂蛋白胆固醇（LDL-C）基线水平是有效的	I	B-NR
3. 在应用他汀类药物或调整剂量后 4～12 周，应通过测量空腹血脂水平和适当的安全指标来评估生活方式改变的依从性和降脂药物的效果，甚至之后每 3～12 个月评估依从性和安全性	I	A
临床 ASCVD 患者的降脂药物选择		
1. 对≤75 岁的临床 ASCVD 患者，应开始或继续高强度他汀类药物治疗，目标使 LDL-C 下降 50% 或更多	I	A
2. 对需要接受高强度他汀类药物治疗的临床 ASCVD 患者，当有高强度他汀类药物治疗禁忌证或者出现他汀类药物相关不良反应时，应开始或继续中等强度他汀类药物治疗，目标使 LDL-C 下降 30%～49%	I	A
3. 对有慢性稳定性肝病（包括非酒精性脂肪肝）的高 ASCVD 风险患者，有适当指征时，在完成基线检查并确定监测和安全检查计划后，应用他汀类药物治疗是合理的	I	B-R
4. 对临床极高危的 ASCVD 患者，考虑使用 PCSK9 抑制剂时，最大可耐受的降 LDL-C 治疗方案中应包括最大耐受剂量的他汀类药物和依折麦布	I	B-R
5. 对极高危的临床 ASCVD 患者，正接受最大可耐受的降 LDL-C 治疗，对降 LDL-C 治疗高度耐受的、LDL-C≥70 mg/dl（1.8 mmol/L）或非 HDL-C≥100 mg/dl（2.6 mmol/L）患者，在医患双方对净获益、安全性及费用讨论后，加一种 PCSK9 抑制剂是合理的	IIa	A
6. 在 2018 年中的价格表上，PCSK9 抑制剂的性价比较低（＞150 000 美元/质量调整生命年）		B-NR
7. 对已使用最大可耐受剂量他汀类药物治疗但仍极高危的临床 ASCVD 患者，如 LDL-C≥70 mg/dl（1.8 mmol/L），加用依折麦布是合理的	IIa	B-R
8. 对＞75 岁的临床 ASCVD 患者，在评估降低 ASCVD 风险的潜力、不良反应、药物相互作用、患者的体质及偏好后，启动中等强度或高强度他汀类药物治疗是合理的	IIa	B-R
9. 对＞75 岁能够耐受高强度他汀类药物治疗的患者，在评估降低 ASCVD 风险的潜力、不良反应、药物相互作用、患者的体质及偏好后，继续高强度他汀类药物治疗是合理的	IIa	C-LD
10. 对正在接受最大可耐受剂量他汀类药物治疗但 LDL-C 水平仍≥70 mg/dl（1.8 mmol/L）的 ASCVD 患者，加用依折麦布是合理的	IIb	B-R
实施		
1. 在开始他汀类药物治疗前，建议医患双方对风险及净临床获益加以讨论，对降低 ASCVD 风险与他汀类药物不良反应、他汀类药物与其他药物相互作用、安全性进行权衡，强调不良反应可以得到成功解决	I	A

续表

高脂血症的治疗	COR	LOE
2. 对有他汀类药物治疗指征的患者，建议在开始治疗前，查找他汀类药物相关不良反应的危险因素，包括新发糖尿病和他汀类药物相关肌肉症状	I	B-R
3. 如果他汀类药物不良反应不严重，建议重新评估，通过调整剂量、换成另一种他汀类药物或联用非他汀类药物，以达到最大幅度的 LDL-C 降低	I	B-R
4. 高 ASCVD 风险患者，如有严重的他汀类药物相关肌肉症状或者调整他汀类药物后相关肌肉症状复发，改用随机对照试验证实的能带来净临床获益的非他汀类药物是合理的	IIa	B-R
时机		
1. 在缺血性卒中发病时，已经在服用他汀类药物的患者，在急性期继续他汀类药物治疗是合理的	IIa	B-R
2. 需要使用他汀类药物治疗的急性缺血性卒中患者，住院期间启动他汀类药物治疗是合理的	IIa	C-LD
特殊患者		
1. 正接受他汀类药物治疗的育龄期妇女，性行为活跃者，应使用可靠的避孕措施	I	C-LD
2. 有高胆固醇血症的育龄期妇女，如计划妊娠，应在试图妊娠前 1~2 个月停用他汀类药物；如果在服用他汀类药物中发现妊娠，应当立即停药	I	C-LD
3. 对于需要透析的正在使用他汀类药物降脂的严重肾病成年患者，继续服用他汀类药物可能是合理的	IIb	C-LD
4. 有严重肾病需要透析的成年患者，不建议启动他汀类药物	III 无益	B-R

表 2-24　有关降压的推荐意见

降压药的使用	COR	LOE
对于血压＞140/90 mmHg、神经系统症状稳定的患者，在住院过程中启动或重启降压治疗，以改善长期血压控制，是安全合理的，除非有禁忌	IIa	B-R

表 2-25　有关戒烟干预的推荐意见

戒烟干预	COR	LOE
1. 有急性缺血性卒中的吸烟者，住院期间开始接受旨在促进戒烟的高强度行为干预是合理的	I	A
2. 有急性缺血性卒中的吸烟者，住院期间开始接受旨在促进戒烟的高强度行为干预，建议采用尼古丁替代治疗	I	A
3. 医疗保健人员应强烈建议所有在过去一年中吸烟的急性缺血性卒中患者戒烟	I	C-EO
4. 建议缺血性卒中患者避免吸二手烟（被动吸烟），是合理的	IIa	B-NR
5. 有急性缺血性卒中的吸烟者，可以考虑在住院期间开始使用伐尼克兰以促进戒烟	IIb	B-R

五、急性期并发症管理

人体神经支配存在广泛联系，急性缺血性卒中的并发症多种多样，包括脑水肿（表2-26）、吞咽困难（表2-27）、营养不良（表2-28）、深静脉血栓形成（表2-29）、抑郁（表2-30）、褥疮（表2-31）、癫痫（表2-32）等，这些并发症的存在和治疗会影响患者的结局。

表 2-26　脑水肿的治疗

脑水肿	COR	LOE
一般建议		
1. 大面积幕上梗死患者发生脑水肿和颅内压增高的风险较高。如果可能，应当尽快与患者和照料者一起讨论治疗方法和可能的结局。医疗人员和照料者决策时应该确定和考虑患者的实际情况，共同决策，尤其是在残疾已经形成、干预或医疗措施有限时	Ⅰ	C-EO
2. 建议采取措施减少水肿风险，并密切监测患者在卒中后第 1 天神经功能恶化的迹象。应考虑将具有恶性脑水肿风险的患者尽早转移到具有神经外科专长的机构	Ⅰ	C-LD
内科治疗		
1. 应用渗透疗法治疗脑梗死患者脑肿胀所致的临床恶化是合理的	Ⅱa	C-LD
2. 如果脑水肿引起急性严重的神经功能障碍，短暂使用中度过度通气（PCO_2 目标值 $30\sim34$ mmHg）是合理的。这可以作为向更明确的治疗措施的过渡	Ⅱa	C-LD
3. 缺血性大脑或小脑水肿时，不建议使用低温或巴比妥类药物	Ⅲ无益	B-R
4. 因为缺乏有效性证据及存在增加感染性并发症的风险，不应使用糖皮质激素（常规或大剂量）治疗缺血性卒中引起的脑水肿和颅内压增高	Ⅲ有害	A
外科治疗——幕上梗死		
1. 虽然减压性颅骨切除术的最佳时机尚不明确，但将脑水肿引起的意识水平下降作为选择标准是合理的	Ⅱa	A
2. ≤60 岁单侧 MCA 梗死患者，即使接受药物治疗后，48 h 内仍有神经功能恶化，减压性颅骨切除加硬膜扩张是合理的	Ⅱa	A
3. >60 岁的单侧 MCA 梗死患者，即使接受药物治疗后，48 h 内仍有神经功能恶化，可以考虑减压性颅骨切除加硬膜扩张	Ⅱb	B-R
外科治疗——小脑梗死		
1. 建议脑室造口术治疗小脑梗死后的梗阻性脑积水。同时或随后的减压性颅骨切除是否必要，取决于多种因素，例如梗死面积、神经系统状况、脑干受压程度和内科治疗效果	Ⅰ	C-LD
2. 尽管进行了最大限度的内科治疗，小脑梗死仍引起脑干受压导致神经功能恶化，此时应该进行减压性枕下颅骨切除术，并进行硬膜扩张。在脑室造口术同时，如果认为手术安全且有必要，梗阻性脑积水应一并治疗	Ⅰ	B-NR
3. 拟行减压性枕下颅骨切除术治疗小脑梗死时，告知家属后小脑梗死的结局会改善，是合理的	Ⅱb	C-LD

表 2-27 吞咽困难的建议

吞咽困难	COR	LOE
1. 患者开始进食、饮水或者口服药物之前筛查吞咽困难，有助于识别高危误吸患者	Ⅱa	C-LD
2. 对于怀疑误吸的患者，用内镜评估是合理的，以确定误吸是否存在、明确吞咽困难的生理学原因、指导治疗	Ⅱa	B-NR
3. 由言语–语言治疗师或其他受过训练的医疗保健提供者进行吞咽困难筛查是合理的	Ⅱa	C-LD
4. 哪种仪器可以选择用于有感官测试的吞咽评估，尚不明确。但是选择要基于设备的可及性或其他考虑（例如，纤维内镜下吞咽评估、吞咽造影、纤维内镜下感觉测试）	Ⅱb	C-LD
5. 实施口腔卫生规程以降低卒中后肺炎的风险，可能是合理的	Ⅱb	B-NR

表 2-28 营养不良的预防

营养不良的预防	COR	LOE
1. 急性缺血性卒中，肠内营养应当在入院 7 天内开始	Ⅰ	B-R
2. 对于吞咽困难的患者，卒中早期（最初的 7 天内）给予鼻胃管饮食。当预期较长时间（＞2～3 周）不能安全吞咽时，放置经皮胃造口管是合理的	Ⅱa	C-EO
3. 对于营养不良或有营养不良风险的患者，给予营养补充剂是合理的	Ⅱa	B-R

深静脉血栓形成（deep vein thrombosis，DVT）的危险因素包括静脉血流淤滞、静脉系统内皮损伤和血液高凝状态。严重瘫痪、年老及心房颤动者发生 DVT 的比例更高，症状性 DVT 发生率为 2%。DVT 最重要的并发症为肺栓塞。

表 2-29 深静脉血栓形成的预防

深静脉血栓形成的预防	COR	LOE
1. 在无禁忌证的不能活动的卒中患者中，除常规治疗（阿司匹林和补液）外，建议间歇充气加压（IPC），以减少深静脉血栓形成的风险	Ⅰ	B-R
2. 不能活动的急性缺血性卒中患者，预防剂量皮下肝素（普通肝素或低分子量肝素）的获益尚未证实	Ⅱb	A
3. 预防性抗凝时，预防剂量低分子量肝素比预防剂量普通肝素是否有更多获益尚不明确	Ⅱb	B-R
4. 不应给缺血性卒中患者使用弹力袜	Ⅲ有害	B-R

表 2-30 抑郁的筛查和治疗

抑郁的筛查和治疗	COR	LOE
1. 建议用结构化抑郁问卷常规筛查卒中后抑郁	Ⅰ	B-NR
2. 无禁忌证的卒中后抑郁患者应当抗抑郁治疗，并密切监测以验证疗效	Ⅰ	B-R

表 2-31 褥疮预防

褥疮预防	COR	LOE
1. 住院治疗和住院康复期间，建议使用客观风险量表（如 Braden 量表）常规评估皮肤	I	C-LD
2. 建议尽量减少或避免皮肤摩擦，尽量减少皮肤压力，提供适当的支持表面，以避免过度潮湿，并保持足够的营养和水分，以防止皮肤破损。定时翻身，保持良好的皮肤卫生，并使用专门的床垫、轮椅垫和座位，直到恢复活动能力	I	C-LD

表 2-32 癫痫的治疗

癫痫	COR	LOE
1. 卒中后复发性癫痫应以与其他急性神经系统疾病后癫痫相似的方式进行治疗，应根据患者的特征选择抗癫痫药物	I	C-LD
2. 不建议预防性使用抗癫痫药物	Ⅲ无益	C-LD

六、早期康复管理

急性缺血性卒中患者早期康复的一般原则见表 2-33，具体康复方案将在本章第 6 节详述。

表 2-33 卒中的康复管理

康复	COR	LOE
1. 建议在组织化的、跨专业的卒中医疗环境中给住院卒中患者提供早期康复	I	A
2. 建议卒中幸存者接受与预期获益和耐受相适应的康复	I	B-NR
3. 建议对所有卒中患者在急性治疗出院前正规评估日常生活活动能力、工具性日常生活活动能力、交流能力和功能活动能力，并根据其结果安排医疗交接和出院计划	I	B-NR
4. 对具有残余功能障碍的急性卒中患者，建议由具备康复专业知识的临床医生进行功能评估	I	C-LD
5. 氟西汀或其他选择性 5-羟色胺再摄取抑制剂增强运动功能恢复的获益尚不明确	Ⅱb	C-LD
6. 卒中发作 24 h 内不应该进行大量、过早的活动，因为那样会降低 3 个月良好结局的概率	Ⅲ有害	B-R

七、卒中绿色通道

急性缺血性卒中患者通过急诊绿色通道，可以减少院内延误（表 2-34 和表 2-35）。

表 2-34　绿色通道

医院卒中团队	COR	LOE
1. 建议对疑似卒中患者进行紧急评估时采用组织化规程	I	B-NR
2. 建议设立包括医生、护士、检验科及影像科人员在内的急诊卒中团队。卒中患者应当接受仔细的临床评估,包括神经系统查体	I	B-NR
3. 建议设立多元化质量改进项目,包括急诊室教育和建立包含神经内科医生的多学科团队,以安全地增加静脉溶栓治疗数量	I	A
4. 建议建立卒中医疗系统,使具有静脉溶栓及机械取栓适应证的患者在尽可能短的发病-治疗时间内得到治疗	I	A
5. 建立和监测急诊室就诊-治疗的静脉溶栓目标时间,有利于监测和提高卒中医疗系统的效率	I	B-NR

表 2-35　卒中绿色通道流程的时间管理目标

项目	时间
就诊到完成 CT 检查	<25 min
就诊到开始静脉溶栓	<60 min
就诊到静脉置鞘	<2 h
动脉置鞘到开始取栓	<45 min
动脉置鞘到闭塞血管再通	<90 min

第二节　颅内静脉血栓形成

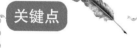 关键点

- 颅内静脉血栓形成(cerebral venous thrombosis,CVT)是一种罕见且难以诊断的疾病,其体征和症状多种多样,多见于 50 岁以下的患者。
- 以下情况需行 CT 静脉成像(CT venogram,CTV)检查,以排查 CVT:非典型头痛,无危险因素的卒中,伴有癫痫、原因不明的颅内高压,多发性出血性梗死,非特定动脉分布的出血性梗死。
- 不能仅仅依靠实验室检查(如 D-二聚体检测和腰椎穿刺相关结果)来确定诊断。
- 数字减影血管造影(digital subtraction angiography,DSA)是 CVT 的诊断金标准。
- 急诊治疗包括抗凝治疗(即使有出血)和处置并发症。

颅内静脉血栓形成(CVT)是指由于多种病因引起的以脑静脉回流受阻、常伴有脑脊液吸收障碍导致颅内高压为特征的特殊类型脑血管病,在脑血管病中占 0.5%~1%,多见

于孕妇、服用口服避孕药的女性以及＜45 岁的年轻人群。病变部位可原发于脑内浅静脉、深静脉或静脉窦，其中单纯浅静脉血栓形成罕见，多由于脑静脉窦血栓延伸而来；深静脉血栓形成则以大脑内静脉和大脑大静脉多见。60％以上患者病变累及多个静脉窦，其中以上矢状窦发生率居首位。由于脑静脉与静脉窦之间、静脉窦与静脉窦之间，以及静脉窦与颅外静脉之间在解剖上存在吻合、彼此沟通，当静脉（窦）血栓形成时，血栓累积范围、侧支循环的差异等因素导致临床表现复杂多样，可从无临床症状到病情严重甚至死亡。

一、病因及危险因素

1. 遗传性高凝状态

主要有抗凝血酶Ⅲ缺乏症、蛋白 S 和蛋白 C 缺乏症、活化蛋白 C 和 V 因子 Leiden 突变、凝血酶原 G20210A 突变等。

2. 获得性高凝状态

在肾病综合征、抗磷脂抗体综合征、高同型半胱氨酸血症、妊娠和产褥期中多见。在女性妊娠期及产褥期，会出现短暂的易栓状态。在此期间，女性出现静脉血栓事件的风险明显提高。女性患者中大约73％的 CVT 发生于产褥期，其发生率为 12/10 万，略低于产后动脉卒中的发生率。妊娠所引发的诸多凝血系统易栓性改变，一直会持续到产后，同时，分娩所导致的循环血量降低和相关创伤，会使高凝状态进一步恶化。产后增加 CVT 风险的因素还包括：感染、器械助产和剖宫产。文献报道，产妇年龄、高血压病史及孕期剧烈呕吐也与产后 CVT 相关，其中剖宫产与 CVT 的相关性最高。

3. 感染性因素

主要有脑膜炎、耳部感染、乳突炎、鼻窦炎、颈部和面部感染、脑脓肿、系统性感染、获得性免疫缺陷综合征等。

4. 免疫性疾病

主要有系统性红斑狼疮、韦格纳肉芽肿、Behcet 病、结节病、免疫性肠炎、甲状腺疾病等。

5. 血液系统疾病

主要有红细胞增多症、白血病、血栓性血小板减少性紫癜、血小板增多症、严重贫血和自体免疫溶血性疾病、阵发性夜间血红蛋白尿、肝素诱导血小板减少症等。

6. 药物

主要有口服避孕药、锂剂、雄激素、舒马普坦，静脉输入免疫球蛋白、激素替代疗法、天冬酰胺酶、类固醇、违禁药品等。

7. 外伤和机械性操作

主要有头外伤、颈部外伤累及颈静脉、颈静脉导管操作等。

8. 肿瘤

包括神经系统肿瘤、全身恶性肿瘤、神经系统外实体瘤等。

9. 其他

包括脱水（尤其儿童）、甲状腺毒症、动静脉畸形、硬脑膜动静脉瘘、先天性心脏病、放射治疗后等。

除以上病因之外，尚有约 15% 的病例病因未明。

约 85% 以上的患者存在一种或多种危险因素，多种危险因素促使的血管壁损伤、血流动力学异常以及血液高凝状态是 CVT 的主要发病机制。不同年龄段患者的危险因素不尽相同，婴幼儿以脱水和围生期并发症多见，儿童以头面部急慢性感染多见，而成年女性则以口服避孕药物和围生期并发症多见。

二、临床表现

CVT 大多为亚急性（48 h 至 30 天）或慢性（30 天以上）起病，症状和体征主要取决于静脉（窦）血栓形成的部位、性质、范围以及继发性脑损害的程度等因素。

1. 颅内高压和其他全脑损害

头痛是 CVT 的最常见症状，约 90% 的病例可出现头痛，常伴视力障碍、视盘水肿和搏动性耳鸣等，多由颅内高压或颅内出血引起。需要引起注意的是约有 10% 的患者在病程中不会头痛，这往往是诊断延误的原因。头痛可能起病突然且程度较重，类似蛛网膜下腔出血，也可能隐袭起病并逐渐恶化，咳嗽、Valsalva 动作或弯腰时，因颅内压增高而疼痛强度增加。20% 的患者伴有意识障碍，入院时昏迷是预后不良的强烈预测因素。认知功能障碍可出现于 30% 的患者，特别是在深部 CVT 和持续性脑实质受损时。

2. 局灶性脑损害

由于静脉回流受阻，可导致静脉性梗死或出血性脑损害。局灶性神经功能缺损是 CVT 的常见表现，可单侧或双侧，或左右交替出现，包括中枢性运动障碍、感觉缺失、失语或偏盲等，见于 40%～60% 的患者。

3. 痫性发作

部分性或全身性痫性发作有时可作为 CVT 的唯一表现，40% 的患者可有痫性发作，围生期患者甚至高达 76%，较动脉性卒中多见。

4. 硬脑膜动静脉瘘的临床表现

CVT 常与硬脑膜动静脉瘘同时存在，其发生率可达 39%，出现头痛、搏动性耳鸣、颅内出血等表现，而在静脉（窦）血管再通后，瘘口常可闭合。一般认为，CVT 所致的静脉（窦）高压可促使硬脑膜生理性动静脉分流开放，形成病理性动静脉短路，并通过局部大量产生的血管生成因子促使新生血管生成，进而形成动静脉瘘。

5. 特殊部位的 CVT

（1）海绵窦血栓形成：常继发于鼻窦炎、鼻旁及上面部皮肤的化脓性感染。急性起病，临床表现具有一定特异性。由于眶内静脉回流受阻可出现眶内软组织、眼睑、眼结膜、前额部皮肤水肿，眼球突出；因动眼神经、滑车神经、展神经和三叉神经眼支行于海绵窦内，当其受累时可出现相应的症状，表现为患侧眼睑下垂、眼球各向活动受限或固定、瞳孔散大、对光反射消失、三叉神经眼支分布区感觉减退、角膜反射消失等。视神经也可受累而引起视力障碍，眼底可见淤血、水肿、出血等改变。如炎症由一侧海绵窦波及对侧，则可出现双侧症状。常见并发症有脑膜炎、脑脓肿、颈内动脉病变、垂体和下丘脑功能病变等。

（2）皮质静脉血栓：临床上常说的 CVT 通常是指颅内静脉窦血栓，单纯皮质静脉血栓则相对少见。颅内静脉系统由脑静脉和硬脑膜窦构成。颅内静脉的管壁菲薄，没有肌纤维，缺乏弹性，无收缩力，且无瓣膜；这些特点导致脑静脉窦和皮质静脉容易出现血液逆流和血流淤滞。单是这种状态还不至于导致血栓形成，一般还有血液黏稠度增高及静脉内皮细胞损伤的病理基础。一般来说，系统性疾病通常容易导致静脉窦血栓，而局限性、尤其是局部脑膜病变更倾向于引起皮质静脉血栓。皮质静脉血栓常表现为局灶性神经系统损害，包括运动和感觉缺失、失语、偏瘫、阅读障碍以及局灶性癫痫发作。其影像学改变往往多种多样、缺乏特异性，可以表现为脑梗死、脑出血、脑水肿及蛛网膜下腔出血。影像诊断主要依靠看到阻塞静脉的"线样征"，其次是看到与静脉阻塞相关的脑出血或脑梗死，以及 DSA 检查看到的阻塞静脉不显影。皮质静脉血栓主要予以抗凝治疗，有癫痫发作的患者应给予抗癫痫治疗，对伴有脑水肿甚至颅内高压的患者应积极行脱水降颅压治疗。

总之，CVT 的发病形式和临床表现多样，没有特异性，主要取决于血栓形成的部位、范围、进展速度，以及静脉侧支循环情况、继发的脑实质损害的范围和程度。CVT 患者可以表现为单纯性头痛，可以表现为头痛伴视盘水肿，或头痛伴展神经麻痹（颅内高压表现）。临床遇到脑叶出血且原因不明者，或梗死病灶不符合脑动脉供血区分布者，或拟诊原发性颅内压增高者以及非典型头痛患者，推荐行脑静脉系统的影像学检查，以排除 CVT。需要重点提示的是，单纯依靠临床表现不能诊断 CVT，确诊必须建立在影像学基础上。

三、辅助检查

1. 实验室检查

D-二聚体增高（$>500\ \mu g/L$）有助于 CVT 的诊断，但 D-二聚体正常并不能除外 CVT，尤其是最近才出现孤立性头痛的 CVT。研究表明 D-二聚体增高对 CVT 诊断的平均敏感度为 93.9%，特异度为 89.7%。因此，D-二聚体可作为 CVT 辅助诊断的重要指标之一，且对鉴别血栓与非血栓性局部静脉窦狭窄也有帮助。

2. 腰椎穿刺

腰椎穿刺检查对于测定颅内压、排除肿瘤及感染性病因是很有必要的，但对于伴有头痛、呕吐和视盘水肿等严重颅内高压的患者应注意其安全性。CVT 患者脑脊液压力大多数增高，可伴不同程度的细胞数和蛋白质含量增高，这种改变对 CVT 诊断虽无特异性，但在部分由于炎症或感染而引起的 CVT 中，脑脊液检查可帮助了解 CVT 的可能病因并指导治疗。

3. 影像学检查

CT/CTV 和 MRI/MRV 都可作为疑似 CVT 的检查方法。静脉窦血栓患者 CT 平扫的直接征象是与静脉窦位置一致的高密度条带征，单纯皮质静脉血栓患者 CT 平扫的直接征象为位于脑表面蛛网膜下腔的条索状或三角形密度增高影。CT 平扫间接征象包括：弥漫的脑组织肿胀（脑回肿胀、脑沟变浅和脑室受压）、静脉性梗死和特征性脑出血（病灶位于皮质和皮质下脑组织之间，常双侧对称）。增强 CT 呈现典型的 δ 征（中间低密度，周边高密度）。CTV 具有较高的敏感度和特异度，可同时显示静脉窦闭塞和窦内血栓。CT 结合 CTV 可作为 CVT 疑似患者的首选影像学方法，其敏感度可达 75%～100%，特异度可达 81%～100%。

MRI/MRV 是诊断和随访 CVT 的最佳手段，可直接显示 CVT 以及继发于血栓形成的各种脑实质损害〔额叶、顶叶和枕叶的脑实质变化通常对应上矢状窦血栓形成；颞叶脑实质变化对应侧面（横窦）及乙状窦血栓形成；深层实质异常，包括丘脑出血、水肿或脑室出血，对应 Galen 静脉或直窦血栓形成〕，较 CT 更为敏感和准确，但血栓表现随发病时间不同而变化（表 2-36），其中以亚急性期的血栓高信号对 CVT 诊断较为可靠。磁敏感加权成像（SWI）或梯度回波序列显示脑内出血更加敏感，对皮质静脉血栓的诊断符合率可达到 97%。头颅 MRV 可以发现相应的静脉窦主干闭塞、皮质静脉显影不良、侧裂静脉等侧支静脉扩张、板障静脉和头皮静脉显像等征象。三维对比增强磁共振静脉成像（three dimensional contrast enhance MRV，3D-CE MRV）由于消除了血管内湍流，使颅内静脉和静脉窦显示更为清晰，因而比二维时间飞跃法磁共振静脉成像（two dimensional time of flight magnetic resonance venography，2D-TOF MRV）诊断 CVT 更为可靠（图 2-1）。

表 2-36　CVT 不同时期的 MRI 表现

血栓形成时期	T1WI	T2WI
急性期（1～5 天）	等信号	低信号
亚急性期（6～15 天）	高信号	高信号
慢性期（≥16 天）	低信号	低信号

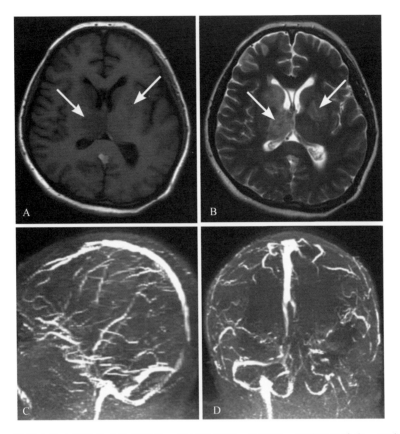

图 2-1　直窦、双侧大脑内静脉流空信号消失，双侧基底节、放射冠、丘脑明显肿胀，呈稍长 T1、T2 信号影（A 和 B，箭头示）。**A.** MRI 横断面 T1 加权成像；**B.** MRI 横断面 T2 加权成像；**C** 和 **D.** MRV 可见左侧横窦、乙状窦和 Galen 静脉，直窦未显影

四、诊断

CVT 的诊治流程见图 2-2。

DSA 是 CVT 诊断的金标准（形成血栓的脑静脉/静脉窦内存在充盈缺损而不显影，静脉淤滞伴皮质、头皮或面部静脉扩张，侧支引流的微小静脉扩张及静脉逆流），但不是常规和首选的检查手段。经动脉顺行性造影既可直接显示静脉窦血栓累积的部位、范围、程度和侧支循环代偿状况，还可以通过计算动静脉循环时间，分析脑血流动力学障碍的程度（正常情况下，全脑循环时间共 7.5～9 s，脑动脉期、毛细血管期和静脉期各为 2.5～3 s，而静脉窦血栓形成的患者全脑循环时间一般都长达 11 s 以上，甚至超过 20 s。动静脉循环之间超过 23 s 提示预后不良）。经股静脉逆行静脉窦造影可进一步证实血栓的存在、累积范围、血栓的松软程度和静脉窦内各段压力变化，为是否需要进行接触性血栓干预提供详细资料。同时，可以发现并存的微小动静脉瘘，指导临床进行有效治疗和预防复发。在某些情况下，横窦等静脉窦可由于先天发育异常而致一侧或双侧显影不良，在影像学上与 CVT 表现相似，应注意鉴别。通常，从上矢状窦到颈内静脉球的窦内压力梯度差值不超过 5～6 mmHg（1 mmHg＝0.133 kPa），经静脉逆行颅内静脉窦造影时，若压力梯度改

变超过 10～12 mmHg，支持静脉窦狭窄或闭塞。

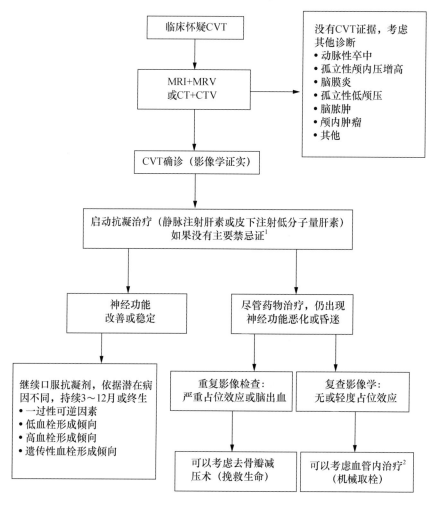

图 2-2　CVT 的诊治流程

五、治疗

1. 抗凝治疗

对于无抗凝禁忌证的 CVT 应及早进行抗凝治疗，建议急性期使用低分子量肝素代替普通肝素，成人常用剂量为 0.4 ml，每日 2 次皮下注射［如使用普通肝素，初始治疗应使部分凝血活酶时间（PTT）延长至少 1 倍］，疗程可持续 1～4 周。除非有显著的颅内压增高和脑出血，对伴发于 CVT 的少量颅内出血和颅内压增高并不是抗凝治疗的绝对禁忌证；低分子量肝素的安全性和有效性略优于普通肝素；急性期过后应继续口服抗凝药物（维生素 K 拮抗剂华法林，目标 INR 值保持在 2～3）3～12 个月以预防 CVT 复发和其他静脉血栓栓塞事件。原则上，华法林与肝素同时使用 3～5 天，在凝血酶原时间-国际标准化比值（PT-INR）达到 2～3 后撤销肝素，并定期根据监测指标调整华法林用量。口服抗凝药物治疗持续时间应根据个体遗传因素、诱发因素、复发和随访情况，以及可能的出血风险等综合考虑。对于原发性或轻度遗传性血栓形成倾向的 CVT，口服抗凝药物治疗应持续 6～12 个月；对于发作 2 次以上或有严重遗传性血栓形成倾向的 CVT，可考虑长期抗凝治疗；而对于有可迅速控制危险因素的 CVT，如妊娠、口服激素类避孕药物，抗凝治疗可在 3 个月内。新型口服抗凝药物，包括直接凝血酶抑制剂达比加群酯和 Ⅹa 因子抑制剂利伐沙班、阿哌沙班、依度沙班等在 CVT 治疗中的临床经验有限，因此 CVT 尤其急性期不推荐应用。但有研究显示 Ⅹa 因子抑制剂可取得与华法林相近的治疗效果。

2. 妊娠期和产褥期 CVT 治疗

以华法林为代表的维生素 K 拮抗剂，由于其存在致畸的可能性及导致胎儿或新生儿致死性出血的风险而被禁用于孕妇。因此，在多数孕期和产后 CVT 患者，可以选用低分子量肝素（low molecular weight heparin，LMWH）进行抗凝治疗。与华法林相比，LMWH 无明确致畸性及致命性出血的风险。在 2015 年英国皇家妇产科医师学会（Royal College of Obstetricians and Gynaecologists，ROCG）发布的《关于降低妊娠期及产褥期静脉血栓栓塞性疾病发生风险的诊疗指南》中指出，LMWH 抗凝治疗可以贯穿整个孕期并持续到产后 6 周，尽管这一建议是针对系统性静脉血栓，但基于以下几点，其原则同样适用于 CVT：首先，LMWH 的安全性在系统性静脉血栓与 CVT 相当；其次，这些治疗原则与非妊娠相关的 CVT 治疗相同。LMWH 具有抗 FⅩa 活性，借助抗凝血酶（AT）抑制凝血酶的激活，但不影响血小板聚集和纤维蛋白原与血小板的结合，在发挥抗栓作用时，出血的可能性较小。LMWH 还可以阻止脑静脉内血栓扩大，挽救静脉侧支循环，从而加强静脉侧支循环的代偿回流作用。即使已经存在颅内出血，采用 LMWH 治疗亦是安全有效的。

应告知生育期女性和既往有 CVT 的女性口服避孕药的风险，并建议避免使用。对于既往有 CVT 病史的女性，建议告知其妊娠中静脉血栓形成和流产的风险，且不能因为既往 CVT 的病史而禁止妊娠。如果既往有 CVT 病史的女性无应用治疗剂量抗凝药物的禁忌，建议在妊娠期或产褥期预防性皮下注射 LMWH。

3. 溶栓治疗

经足量抗凝治疗无效且无颅内严重出血的重症患者，尤其是昏迷和深静脉系统血栓形成时，可在严密监护下慎重实施局部溶栓治疗，但全身静脉溶栓治疗 CVT 并无支持证据。与抗凝治疗相比，局部溶栓能迅速实现血管再通，但出血性并发症的风险较高，特别是治疗前存在颅内出血的患者。大的出血性梗死和即将发生脑疝的 CVT 患者并不能从溶栓中获益。

4. 抗感染治疗

CVT 如为感染性因素（如脑膜炎、耳炎、乳突炎、鼻窦炎、颈部和面部感染、系统性感染）所致，应及早、足量使用敏感抗生素治疗，在未查明致病菌前宜多种抗生素联用或使用广谱易透过血脑屏障的高效抗生素（如头孢曲松钠）治疗。疗程宜长，一般为 2～3 个月，或在局部和全身症状消失后再继续用药 2～4 周，以有效控制感染、防止复发。在抗生素应用的基础上，可行外科治疗，彻底清除原发部位的化脓性病灶。

5. 抗癫痫治疗

CVT 患者合并癫痫的比率是 30%～40%，建议在首次发作后尽早使用抗癫痫药物（如丙戊酸钠、卡马西平等），并尽快达到有效血药浓度以控制发作。急性期过后可逐渐减量，一般不需要长期抗癫痫治疗。不建议常规使用抗癫痫药物，预防性抗癫痫治疗适用于存在局灶性神经功能缺损以及影像学提示有脑实质损害的患者，在这些患者中早期发生病性发作的可能性较高，此类患者抗癫痫治疗可达 1 年左右。

6. 颅内高压治疗

由于静脉（窦）闭塞和脑组织肿胀，40% 以上的 CVT 可出现孤立性的颅内高压，但大多数伴发于 CVT 的轻度脑水肿无须特殊处理，抗凝治疗对静脉回流的改善可有效降低颅内压，应避免过度限制液体入量，以免血液黏稠度增高。严重颅内压增高可给予头高脚低位、过度换气、甘露醇、呋塞米等降颅压治疗，但应注意在静脉回流未改善的情况下大量使用渗透性药物可能加重局部损害。不建议常规使用糖皮质激素，因其可能加重血栓形成的倾向。进展性视力丧失常提示预后不良，采取有效措施积极降低颅内压，是保护视神经最有效的治疗手段。对于颅内压持续升高、视力进行性下降、短期内无法降低颅内压的患者，建议尽早施行微创视神经鞘减压术（术前停用肝素 12 h，术后即可恢复抗凝治疗）。严重颅内压增高且内科治疗无效或出现脑疝早期征象者可考虑去骨瓣减压术治疗。

7. 其他治疗

对于已有颅内出血或其他方法治疗无效的急性或亚急性 CVT（发病 30 天内）患者，在有神经介入治疗条件的医院，经导管机械取栓术可以作为一种可供选择的治疗方法；对于伴有静脉窦狭窄的颅内高压患者，有条件的医院可行逆行静脉造影测压，如发现狭窄远近端压力梯度超过 12 mmHg 时，可考虑行狭窄部位静脉窦内支架植入术。

六、预后

CVT 在急性发作和住院后 30 天内的死亡率为 4.3%～5.6%。造成患者死亡的主要原因是脑疝或癫痫持续状态。大约 88% 的患者可以达到完全康复或仅有轻微的后遗症状。大约 50% 的患者会遗留不同程度的头痛，其中大多数为间歇性，且程度不重。3%～5% 的患者可复发。CVT 患者比一般人群更容易发生不同器官系统的静脉血栓形成，如深静脉血栓形成。

提示 CVT 预后较差的因素包括：以恶性肿瘤或感染为起病诱因、合并颅内出血、入院时意识水平下降（尤其 GCS 评分<9）、男性、年龄>37 岁、病变累及深静脉系统等。

第三节 脑出血

> **关键点**
>
> - 脑出血是一种动态变化的疾病，多达 1/3 的患者早期因血肿扩大而出现临床症状恶化。
> - 强化降压治疗可能会改善患者预后。
> - 迅速纠正凝血机制障碍可将持续出血的风险降到最低。
> - 对于因脑出血导致临床症状恶化的患者，应考虑手术清除血肿。
> - 脑出血患者应在神经重症监护病房或卒中专科病房中进行治疗。

脑出血（intracerebral hemorrhage，ICH）是指原发性非外伤性脑实质内出血，也称自发性脑出血。全球每年约有 1370 万人发生卒中，其中约 200 万为脑出血，约占所有新发卒中的 15％，年发病率为 24.6/10 万。中国的脑出血发病率高于西方发达国家，为 (54.5～73.4)/10 万，占所有卒中的 17％～55％。

一、病因及发病机制

1. 高血压

高血压是最常见的脑出血病因。高血压性脑出血占所有脑出血的 60％～70％。在长期高血压状态下，颅内中小动脉中膜出现慢性病理改变，即脂质透明样变性，当血流动力学显著改变时，血管壁破裂出血。

2. 脑淀粉样血管病

脑淀粉样血管病（cerebral amyloid angiopathy，CAA）是导致脑出血的另一个重要病因，占 10％～15％。CAA 是以 β-淀粉样蛋白在软脑膜和大脑皮质小动脉等血管内沉积为特征的一种脑血管病。脑淀粉样血管病多数为散发性，但部分与遗传有关。

3. 动静脉畸形

脑动静脉畸形（brain arteriovenous malformation，BAVM）是一种先天性局部脑血管发生学上的变异，病变部位由于缺乏毛细血管，致使动脉与静脉直接相通，形成动静脉之间的短路，多见于儿童和年轻人。

4. 颅内动脉瘤

颅内动脉瘤是由于先天异常或后天损伤等因素导致动脉管壁局部缺陷。基于磁共振检查的流行病学数据表明，世界范围颅内动脉瘤的发病率约为 3%，中国约为 7%。一般认为颅内动脉瘤的年破裂率为 0.8%～2%。

5. 脑海绵状血管畸形

脑海绵状血管畸形（cerebral cavernous malformations，CCM）是由一堆小而异常、紧密相贴的薄壁血管构成的海绵状异常血管团，血管间没有或极少有脑实质组织。异常血管通常仅由内皮细胞组成，缺乏平滑肌支撑。CCM 是一种常见的血管畸形，占所有血管畸形的 5%～15%，以 20～50 岁多见。

6. 烟雾病

烟雾病又名 Moyamoya 病，是一种慢性闭塞性脑血管疾病。颈内动脉末端及大脑前、中动脉起始部进行性狭窄或闭塞，其远端形成颅内外广泛的侧支循环，表现为脑底部异常血管网络。烟雾病引起脑出血与异常血管形成的动脉瘤和小动脉瘤破裂有关[5]。

7. 药物使用

抗栓药物长期使用可以导致脑出血。临床常用抗凝药物为华法林、低分子量肝素，抗血小板凝集药物有氯吡格雷、阿司匹林等。此外，新型口服抗凝剂的使用越来越广泛，尽管其颅内出血的风险低于华法林，但其抗凝效果难以监测，并且拮抗剂相对缺乏，临床应用时也应注意。

8. 颅内肿瘤

颅内肿瘤在生长过程中，因其血供丰富，在多因素促成下可发生颅内血肿或蛛网膜下腔出血，与脑卒中发作相似，故又称为"瘤卒中"。

9. 血液系统疾病

血液系统疾病引起抗血小板及抗凝异常，可以并发脑出血，较为常见的有白血病、淋巴瘤、多发性骨髓瘤、再生障碍性贫血、骨髓增生异常综合征、特发性血小板减少性紫癜等。

10. 其他原因

各种动脉炎或免疫系统疾病影响颅内动脉管壁的完整性，或引起凝血功能异常时，均可以引起脑出血。

11. 不明原因型脑出血

有研究显示，不明原因型脑出血所占比例约为 19%。加强对脑出血病因和发病机制的认识，针对性完善辅助检查，有助于提高脑出血病因的诊断率。同时，随着影像技术、基因及蛋白质等检测技术的不断发展，有望进一步明确脑出血的新病因[6]。

二、病理生理

脑出血后血肿周围脑组织内存在复杂的病理生理学变化过程，直接或间接引起脑损害。

1. 血肿扩大

血肿体积增大超过首次 CT 血肿体积的 33% 或 20 ml 为血肿扩大。血肿扩大是脑出血病情进行性恶化的首要原因。血肿扩大的机制尚不清楚，可能与破裂的血管持续出血或再次出血，或出血灶周围坏死和水肿组织内的继发性出血有关。

2. 血肿周围脑组织缺血

脑出血后血肿周围脑组织局部血流量下降，其原因主要有：①血肿直接压迫周围血管，导致血液供应减少；②血肿占位效应激活脑血流-容积自我调节系统，局部血流量下降；③血肿或血肿周围组织释放的血管活性物质引起血管痉挛等。

3. 血肿周围脑组织水肿

血肿周围脑组织水肿主要有间质性水肿和细胞性水肿两种。其产生原因主要有：①缺血因素：缺血性水肿与机械压迫和血管活性物质异常升高有关；②渗透性因素：血肿形成后很快开始溶解，血浆中的各种蛋白质、细胞膜性成分降解物即由细胞内逸出，引起细胞外间隙胶体渗透压升高，造成渗透性水肿；③代谢性因素：血肿溶解可以释放细胞毒性物质，主要由血红蛋白、自由基、蛋白酶等引起细胞代谢紊乱，最终导致细胞死亡或细胞水肿；④神经内分泌性因素：高血压性脑出血后血管加压素与心房利钠肽的失衡及由此产生的脑细胞体积调节障碍，也可能引起细胞或组织水肿。

4. 颅内压增高

脑出血后因血肿的占位效应，以及血肿压迫周围组织及血液中血管活性物质的释放引起的继发性脑缺血、脑水肿，都可能引起颅内压升高。

三、临床表现

脑出血常发生于中老年人，男性略多见，北方多于南方，冬春季发病较多，多有高血压病史，常在剧烈的情绪激动、用力排便、饱餐、剧烈运动时发生，数分钟到数小时达高峰。高血压性脑出血的出血部位以壳核最多见，其次为丘脑、尾状核、半球白质、脑桥、小脑和脑室等。偶见中脑出血，延髓出血罕见。因出血部位及出血量不同而临床表现各异。小量出血者，可以不产生任何症状和体征。大量出血者，出血区的脑组织遭到破坏，邻近脑组织受压、移位，出现严重的症状和体征[7]。

1. 基底节区出血

出血经常波及内囊。通常突然发病，急性或亚急性出现意识障碍，造成对侧偏瘫、偏身感觉丧失和同向性偏盲，如果优势侧半球受累则可出现失语。呕吐很常见。

壳核出血时，眼球同向性向病灶侧注视，并可造成局限性神经系统体征，如弛缓性偏瘫、偏身痛温觉丧失、同向性偏盲、全面性失语（优势侧半球受累）或半侧忽视（非优势侧半球受累）。

尾状核出血的特点是头痛、恶心、呕吐和各种行为异常（如定向力下降或朦胧），偶尔伴有明显的短时间近记忆力丧失、短暂的凝视麻痹和对侧偏瘫，但不伴语言障碍。

重型出血的出血量超过 30 ml，意识障碍重，鼾声明显，呕吐频繁，可吐咖啡样胃内容物，两眼可向病灶侧凝视，可见海马钩回疝的体征（同侧动眼神经麻痹）或上部脑干压迫的体征（深大的、不规则或间歇性呼吸，同侧瞳孔散大固定和去脑强直），以及中枢性高热等[8]。

2. 丘脑出血

丘脑出血的特征是上视麻痹、瞳孔缩小和对光反射丧失，有时伴有会聚麻痹。除了特征性的眼球运动异常，丘脑出血经常造成邻近结构损害，出现眼球向病灶对侧注视、失语（优势侧半球受累）、偏瘫（多为下肢重于上肢）、对侧半身深浅感觉减退、感觉过敏或自发性疼痛。当出血位于侧后方、偏瘫不重时，可出现丘脑性共济失调，此时通常伴有感觉障碍或感觉运动异常（如偏身共济失调、偏身感觉障碍或感觉障碍性共济失调性偏瘫），感觉障碍常较重、失语，行为异常在丘脑出血较常见。优势侧半球出血的患者，常常为经皮质感觉性或混合性失语，非优势侧出血时，常可出现疾病忽视、视空间忽视、语法运用障碍及触觉、听觉、视觉缺失等。

3. 脑桥出血

出血量少时可意识清楚，可出现交叉性瘫痪、偏瘫或四肢瘫，眩晕、复视、眼球不同轴，可表现为 Foville 综合征、Millard-Gubler 综合征和闭锁综合征；出血量大时，患者迅速进入昏迷，双侧针尖样瞳孔，呕吐咖啡样胃内容物，中枢性高热及中枢性呼吸障碍，四肢瘫痪和去大脑强直，多在 48 h 内死亡。

4. 小脑出血

起病突然，发病时神志清楚，眩晕明显，频繁呕吐，枕部疼痛，无肢体瘫痪，瞳孔往往缩小，一侧肢体笨拙，行动不稳，共济失调，眼球震颤；晚期病情加重，意识模糊或昏迷，瞳孔散大，中枢性呼吸障碍，最后死于枕骨大孔疝。

5. 脑室出血

小量脑室出血常有头痛、呕吐、脑膜刺激征，一般无意识障碍及局灶性神经缺损体征。大量脑室出血常起病急骤、迅速出现昏迷，频繁呕吐，针尖样瞳孔，眼球分离斜视或浮动，四肢迟缓性瘫痪，可有去脑强直、呼吸深，鼾声明显，体温明显升高，多迅速死亡。

6. 脑叶出血

神经功能缺损通常比较局限且多变。以顶叶最常见，其次为颞叶、枕叶、额叶，也可多发脑叶出血。

（1）额叶出血：前额痛、呕吐、痫性发作较多见，对侧偏瘫、共同偏视、精神障碍，优势侧半球出血时可出现运动性失语。

（2）顶叶出血：偏瘫较轻，而偏侧感觉障碍显著，对侧下象限盲，优势半球出血时可出现混合性失语。

（3）颞叶出血：表现为对侧中枢性面舌瘫及上肢为主的瘫痪，对侧上象限盲，优势半球出血时可出现感觉性失语或混合性失语；可有颞叶癫痫、幻嗅、幻视。

（4）枕叶出血：对侧同向性偏盲，并有黄斑回避现象，可有一过性黑矇和视物变形，多无肢体瘫痪。

较大的脑叶出血会累及两个或多个脑叶，出现严重的神经功能缺损和意识障碍。

7. 中脑出血

突然出现复视、眼睑下垂；一侧或两侧瞳孔扩大、眼球不同轴、水平或垂直眼震、同侧肢体共济失调，也可表现 Weber 综合征或 Benedit 综合征。严重者很快出现意识障碍、去大脑强直。

四、辅助检查

1. CT 平扫

CT 平扫是疑似卒中患者首选的影像学检查方法，可快速、准确地显示脑出血的部位、出血量、占位效应、是否破入脑室或蛛网膜下腔及周围脑组织受损的情况。CT 平扫可确定血肿的解剖位置、扩散到脑室系统的情况、估计血肿体积（图 2-3）。血肿体积的计算方法多采用便捷的多田公式进行大体计算，即血肿体积＝ ABC/2，其中 A 为血肿最大层面上的最长径，B 为与 A 垂直的最大径线，C 为图像中血肿的层厚×层面数。这种计算方法是假定出血灶为椭圆形而进行计算的，实际上出血灶的体积往往不规则，因此，该方法常高估血肿体积。但鉴于其简便易行，可操作性大，故在急诊时用于血肿体积的初步估算[9]。

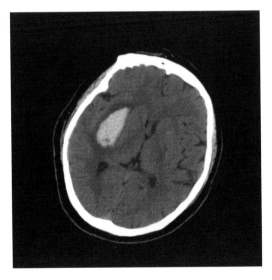

图 2-3 头部 CT 上异常高信号影

2. 磁共振检查

磁共振检查在慢性出血及发现血管畸形方面优于 CT，在急性期脑出血诊断应用上有其局限性。脑出血后的不同时间行磁共振检查，其信号强度不等。

脑出血后随着时间的延长，完整红细胞内的含氧血红蛋白（HbO$_2$）逐渐转变为去氧血红蛋白（DHb）及正铁血红蛋白（MHb），红细胞破碎后，正铁血红蛋白析出呈游离状态，最终成为含铁血黄素。上述演变过程从血肿周围向中心发展，因此出血后的不同时期血肿的 MRI 表现也各异。在 MRI 图像上，其表现随血肿内血红蛋白的病理生理变化而产生一系列特征性改变。MRI 梯度回波序列（gradient recalled echo，GRE）和磁敏感加权成像（susceptibility weighted imaging，SWI）对识别急性出血都很敏感（表 2-37）。

表 2-37　脑出血不同时期 MRI 特征

时期	病理生理变化	CT	GRE	T1	T2
超急性期（<6 h）	含氧血红蛋白	高密度	低信号	等信号	高信号
急性期（6 h 至 3 天）	脱氧血红蛋白	高密度	低信号	等信号	低信号
亚急性期					
早期（3 天至 1 周）	细胞内正铁血红蛋白	等密度	低信号	高信号	低信号
晚期（1 周至 1 个月）	游离正铁血红蛋白	等密度	低信号	高信号	高信号
慢性期（>1 个月）	含铁血黄素	低密度	低信号	低信号	低信号

3. 脑血肿扩大的提示性征象

脑血肿的一些影像学征象能不同程度地预测血肿的进一步扩大，从而有效指导临床治疗。这些征象包括点征、渗漏征、混杂征、黑洞征、岛征等。

（1）点征：点征是指在 CT 影像上，血肿内对比剂外渗（图 2-4），原因是自破裂的血管持续出血造成，但确切的机制尚不明确。点征提示患者预后较差，常伴血肿破入脑室。在出血 3 h 内，点征的出现概率最高，但其预测血肿增大的能力不受时间限制。渗漏征是对点征的进一步发展，是指延迟 5 min 的 CTA 扫描像上，设定的感兴趣区域（region of interest，ROI）（直径 10 mm）在延迟像上 CT 值增加 10% 以上，则为阳性[10]。

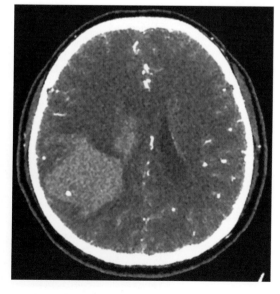

图 2-4　增强扫描轴位 CT 示右侧颞叶血肿内见点状高密度影

（2）混杂征：混杂征是指血肿内密度不均匀，两者 CT 值至少相差 18 HU，且分界清晰，无混杂（图 2-5）。其预测血肿扩大的敏感度和特异度分别为 39.3% 和 95.5%。

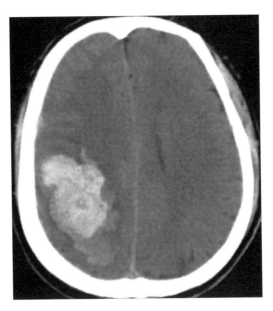

图 2-5 轴位 CT 平扫示右侧颞顶叶不规则出血灶，其内密度不均匀，CT 值相差 18 HU 以上

（3）黑洞征：黑洞征是指血肿高密度区内边界清楚的低密度区，两者分界清晰，CT 值相差至少 28 HU，与血肿外周围组织不接壤（图 2-6）。预测血肿扩大的敏感度和特异度分别为 29.2% 和 96.8%。该征象与"血肿内低密度"的概念类似。

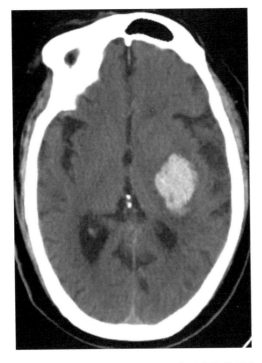

图 2-6 轴位 CT 平扫示左侧基底节后部出血灶，内见小片状低密度影，边界清晰

（4）岛征：岛征是指在血肿的外围出现≥3个独立的小血肿，或≥4个小血肿且部分或全部与血肿主体相连（图2-7）。

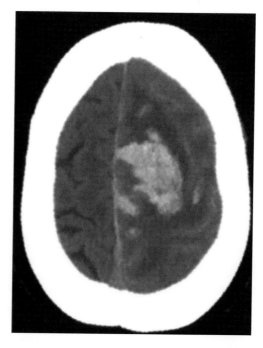

图 2-7　轴位 CT 平扫示左侧额叶较大出血灶，周围散在多个小出血灶

五、诊断

脑出血是神经科急症，可因持续出血导致症状进行性恶化，出现严重的临床功能缺损，导致高死亡率和致残率，应及时识别和确诊。

1. 脑出血的诊断

脑出血的诊断可以依据以下线索：

（1）急性起病；

（2）局灶性神经功能缺损症状（少数为全面神经功能缺损），常伴有头痛、呕吐、血压升高及不同程度意识障碍；

（3）头颅 CT 或 MRI 显示出血灶；

（4）排除非血管性脑部病因。

通过以上线索，多可明确脑出血的诊断。

2. 脑出血的病因诊断

脑出血诊断后，还应尽可能明确病因，以利治疗。以下为常见的病因及诊断线索：

（1）高血压性脑出血：50 岁以上患者多见，有高血压病，常见的出血部位是壳核、丘脑、小脑和脑桥。

（2）脑淀粉样血管病：多见于老年患者或家族性脑出血的患者，多无高血压病史，常见的出血部位是脑叶，病灶多发或复发者更有助于诊断。

（3）脑血管畸形出血：年轻人多见，常见的出血部位是脑叶，影像学可发现血管异常影像。

（4）瘤卒中：脑出血前即有神经系统局灶症状，出血部位常位于非高血压脑出血典型部位，影像学上早期显示血肿周围明显水肿。

（5）抗凝治疗所致脑出血：近期应用抗凝剂治疗，常见脑叶出血，多有继续出血的倾向。

（6）溶栓治疗所致脑出血：近期曾应用溶栓药物，出血多位于脑叶或原有的脑梗死病灶附近。

六、治疗

脑出血是一种急症，在发病早期数小时内常有病情加重，迅速诊断和慎重处理十分重要，早期的病情观察、积极处理非常关键[11]。

1. 一般治疗

脑出血病情凶险，经常有血压和颅内压升高，病情严重者需要气管插管和辅助通气，导致多种并发症。脑出血患者需要监测神经功能状态、脉搏、血压、体温和氧饱和度；氧饱和度 $<95\%$，需要吸氧；意识水平下降或气道阻塞时，应进行气道支持和辅助通气。重症脑出血患者的监测与管理应在重症监护室进行。

2. 血压的管理

对于高血压急症的处理，应遵循以下原则：

（1）持续监测血压及生命体征；

（2）去除或纠正引起血压升高的诱因和原因；

（3）酌情使用有效的镇静药物以消除恐惧心理；

（4）尽快静脉应用合适的降压药物控制血压，以阻止靶器官进一步损害，对受损的靶器官给予相应的处理；

（5）降低并发症并改善结局。

应综合管理脑出血患者的血压，分析血压升高的原因，再根据血压情况决定是否进行降压治疗。当急性脑出血患者收缩压 >220 mmHg，应积极使用静脉降压药物降低血压。美国心脏协会/美国卒中协会（AHA/ASA）相关指南推荐在收缩压 $150\sim220$ mmHg、没有急性降压禁忌证的情况下，迅速降压至 140 mmHg 是安全的，并建议收缩压 >220 mmHg 的患者在持续血压监测下予以积极静脉降压，可能改善患者的预后。中国脑出血诊治指南（2014）推荐目标血压为 $160/90$ mmHg。在降压治疗期间应严密观察血压水平的变化，每隔 $5\sim15$ min 进行 1 次血压监测。

静脉用药的一线选择为半衰期短的降压药物，并根据受累的靶器官及肝肾功能状态选择药物。尽量避免使用硝普钠降压，因其可以导致脑血管扩张，破坏大脑自动调节机制，升高颅内压。理想的药物应能预期降压的强度和速度，保护靶器官功能，并方便调节。常用高血压急症的药物见表 2-38，用法见表 2-39。经过初始静脉用药，血压趋于平稳，可以开始口服药物，静脉用药逐渐减量至停用[12]。

表 2-38 急性降血压的静脉或肌内注射药物†

药名	剂量	起效时间	持续时间	不良反应
尼卡地平	$0.5\sim10\ \mu g/(kg \cdot min)$ IV（围术期高血压，高血压急症）；起始剂量 5 mg/h，根据血压反应逐渐增加至 15 mg/h（妊娠高血压，安全级别 C 级）；或 $0.15\sim0.3\ mg/(kg \cdot min)$ 泵入（围术期高血压）	$5\sim10$ min	$1\sim4$ h	心动过速、头痛、周围水肿、心绞痛、恶心、头晕、与硫酸镁合用可能抑制子宫收缩
艾司洛尔	$250\sim500\ \mu g/kg$ IV，继以 $50\sim300\ \mu g/(kg \cdot min)$ 静滴（高血压急症）	$1\sim2$ min	$10\sim20$ min	低血压、恶心
美罗洛尔	$3\sim5$ mg 静推，间隔 5 min 重复，最大可用到 15 mg（围术期高血压）	$5\sim10$ min	$5\sim10$ h	低血压、心力衰竭、心脏传导阻滞、头晕、疲劳、抑郁、支气管痉挛
拉贝洛尔	$25\sim50$ mg IV 15 min 可重复，总量可达 200 mg；也可静脉泵入，$1\sim4$ mg/min（围术期高血压）；或 $20\sim80$ mg IV，$0.5\sim2.0$ mg/min 静滴（高血压急症）	$5\sim10$ min	$3\sim6$ h	恶心、呕吐、头痛、支气管痉挛、传导阻滞、体位性低血压
乌拉地尔	$10\sim50$ mg IV，$6\sim24$ mg/h	5 min	$2\sim8$ h	低血压、头晕、恶心、疲倦
依那普利	$1.25\sim5$ mg 每 6 h 一次，IV	$15\sim30$ min	$6\sim12$ h	高肾素状态血压陡降、变异度较大
地尔硫䓬	$5\sim10$ mg IV，或 $5\sim15\ \mu g/(kg \cdot min)$ 泵入（围术期高血压、高血压急症）	5 min	30 min	心动过缓、房室传导阻滞、低血压、心力衰竭、周围水肿、头痛、便秘、肝毒性
肼屈嗪	$10\sim20$ mg IV，$10\sim40$ mg IM	$10\sim20$ min	$1\sim4$ h	心动过速、潮红、头痛、呕吐、心绞痛加重
非诺多泮	$0.03\sim1.6\ \mu g/(kg \cdot min)$ IV	$20\sim30$ min	$4\sim6$ h	心动过速、头痛、恶心、潮红
硫酸镁*	5 g 稀释至 20 ml，静脉慢推 5 min，继以 $1\sim2$ g/h 维持；或 5 g 稀释至 20 ml，每 4 h 一次深部肌内注射。总量 $25\sim30$ g/d（妊娠高血压、严重先兆子痫）	<5 min	30 min	当尿量 <600 mg/d、呼吸 <16 次/分、腱反射消失时应及时停药
酚妥拉明	$2.5\sim5$ mg IV（嗜铬细胞瘤等）；或 $0.5\sim10\ \mu g/(kg \cdot min)$ IV（围术期高血压、高血压急症）	$1\sim2$ min	$10\sim30$ min	心动过速、头痛、潮红
硝酸甘油	$5\sim100\ \mu g/min$ IV（高血压急症合并心肌缺血）	$2\sim5$ min	$5\sim10$ min	头痛、呕吐

续表

药名	剂量	起效时间	持续时间	不良反应
硝普钠	6.25～12.5 $\mu g/min$ 起泵入，根据血压调整剂量（围术期高血压）；或 0.25～10 $\mu g/(kg \cdot min)$ IV（高血压急症）；或起始剂量 0.3～0.5 $\mu g/(kg \cdot min)$，根据血压反应可逐渐增加剂量，最大剂量为 10 $\mu g/(kg \cdot min)$（妊娠高血压，安全级别 C 级）	立即	2～10 min	低血压、心动过速、头痛、肌肉痉挛。连续使用超过 48～72 h 或剂量＞2 $g/(kg \cdot min)$，可能导致氰化物中毒

IV，静脉注射；IM，肌内注射

† 降压药物的详细使用见各种药物的说明书

* 非高血压药物

表 2-39 常用静脉泵入药物的配制

药物名称	单支规格	配制方法	用量
乌拉地尔	50 mg/10 ml	250 mg，静脉泵入	起始 1.2 ml/h（100 $\mu g/min$），可用到 400 $\mu g/min$
酚妥拉明	10 mg/2 ml	50 mg＋NS 40 ml，静脉泵入	2 ml/h（2 mg/h）
硝酸甘油	5 mg/ml	50 mg＋NS 40 ml，静脉泵入	起始 0.6 ml/h（10 $\mu g/min$），可用至 200 $\mu g/min$
硝普钠	每支粉剂 10 mg	50 mg＋NS 50 ml，静脉泵入	起始 0.6 ml/h（10 $\mu g/min$），可用到 200～300 $\mu g/min$

NS，生理盐水

3. 血糖的管理

脑出血后急性期，血糖升高可以由应激等原因引起。血糖过高是脑出血预后不良的危险因素；同时脑损伤后代谢需求增加，葡萄糖是大脑的主要能量来源，大脑特别容易受低血糖的影响。因此，卒中急性期血糖过高或过低均可使神经功能恢复更加缓慢，并发症更多，再发急性心脑血管意外的风险更大，对卒中预后产生不良影响。

脑出血后，应注意血糖的监测，避免血糖过高或过低。在卒中后最初 24 h 内持续高血糖（＞7.7 mmol/L）提示预后不良。血糖值可控制在 7.7～10 mmol/L 的范围内。血糖超过 10 mmol/L 时，可给予胰岛素治疗；血糖低于 3.3 mmol/L 时，可给予 10％～20％葡萄糖口服或注射治疗，目的是使血糖达到正常水平。也可选择口服补糖，但提升血糖速度较慢，且不能用于意识障碍或吞咽障碍等患者。纠正血糖的目标是达到正常血糖即可，避免血糖过高。

4. 脱水药物的使用

根据患者的临床症状和实际需要，决定脱水剂的用量用法，并密切观察颅内压的动态变化，及时调整治疗方案。有意识障碍的患者，提示病灶范围较大，中线结构已受影响，可给予 20％甘露醇 125 ml，静脉滴注，每 4～6 h 一次，并观察病情及意识障碍的动态改变，注意用药后症状是否缓解，以便调整用量和用药间隔时间。若患者昏迷程度加深，腱反射和肌张力逐渐减低，出现对侧锥体束征或去大脑强直样反应，这是病灶扩大或中线结构移位加重的征象，除给予20%甘露醇250 ml静脉滴注，并进行积极的脱水治疗外，应加用呋塞米（速尿）40 mg，每日1～2次，以上两药可同时或交替使用。脱水剂一般应用5～7天，若合并肺部感染或频繁癫痫发作，常因感染、中毒、缺氧等因素，使脑水肿加重，脱水剂的应用时间可适当延长。避免应用低渗液体使脑水肿加重，如5%或10%的糖水，必要时可加用高渗盐水。在使用脱水剂的过程中，既要注意是否已达到脱水的目的，又要预防过度脱水造成的不良反应，如血容量不足、低血压、电解质紊乱或肾功能损害等。如果存在恶性脑水肿的危险，及时请神经外科会诊。

5. 颅内压增高的治疗

颅内压升高者，应卧床、适度抬高床头、密切观察生命体征。需要脱水降颅压时，应给予甘露醇静脉滴注，而用量及疗程依个体化而定。同时，注意监测心、肾及电解质情况。必要时，也可用呋塞米、甘油果糖和（或）白蛋白。如脑出血患者出现严重脑积水（脑室扩大），且药物脱水治疗无明显效果，这时可考虑行脑室引流，以挽救生命。

6. 止血药物的使用

目前临床上可选用的止血剂包括：重组活化因子Ⅶ（recombinant activated factor Ⅶ，fⅦa）、抗纤维蛋白溶解药——氨甲环酸（tranexamic acid，TXA；也称止血环酸）和ε-氨基己酸（epsilon-aminocaproic acid，EACA）、抑肽酶等。由于止血药物治疗脑出血的临床疗效尚不确定，且可能增加血栓栓塞的风险，不推荐常规使用。

7. 抗血栓药物相关脑出血的治疗

使用抗血栓药物发生脑出血时，应立即停药。对于溶栓药物相关脑出血，可选择输注凝血因子和血小板治疗。对于抗血小板药物相关脑出血，目前尚无有效药物治疗。对于普通肝素相关脑出血，推荐使用硫酸鱼精蛋白治疗。对于口服抗凝药物（华法林）相关脑出血，可选择静脉应用维生素K、新鲜冷冻血浆和浓缩型凝血酶原复合物，上述几种药物各有优势，可根据条件选用。静脉注射维生素K逆转作用起效较慢，但仍然是逆转华法林引起的急性凝血障碍的重要药物，使用方法为5～10 mg缓慢静脉输注，若患者肝功能正常，通常在用药后2 h起效，24 h达到作用高峰。针对新型口服抗凝药（达比加群、阿哌沙班、利伐沙班）相关脑出血，达比加群的拮抗剂有伊达乌珠单抗（Idarucizumab），阿哌沙班或利伐沙班的拮抗剂有阿伐埃沙（Andexanet Alfa），可考虑用于重症危及生命的脑出血，但目前尚未广泛应用。不推荐rFⅦa单药治疗口服抗凝药相关脑出血。

8. 神经保护剂

脑出血通过原发性及继发性机制造成脑损伤。血液进入脑实质，造成脑细胞结构破坏，血肿形成，使周围脑组织受压，严重时可导致颅内压增高，此种物理性损伤为原发性脑损伤机制。针对原发性脑损伤的治疗方法主要包括：控制血压、止血、减轻血肿压迫。针对继发性损伤，可选择的药物有：自由基清除剂、铁螯合剂、依达拉奉等，但这些药物的疗效均有待证实。

9. 脑出血的外科治疗

对于大多数原发性脑出血患者，外科治疗的有效性尚不能充分确定，不主张无选择地常规使用外科或微创手术。然而，对于以下临床情况，可个体化考虑选择外科手术或微创手术治疗：出现神经功能恶化或脑干受压的小脑出血者，无论有无脑室梗阻致脑积水的表现，都应尽快手术清除血肿；不推荐单纯脑室引流而不进行血肿清除。

对于大部分幕上脑出血患者，外科手术的作用并不明确，须注意以下 4 点：

（1）早期血肿清除并不优于病情恶化后再进行血肿清除；

（2）幕上脑出血患者病情发生恶化时，可考虑将血肿清除术作为一种挽救生命的方法；

（3）去骨瓣减压术联合/不联合血肿清除，可能降低昏迷、存在明显中线移位、大量血肿或颅内高压药物治疗无效的幕上脑出血患者的病死率；

（4）微侵袭血肿清除术（如立体定向或内镜下抽吸，联合/不联合溶栓药物）的作用尚不明确[13]。

10. 脑出血并发症的预防和治疗

病情不严重的患者应早期活动，并采取措施预防脑出血并发症，如吸入性肺炎、深静脉血栓形成和压力性溃疡等。脑出血患者临床稳定后，应尽可能早期活动和进行康复治疗。

（1）深静脉血栓形成：卧床患者应注意预防深静脉血栓形成（DVT）。对 DVT 疑似患者，可进行 D-二聚体检测及多普勒超声检查。鼓励患者尽早活动、腿抬高；尽可能避免下肢静脉输液，特别是瘫痪侧肢体。可联合使用弹力袜加间歇性空气压缩装置，预防DVT 及相关栓塞事件。对于易发生 DVT 的高危患者（排除凝血功能障碍所致的脑出血患者），证实出血停止后可考虑皮下注射小剂量低分子量肝素或普通肝素，预防深静脉血栓形成，但应注意出血的风险。加压弹力袜对减少 DVT 风险或改善预后无益。

（2）痫性发作：脑出血发病早期（1周内）发生痫性发作的概率高达16%，尤其脑叶出血，更易引起痫性发作。有癫痫发作者应给予抗癫痫药物治疗。疑似为癫痫发作者，应考虑持续脑电图监测，如监测到痫样放电，应给予抗癫痫药物治疗。不推荐预防性应用抗癫痫药物。脑卒中后 2~3 个月再次出现痫性发作的患者，应接受长期、规律的抗癫痫药物治疗。

七、康复

考虑到发生残疾的严重性和复杂性，所有脑出血患者都应当接受多方面的康复训练。如果可能的话，康复应该尽早开始，并于出院后在社区继续进行，实现早期出院和以家庭为基础的康复（具体康复措施及方法，见本章第六节）。

八、预后

脑出血急性期的死亡率为35%~52%，脑出血的预后与血肿的大小或量、GCS 评分、脑水肿、是否破入脑室、出血部位、有无中线移位、意识水平、年龄、发热、高血糖及高血压等相关。脑出血的 10 年存活率约为 24.1%，青年人的存活时间较老年人更长。

第四节　蛛网膜下腔出血

关键点

- 蛛网膜下腔出血（subarachnoid hemorrhage，SAH）是致命性疾病，24 h 内死亡率为 25％，总死亡率为 50％。
- 除外伤之外，最常见的原因是颅内动脉瘤破裂（80％）。
- 大多数患者会出现突然的剧烈头痛，伴有恶心、呕吐、颈强直。
- 急诊头颅 CT 对 SAH 非常有诊断价值。如果 CT 扫描阴性，应进行腰椎穿刺和（或）DSA 检查。
- 急诊科医师应对患者进行快速的神经系统评估，监测颅内压升高，应用尼莫地平进行血压管理，并给予镇痛、抗癫痫及纠正凝血功能治疗。

蛛网膜下腔出血（SAH）是指多种病因所致脑底部或脑及脊髓表面血管破裂的急性出血性脑血管病。SAH 包括自发性和外伤性。自发性 SAH 又分为 2 类：①原发性，指血液直接流入蛛网膜下腔；②继发性，指脑实质内出血、脑室出血、硬膜外或硬膜下血管破裂流入蛛网膜下腔。本章主要讨论自发性蛛网膜下腔出血。

多数研究报道蛛网膜下腔出血占所有脑卒中的 5％～10％，世界卫生组织数据显示其年龄校正的年发病率在不同地区或国家差异较大，为（2～22.5）/10 万（中国 2/10 万，芬兰 22.5/10 万）[14]。

一、病因

蛛网膜下腔出血的病因有多种：

（1）颅内动脉瘤最常见，占 50％～85％。动脉瘤好发于 Willis 环及其附近的分支，尤其是动脉的分叉处。动脉瘤破裂最常发生在以下部位：①后交通动脉和颈内动脉交界处，约 40％；②前交通动脉和大脑前动脉，约 30％；③大脑中动脉在外侧裂的第一个主要分支处，约 20％；④后循环动脉瘤多发生在基底动脉尖或椎动脉与小脑后下动脉连接处，约 10％。约 20％的患者有 2 个或 2 个以上动脉瘤，多位于对侧相同动脉，称为"镜像"动脉瘤。

（2）脑血管畸形，主要是动静脉畸形（arterior-venous malformation，AVM），青少年多见，约占 2％。

（3）脑底异常血管网病（Moyamoya 病），约占 1％。

（4）其他颅内疾病，如夹层动脉瘤、血管炎、颅内静脉系统血栓形成、颅内肿瘤等。

（5）其他系统性疾病，如结缔组织病、血液病、凝血障碍疾病、感染性疾病、妊娠并发症、抗凝治疗并发症。

（6）部分患者出血原因不明，如原发性中脑周围出血（占10%）。

二、病理生理

蛛网膜下腔出血后，脑池和脑沟内血细胞沉积、血凝块积聚。48 h后，血细胞破裂、溶解，释放出大量的含铁血黄素，可见不同程度的蛛网膜局部粘连。蛛网膜下腔出血可继发一系列颅内、颅外的病理生理过程。

（1）颅内容量增加：血液流入蛛网膜下腔，使颅内容量增加，引起颅内压增高，严重者出现脑疝。

（2）阻塞性脑积水：血液在颅底或脑室发生凝固，造成脑脊液回流受阻，导致急性阻塞性脑积水。

（3）脑膜刺激征：血液进入蛛网膜下腔，通过围绕在脑和脊髓周围的脑脊液迅速播散，出现刺激症状，脑膜可表现为无菌性炎症反应。

（4）化学性炎症反应：血细胞崩解后释放的各种炎性或活性物质，导致化学性炎症，进一步引起脑脊液增多而加重颅高压；同时也诱发血管痉挛，导致脑缺血或梗死。

（5）下丘脑功能紊乱：由于急性颅高压或血液及其产物直接对下丘脑的刺激，引起神经内分泌紊乱，出现血糖升高、发热、应激性溃疡、低钠血症等。

（6）自主神经功能紊乱：急性颅高压或血液直接损害丘脑下部或脑干，导致自主神经功能紊乱，引起急性心肌缺血和心律失常。

（7）交通性脑积水：血红蛋白和含铁血红素沉积于蛛网膜颗粒，导致脑脊液回流的缓慢受阻而逐渐出现交通性脑积水和脑室扩大，引起认知功能障碍和意识障碍等。

（8）交通动脉瘤的扩张或破裂出血可压迫邻近的动眼神经，产生不同程度的动眼神经麻痹。

（9）如病因和发病诱因仍然存在，尤其在纤溶酶活性达高峰、易使破裂口的血块溶解时，容易发生再出血[15]。

三、临床表现

蛛网膜下腔出血在任何年龄均可发病，以30～60岁多见。脑血管畸形破裂多发生在青少年，先天性颅内动脉瘤破裂则多在青年以后，老年人多以动脉硬化而致出血。发病突然，多有明显诱因，如剧烈运动、过劳、激动、用力排便、咳嗽、饮酒、口服避孕药等。极少数在安静状态下发病。

1. 头痛

蛛网膜下腔出血最常见的临床症状是头痛，清醒患者标志性的表现是主诉"生命中最剧烈的头痛"，约80%可提供病史的患者均会这样描述。这种头痛的特点是骤然发生，迅速达峰（霹雳样头痛）。症状多发生在剧烈活动中，但也发生于进行日常活动、无剧烈体力运动时。少数患者，尤其是有些老年人，头痛症状不明显。

2. 恶心、呕吐

头痛严重者多伴有恶心、呕吐、面色苍白、冷汗。呕吐多为喷射性、反复性。

3. 意识障碍

半数患者可有不同程度的意识障碍，轻者有短暂意识模糊，重者则出现昏迷。部分患者可有部分性或全面性癫痫发作。精神症状可表现为淡漠、嗜睡、谵妄、幻觉、妄想、躁动等。

4. 脑膜刺激征

发病数小时后出现，表现为颈项强直，Kernig 征及 Brudzinski 征均呈阳性，有时脑膜刺激征是蛛网膜下腔出血唯一的临床表现。

5. 脑神经麻痹

以一侧动眼神经麻痹最为常见，系动脉瘤压迫动眼神经或者脑疝压迫动眼神经所致。

6. 偏瘫

部分患者可发生短暂或持久的肢体偏瘫、单瘫、四肢瘫，常为继发脑血管痉挛或继发脑梗死的表现。

7. 其他

可有感觉障碍、眩晕、共济失调等。眼底检查可见视网膜出血，视网膜前即玻璃体膜下片状出血，这一征象的出现常具有特征性意义。

总之，患者因发病年龄、病变部位、破裂血管的大小、发病次数不同，临床表现各异。轻者可无明显症状和体征，重者突然昏迷并在短时间内死亡。部分患者，特别是老年患者，头痛、脑膜刺激征等临床表现常不典型，精神症状可较明显。

原发性中脑周围出血患者症状较轻，CT 表现为中脑或脑桥周围脑池积血，血管造影未发现动脉瘤或其他异常，一般不发生再出血或迟发性血管痉挛等情况，临床预后良好。

四、并发症

1. 再出血

再出血是蛛网膜下腔出血致命的并发症。发病后 12 h 内再出血的风险最大，以后 4 周内再出血的风险均较高。常在病情稳定或好转的情况下，突然发生剧烈头痛、恶心、呕吐、意识障碍加深、抽搐、昏迷、原有症状和体征加重或重新出现等。确诊主要根据上述临床表现、CT 示脑沟裂池内高密度影增多或腰穿脑脊液含血量增多等。入院时昏迷或神经功能状态差、高龄、女性及收缩压超过 160 mmHg 的患者再出血的风险较大。

2. 脑血管痉挛

脑血管痉挛是死亡和伤残的重要原因。血管痉挛在出血后的 3～5 天内开始出现，5～14 天达到高峰，2～4 周后逐渐缓解。新发的局灶性神经功能缺损，难以用脑积水或再出血解释时，应首先考虑为症状性血管痉挛。平均动脉压增高可能间接提示血管痉挛的发生。DSA 判断血管痉挛的标准是：大脑中动脉主干或大脑前动脉 A1 段直径小于 1 mm，或大脑中动脉和大脑前动脉的远端支直径小于 0.5 mm。TCD 判断标准为：TCD 平均流速超过 120 cm/s 或 2 次检查增加 20 cm/s 与血管痉挛相关。推荐 CT 或 MRI 灌注成像明确脑缺血的范围[16]。

3. 脑积水

急性梗阻性脑积水于发病后 1 周内发生，与脑室及蛛网膜下腔中的积血量有关，轻者仅有嗜睡、精神运动迟缓和近记忆受损等，重者可出现头痛、呕吐、昏睡或昏迷，可因脑疝而死亡。急性梗阻性脑积水，大部分可因出血被吸收而好转，仅 3%～5% 的患者在 SAH 后遗留交通性脑积水，表现为精神障碍或痴呆、步态异常和尿失禁，脑脊液压力正常，故也称为正常颅压脑积水，头颅 CT 或 MRI 显示脑室扩大。

4. 低钠血症

低钠血症可由不同机制引起，包括脑盐耗综合征和抗利尿激素分泌异常综合征等。脑耗盐综合征是因利钠肽过度分泌而引起，尿液排钠增多引起低钠血症，同时也引起低血容量。脑耗盐综合征更常见于临床分级差、前交通动脉瘤破裂及脑水肿的患者，并可能是预后不良的一个独立危险因素。抗利尿激素分泌异常综合征是抗利尿激素分泌过多，肾远曲小管和集合管重吸收水分增多引起低钠血症，血容量正常或升高。

5. 其他

少数患者因丘脑下部损伤可出现神经源性心功能障碍和肺水肿，与儿茶酚胺水平波动和交感神经功能紊乱有关。

五、辅助检查

蛛网膜下腔出血是一种急症，由于症状不典型而常被误诊。患者有突然出现的剧烈头痛时，要高度怀疑蛛网膜下腔出血，应当进行头颅 CT 扫描。如果 CT 扫描结果阴性，需行腰穿检查脑脊液。在有蛛网膜下腔出血的患者中，应当进行选择性脑血管造影，以明确动脉瘤的存在和解剖特点。当传统的血管造影不能及时进行时，可以考虑 MRA 和 CTA。

1. 头颅 CT

CT 是诊断 SAH 的首选方法，CT 平扫最常表现为基底池弥散性高密度影，多见于大脑外侧裂、鞍上池、环池及前、后纵裂池等，严重时可延伸至脑室系统或大脑凸面。在 SAH 发病后 12 h 内，CT 的敏感度高达 98%～100%，24 h 内逐渐降至 93%，6 天内降至 57%～85%。CT 可发现脑池和脑沟内的高密度影，有时脑室也有高密度出血影[17]。

2. 脑脊液（CSF）检查

CT 检查已确诊者，腰穿不作为常规检查，其阳性率较低。当出血量少或距离起病时间较长，CT 检查无阳性发现，临床疑为蛛网膜下腔出血而且病情允许时，则需行腰穿检查 CSF，最好于发病 12 h 后进行腰穿，以便与穿刺伤鉴别。SAH 时腰穿可见均匀一致的血性脑脊液，压力增高，蛋白质含量可增高，糖和氯化物无明显变化。出血 12 h 后 CSF 出现黄变，送检的脑脊液离心后上清液可呈黄色；而穿刺伤常表现为不均匀的血性脑脊液。

3. 头颅 MRI

当发病后数天 CT 的敏感性降低时，MRI 可发挥较大作用。由于血红蛋白分解产物如氧合血红蛋白和正铁血红蛋白的顺磁效应，4 天后，T1 像能清楚地显示外渗的血液。T1 像血液的高信号表现可持续至少 2 周，FLAIR 像则持续更长时间。因此，当发病后 1～2 周，CT 不能提供 SAH 的证据时，MRI 可作为诊断和了解动脉瘤部位的一种重要方法。MRI 也是确诊 SAH 的主要辅助诊断技术。FLAIR 序列、质子密度成像、DWI、梯度回波序列有助于诊断。MRI 在急性期的敏感度与 CT 相近，但随着病程的发展，其敏感度优于 CT。

4. 数字减影血管造影（DSA）

DSA 是明确 SAH 病因、诊断颅内动脉瘤的"金标准"。若首次 DSA 结果为阴性，后续重复 DSA 检查时，14％的患者可以发现小动脉瘤。

5. CT 血管成像（CTA）和 MR 血管成像（MRA）

CTA 和 MRA 是无创性的脑血管显影方法。CTA 发现颅内动脉瘤的敏感度和特异度分别是 77％～97％和 87％～100％。然而，敏感度随动脉瘤变小而降低：对于小动脉瘤（<3 mm），CTA 的敏感度为 40％～90％。MRA 也有类似敏感度降低的观察和报道。未来进一步提高 CTA 和 MRA 技术，可以降低 DSA 的使用率。急诊评估时，在常规 CT 扫描后行 CTA 扫描，是一个可行的策略。

6. 经颅多普勒（TCD）

TCD 可以测量颅底大血管的血流速度，对观察蛛网膜下腔出血后血管痉挛有价值。

六、诊断与鉴别诊断

（一）诊断

蛛网膜下腔出血是急症，病死率高，及时诊断和治疗可以有效降低死亡率。因此，早期诊断至关重要。

典型的蛛网膜下腔出血诊断不难，根据突然发生的剧烈头痛、恶心、呕吐和脑膜刺激征阳性，无局灶性神经缺损体征，伴或不伴意识障碍，头颅 CT 发现沿着脑沟、裂、池分布的出血征象，可以确诊本病。

对于临床疑似、但 CT 检查不能诊断 SAH 的患者，进行磁共振成像（FLAIR、质子密度像、DWI 和梯度回波序列）检查是合理的，若为阴性结果，则需进行脑脊液分析。

另外，据报道有约 1.4％的患者 CT 和脑脊液检查无明显异常，只有在采用血管成像技术后才被诊断为 SAH。因此，对小部分患者尽管颅脑 CT 和脑脊液检查结果正常，但基于临床表现的高度疑诊将会指导医师作出正确的诊断。数字减影血管造影还可查找动脉瘤及动静脉畸形、烟雾病等其他病因。

在动脉瘤严重破裂前，如果存在小出血相符的症状，称为先兆性出血或警告渗血。这些小出血大多发生在 SAH 前的 2～8 周。危险性渗血引起的头痛通常较严重破裂引起的头痛程度轻，可能持续数天，但危险性渗血的脑膜刺激征并不多见。急诊室医生应该充分认识到先兆性出血或警告渗血的重要性，对可疑的患者积极检查，因为在严重的破裂前识别危险性渗血或先兆性出血可能会挽救生命。

最初出血的严重程度要迅速明确，因为那是动脉瘤性蛛网膜下腔出血后最有用的结局预后指标。评估病情严重程度的量表有：Hunt-Hess 量表（表 2-40）、改良 Fisher 量表（表 2-41）等，有助于确定神经缺损的程度，判断预后和指导治疗。

表 2-40　Hunt-Hess 量表

分级	神经功能状态
1	无症状
2	严重头痛或颈项强直，无神经功能缺损
3	昏睡，极轻的神经功能缺损
4	昏迷，中-重度偏瘫
5	深昏迷，去大脑状态

表 2-41　改良 Fisher 量表

分数（分）	CT 表现	血管痉挛风险（%）
0	未见出血或仅脑室内出血或实质内出血	3
1	仅见基底池出血	14
2	仅见周边脑池或侧裂池出血	38
3	广泛蛛网膜下腔出血伴脑实质出血	57
4	基底池和周边脑池、侧裂池较厚的积血	57

（二）鉴别诊断

1. 脑出血

多见于 50～65 岁的中老年人。常见病因有高血压及动脉硬化。可见头痛、呕吐，头痛较 SAH 轻微，多见持续性的意识障碍，而 SAH 的意识障碍多少见，且为短暂的。原发性脑室出血与重症 SAH 患者在临床上难以鉴别，小脑出血、尾状核头出血等因无明显的肢体瘫痪易与 SAH 混淆。以上情况根据头颅 CT 容易鉴别。

2. 颅内感染

可有头痛、呕吐、脑膜刺激征。但颅内感染多呈慢性或亚急性起病，有前驱发热或全身感染征象，脑脊液检查呈明显的炎性改变，脑 CT 扫描提示蛛网膜下腔没有血性高密度影。

3. 脑肿瘤

少部分脑肿瘤患者可发生瘤卒中，形成瘤内或瘤旁血肿并合并 SAH；癌瘤颅内转移、脑膜癌症或中枢神经系统白血病也可见血性脑脊液。根据详细病史和头部 CT、MRI 可以鉴别。

4. 偏头痛

可有剧烈头痛和呕吐。但多长期反复发作，查体无脑膜刺激征，头颅 CT 及脑脊液检查没有异常发现。

七、治疗

治疗目的是预防再出血、血管痉挛及脑积水等并发症，降低死亡率和致残率。

1. 一般处理及对症治疗

SAH 患者应作为急诊患者收入医院并进行密切监护，监测生命体征和神经系统体征变化。保护气道通畅，维持稳定的呼吸、循环系统功能。安静卧床休息，避免情绪激动和用力（如咳嗽或用力大便），保持大便通畅。高热者给予物理降温；血糖＞10 mmol/L 时行降糖治疗；保持液体出入量平衡，纠正水、电解质紊乱；避免输注低张液体；慎用阿司匹林等可能影响凝血功能的非甾体消炎镇痛药物或吗啡、哌替啶等可能影响呼吸功能的药物[18]。

蛛网膜下腔出血患者常有明显的头痛，可使用吗啡、布桂嗪（强痛定）等止痛剂治疗，烦躁不安的患者可适当使用镇静剂，如氟哌啶醇等。

2. 降低颅内压

对有颅内压增高者，适当限制液体入量、防治低钠血症等有助于降低颅内压。常用脱水剂如甘露醇、呋塞米（速尿）、甘油果糖、高渗盐水等，也可酌情选用白蛋白。伴发体积较大的颅内血肿时，可手术清除血肿以降低颅内压、抢救生命。例如，可以采取下列用法：20％甘露醇 250 ml 静脉快速滴注，每天 2～4 次。与呋塞米合用，可增加疗效。甘油果糖 250 ml 缓慢静脉滴注，每日 2 次或 23.4％高渗盐水 30 ml 静推。如果颅内压仍高于 20 mmHg，可以使用止痛和镇静治疗，如异丙酚、依托咪酯、咪达唑仑、吗啡、阿芬太尼，或者使用神经肌肉阻滞治疗。

3. 防止再出血的药物治疗

（1）调控血压：自蛛网膜下腔出血至手术治疗期间应严格控制急性高血压，但血压控制的目标值尚未明确。去除疼痛等诱因后，收缩压＞160 mmHg，可在密切监测血压下使用短效降压药物。选用可滴定的药物控制血压，降压时不宜过快，避免突然将血压降得太低导致脑灌注不足。尼卡地平的平稳降压效果优于拉贝洛尔和硝普钠，尽管尚缺乏强有力的临床试验支持。氯维地平是一种超短效的钙通道阻滞剂，以后有可能作为急性期控制高血压的选择，但目前仍缺乏用于 SAH 的数据。

（2）抗纤溶剂：为防止动脉瘤周围的血块溶解引起再出血，可酌情选用抗纤维蛋白溶解剂。对于近期无法手术治疗且有显著再破裂风险的动脉瘤性 SAH 患者，如无药物禁忌，可以考虑 72 h 内使用 6-氨基己酸或氨甲苯酸。这种方法可在不增加迟发性脑缺血的情况下，降低再出血的发生率，但对 3 个月时的临床结局无影响，且增加下肢深静脉血栓形成的风险。

4. 外科手术或介入治疗

动脉瘤的消除是防止动脉瘤性 SAH 再出血最好的方法。外科手术夹闭或弹簧圈栓塞均可降低动脉瘤再破裂出血的风险，操作时尽可能完全闭塞动脉瘤。动脉瘤的治疗方案应由经验丰富的神经外科与神经介入医师根据患者病情与动脉瘤情况（表 2-42）共同商讨后决定。

国际蛛网膜下腔动脉瘤试验（International Subarachnoid Aneurysm Trial，ISAT）比较了手术夹闭和血管内治疗的差异。从 42 家神经外科中心纳入了 2143 例患者，随机分配至血管内治疗组或手术治疗组。随访结果显示，手术治疗组与血管内治疗组的主要终点事件（死亡率和致残率复合事件）分别为 31% 和 24%（相对风险减少 24%），显示出血管内治疗组更有优势。但该研究的前提是患者相对年轻、意识清楚、动脉瘤位于前循环，而其他情况尚不清楚。而且，晚期出血率在血管内治疗组达 2.9%，高于外科手术治疗组的 0.9%。手术夹闭组的动脉瘤完全闭塞率为 81%，也高于血管内治疗组的 58%。

同时适用于介入栓塞及外科手术的动脉瘤患者，应首先考虑介入栓塞。栓塞治疗时应尽可能选择完全栓塞治疗动脉瘤。下列情况支持手术夹闭：患者年轻、合并血肿且有占位效应，以及动脉瘤的因素（位于大脑中动脉和胼胝体周围血管的动脉瘤、宽颈动脉瘤、动脉分支直接从动脉瘤囊发出）。下列情况支持栓塞治疗：患者年龄超过 70 岁、没有占位效应的血肿存在、动脉瘤因素（后循环、窄颈动脉瘤、单叶型动脉瘤），以及世界神经外科医师联合会（World Federation of Neurological Surgeons，WFNS）量表评分为 4 级和 5 级的危重患者。早期治疗可降低再出血风险，球囊辅助栓塞、支架辅助栓塞和血流导向装置等新技术可提高早期动脉瘤治疗的有效性。

对破裂动脉瘤行支架植入术可能增加死亡率，当其他方案被排除时，才可以考虑此治疗方式。

表 2-42 世界神经外科医师联合会的 SAH 分级系统

GCS 评分	运动缺陷	分级
15	—	1
13～14	—	2
13～14	＋	3
7～12	＋或—	4
3～6	＋或—	5

注：运动缺陷是一个主要的功能缺损。对于评估蛛网膜下腔出血的结局，联合会建议使用格拉斯哥昏迷量表（GCS）

5. 防治脑血管痉挛

蛛网膜下腔出血后，常规口服或静脉滴注尼莫地平，可有效防止动脉痉挛。维持有效的循环血容量可预防迟发性缺血。不推荐预防性应用高容量治疗和球囊扩张。动脉瘤治疗后，如发生动脉痉挛性脑缺血，可以诱导血压升高，但若血压已经很高或心脏情况不允许时则不能进行。如动脉痉挛对高血压治疗没有反应，可酌情选择脑血管成形术和（或）动脉内注射血管扩张剂治疗。

6. 防治脑积水

蛛网膜下腔出血后，15%～87%的动脉瘤性 SAH 患者会发生急性脑积水，而 8.9%～48%的患者会发生慢性分流依赖性脑积水[7]。

急性脑积水患者约 1/3 没有症状，约 1/2 在 24 h 内脑积水会自发缓解。但如果脑积水导致病情恶化或有脑疝风险，需要尽快行脑室外引流或者腰椎穿刺放液治疗，使颅内压维持在 10～20 mmHg。如果颅内压增高，腰椎穿刺放液时有引起脑疝的理论风险。当怀疑阻塞性脑积水时，首先考虑进行脑室外引流。

一部分急性动脉瘤性 SAH 相关脑积水患者发展为慢性分流依赖性脑积水，此类患者常通过放置脑室分流管予以治疗。

曾有研究提出终板开窗可以减少慢性分流依赖性脑积水的发生。但是，一项包括 11个非随机研究、纳入 1973 例患者的 meta 分析发现，行终板开窗治疗组与未行终板开窗治疗组，分流依赖性脑积水的发生并无显著差异，因此不应常规进行此项治疗。

7. 纠正低钠血症

低钠血症是动脉瘤性蛛网膜下腔出血最常见的电解质紊乱类型，其发生率为 10%～30%。氟氢可的松可纠正低钠血症及体液平衡，并可减少对液体的需求，提高血钠浓度。另外，高渗盐溶液也是经常使用的方法。

8. 控制癫痫

SAH 合并癫痫样发作的发生率为 6%～26%。大多数发作发生于就诊之前，迟发性癫痫约占 7%。目前尚无随机、对照的试验数据指导癫痫发作的预防及治疗。通常认为，有明确癫痫发作的患者必须用药治疗，但是不主张预防性应用。不推荐长期使用抗癫痫药物。但对既往有癫痫、脑出血、脑梗死、大脑中动脉（MCA）动脉瘤破裂的癫痫样发作高风险人群，可考虑长期使用抗癫痫药物[19]。

八、预后

动脉瘤性 SAH 患者的病死率在第 1 周高达 27%，2 次出血的病死率可达 70%。在发病 3 个月内病死率为 45%～49%。如果患者为巨大动脉瘤或伴有神经功能缺失，预后更差，存活患者约半数有残疾。另外，不同国家所报道的 SAH 死亡率差异很大，从 8%～67%不等。不同国家的中位死亡率，美国为 32%，欧洲为 43%～44%，日本为 27%。这些研究结果并未完全包含院前死亡，这是造成不同研究结果差异较大的原因之一。

第五节 卒中相关性肺炎

关键点

- 卒中相关性肺炎（stroke-associated pneumonia，SAP）是卒中后致死的重要危险因素之一，卒中诱导的免疫抑制和吞咽困难与 SAP 的发生有关。
- 急诊科医师需要依据急性 SAP 诊断标准，早期预防、识别并处置 SAP 患者。
- 经验性抗感染治疗要在患者肺炎发生的 6 h 之内或者尽快给予用药，否则会增加患者的病死率及住院时间。

卒中相关性肺炎（SAP）的概念于 2003 年首先提出，是卒中后致死的重要危险因素之一，并且增加住院时间及医疗费用，给家庭和社会带来沉重的负担。既往国内外对 SAP 这一概念尚缺乏统一的认知，诊断标准也存在明显差别，这会导致临床工作中对 SAP 预防不到位、诊断不及时、抗感染治疗不合理，最终患者预后不佳。为提高对 SAP 的认识，2009 年我国神经内科、急诊科、呼吸科、感染科及重症医学科等多学科专家，共同讨论、制订并发表了《卒中相关性肺炎诊治中国专家共识（2010）》，并于 2019 年对其进行了更新，以规范国内 SAP 的临床诊疗。近年来，SAP 相关研究领域积累了更多的临床证据，尤其是中国人群的证据也在增加，我们对 SAP 的认识也进一步加深[20]。

一、定义及流行病学

根据英国多学科专家组成的卒中肺炎共识小组（Pneumonia in Stroke Consensus，PISCES）于 2015 年发表的共识建议，SAP 定义为：非机械通气的卒中患者在发病 7 天内新出现的肺炎。发病群体为卒中后患者，与卒中后机体功能障碍有极为密切的关系；而感染导致的炎症反应是加剧卒中后脑损伤的重要因素，SAP 还会引起其他严重的并发症，如脓毒症、消化道出血等[21]。

国外流行病学数据显示，SAP 的发病率为 7%～38%。我国冀瑞俊等根据中国国家卒中登记中心的资料统计，缺血性卒中患者 SAP 发病率为 11.4%，出血性卒中患者为 16.9%。徐伟等的研究显示，SAP 的发病率为 35.97%，远高于通常意义上的院内获得性下呼吸道感染发生率（1.76%～1.94%）。SAP 增加卒中患者的 30 天病死率达 3 倍，同时 1 年和 3 年死亡风险均上升[22]。

二、风险因素及预测模型

卒中相关性肺炎的风险预测能帮助选择干预措施，以减少高风险患者的发病率。卒中诱导的免疫抑制和吞咽困难是 SAP 重要的独立危险因素，其他危险因素还包括卒中严重程度、类型、部位，及患者年龄、性别、吸烟史、意识水平、吞咽障碍、喂养方式、抑酸剂应用、入住 ICU、合并高血压、糖尿病、慢性呼吸道疾病、心房颤动史等。2012 年以来，已有多项研究采用多因素回归模型设计了不同的 SAP 预测评分法。本文建议采用由冀瑞俊等报道的基于中国人群数据建立的评分法评估中国患者 SAP 风险（表 2-43）。该预测模型已经得到相关研究验证[23]。

表 2-43 SAP 的预测评分模型

预测评分法	危险因素及对应评分	预测卒中相关性肺炎
急性缺血性卒中后肺炎的预测模型		
AIS-APS （急性缺血性卒中相关肺炎评分）	• 年龄≤59 岁，0 分；60～69 岁，2 分；70～79 岁，5 分；≥80 岁，7 分 • 心房颤动史，1 分；充血性心力衰竭史，3 分；慢性阻塞性肺疾病（COPD）史，3 分；吸烟史，1 分 • 本次卒中前改良 Rankin 量表评分≥3 分，2 分 • GCS 评分 9～15 分，0 分；3～8 分，3 分 • 有吞咽功能障碍，3 分 • 卒中亚型为腔隙性梗死，0 分；前循环梗死，0 分；完全前循环梗死，2 分；后循环梗死，2 分 • 入院时血糖≥11.1 mmol/L，2 分	0～6 分：极低风险； 7～13 分：低风险； 14～20 分：中等风险； 21～27 分：高风险； 28～35 分：极高风险。 总分为 35 分
自发性脑出血后肺炎的预测模型		
ICH-APS-A （脑出血相关肺炎评分-A）	• 年龄≤59 岁，0 分；60～69 岁，2 分；70～79 岁，3 分；≥80 岁，5 分 • 吸烟，1 分；大量饮酒，1 分；COPD，5 分 • 卒中前生活不能自理（mRS≥3 分）2 分 • 入院 GCS 评分 3～8 分，2 分；9～12 分，2 分；13～14 分，2 分；15 分，0 分 • 入院 NIHSS 评分 0～5 分，0 分；6～10 分，1 分；11～15 分，2 分；≥16 分，3 分 • 吞咽困难，2 分 • 幕下出血，1 分；出血破入脑室，1 分	0～3 分：极低风险； 4～7 分：低风险； 8～11 分：中等风险； 12～15 分：高风险； ≥16 分：极高风险
ICH-APS-B （脑出血相关肺炎评分-B）	• 年龄≤59 岁，0 分；60～69 岁，2 分；70～79 岁，3 分；≥80 岁，5 分 • 吸烟，1 分；大量饮酒，1 分；COPD，6 分 • 卒中前生活不能自理（mRS≥3 分），2 分 • 入院 NIHSS 评分 0～5 分，0 分；6～10 分，2 分；11～15 分，3 分；≥16 分，5 分 • 吞咽困难，3 分 • 幕下出血，1 分；出血破入脑室，不计分；血肿体积（ml）：幕下出血＜10 或幕上出血＜40，0 分；幕下出血 10～20 或幕上出血 40～70，1 分；幕下出血＞20 或幕上出血＞70，2 分	0～3 分：极低风险； 4～7 分：低风险； 8～11 分：中等风险； 12～15 分：高风险； ≥16 分：极高风险

COPD，慢性阻塞性肺疾病；GCS，格拉斯哥昏迷量表；mRS，改良 Rankin 量表；NIHSS，美国国立卫生研究院卒中量表

三、发病机制

卒中相关性肺炎的发病机制与卒中引起的机体功能障碍密切相关，有其相对的独特性。卒中后意识障碍、吞咽功能障碍造成的误吸以及卒中引起的免疫抑制被认为是 SAP 最主要的发病机制。40％～70％的卒中患者会出现意识水平下降、吞咽障碍、保护性反射减弱、食管下段括约肌功能下降、呼吸运动与吞咽运动的协调性下降、咳嗽反射减弱等，因此易使鼻咽部、口咽部分泌物及胃内容物误吸至肺内而发生 SAP。卒中后早期识别吞咽功能障碍，能够为营养管理提供决策依据，早期吞咽功能训练会减少肺部并发症。

卒中诱导的细胞免疫功能低下是 SAP 发生的重要内在机制。急性卒中后系统性免疫反应能够避免进一步的炎症刺激从而保护脑组织，但是会造成免疫抑制而引起卒中诱导免疫抑制综合征和感染；即卒中导致脑损伤后释放免疫调节介质 IL-lβ、TNF-α、IL-6 以及降钙素基因相关肽、神经肽、血管活性肠肽等作用于血管、肾上腺、神经末梢，这些部位释放去甲肾上腺素、糖皮质激素、乙酰胆碱，这三种物质作用于中性粒细胞、NK 细胞、Th1、Th2、巨噬细胞等免疫细胞上相应的受体，使这些细胞的免疫功能下降，从而产生全身免疫抑制，易于发生感染。此外右侧大脑半球也与 T 淋巴细胞活化有关，T 淋巴细胞数量和活化下降使患者感染的概率增加。

卧床坠积亦可引起 SAP 的发生。卒中患者多因肢体瘫痪导致长时间卧床，气管内分泌物淤滞坠积于肺底，细菌易于繁殖引起 SAP。

此外，重症卒中会引起全身应激反应，交感-肾上腺素系统过度兴奋，儿茶酚胺释放增加，全身血管收缩，肺毛细血管压力急剧升高（肺循环为低压系统），肺淤血水肿导致神经源性肺水肿，亦可能参与 SAP 的发病[23]。

四、病原学

脑卒中患者由于意识障碍、吞咽功能异常而存在持续误吸的可能，吸入物不仅包括口咽部的分泌物，还包括鼻腔分泌物、口腔内残留的食物、胃肠道内容物和反流的消化液。El-Solh 等应用保护性肺泡灌洗的方法做吸入性肺炎病原学研究发现，最多见的病原体是革兰氏阴性杆菌（49％）、厌氧菌（16％）及金黄色葡萄球菌（12％），最多见的厌氧菌是普雷沃菌和梭状杆菌。22％是混合感染，其中 20％为 2 种病原体混合感染，2％为 3 种病原体混合感染。由此分析，SAP 病原以革兰氏阴性杆菌为主，如肺炎克雷伯杆菌、大肠埃希菌等，多种细菌以及厌氧菌混合感染多见，而且疾病过程中病原体往往多变，病原学检查难度较大，易出现多耐药菌。目前世界范围内尚缺乏大规模多中心的流行病学调查数据。

五、诊断

1. 临床表现

非机械通气的卒中患者在发病 7 天内新出现的肺部感染症状：

（1）发热≥38℃；

（2）新出现或加重的咳嗽或呼吸困难或呼吸急促，新出现的脓痰，或 24 h 内出现痰液性状改变或呼吸道分泌物增加或需吸痰次数增加；

（3）肺部听诊发现啰音或爆裂音或支气管呼吸音；

（4）年龄≥70 岁老人，无其他明确原因出现意识状态改变。

2. 实验室和影像学检查

外周血白细胞≥$10×10^9$/L 或≤$4×10^9$/L，伴或不伴核左移。Zhang 等的研究显示，SAP 患者的白细胞计数和 C 反应蛋白（CRP）水平较非 SAP 患者显著增高，CRP 升高与缺血性卒中患者转归不良、病死率增高以及感染风险增高独立相关。降钙素原（PCT）对感染的预测价值优于白细胞计数和 CRP，数值越高，提示细菌感染越严重，存在细菌性感染及脓毒症的可能性越大[24]。

影像学检查发现新出现或进展性的肺部浸润性病变，必要时行胸部 CT 检查，因心影后脊柱旁的病变在正侧位胸片都不能够显示。

3. 病原学检查

在抗感染药物应用之前积极采集合格的下呼吸道分泌物（中性粒细胞数＞25 个/低倍镜视野，上皮细胞数＜10 个/低倍镜视野，或二者比值＞2.5∶1）、经支气管镜防污染样本毛刷（protected specimen brush，PSB）标本、支气管肺泡灌洗液（bronchoalveolar lavage fluid，BALF）或无菌体液（血液或者胸腔积液）标本送病原微生物检查。其中深部咳痰法无创伤，患者或家属较易接受，临床应用较多；采集痰标本前应摘去义齿、牙托等，清洁口腔，深咳取痰，采集过程中最好有医务人员指导；不能主动咳痰的患者需要拍背排痰。痰标本每天送检 1 次，连续 2～3 天做痰涂片和痰培养；采集后 1～2 h 之内需立即进行实验室处理。血培养是诊断血液感染的重要方法，成人每次应采集 2～3 套，每套从不同穿刺点进行采集。从同一穿刺点采集的血液标本通常按顺序注入厌氧和需氧培养瓶，每瓶采血量为 8～10 ml，以提高阳性率。采血应在寒战或发热初起时进行。SAP 合并胸腔积液时，可行胸膜腔穿刺抽液送常规、生化、涂片（革兰氏染色、抗酸染色等）及培养等检测。

必要时抽血送检非典型病原体（支原体、衣原体和军团菌）抗体或者核酸检测，如果血清 IgM 抗体阳性或急性期和恢复期双份血清特异性 IgG 抗体滴度呈 4 倍或 4 倍以上变化即可确诊。呼吸道病毒流行期间且有流行病学接触史，应送检呼吸道分泌物（鼻/咽拭子）做相应病毒抗原、核酸检测或病毒培养。

目前，病原高通量检测技术灵敏度、特异度、准确度、阳性预测值、阴性预测值等诊断效能指标均明显高于临床检测。高通量基因检测芯片能同时对多种临床常见的病原进行检测，能够准确区分混合感染的细菌（包括厌氧菌）、病毒或真菌组成，指导临床抗感染药物的调整或降阶梯，避免细菌耐药及二重感染。相关研究结果显示目前已有超过 38 000 个细菌及 5000 个以上病毒的基因组序列被测定，其中包括绝大部分的呼吸道感染疾病相关病原体。并且，临床检测对于病毒主要采用免疫荧光的方法，因病毒类型众多，免疫荧光只能对部分类型进行检测，因而其检测效能较高通量检测的效能低，而病原高通量检测技术可以解决这个问题。根据 SAP 的病原学特点，该技术具有明显优势，当前主要受限于价格昂贵，尚没有被广泛应用[25]。

4. 诊断标准

SAP 的诊断标准（表 2-44）参照改良美国疾病预防控制中心（Centers for Disease Control and Prevention，CDC）标准。

SAP 患者往往咳嗽、咯痰等肺炎常见症状并不明显，与卒中导致咳嗽反射降低有关；高龄患者甚至不会出现发热、白细胞升高。因此，呼吸急促、低氧血症、神志恶化为初始症状者多见；如果护理提示患者需要吸痰次数增加，痰液变黄色、性状黏稠，也证明呼吸道感染发生。对此要积极进行体格检查、胸部影像检查[26]。

表 2-44　急性卒中患者 SAP 诊断标准

至少符合下列标准中任意 1 项
1. 无其他明确原因出现发热（体温>38℃）
2. 白细胞减少（<4×10⁹/L）或白细胞增多（>10×10⁹/L）
3. 年龄≥70 岁老人，无其他明确原因出现意识状态改变

并且至少符合下列标准中任意 2 项
1. 新出现的脓痰，或 24 h 内出现痰液性状改变或呼吸道分泌物增加或需吸痰次数增加
2. 新出现或加重的咳嗽或呼吸困难或呼吸急促（呼吸频率>25 次/分）
3. 肺部听诊发现啰音或爆裂音或支气管呼吸音
4. 气体交换障碍 ［如低氧血症（$PaO_2/FiO_2 \leqslant 300$），需氧量增加］

胸部影像检查具有下列表现中任意 1 项
既往无心肺基础疾病的患者，单次胸部影像检查可见新出现或进展性的浸润影、实变影或磨玻璃影

5. SAP 病情严重程度评估

SAP 病情严重程度的评估对于经验性选择抗菌药物、治疗地点和判断预后有重要意义。可采用 CURB-65（C：confusion；U：uremia；R：respiratory rate；B：blood pressure）和肺炎严重指数（pneumonia severity index，PSI）评分标准进行评估（表 2-45）。

表 2-45　SAP 病情严重程度评分系统

评分系统	预测指标	风险评估	特点
CURB-65 评分	共 5 项指标，满足 1 项得 1 分： 1. 意识障碍 2. 血尿素氮>7 mmol/L 3. 呼吸频率≥30 次/分 4. 收缩压<90 mmHg 或舒张压≤60 mmHg 5. 年龄≥65 岁	0～1 分：低危，门诊或普通病房治疗 2 分：中危，普通病房治疗 3～5 分：高危，监护室治疗	简洁、敏感性高、易于操作
PSI 评分	年龄加所有危险因素得分总和（女性减去 10 分）： 1. 居住养老院，10 分 2. 基础疾病：肿瘤，30 分；肝病，20 分；充血性心力衰竭，10 分；脑血管病，10 分；肾病，10 分	低危：Ⅰ级（≤50 分）、Ⅱ级（51～70 分）、Ⅲ级（71～90 分），普通病房治疗 中危：Ⅳ级（91～130 分），监护室治疗	评分系统复杂，敏感性和特异性高

续表

评分系统	预测指标	风险评估	特点
	3. 体征：意识状态改变，20 分；呼吸频率≥30 次/分，20 分；收缩压＜90 mmHg，20 分；体温＜35℃ 或≥40℃，15 分；脉搏≥125 次/分，10 分 4. 实验室检查：动脉血气 pH＜7.35，30 分；血尿素氮≥11 mmol/L，20 分；血钠＜130 mmol/L，20 分；血糖≥14 mmol/L，10 分；血细胞比容＜30%，10 分；PO₂＜60 mmHg，10 分 5. 胸部影像：胸腔积液，10 分	高危：Ⅴ 级（＞130 分），监护室治疗	

以上二者要结合应用，初始化验检查未回报，可用较为简单的 CURB-65 来评估；一旦各项指标明确，进一步需要用 PSI 来评估 SAP 病情，因为其特异性优于 CURB-65[27]。

SAP 的诊断及治疗流程见图 2-8。

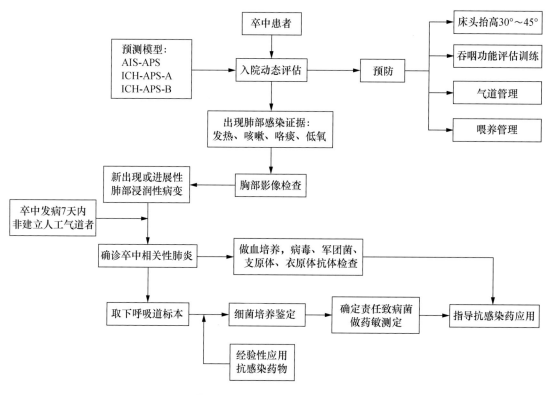

图 2-8　SAP 预防和诊疗流程图

六、鉴别诊断

1. 医院获得性肺炎（HAP）

医院获得性肺炎（hospital acquired pneumonia，HAP）是指患者入院时不存在、也不处于感染潜伏期，而于入院48 h后发生，由细菌、真菌、支原体、病毒或原虫等病原体引起的肺实质炎症。HAP与SAP存在一定程度的重叠或交叉，但HAP的患者群体更为广泛，而SAP特指发生于卒中后的患者，且无论是否入住医院，入院者可能发病时间更早（可在48 h内），发病时间窗较窄（仅为卒中发病7天内）。

2. 社区获得性肺炎

社区获得性肺炎（community-acquired pneumonia，CAP）是指在医院外罹患的感染性肺实质（含肺泡壁，即广义上的肺间质）炎症，包括具有明确潜伏期的病原体感染而在入院后平均潜伏期内（48 h内）发病的肺炎。SAP指原无肺部感染的患者卒中后发生的肺炎，与住院与否无关。部分CAP患者发热、食欲缺乏、血容量不足，导致血液黏稠度增加，进而发生缺血性脑卒中，即CAP合并急性卒中患者，应与SAP甄别，两者的病原学特点可能存在较大不同；可通过详尽的病史询问得到结果。

3. 呼吸机相关性肺炎

呼吸机相关性肺炎（ventilator-associated pneumonia，VAP）是指在气管插管或气管切开进行机械通气治疗48 h后或者去除人工气道48 h内发生的肺炎。VAP是和人工气道高度相关的疾病，并不一定应用呼吸机，所谓呼吸机相关仅仅是个泛称。如卒中使用机械通气后并发的肺部感染，应按VAP相关原则进行诊断和治疗。

4. 化学性肺炎

化学性肺炎（chemical pneumonitis）是指吸入化学刺激性气体、液体或有机粉尘所引起的化学中毒性肺炎。大量吸入胃内容物可导致化学性肺炎，但仅发生在大量、低pH（通常pH<2.5）物质的吸入。本病特征是患者突然发作的呼吸困难、低氧血症、心动过速，听诊双肺广泛的哮鸣音和爆裂音，往往气道分泌物较为稀薄，感染相关实验室检查和病原学检查为阴性[28]。

七、治疗与管理

1. 一般治疗

（1）积极治疗原发病：对卒中的相应治疗和处理，包括缺血性卒中的溶栓治疗、出血性卒中的血肿清除和降颅压治疗等[29]。

（2）化痰及痰液引流：应用盐酸氨溴索、乙酰半胱氨酸、羧甲司坦等药物静脉输入或者雾化吸入，充分稀释痰液。护理方面需定时翻身、拍背、变换体位（体位引流痰液）和吸痰，可选用排痰机等机械物理方式促进呼吸道分泌物排出。

（3）口腔管理：加强口腔护理及综合管理（使用生理盐水、氯己定或聚维酮碘含漱液冲洗、刷洗牙齿和舌面等），可以减少口咽部条件致病菌，避免其移位和易位，减轻或预防肺部感染的发生风险[30]。

（4）氧疗与呼吸支持：动态监测患者的血氧饱和度或者血气分析，血氧饱和度保持在94％、氧分压保持在70 mmHg以上；如果出现低氧血症可给予持续鼻导管吸氧或者高流量氧疗；如果常规氧疗无效，出现严重的低氧血症或者呼吸衰竭（氧分压≤60 mmHg）时给予机械通气。注意：伴有意识障碍的卒中患者是无创机械通气的禁忌人群[31]。

（5）对症治疗：体温＞38.5℃给予退热（药物或者物理降温）、补充液体、止咳、平喘等。

2. 早期营养支持

发病24～48 h内给予易消化、营养丰富的食物或者营养液，维持水电解质平衡。尽量口服食物，若患者不能经口进食，推荐应用持续肠内营养，且重症患者从初始肠内应用短肽制剂过渡到整蛋白制剂的序贯治疗对患者更为有利；存在经口进食或肠内营养禁忌证者，需要在3～7天内启动肠外营养；能肠内营养者尽量不采用静脉营养的方式。轻症非卧床患者能量供给25～35 kcal/(kg·d)，重症急性应激期患者能量供给20～25 kcal/(kg·d)。对于无并发症的患者，蛋白质摄入至少1 g/(kg·d)，脂肪量一般不超过35％的总能量摄入，应用富含多不饱和脂肪酸的制剂，膳食纤维摄入应尽可能接近25～30 g/d。为避免过度喂养，不建议过早给予全目标量肠内及肠外营养，初期给予70％的目标量，可在3～7天内达标[32]。

注意：对于复发卒中，既往在院外康复治疗、居家养护，长期营养不良者需要评估是否存在"再喂养综合征"，即对长期饥饿或（和）营养不良的患者重新开始喂养（经口、肠内、肠外）所引起的以低磷血症为特征的与代谢紊乱相关的严重水-电解质紊乱、葡萄糖耐受性下降和维生素缺乏的一组综合征。诊断标准：营养不良持续1周以上；无诱因出现循环系统、呼吸系统、神经系统症状；钾＜2.5 mmol/L，磷＜0.5 mmol/L，镁＜0.5 mmol/L；外周水肿，急性液体积聚。该类患者除积极补充电解质外，初始能量供给从10～15 kcal/(kg·d)开始，逐步过渡到目标营养量[33]。

3. 抗感染治疗

SAP抗感染的治疗原则是经验性治疗与目标抗感染治疗有机结合，初始经验性治疗应该及时充分；同时应该高度重视病原学检查，以早期、准确地获得目标抗感染治疗的证据，优化抗感染治疗方案。

SAP的诊断一旦确立，应尽早开始经验性抗感染治疗，初始方案的选择应该综合考虑宿主因素——免疫功能异常、SAP的病原菌特点、药物的抗菌谱、抗菌活性、药代动力学/药效学特征以及当地病原流行病学特点、兼顾厌氧菌的混合感染治疗等因素，选择起效迅速、神经毒性较低的抗感染药物，必要时联合用药。在初始经验性抗感染治疗的基础上，应尽快通过临床标本培养和药敏鉴定或者病原高通量检测来确定致病原，为目标治疗提供依据[34]。

经验性抗感染治疗要在患者肺炎发生的6 h之内或者尽快给予用药，否则会增加患者的病死率、住院时间[32]。初始经验性抗感染治疗推荐选用静脉制剂，期间应在疗效反应和病原学资料的基础上及时调整用药。根据 CURB-65 或 PSI 量表评估，轻中度 SAP 患者首选 β-内酰胺类＋酶抑制剂的复合制剂（如阿莫西林/克拉维酸、哌拉西林/他唑巴坦、头孢哌酮/舒巴坦等）或头孢霉素类（头孢西丁、头孢美唑等）或氧头孢烯类抗感染药物（拉氧头孢或氟氧头孢），疗程一般 5～7 天；根据 CURB-65 或 PSI 量表评估为重症 SAP 的患者首选厄他培南，因为不具有耐药菌感染风险的患者，SAP 多为肠杆菌为主的混合感染，首选相对窄谱的碳青霉烯类药物可以避免筛选耐药的不动杆菌或铜绿假单胞菌，保持本科室病原菌的药物敏感性；或者选择美罗培南、亚胺培南、比阿培南等，平均疗程 7～10 天。兼顾厌氧菌的混合感染治疗可考虑联合用药，抗厌氧菌的治疗可以首选硝基咪唑类药物，如左旋奥硝唑、甲硝唑、替硝唑、奥硝唑等，目前硝基咪唑类药物对厌氧菌的敏感性都很好，其中左旋奥硝唑对神经系统的副作用最小，可作为首选。

根据耐药菌危险因素评估（表 2-46）或者微生物培养或者病原高通量检测证实为耐甲氧西林的金黄色葡萄球菌（methicillin-resistant staphylococcus aureus，MRSA）、铜绿假单胞菌、不动杆菌和碳青霉烯耐药肠杆菌（carbapenem-resistant enterobacter，CRE）感染，应适当延长疗程至 10～21 天。MRSA 感染时可应用万古霉素、去甲万古霉素、利奈唑胺或者替考拉宁；铜绿假单胞菌感染时建议应用抗假单胞菌的 β-内酰胺类抗菌药物（哌拉西林/他唑巴坦、头孢哌酮/舒巴坦、头孢他啶、头孢吡肟、亚胺培南或美罗培南等）治疗，必要时联合应用喹诺酮类（环丙沙星或左氧氟沙星等）或氨基糖苷类药物；不动杆菌的耐药率普遍很高，可以应用舒巴坦制剂（如头孢哌酮/舒巴坦、氨苄西林/舒巴坦）或碳青霉烯类、替加环素、多黏菌素治疗，甚至可前述药物联合应用；CRE 感染的患者应用头孢他啶/阿维巴坦、多黏菌素或替加环素，注意替加环素为抑菌药物，多黏菌素对神经系统的副作用需要关注。如果病原学检查明确 SAP 患者为非典型病原体（支原体、衣原体或军团菌）感染，可选用喹诺酮类（左氧氟沙星、莫西沙星等）、大环内酯类（阿奇霉素等）或四环素类抗感染药物（多西环素、米诺环素等）。注意喹诺酮类药物对中枢神经系统具有副作用，特别是对于本次卒中较严重、病变邻近皮质或既往有癫痫史者[35]。

表 2-46　常见耐药菌感染的危险因素

耐药菌类别	耐药菌感染的危险因素
MRSA	呼吸道存在 MRSA 定植，所在医疗单元内 MRSA 分离率高
铜绿假单胞菌	皮肤黏膜屏障破坏，接受糖皮质激素或免疫抑制剂治疗、免疫功能低下，慢性结构性肺病（支气管扩张、COPD），重度肺功能减退等
鲍曼不动杆菌	严重基础疾病，鲍曼不动杆菌定植
CRE	CRE 定植，近 90 天内使用过碳青霉烯、氟喹诺酮、三四代头孢菌素及 β 内酰胺酶合剂等广谱抗菌药物等

有关药物疗效判定和经验性抗感染治疗方案的调整，可通过患者精神状况、呼吸频率、痰液的量和性状等临床表现的变化，以及白细胞计数、体温、血氧饱和度等指标改变，判断抗感染治疗的效果，综合分析以指导临床用药。胸部影像学检查往往滞后于临床指标的改善。经过有效的治疗，SAP 通常在 48～72 h 内得到明显的临床改善，此时可不调整抗感染治疗方案。如果已经进行病原学检查，72 h 后应根据病原学检查结果降阶梯选

用窄谱抗感染治疗药物，特别是针对初始应用碳青霉烯类广谱抗菌药物的患者。如果 72 h 感染症状未改善，根据病原学检查结果调整用药，应该换药而非加药[36]。

八、预防

对于 AIS-APS 和 ICH-APS 预测模型评分高风险和极高风险的卒中患者，尤其要加强 SAP 的预防，预防措施包括：为防止交叉感染，医务人员接触患者前后应该规范化洗手、戴手套和口罩，必要时穿隔离衣，特殊感染应入住隔离间等。针对 SAP 的特殊性，本文强调以下几个方面。

1. 半卧位

针对 ICU 中机械通气患者的研究发现，与平卧位相比，床头抬高 30°～45°可以显著降低吸入的发生。因此，所有卒中患者如果没有禁忌证，如无骨盆、脊椎疾病患者，尽量采用半卧位（床头抬高 30°～45°）。

2. 吞咽功能评估训练

吞咽功能筛查和训练可显著降低肺炎发生率。急性卒中后进行吞咽功能的早期评估、筛查和康复有助于降低肺炎的发生。通常应用洼田饮水实验来评估吞咽功能（表 2-47）；Ⅰ～Ⅱ级患者建议口服进食，进食不能达到 60％目标量则管饲，Ⅲ～Ⅳ级应尽早管饲，并积极进行吞咽功能训练。

表 2-47　洼田饮水试验

级别	评估标准
Ⅰ级	能顺利地 1 次咽下 30 ml 温水
Ⅱ级	分 2 次以上，能不呛咳地咽下
Ⅲ级	能一次咽下，但有呛咳
Ⅳ级	分 2 次以上咽下，有呛咳
Ⅴ级	屡屡呛咳，不能全部咽下

3. 气道管理

因痰液较多导致严重低氧血症（氧分压≤60 mmHg）、鼻导管或面罩吸氧不能改善、需要痰液引流者，置入人工气道，评估 1～2 周，可以改善者经口或者经鼻插管，否则给予气管切开（可以通过吸痰管吸引远端的气道分泌物，更有利于痰液清除）；痰液淤积或有明确误吸者可用气管镜吸引，操作频度根据患者痰液量个体化调整，初始每天 1 次，随着痰液减少隔天或者每周 1 次。因舌后坠、颈短肥胖导致上气道阻塞的患者，给予鼻咽通气道保持气道通畅；高流量氧疗因吸入气体流量高，湿化好，并且可产生一定水平的呼气末正压，逐渐成为重要的氧疗和气道管理措施，有条件者可以积极应用。注意：口咽通气道可导致患者口腔内分泌物积聚滞留，反而会增加误吸风险，应该摒弃。

4. 喂养管理

（1）经口进食者建议食用软烂、稠厚的食物（米糊、蛋羹、酸奶、豆腐脑等），而不是黏稠或稀薄的液体，更要避免口服易碎的食物（核桃酥、干面包、干馒头等）；进食时应尽量保持下颚向下，头转向一侧，并鼓励吞咽少量食物、多次吞咽以及每次吞咽后咳嗽。

（2）管饲者喂养前核实喂养管位置：喂养管错位，如置于食管或误入支气管是喂养的严重并发症之一，可以导致肺炎。X线检查是判断喂养管位置的金标准。昏迷、镇静或者咳嗽反射减弱或消失的患者，首次喂养前进行X线检查核实喂养管的位置有一定的意义；如果喂养过程中发生误吸或者怀疑喂养管移位，应再次通过X线检查核实喂养管位置。

（3）幽门后置管喂养：存在幽门梗阻、胃瘫、食管反流或者误吸的患者，采用幽门后置管喂养的方式可以减少肺炎的发生。

（4）预期持续较长时间（＞2～3周）无法恢复吞咽功能者，建议通过经皮内镜下胃或十二指肠造瘘给予营养支持治疗[37]。

5. 药物使用

（1）减少糖皮质激素、质子泵抑制剂、H_2受体阻滞剂、镇静剂和肌松剂的应用。糖皮质激素会增加感染的概率；质子泵抑制剂和H_2受体阻滞剂会升高胃液pH，导致胃内病原负荷量增加，误吸后致肺炎发生；镇静剂和肌松剂的应用进一步弱化咳嗽反射，痰液排出障碍，也会导致肺炎发生或者迁延不愈。

（2）避免预防性使用抗感染药物：目前各国均不推荐应用抗感染药物预防卒中相关性肺炎。

（3）对于亚洲卒中患者，使用血管紧张素转化酶抑制剂（卡托普利）控制血压可以降低吸入性肺炎的风险，原理可能是通过提高P物质水平，促进咳嗽和改善吞咽反射[38]。

第六节　脑卒中的急诊神经康复

> **关键点**
>
> ● 急性缺血性卒中患者的康复治疗应在起病48 h内开始。
> ● 急诊科医师应与护士、患者及其陪护者密切沟通，判断患者神经系统功能状况，对于需要康复治疗的患者，及时给予必要的指导与协助。

急性缺血性卒中患者在48 h内进行首次运动康复治疗，能够明显改善下肢运动功能，科学地早期康复对患者是安全的，值得在临床治疗中借鉴并推广[39]。鉴于急诊科的实际情况，目前尚不能苛求在每一个急诊科配备神经康复师，但急诊科医师应该掌握患者神经系统功能评估的基本方法，力所能及地指导患者及其陪护人员早期开始康复治疗。

一、偏瘫患者的神经系统功能评估

1. 肢体功能障碍评估

卒中患者的偏瘫属于中枢性的瘫痪，常用的评估法有 Brunnstrom 评估法[40]，适用于偏瘫患者。也可以采取 Fugl-Meyer 评估[41]，包括肢体运动、平衡、感觉、关节活动度和疼痛 5 项，共 113 个小项目，每个小项目分为 3 级，分别计 0 分、1 分、2 分，总分 226 分，其中运动功能积分为 100 分（上肢 66 分，下肢 34 分），平衡 14 分，感觉 24 分，关节活动度 44 分，疼痛 44 分。常用的简化 Fugl-Meyer 评估法（总分 100 分，上肢 66 分，下肢 34 分）只评估肢体运动功能。

2. 平衡功能评估

可以采用 Berg 平衡量表[42]，该量表为综合性平衡功能检查量表，通过观察多种功能活动来评估患者重心主动转移的能力，对患者坐、站位下的动、静态平衡进行全面的检查。Berg 平衡量表共 14 个项目，每一评估项目分为 5 个功能等级予以计分（0、1、2、3、4 分），4 分表示能够正常完成所检查的动作，0 分则表示不能完成或需要大量帮助下才能完成。最低分为 0 分，最高分为 56 分，分数越高表示平衡能力越好，总分＜40 分提示有跌倒风险。

3. 吞咽障碍评估

如果患者存在吞咽障碍，床旁初测筛查可以选择洼田饮水试验，该试验分级明确，操作简单，可用于评估患者吞咽能力，并明确有无吞咽康复治疗的适应证（Ⅰ级推荐，B 级证据）。饮水试验阳性的患者建议使用电视透视吞咽检查（videofluoroscopic swallowing study，VFSS）或纤维内镜吞咽评估（fiberoptic endoscopic evaluation of swallowing，FEES）进一步检查（Ⅰ级推荐，A 级证据）[43]。此外，Guss 吞咽功能筛查表可以用于全面评估各种性状的食物，包括液体、半固体和固体食物的吞咽情况，方便根据结果进行饮食指导。

对于怀疑存在误吸的患者，也有必要进行上述仪器评估以核实是否真的存在误吸，并确定吞咽困难的生理原因，以指导治疗计划（Ⅱa 级推荐，B 级证据*）。

1/3～1/2 的误吸患者为隐匿性误吸，即饮水试验可能阴性，需要及时发现，并进行上述仪器检查明确诊断（Ⅱ级推荐，B 级证据）。

通过筛查发现有误吸风险后，患者不应经口进食、进水，应进一步行临床系统评估（Ⅱ级推荐，B 级证据）。

4. 构音障碍的评估

Frenchay 构音障碍评估法[44]，从咳嗽反射、吞咽反射、呼吸、唇、颌、腭、喉、舌等方面评估构音器官运动障碍的严重程度，并使用 9 分制记录各检查结果。

5. 失语的评估

波士顿诊断性失语症检查（The Boston Diagnostic Aphasia，BDAE）既可对患者语言交流水平进行定量分析，又可对语言特征进行定性分析，此检查的目的在于确定患者失语症的严重程度[45]。西部失语成套测验（Western Aphasia Battery，WAB）[46]可看作是波士顿诊断性失语症检查修改后的短缩版，它克服了波士顿诊断性失语症检查冗长的缺点，在1 h内检查可以完成，比较实用。

6. 认知障碍的评估

建议应用简易精神状态检查（mini mental state examination，MMSE）、蒙特利尔认知评估量表（Montreal Cognitive Assessment，MoCA）、长谷川痴呆量表（Hasegava dementia scale，HDS）和韦氏成人智力量表（Wechsler Adult Intelligence Scale，WAIS）进行认知功能评估（Ⅱ级推荐，B级证据）。

7. 心理障碍的评估

所有患者均应注意情感障碍，在患者的全面评估中应涵盖心理史，包括患者病前的性格特点、心理疾病、病前社会地位及相关社会支持情况（Ⅰ级推荐）。

所有脑卒中患者均应使用量表进行情绪障碍筛查，筛查时间覆盖卒中的急性期和恢复期，在卒中的2周内应该开始进行情绪障碍筛查（C级证据）。

建议应用汉密尔顿焦虑量表（Hamilton anxiety scale，HAMA）、汉密尔顿抑郁量表（Hamilton depression scale，HAMD）进行卒中焦虑、抑郁筛查（Ⅰ级推荐）。推荐使用结构式抑郁量表（如患者健康问卷-2），进行常规卒中抑郁筛选（Ⅰ级推荐，B级证据*）。

8. 日常生活能力的评估

Barthel指数评估量表用于评估患者的日常生活能力[47]，它包括进食、洗澡、穿衣、大便控制、小便控制、用厕、床椅转移、平地行走和上、下楼梯10项内容，主要适合日常功能受损人群。Barthel指数及改良Barthel指数评估量表均经过信度和效度检验，简单、信度高、灵敏度也高，可以用来评估治疗前后的日常生活功能状况，预测治疗效果、住院时间及预后，推荐广泛应用（Ⅰ级推荐，A级证据）。功能独立性测量（functional independence measure，FIM）、Frenchay活动指数、功能活动性问卷评估经过信度和效度检验，推荐应用于日常生活活动（activity of daily living，ADL）评估（Ⅰ级推荐，A级证据）。

9. 社会参与能力评估

生活质量评估量表SF-36从生理功能、心理功能等多个方面评估人的整体健康状况。SF-36量表评估健康相关生命质量（HRQoL）的8个方面，分属于生理健康和心理健康两大类中，即生理功能（physical functioning，PF）、生理职能（role-physical，RP）、躯体疼痛（bodily pain，BP）、总体健康状况（general health，GH）、精力（vitality，VT）、社会功能（social functioning，SF）、情感职能（role-emotional，RE）、精神健康（mental health，MH）。另外，SF-36 量表还包括另一项指标——健康变化 （health transition，HT），用于评估过去 1 年内健康改变[48]。

诚然，鉴于时间及精力的限制，不能要求急诊科医师对每一个急性卒中患者进行上述所有项目的评估，但每一个急诊科医师应该在条件允许的情况下，有侧重地对存在致残风险的患者加以关注，并有重点地评估其神经系统损伤，以便为进一步的康复治疗做好准备。这种准备有两个方面的意义，一是确认康复的重点方向，二是确认患者的神经功能损伤基线值，以便日后评价康复疗效。

二、康复治疗

1. 物理治疗

以运动疗法为主，包括正确体位的摆放、关节活动度练习、肌力训练、耐力训练、神经肌肉促进技术训练、平衡及协调性训练、步态训练和呼吸训练等（C 级证据）。

（1）正确的体位摆放：早期可以将患者摆放于良肢位，鼓励患侧卧位，适当健侧卧位，尽可能少采用仰卧位，应尽量避免半卧位，保持正确的坐姿（Ⅰ级推荐）。

（2）保持关节活动度：被动活动关节，或主动活动关节，为了防止关节变形挛缩，早期卧床期患者应坚持肢体关节活动度训练，注意保护患侧肢体，避免机械性损伤（Ⅰ级推荐）。

（3）肌力训练，耐力训练：①被动运动，此训练适用于肌力只有 0 级的肌力低下的患者。②辅助主动运动，此训练适用于自己不能完成关节范围的运动，即肌力 2～3 级的患者。③主动运动，适用于训练部位肌力达到 3 级以上的患者。④抗阻运动，可用于增强肌力的训练，肌力应在 3 级以上。康复训练强度要考虑到患者的体力、耐力和心肺功能情况，在条件许可的情况下，开始阶段每天至少 45 min 的康复训练，能够改善患者的功能。适当增加训练强度是有益的（Ⅱ级推荐，B 级证据）。给予相对较大运动量的物理治疗和作业治疗可改善患者的功能预后（Ⅰ级推荐，A 级证据）。

（4）神经肌肉促进技术：包括 Bobath 疗法[49]、Brunnstrom 疗法[50]、本体感觉神经肌肉促进疗法 （proprioceptive neuromuscular facilitation，PNF)[51] 和 Rood 疗法[52]。

2. 作业治疗

作业治疗是应用与日常生活、工作有关的各种作业活动或工艺过程中的某个运动环节作为训练方式，最终以提高患者在生活自理、工作及休闲活动上的独立能力为目的的治疗方法。

推荐所有患者急性期住院期间和出院时都应该进行 ADL 和工具性日常生活活动（instrumental activity of daily living，IADL）的评估（Ⅰ级推荐，B 级证据）。

所有卒中患者都应接受适合其个体需求并最终适应出院环境的 ADL 训练（Ⅰ级推荐，A 级证据*）和 IADL 训练（Ⅰ级推荐，B 级证据*）。三级康复过程中，ADL 训练均可以促进 ADL 功能改善，故推荐加强 ADL 训练（Ⅰ级推荐，A 级证据）。ADL 训练可采用功能性任务和特定任务训练来实现（Ⅰ级推荐，A 级证据）。强制性运动治疗有助于改善ADL（Ⅰ级推荐，A 级证据）。

除患者主动训练 ADL 外，建议家属给予患者更多的关心和支持，加强康复护理，以提高患者的生活质量（Ⅱ级推荐，B 级证据）。

3. 言语障碍康复

言语障碍包括失语症及构音障碍，需要根据患者言语康复评估的结果，分别采用促进言语功能恢复的训练和非言语交流方式的使用训练。

言语失用与构音障碍是"言语（speech）"功能的障碍，语言（language）系统本身无明显障碍，听理解基本正常。

康复干预应个体化，包括采用针对下列目标的行为学技术和策略：①言语的生理学方面，包括呼吸、发声、发音和共鸣；②言语表达性能的改善，例如音量、语速和韵律（Ⅰ级推荐，B 级证据*）。

辅助性和替代性交流装置和治疗方法应被用作言语治疗的补充手段（Ⅰ级推荐，C 级证据*）。

此外，可考虑环境调整，包括进行听众教育，以改善交流效果（Ⅱb 级推荐，C 级证据*）。可考虑开展能够促进社交参与能力和提高社会心理健康的活动（Ⅱb 级推荐，C 级证据*）。

当面对面言语治疗不可能或不切实际时，远程言语康复也可能起到作用（Ⅱa 级推荐，C 级证据*）。

4. 吞咽障碍的康复

吞咽障碍治疗主要包括营养摄入途径的改变、促进吞咽功能恢复的康复训练、食物性状和进食体位的调整、吞咽康复相关的康复护理和教育四个方面。

对有吞咽障碍的患者建议应用口轮匝肌训练、舌运动训练、增强吞咽反射能力的训练、咽喉运动训练、空吞咽训练、冰刺激、神经肌肉电刺激等方法进行吞咽功能训练（Ⅱ级推荐，B 级证据）。也建议采用改变食物性状和采取代偿性进食的方法，如姿势和手法等改善患者吞咽状况（Ⅱ级推荐，B 级证据）。

可考虑将针刺作为延髓麻痹患者吞咽困难的一种辅助治疗方法（Ⅱ级推荐，B 级证据*）。

对吞咽障碍患者应执行口腔卫生管理方案，以降低卒中吸入性肺炎的风险（Ⅰ级推荐，B 级证据*）。对于不能安全吞咽的患者，应在发病 7 天内开始肠内营养（管饲）（Ⅰ级推荐，A 级证据*）。可通过使用鼻胃管进行短期（2～3 周）的营养支持（Ⅰ级推荐，B 级证据*）。

患者应在入院后 48 h 内进行营养筛查，所有吞咽障碍患者均应进行营养及水分补给的评估，定期监测患者体重变化，存在营养不良或进食困难时都应给予营养支持（Ⅱ级推荐，B 级证据）。

吞咽障碍患者如需拔出鼻胃管，需满足如下条件：病情稳定，饮水试验基本正常；意识清楚，并有一定的认知功能；饮食训练中每餐可进食 200 ml 以上，连续 3 天无不适；行常规体位或体位代偿下仪器检查未见严重误吸或重度口咽腔滞留（Ⅱ级推荐，B 级证据）。

对于不能安全吞咽的慢性期患者，或需长期胃肠营养的患者，应放置经皮胃造口管（Ⅰ级推荐，B级证据*）[53]。

5. 认知和行为治疗

认知障碍主要表现为注意力、记忆力、执行功能、定向力、结构和视空间功能障碍等。认知康复主要包括增强对认知缺损的认识和理解、减少认知缺损所造成影响的适应性治疗及针对认知缺损的修复性治疗，其中适应性和修复性治疗时应以患者特定生活方式和工作需要为导向。

康复小组应对患者进行早期认知功能筛查，然后进行详细的评估，有助于确定认知损害的类型，并且指导康复小组为患者尽早提供合适的、针对性的认知康复训练（Ⅰ级推荐）。

评估不同类别的认知障碍时，应注意根据不同评估方法及量表对不同类别认知障碍的特异性及敏感性，选择适当的评测方式。解读评估结果时应考虑到同一评测方式中不同认知障碍间的相互干扰（Ⅱ级推荐，B级证据）。

认知康复训练可提高注意力、记忆力、视觉偏侧忽略和执行功能（Ⅱa级推荐，B级证据*）。

无错性学习技术对于严重记忆障碍患者学习特殊技术或知识可能有效，尽管对于转换到新的任务或对于降低整体功能性记忆障碍的疗效还是有限的（Ⅱb级推荐，B级证据*）。

可使用一些特殊类型的记忆力训练，例如提高视空间记忆的总体加工，以及为基于语言的记忆构建语义框架（Ⅱb级推荐，B级证据*）。使用音乐治疗以提高言语记忆（Ⅱb级推荐，B级证据*）。运动锻炼可考虑作为改善卒中认知和记忆的辅助疗法（Ⅱb级推荐，C级证据*）。

使用丰富的环境可以增加患者的认知活动（Ⅰ级推荐，A级证据*）。虚拟现实训练可用于言语、视觉和空间学习，但其有效性尚不完全确定（Ⅱb级推荐，C级证据*）。

将经颅直流电刺激（transcranial direct current stimulation，tDCS）正极置于左背外侧前额叶皮质（dorsolateral prefrontal cortex，DLPFC）来提高基于语言的复杂注意力（工作记忆）仍是实验性的（Ⅲ级推荐；B级证据*），不作为常规使用。

应用包括实践、代偿和适应技术的认知训练策略可以增加患者独立性（Ⅱa级推荐，B级证据*），促进患者受损认知功能的代偿，改善患者的生活质量（Ⅰ级推荐，A级证据）。

一些代偿策略可以改善记忆功能，包括内化策略（例如视觉意象、语义组织、分散练习）和外部记忆辅助技术（例如笔记本、寻呼系统、电脑和其他提示装置）（Ⅱb级推荐，A级证据*）。

建议应用吡拉西坦、溴隐亭、苯丙胺、多奈哌齐改善认知功能和全脑功能（Ⅰ级推荐，A级证据）。应用钙拮抗剂尼莫地平来预防和延缓认知功能损害或痴呆的发生发展（Ⅰ级推荐，A级证据）。可考虑应用 NMDA 受体抑制剂治疗血管性痴呆或认知障碍（Ⅱ级推荐，B级证据）。

对于失用症，可考虑进行策略训练或姿势训练（Ⅱb级推荐，B级证据*），包括进行有或无运动想象训练的任务实践（Ⅱb级推荐，C级证据*）。

早期发现和干预偏侧忽略症是卒中认知康复的重要部分（Ⅱ级推荐，B级证据）。可重复给予自上而下和自下而上的干预措施，例如棱镜适应、视觉扫描训练、视动刺激、虚拟现实、肢体活动、心理意象、颈部振动联合棱镜适应来改善偏侧忽略症状（Ⅱa级推荐，A级证据*）。也可考虑使用重复性经颅磁刺激（repetitive transcranial magnetic stimulation，rTMS）来改善忽略症状（Ⅱb级推荐，B级证据*）。

6. 心理治疗

针对卒中患者出现的焦虑和抑郁，可通过心理干预的方法来缓解和消除（C级证据）。

在发病初期，对患者和家属进行卒中抑郁的流行病学和治疗方面的教育，早期开展基于各种护理模式的持续沟通和交流，可以减轻卒中抑郁的发生（Ⅰa级证据）。抑郁的早期有效治疗非常重要，因为可能对康复转归产生积极的影响（Ⅱb级推荐，B级证据）。

在没有禁忌证的情况下，诊断为卒中抑郁的患者应接受抗抑郁药治疗，如选择性5-羟色胺再摄取抑制剂（selective serotonin reuptake inhibitor，SSRI）等，或接受心理治疗，并密切监测以确定其治疗效果（Ⅰ级推荐，B级证据*）。

对于情绪不稳或假性延髓麻痹造成情绪困扰的患者，可应用SSRI或右美沙芬/奎尼丁进行试验性治疗（Ⅱa级推荐，A级证据）。

可考虑联合药物与非药物治疗卒中抑郁（Ⅱb级推荐，A级证据），例如光疗法作为辅助治疗常与SSRI一起使用（Ⅰa级推荐）。音乐疗法对卒中心境障碍有积极的效果（Ⅱ级推荐）。重复性经颅磁刺激可以缓解抑郁症状（Ⅰa级推荐）。至少持续4周的锻炼计划可考虑作为卒中抑郁的补充治疗方法（Ⅱb级推荐，B级证据）。

患者教育、咨询服务和社会支持可考虑作为抑郁治疗的组成部分（Ⅱb级推荐，B级证据）。

提倡患者参与休闲娱乐活动，特别是要告诉患者保持积极健康生活方式的重要性（Ⅱa级推荐，B级证据*）。培养克服参加社会活动障碍的自我管理技能（Ⅱa级推荐，B级证据*）。

对情感障碍造成持续困扰或残疾恶化的卒中患者，需提供专业的精神科或心理科医生会诊（Ⅱa级推荐，C级证据）。

被诊断患有中度到重度抑郁的患者应被转诊到精神卫生专科医院进行评估和治疗。当患者有自杀风险、冲动伤人或伤害自己的风险及伴精神病性症状时，建议紧急转诊精神科（Ⅰ级推荐）。

7. 药物治疗

对于患者康复治疗过程中出现的肢体痉挛或疼痛、肺部及泌尿系统感染、抑郁或焦虑等症状，酌情使用一些对症药物是很有必要的。

推荐对卒中后中枢性疼痛（central post-stroke pain，CPSP）进行全方位的疼痛管理，这些包括：明确引起疼痛的可能病因，疼痛的位置，疼痛的性质、量、持续时间和强度，以及疼痛加重或缓解的因素（Ⅱ级推荐，B级证据）。CPSP的诊断应基于已有的诊断标准，且应排除其他原因引起的疼痛（Ⅰ级推荐，C级证据*）。推荐使用0~10分量表评估疼痛（Ⅲ级推荐，C级证据）。

应根据患者需要、治疗反应和不良反应来个体化地选择治疗 CPSP 的药物（Ⅰ级推荐，C 级证据*）。阿米替林和拉莫三嗪是适合的一线治疗药物（Ⅱa 级推荐，B 级证据*）。普瑞巴林、加巴喷丁、卡马西平或苯妥英钠被认为是二线治疗药物（Ⅱb 级推荐，B 级证据*）。

患者出现睡眠障碍应首选非药物治疗手段，如睡眠卫生教育，尤其强调接受认知行为治疗（Ⅰ级推荐）。对于卒中发生睡眠呼吸暂停的患者，推荐使用持续气道正压通气（continuous positive airway pressure，CPAP）作为一线治疗方法（Ⅱ级推荐，B 级证据）；对不愿意使用 CPAP 的患者，建议使用口部装置或调整体位改善症状（Ⅲ级推荐，C 级证据）。

推荐使用非苯二氮䓬类药物和褪黑素受体激动剂进行失眠治疗（Ⅱ级推荐）。对伴有焦虑和抑郁症状的失眠患者，可添加具有镇静作用的抗抑郁药（如米氮平、帕罗西汀等）（Ⅱ级推荐）。对于长期应用镇静催眠药物的慢性失眠患者，不提倡连续药物治疗，建议采用间歇治疗或按需治疗的服药方式，同时建议每 4 周进行 1 次评估（Ⅲ级推荐）。

失眠药物停药应逐步减停，如在停药过程中出现严重或持续的精神症状，应对患者进行重新评估（Ⅱ级推荐）。常用的失眠药物减量方法为逐步减少夜间用药量，或变更连续治疗为间歇治疗（Ⅲ级推荐）[54]。

8. 康复工程

对于卒中患者的肢体无力和平衡障碍，可以通过康复工程制作各种辅助器具，达到改善患者的日常生活能力（C 级证据）。

参考文献

[1] Collaborators GBDS. Global, regional, and national burden of stroke, 1990—2016: a systematic analysis for the Global Burden of Disease Study 2016. The Lancet Neurology, 2019, 8 (5): 439-458.

[2] Powers WJ, Rabinstein AA, Ackerson T, et al. Guidelines for the early management of patients with acute ischemic stroke: 2019 update to the 2018 guidelines for the early management of acute ischemic stroke: a guideline for healthcare professionals from the American Heart Association/American Stroke Association. Stroke. 2019 Oct 30: STR0000000000000211. doi: 10. 1161/STR. 0000000000000211.

[3] Cordonnier C, Demchuk A, Ziai W, et al. Intracerebral haemorrhage: current approaches to acute management. Lancet, 2018, 392 (10154): 1257-1268.

[4] Etminan N, Brown RD, Beseoglu K, et al. The unruptured intracranial aneurysm treatment score: a multidisciplinary consensus. Neurology, 2015, 85 (10): 881-889.

[5] Kim JS. Moyamoya disease: epidemiology, clinical features, and diagnosis. Journal of stroke, 2016, 18 (1): 2-11.

[6] Sreenivasan SA, Madhugiri VS, Sasidharan GM, et al. Measuring glioma volumes: a comparison of linear measurement based formulae with the manual image segmentation technique. J Cancer Res Ther, 2016, 12 (1): 161-168.

[7] Dowlatshahi D, Brouwers HB, Demchuk AM, et al. Predicting intracerebral hemorrhage growth with the spot sign: the effect of onset-to-scan time. Stroke, 2016, 47 (3): 695-700.

[8] Orito K, Hirohata M, Nakamura Y, et al. Leakage sign for primary intracerebral hemorrhage: a no-

vel predictor of hematoma growth. Stroke，2016，47（4）：958-963.

［9］ Li Q，Liu QJ，Yang WS，et al. Island sign：an imaging predictor for early hematoma expansion and poor outcome in patients with intracerebral hemorrhage. Stroke，2017，48（11）：3019-3025.

［10］ Broderick J，Connolly S，Feldmann E，et al. Guidelines for the management of spontaneous intracerebral hemorrhage in adults：2007 update：a guideline from the American Heart Association/American Stroke Association Stroke Council，High Blood Pressure Research Council，and the Quality of Care and Outcomes in Research Interdisciplinary Working Group. Circulation，2007，116（16）：e391-413.

［11］ 中华医学会神经病学分会，中华医学会神经病学分会脑血管病学组. 中国脑出血诊治指南（2014）. 中华神经科杂志，2015，48（5）：435-444.

［12］ Rawal A，Ardeshna D，Minhas S，et al. Current status of oral anticoagulant reversal strategies：a review. Ann Transl Med，2019，7（17）：411.

［13］ Prandoni P，Noventa F，Quintavalla R，et al. Thigh-length versus below-knee compression elastic stockings for prevention of the postthrombotic syndrome in patients with proximal-venous thrombosis：a randomized trial. Blood，2012，119（6）：1561-1565.

［14］ 中华医学会神经病学分会. 中国蛛网膜下腔出血诊治指南2015. 中华神经科杂志，2016，49（3）：182-191.

［15］ Rahman M，Friedman WA. Hyponatremia in neurosurgical patients：clinical guidelines development. Neurosurgery，2009，65（5）：925-935；discussion：935-936.

［16］ Sayer D，Bloom B，Fernando K，et al. An observational study of 2248 patients presenting with headache，suggestive of subarachnoid hemorrhage，who received lumbar punctures following normal computed tomography of the head. Acad Emerg Med，2015，22（11）：1267-1273.

［17］ Steiner T，Juvela S，Unterberg A，et al. European Stroke Organization guidelines for the management of intracranial aneurysms and subarachnoid haemorrhage. Cerebrovasc Dis，2013，35（2）：93-112.

［18］ Meurer WJ，Walsh B，Vilke GM，et al. Clinical guidelines for the emergency department evaluation of subarachnoid hemorrhage. J Emerg Med，2016，50（4）：696-701.

［19］ Eggers C，Liu W，Brinker G，et al. Do negative CCT and CSF findings exclude a subarachnoid haemorrhage? A retrospective analysis of 220 patients with subarachnoid haemorrhage. Eur J Neurol，2011，18（2）：300-305.

［20］ Li J，Zhang P，Wu S，et al. Stroke-related complications in large hemisphere infarction：incidence and influence on unfavorable outcome. Ther Adv Neurol Disord，2019，12：1-10.

［21］ Amit K，Kishore，Andy，et al. Microbiological etiologies of pneumonia complicating stroke：a systematic review. Stroke，2018，49（7）：1602-1609.

［22］ De Montmollin E，Ruckly S，Schwebel C，et al. Pneumonia in acute ischemic stroke patients requiring invasive ventilation：impact on short and long-term outcomes. J Infect，2019，79（3）：220-227.

［23］ 卒中相关性肺炎诊治中国专家共识组. 卒中相关性肺炎诊治中国专家共识. 中华内科杂志，2010，49（12）：1075-1078.

［24］ Teh WH，Smith CJ，Barlas RS，et al. Impact of stroke-associated pneumonia on mortality，length of hospitalization，and functional outcome. Acta Neurol Scand，2018，138（4）：293-300.

［25］ Yu YJ，Weng WC，Su FC，et al. Association between pneumonia in acute stroke stage and 3-year mortality in patients with acute first-ever ischemic stroke. J Clin Neurosci，2016，33：124-128.

［26］ Zapata-Arriaza E，Moniche F，Blanca PG，et al. External validation of the ISAN，A2DS2，and AIS-APS scores for predicting stroke-associated pneumonia. J Stroke Cerebrovasc Dis，2018，27

　　　　(3)：673-676.

[27] Hoffmann S，Harms H，Ulm L，et al. Stroke-induced immunodepression and dysphagia independently predict stroke-associated pneumonia-The PREDICT study. J Cereb Blood Flow Metab，2017，37 (12)：3671-3682.

[28] Harms H，Grittner U，Droge H，et al. Predicting post-stroke pneumonia：the PANTHERIS score. Acta Neurol Scand，2013，128 (3)：178-184.

[29] Zhang R，Ji R，Pan Y，et al. External validation of the prestroke independence，sex，age，National Institutes of Health Stroke Scale Score for predicting pneumonia after Stroke using data from the China National Stroke Registry. J Stroke Cerebrovasc Dis，2017，26 (5)：938-943.

[30] Ouyang M，Boaden E，Arima H，et al. Dysphagia screening and risks of pneumonia and adverse outcomes after acute stroke：an international multicenter study. Int J Stroke，2019：1747493019858778.

[31] Pacheco-Castilho AC，Vanin GM，Dantas RO，et al. Dysphagia and associated pneumonia in stroke patients from Brazil：a systematic review. Dysphagia，2019，34 (4)：499-520.

[32] Eltringham SA，Kilner K，Gee M，et al. Impact of dysphagia assessment and management on risk of stroke-associated pneumonia：a systematic review. Cerebrovasc Dis，2018，46 (3-4)：99-107.

[33] Shim R，Wong CH. Ischemia，immunosuppression and infection-tackling the predicaments of post-stroke complications. International Journal of Molecular Sciences，2016，17 (1)：551-556.

[34] Liu D，Su LX，Guan W，et al. Prognostic value of procalcitonin in pneumonia：a systematic review and meta-analysis. Respirology，2016，21 (2)：280-288.

[35] Singer P，Blaser AR，Berger MM，et al. ESPEN guideline on clinical nutrition in the intensive care unit. Clinical Nutrition，2019，38 (1)：48-79.

[36] Lyons M，Smith C，Boaden E，et al. Oral care after stroke：where are we now? Eur Stroke J，2018，3 (4)：347-354.

[37] Geeganage C，Beavan J，Ellender S，et al. Interventions for dysphagia and nutritional support in acute and subacute stroke. Cochrane Database Syst Rev，2012，10：Cd000323.

[38] Song TJ，Kim J. Risk of post-stroke pneumonia with proton pump inhibitors，H_2 receptor antagonists and mucoprotective agents：a retrospective nationwide cohort study. PLoS One，2019，14 (5)：e0216750.

[39] 张通. 中国脑卒中康复治疗指南（2011完全版）. 中国康复理论与实践，2012，18 (04)：301-318.

[40] 欧彩娣，李锦才. Brunnstrom技术在脑卒中患者肢体综合训练中应用的疗效观察. 中外医学研究，2020，18 (9)：164-166.

[41] Nader，Riahi，Vasily A，et al. Estimating Fugl-Meyer upper extremity motor score from functional-connectivity measures. IEEE transactions on neural systems and rehabilitation engineering：a publication of the IEEE. Engineering in Medicine and Biology Society，2020，28 (4)：860-868.

[42] 赵春艳，周嫣，赵慧华，等. 静态平衡仪与Berg平衡量表对老年住院患者跌倒风险预测价值差异的研究. 中华现代护理杂志，2017，23 (29)：3717-3721.

[43] Carolee J，Winstein，Joel Stein，et al. 成年人卒中康复和恢复指南——美国心脏协会/美国卒中协会对医疗卫生专业人员发布的声明. 国际脑血管病杂志，2016，24 (8)：673-693.

[44] 佟利，陈善佳，谢官莉等. Frenchay活动量表的预测效度和信度研究. 康复学报，2019，29 (2)：20-26.

[45] Carolee J，Winstein，Joel Stein，et al. 成年人卒中康复和恢复指南——美国心脏协会/美国卒中协会对医疗卫生专业人员发布的声明（续前）. 国际脑血管病杂志，2016，24 (9)：769-793.

[46] Maria，Dekhtyar，Emily J，et al. Videoconference administration of the Western Aphasia Battery-

Revised：feasibility and validity．American Journal of Speech-Language Pathology，2020，29（2）：673-687.

[47] 王赛华，施加加，孙莹，等．简体版改良 Barthel 指数在脑卒中恢复期中的信度与效度研究．中国康复，2020，35（4）：179-182.

[48] Lenka，Kielbergerová，Otto，et al．Quality of life predictors in chronic stable post-stroke patients and prognostic value of SF-36 score as a mortality surrogate．Translational stroke research，2015，6（5）：375-383.

[49] 林婕，唐占英，金晟，等．Bobath 康复疗法的研究进展．神经损伤与功能重建，2014，6（9）：515-518.

[50] 李建鑫，朱晓龙，李建伟，等．针对性 Brunnstrom 分期仿真康复治疗脑卒中患者神经功能康复的效果分析．检验医学与临床，2018，15（8）：1098-1100，1104.

[51] Christopher S，Cayco，Edward JR，et al．Proprioceptive neuromuscular facilitation to improve motor outcomes in older adults with chronic stroke．Neurosciences（Riyadh，Saudi Arabia），2019，24（1）：53-60.

[52] 景荣华，姜迎萍，周益凡．联用 Rood 疗法和康复疗法治疗脑卒中所致中枢性面瘫的效果评析．当代医药论丛，2019，17（4）：111-113.

[53] Winstein CJ，Stein J．Guidelines for adult stroke rehabilitation and recovery：a guideline for healthcare professionals from the American Heart Association/American Stroke Association．Stroke，2016，47（6）：e98-169.

[54] 中华医学会神经病学分会，中华医学会神经病学分会神经康复学组，中华医学会神经病学分会脑血管病学组．中国脑卒中早期康复治疗指南．中华神经科杂志，2017，50（6）：405-412.

第三章 中枢神经系统感染性疾病

中枢神经系统（central nervous system，CNS）感染性疾病大都起病急骤、症状严重，如果没有得到及时有效的治疗，部分患者病情可在短期内迅速恶化，甚至有危及生命的可能。及时识别、诊断此类疾病，并尽快给予患者适当的治疗，是摆在每一个急诊科医师面前的重要问题。

中枢神经系统感染性疾病按照疾病累及部位划分，可以分为脑膜炎、脑炎、脑脓肿和硬膜下脓肿等。患者的临床症状一是来自于病原体对神经组织的直接损伤，一是来自于感染后继发的自身免疫反应。在疾病的不同阶段，由不同的发病机制推动病情的进展，急诊科医师的职责在于及时发现并阻断这一过程。

第一节 中枢神经系统感染性疾病的早期识别

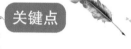

关键点

- 急诊科医师应该对疑似中枢神经系统感染的患者建立起系统化的识别及评估方案。
- 识别和评估的目的在于早期诊断、早期治疗、避免延误，从而改善患者预后。

急诊科医师的一个关键临床职责是要充分考虑到引发患者特定临床症状的"最坏的可能性"，不要轻易用一个常见的、相对良性的疾病去解释一个不典型的、存在疑问的症状和体征。

当诊断涉及中枢神经系统感染性疾病时，医师最大的挑战是通过患者众多的非特异性症状识别出罕见的、危及生命的疾病。典型的发热、头痛、精神状态改变和行为改变等症状的不同组合可以作为鉴别诊断的线索。本章将讨论神经系统感染性疾病的临床症状和体征，引导医师在急诊患者中识别出中枢神经系统感染性疾病，评价不同临床表现的敏感性和特异性。从而对临床上高度怀疑此类疾病的患者给予正确的诊断和有效的治疗。

一、核心问题

面对一个疑似中枢神经系统感染性疾病的患者，急诊医师在诊疗过程中，一定要回答以下几个问题。

1. 什么部位的感染？

出现在急诊室的中枢神经系统感染患者可以有许多非特定的症状和体征，包括头痛、发热、精神状态改变和行为改变。而这些症状和体征在患者身上的表现经常并不典型，这尤其需要临床医师仔细观察，进行判断和识别。众所周知，仅仅根据临床表现，很难对脑膜炎、脑炎和其他神经系统感染性疾病做出准确鉴别。从症候学的角度来说，典型的脑膜炎三联征是发热、精神状态改变和颈部僵硬；脑炎三联征是发热、精神状态改变和头痛；脑脓肿三联征是发热、头痛和局灶性神经功能缺损。很明显，以上"三联征"之间存在明显的交叉重叠，这使得仅凭症状做出的诊断并不可靠。

在疑似中枢神经系统感染的患者中，临床症状和体征可能提示病变累及脑膜（脑膜炎）、脑实质组织（脑炎、脑脓肿）或两者兼有（脑膜脑炎）。脑膜炎患者脑脊液中炎性细胞的增加和脑膜的刺激引起保护性反射，这种反射在临床上可表现为颈项强直、Kernig 征或 Brudzinski 征，这种保护性反射的生理意义在于防止对因炎症而痛觉过敏的神经根造成牵拉。尽管这 3 种典型脑膜刺激征的敏感性较低（分别为 30%、5% 和 5%），但其较高的特异性提示患者可能出现脑膜炎症，对于出现脑膜刺激征的患者，一定要完善神经影像学检查和脑脊液检查等相关检查以明确诊断。

另一方面，当患者发热和局灶性神经系统损伤的症状和体征进行性加重时，应考虑出现脑实质炎症和感染。具体的症状和体征包括：意识水平急性改变、人格改变、癫痫发作、失语或肢体运动障碍。

尽管通过以上症状和体征可以大致把患者病变部位指向软脑膜或脑实质，但大多数患者将同时具有这两者的病变特征，其诊断则倾向于脑膜脑炎。值得注意的是，重症脑膜炎以及脑实质病变（如脑炎和脑脓肿）患者，其脑水肿的发展可最终导致颅内压升高，并诱发脑疝，标志性的临床表现包括意识水平下降、剧烈头痛、呕吐、脑神经损伤表现等[1]。

2. 感染何时开始？

了解病程的进展有助于中枢神经系统感染性疾病的病因识别和诊疗。例如，根据症状的持续时间，脑膜炎可分为急性或慢性两类。急性脑膜炎（病程数小时至数天）通常由细菌感染引起，由于其症状很可能在短时间内进一步恶化，因此应该作为紧急情况，给予及时处理。慢性脑膜炎（持续 4 周或更长时间）更可能是病毒、肺结核、莱姆病、梅毒或隐球菌感染，此类感染往往需要特殊的检测项目来明确诊断，因此急诊医师应该及时决策，尽快展开这些检测。

3. 患者起病有何流行病学特征？是否有特殊生活经历？

患者起病的流行病学特征（社区感染与医院获得性感染、患者年龄、起病的季节）和特殊生活经历（旅行、昆虫/动物咬伤、特殊疾病接触、冶游史）可能有助于识别疑似病原体，并为针对性检查和开始经验性治疗奠定基础。社区获得性脑膜炎病原体主要包括肺炎链球菌和脑膜炎奈瑟菌。医院获得性脑膜炎或神经外科手术后脑膜炎，病原体应包括耐甲氧西林金黄色葡萄球菌和铜绿假单胞菌。某些病原体在某些年龄组更容易引起脑膜炎。具体来说，B组链球菌和大肠埃希菌是新生儿脑膜炎中常见的病原体。50岁以上成人患李斯特菌性脑膜炎的风险增加。对于病毒性脑炎来说，不同季节也是鉴别病原体的一个重要考虑因素。一般而言，蚊媒脑炎发生于初夏至初秋，而蜱媒脑炎则发生于春季至初秋。

同样，某些特殊的生活经历可以帮助医师寻找引起中枢神经系统感染的特定病原体。封闭的环境，如军营或大学宿舍，可能会导致脑膜炎奈瑟菌性脑膜炎的暴发。有穿透性头部创伤、心内膜炎病史或注射药物史的患者，金黄色葡萄球菌引起脑膜炎的风险增加。最近的虱子叮咬可能提示莱姆病，蚊子叮咬可能造成西尼罗病毒感染。无保护的性交可能增加人类免疫缺陷病毒（HIV）急性逆转录病毒综合征伴脑膜炎或神经性梅毒的患病风险。相反，疫苗接种将降低儿童流感嗜血杆菌和老年人肺炎链球菌引起脑膜炎的风险。

4. 患者的免疫状态如何？

当机体的毒力超过宿主的免疫防护能力时，就会发生中枢神经系统感染。因此，尽管某些生物体不太可能成为免疫能力强的宿主的病原体，但在患者免疫功能出现障碍的时候，这些条件致病微生物（弓形虫、隐球菌和结核分枝杆菌）便可以造成中枢神经系统感染性疾病。造成患者免疫机制障碍的因素主要包括恶性肿瘤、长期服用免疫抑制类药物、HIV感染等。

以这4个问题为引导，我们将开展下一步的针对患者的评估与处理。

二、评估与处理

1. 院前处理

在院前环境中，急救人员应根据主诉与患者进行沟通和接触，评估复苏ABC（即气道、呼吸、循环），并根据患者临床表现的严重程度和急救人员的培训水平开始进行必要的处理。这个评估的过程还包括检测基本的生命体征、利用格拉斯哥昏迷量表（GCS）对意识水平进行正式评估、测量血糖水平、开放静脉通道、开始静脉输液以维持血液循环并进行气道管理等。如果因患者病情不稳定而无法快速建立普通静脉通道，应考虑进行深静脉穿刺。对危及生命的重症感染患者进行院前复苏可以加快实现维持平均动脉压等复苏目标。在一项回顾性研究中，院前静脉注射和输液与降低院内病死率相关。

2. 初步评估与处理

急诊医师在接诊刚刚到达急诊室的疑似中枢神经系统感染患者时，要在第一时间对患者进行初步评估，并给予早期处理（表3-1）。

表 3-1　疑似中枢神经系统感染患者的初步评估和早期处理项目

接诊时的症状和生命体征

现病史和既往病史

相关实验室检查结果，包括白细胞计数、碳酸氢盐水平、乳酸水平和肾功能

是否曾于外院行头颅 CT 检查，及检查时间和检查结果

是否曾于院前使用抗生素，及药物种类、剂量和开始治疗的时间

如果患者已于院前开放静脉通道，输入/输出的具体情况如何？

院前腰穿结果

关注转院之前的最后一次查体结果

输液，治疗休克

根据可能的病原体给予抗生素

明确患者有无应用糖皮质激素的指征

如果患者神经系统查体发现异常，进行头部 CT 检查

如果 CT 结果无禁忌，腰穿检查

如果是传染性脑膜炎，医护人员要注意防护

与所有急症和神经科疾病一样，在患者到达急诊室时，应再次进行基本 ABC 评估，包括生命体征（温度、血压、心率、呼吸频率，以及氧饱和度）、疼痛量表、GCS 评估和患者血清葡萄糖含量。在分诊时应迅速检测血糖水平，并与院前人员所获得的结果进行比较。

在大多数情况下，通过口腔体温表检测体温即可。然而，呼吸困难的患者可能无法保持口腔闭合，这使得口腔测温困难，可能需要直肠测温来确保准确性。发热（温度＞38℃）和低温（温度＜36℃）均可能与中枢神经系统感染有关。

如果患者体温正常，则进行有关细菌性脑膜炎或病毒性脑炎病原学检测的必要性相应降低。然而，在合并免疫缺陷性疾病的状态下，部分病毒性脑膜炎患者，甚至少数细菌性脑膜炎患者在急诊室就诊时，均可能没有发热症状。在一项对 696 例社区获得性急性细菌性脑膜炎患者的评估中，患者平均体温为 38.8℃，发热患者占 77%，这一数字提示我们，应该尤其关注那些没有发热症状的脑膜炎患者。

意识水平下降的患者维持气道通畅的能力下降，从而存在出现吸入性肺炎的风险，因此应密切监测其是否需要气管插管及人工辅助呼吸。任何 GCS≤8 的患者均应考虑气管插管以保护气道。细菌性脑膜炎患者有肺部或血液感染同一病原体的风险，这进一步加强了密切监测生命体征和血流动力学的必要性。

在对生命体征进行评估后，脑膜炎高危患者应立即建立静脉通道（即用至少两个 18 号或更大口径注射器建立外周静脉通道），同时将血液样本送到实验室进行检测，包括外周血白细胞计数和分类、基本生化检查、血清乳酸含量检测和血液培养。应在 20～30 min 内给予患者晶体液输注（剂量 20～30 ml/kg），并在开始治疗阶段每隔 5 min 重新评估患者的生命体征、意识水平和气道状态。

与其他细菌感染患者相似，有些细菌性脑膜炎患者会出现低血压。这可能是由败血症或因发热、呼吸急促、出汗和呕吐而增加的隐性液体流失所引起。此外，细菌性脑膜炎和其他引起败血症性休克的疾病一样，可引起明显的炎症反应，导致血管扩张、毛细血管通透性增加，在某些情况下还可导致心肌功能障碍。

疑似脑膜炎或脑炎的危重症患者的初步复苏策略与其他脓毒症和感染性休克患者的策略一致。例如，在针对早期复苏的指南中，伴有低血压（收缩压＜90 mmHg，平均动脉压

<65 mmHg）或高血清乳酸症的脓毒血症患者复苏成功的关键是，能否在起病最初 3 h 内开始复苏过程并建立静脉通道，继而给予 30 ml/kg 晶体液的静脉滴注。多个指南均强调快速诊断和快速给予液体和抗生素，然后根据病情需要，通过对血流动力学状态进行动态监测而重新评估输液方案。

上述治疗策略的改变与近期对严重脓毒症和败血症性休克患者的复苏策略的随机试验结果相一致，即早期干预、快速恢复液体循环、及时使用抗生素和密切监测可能比过于繁复地计算液体用量更为重要。

在患者病情稳定、循环血量充足、未出现输液反应之前，应重复静脉给予晶体液。一旦患者状态平稳，液体输注则应降低到维持水平。如果患者在初次复苏后仍血压偏低，则应使用去甲肾上腺素来维持平均动脉压。这些治疗建议对中枢神经系统感染患者的预后影响尚不清楚，尤其是积极早期容量复苏与脑水肿之间的关系需要进行深入研究。最近完成的几项研究结果对这一疑问未给予明确结论，原因在于这些检查纳入的样本量均比较少[2]。

3. 避免诊疗环节中可能出现的延迟

每位急诊科医师和神经科医师均对脑梗死的治疗时间窗耳熟能详。在中枢神经系统感染性疾病的治疗中，同样存在宝贵的时间窗，正如最近一项研究所提示，急性细菌性脑膜炎的治疗每延迟 1 h，死亡率相对增加 12.6%。急诊医师的职责就是竭尽所能在这个时间窗内开始具有针对性的治疗。在现实医疗活动中，很多因素都会延迟医师做出诊断的过程（表 3-2）。

表 3-2　诊疗过程出现延迟的原因

患者临床路径	延迟的表层原因	延迟的深层原因
患者临床表现提示需要腰穿检查	医师对临床特征的识别	医师的专业知识 对于诊断结果的信心
决定进行腰穿检查	需要多人（家属）做出决定	医师的专业知识 医患双方的情绪 社会习俗的影响
患者进入病房或其他医疗场所准备腰穿	患者需要再次查体	医师对于诊断结果的信心 医院提供的医疗资源
医疗人员到位准备腰穿	交接班、急诊医师需要处理其他危重患者等情况	对腰穿能力的信心 对诊断结果的信心 医患双方的情绪
腰穿前的设备及监测准备	了解需要何种设备以及从何处得到设备	医师的专业知识
腰穿进行	技巧及其他外部因素	医师腰穿的技巧、医患双方的情绪 对于腰穿能力的信心
得到结果并制订治疗计划	由谁来制订诊疗计划，等待结果并对结果进行分析	医师的专业知识 对诊断结果的信心
根据腰穿结果需要附加检查	何处进行这些检查，何时能得到检查结果	医师的专业知识 对诊断结果的信心

综合分析上表，我们发现造成延迟的主要因素有以下几个：①医师对神经系统感染性疾病的认识不足，对腰穿的操作及最终的诊断缺乏信心，以致难以全力推进诊疗过程；②医疗资源的限制，急诊医师需要同时处理多个危重患者；③各项检查及操作都需要相应的准备、标本和数据传递及结果分析的时间；④患者及家属对疾病的认识和理解不足，需要在操作和检查之前反复沟通。

显而易见，解决上述问题的方法在于：①加强对急诊医师专业知识及基本操作的培训，使急诊医师在临床工作中始终对中枢神经系统感染性疾病保持警惕；②多学科配合，及时处理需要腰穿等特殊检查的患者；③建立绿色通道，缩短检查时间；④开展面向社区的健康宣教，提高民众对于神经系统感染性疾病诊疗过程及手段的认识[3]。

与急诊医学中遇到的其他危及生命的疾病一样，急诊医师对于中枢神经系统感染性疾病的诊断和治疗需要保持警惕，根据病史和体格检查初步识别此类患者，并通过适当的影像学检查和实验室评估予以确认。下面我们将介绍几种具有代表性的神经系统感染性疾病。

第二节　细菌性脑膜炎与病毒性脑膜炎

关键点

- 对于疑似细菌性脑膜炎的患者，应依据患者的具体情况立即给予经验性抗生素治疗。
- 对于临床高度怀疑真菌性脑膜炎的患者，在分离出某种特定的真菌之前，经验性给予两性霉素 B 抗真菌治疗，对患者是有益的。
- DAT（door-to-antibiotic time，即就诊到开始抗生素治疗的时间）的概念应该引起急诊科医师的重视，并以此为参照推动诊疗进程。
- 脑脊液分析对于脑膜炎的病原学诊断及疗效评估至关重要。腰穿检查前，应排除相关禁忌证。对于存在脑疝风险的患者，腰穿检查前需行头颅 CT 检查。
- 急诊科医师应了解中枢神经系统感染患者可能出现的各种并发症，并给予妥善处理。

根据发病机制的不同，脑膜炎可以分为感染性脑膜炎和非感染性脑膜炎两大类，本节我们主要讨论由细菌、病毒或真菌感染引发的急性感染性脑膜炎。

一、流行病学及病因学

脑膜炎在发达国家是一种相对少见的疾病。从 1993—2008 年，每年约有 6.6 万名美国急诊患者被诊断为脑膜炎，年发病率为 62/10 万。在这些患者当中，通过充分的病因学检查，未发现明确病原体的脑膜炎占 60%，病毒性脑膜炎占 31%，细菌脑膜炎占 8%，而真菌及结核性脑膜炎仅占 1%。

细菌性脑膜炎在发展中国家更为普遍，其平均年发病率接近 50/10 万，在出生后的第 1 年，每 250 名儿童中就有 1 人患病。在这里要介绍一个"脑膜炎地带"的概念，这是指撒哈拉以南的部分非洲地区，该地区一个多世纪以来反复发生脑膜炎奈瑟菌性脑膜炎的大范围流行。尼日尔就是这样一个典型的脑膜炎地带国家，它的高发病率和多次暴发流行已经被广泛研究，其原因可能与致病菌的季节性传播、气候干燥削弱皮肤黏膜的保护作用及医疗卫生基础薄弱有关。

计划免疫可以有效降低多种危及生命的传染性疾病的发病率，在这方面，细菌性脑膜炎是一个相当成功的范例。1988 年引进有效疫苗之前，B 型流感嗜血杆菌（haemophilus influenzae type B，HIB）是美国细菌性脑膜炎的主要原因。在所有婴儿从 2 个月大开始接种 HIB 疫苗后，5 岁以下儿童的 HIB 脑膜炎发病率下降 99% 以上。同样，肺炎球菌疫苗（PCV7）和脑膜炎奈瑟菌结合疫苗（MCV4）的出现显著降低了肺炎链球菌性脑膜炎和脑膜炎奈瑟菌性脑膜炎的发病率和死亡率。在计划免疫不断强化与普及之后，由革兰氏阴性细菌和葡萄球菌等医院内病原体引起的脑膜炎的发病率相对升高，目前已超过脑膜炎奈瑟菌和流感嗜血杆菌。病原体人口统计学显示，脑膜炎患者的平均发病年龄从 1986 年的 15 个月大增长至目前的 35 岁。

细菌性脑膜炎引起的炎症反应可以导致严重的脑水肿，一旦脑脊液压力调节的代偿机制失去平衡，则导致颅内压急剧升高，进而诱发脑疝，危及生命。故细菌性脑膜炎是一种致命性疾病，其死亡率在 13%～27% 之间。

与细菌感染相比，病毒感染引起的脑膜炎通常不甚严重。在美国每年的病毒性脑膜炎患者中，大多数感染发生在夏季和秋季。最常见的病原体是肠道病毒（如柯萨奇病毒、Echo 病毒）、单纯疱疹病毒（HSV-Ⅰ型和 HSV-Ⅱ型）、巨细胞病毒（cytomegalovirus，CMV）、EB 病毒、水痘-带状疱疹病毒（varicella-zoster virus，VZV）、腮腺炎病毒和人类免疫缺陷病毒（HIV）也可引起病毒性脑膜炎。

真菌性脑膜炎通常继发于身体其他部位的系统性真菌感染（如新型隐球菌、粗球孢子菌、荚膜组织胞浆菌）。病原体通常来自免疫功能低下患者的肺部感染灶。

二、感染途径

病原体主要通过以下途径感染脑膜：通过菌血症或病毒血症（通常来自上呼吸道）血行感染、起源于牙周或鼻窦感染性病变的直接传播、通过外伤或神经外科手术造成的创口进入蛛网膜下腔。而不同的感染途径往往提示了不同的病原体种类，这将有助于我们选择具有针对性的抗生素。

三、脑膜炎的危险因素

1. 免疫缺陷

即使给予积极抗病毒治疗，由 HIV 感染造成的 T 细胞缺陷仍然可以使细菌性脑膜炎的发病率提高 8 倍。脾切除、脾功能减退、恶性肿瘤、应用免疫抑制药物等状态下，患者的免疫功能减退，亦属于脑膜炎易感人群。

2. 社会环境因素

居住环境拥挤、人群高密度聚集易造成脑膜炎的急剧扩散，甚至暴发流行，研究证实住校大学生比社会青年发病率高。低收入及低教育水平会造成人群对疾病的认识不足，缺乏基本的健康防护知识，同时此人群容易出现计划免疫缺陷。这些均是与经济水平相关的脑膜炎危险因素。

3. 伴发疾病

与其他多种感染性疾病一样，糖尿病也是脑膜炎的危险因素。一些头颈部的侵入性手术及操作也可能诱发脑膜炎，例如有文献报道，人工耳蜗植入者的肺炎链球菌性脑膜炎的发病率是正常人的 30 倍，这可能与手术造成的脑脊液漏有关。

四、临床表现

在急诊科，具有脑膜炎症状的患者数量远远超过了真正确诊的脑膜炎患者数量。只有少数患者出现典型的脑膜炎三联征，即"发热、颈部僵硬和精神状态改变"。其他相关症状可能包括恶心和呕吐、脑神经异常、皮疹和癫痫。婴儿也可能出现非特定症状，如嗜睡和易怒。在诸多可能提示患者罹患脑膜炎的主诉及症状当中，头痛、恶心和呕吐、颈强直的敏感性较低（分别是 27%～81%、29%～32% 和 28%）。而在不同的患者中，经典的脑膜炎三联征的敏感性亦有差异：发热（42%～97%），颈强直（15%～92%），精神状态改变（32%～89%）。在某些情况下，99%～100% 的脑膜炎患者至少有典型三联征的一个症状。因此，如果出现急性头痛的患者没有颈强直或发热，并且精神状态正常，则其患有脑膜炎的可能性相对不大。一项以色列对 2 个月至 16 岁儿童的前瞻性研究也证明了典型症状在诊断脑膜炎中的普遍价值。

多年以来，临床医师已经学会了评估脑膜炎的经典体检方法。有关 Kernig 征的最早描述见于 1882 年，具体做法是：患者去枕平卧，髋关节、膝关节屈曲成直角，然后慢慢伸展患者的膝关节。当膝关节角度小于 135°而引起疼痛时，称为 Kernig 征阳性。Brudzinski 征的首次报道见于 1909 年，具体做法是：在患者仰卧位时颈部被动弯曲，如果导致臀部和膝盖弯曲，则认为是 Brudzinski 征阳性。在 Brudzinski 的原始论文中，Kernig 征和 Brudzinski 征的敏感性分别为 42% 和 97%。然而，有关 Kernig 征和 Brudzinski 征的论文中所涉及患者大部分是结核分枝杆菌和肺炎链球菌所致的脑膜炎儿童，这两种脑膜炎的症状均比较严重。最近的几项研究复核了这些经典症状在当代患者群体中的实用性，其结果表明：这些体征在预测脑脊液（CSF）淋巴细胞细胞增生方面的敏感性较低。因此，这些临床体征的缺失不能充分排除脑膜炎的存在或排除腰椎穿刺的必要性。同时，Kernig 征和 Brudzinski 征对于预测脑脊液的淋巴细胞增生具有很高的特异性（92%～98%），因此，对于存在 Kernig 征和 Brudzinski 征的患者应高度怀疑脑膜炎的可能性。

另一种能够触发脑膜刺激的方法是"晃头试验（Head Jolt Test）"，要求患者在水平面内以 2～3 圈/秒的速度前后晃动头部。如果患者的头痛恶化，则认为是晃头试验阳性。该试验曾在一组发热和头痛的患者中进行测试，晃头试验提示脑脊液淋巴细胞增生的敏感度为 97%。但美国急诊患者和印度重症监护病房患者的两项后续研究显示，其敏感度较低

（6%～21%），这表明晃头试验阴性的患者并不能排除脑膜炎诊断。由此可见，仅凭主诉及查体并不能排除脑膜炎诊断。因此，通盘考虑患者的整体状况，综合评价多个临床线索，是帮助临床医师做出准确诊断的基本原则。在一项前瞻性队列研究中，Nakoa 等人发现临床医师根据个人经验预测患者存在脑脊液淋巴细胞细胞增生的敏感度只有 44%。而在3 名脑脊液培养呈阳性结果（脑膜炎奈瑟菌、肠道病毒）的患者中，临床医师在进行腰穿前均做出了脑膜炎的初步诊断，这表明临床医师的判断仍然是我们目前最好的诊断工具。

五、诊断性检查

1. 脑脊液分析

在没有明确禁忌证的情况下，疑似中枢神经系统感染的患者均应进行腰穿检查。如果因患者的临床状况不允许立即进行腰穿检查但高度怀疑细菌性脑膜炎时，应立即开始使用经验性抗生素治疗。虽然脑脊液培养的敏感性随着抗生素的使用而降低，但仍有 10%～15% 的患者在应用抗生素后，脑脊液仍然保持阳性。

对于存在颅内占位性病变或有中线移位风险的患者，为了避免因腰穿诱发脑疝，在腰穿之前应进行头部 CT 扫描。美国传染病学会（Infectious Diseases Society of America, IDSA）的现行指南建议，以下患者在腰穿之前应进行头部 CT 检查，并对其结果进行评估：①免疫功能缺陷患者；②既往存在中枢神经系统疾病的患者；③1 周内出现新发癫痫的患者；④查体发现存在视盘水肿、意识水平下降或局灶性神经功能缺损的患者。

在认为有必要进行头部 CT 检查的患者中，正确的诊疗顺序是首先给予抗生素治疗，然后进行头颅 CT 检查，排除禁忌证之后再行腰穿检查。

然而，即使患者头颅 CT 扫描显示正常，仍有一些临床表现预示患者存在脑疝风险，具体包括：①患者意识水平进行性下降，特别是 GCS 评分<11 分；②患者出现脑干受损症状，包括瞳孔改变、强迫头位或呼吸节律变化。

以上情况出现时，为避免诱发脑疝，仍需慎重评价患者的临床状态，慎行腰穿检查。腰穿的其他相关禁忌证包括已知的脊髓硬膜外脓肿、血小板减少或其他出血倾向性疾病。

相关研究发现，在精神状态改变的患者中，依据指南建议在腰穿之前先行头颅 CT 检查会大大增加 CT 的使用频率，这种现象在那些并未达到脑膜炎诊断标准的患者中尤为突出。更严重的是，在世界多个地区，在不同的社会经济条件和风俗习惯背景之下，对疑似细菌性脑膜炎患者早期使用经验性抗生素的指南建议并未得到广泛的遵守。2009 年，瑞士指南将中度至重度精神损害和新发作的癫痫从腰穿前头部 CT 检查的适应证中删除，这样做的结果是细菌性脑膜炎的治疗明显提前，总死亡率降低。

一旦完成腰穿，应记录脑脊液压力，脑脊液常规及生化分析可帮助预测病原体的基本类型，即细菌、病毒或真菌性脑膜炎。除了细胞计数、葡萄糖和蛋白质定量之外，脑脊液还应常规送培养及行药敏实验。在免疫功能正常的个体中，应对脑脊液进行分子生物学研究，如针对单纯疱疹病毒的聚合酶链反应（polymerase chain reaction，PCR）检测。对于临床高度怀疑非典型感染的患者，尤其是免疫功能缺陷的患者，应行针对真菌（如隐球菌抗原、真菌培养）和分枝杆菌感染（如抗酸菌染色和分枝杆菌培养）的特殊脑脊液检测。

如果发现脑脊液开放压显著升高（如＞400 mm H_2O），专家建议保留穿刺针并注射甘露醇。在几分钟后重新检查压力，以确定压力是否下降。具体脑脊液评价标准如下。

（1）正常脑脊液：如果脑脊液镜检未见红细胞，白细胞少于 $5/mm^3$，葡萄糖/血糖比＞0.67，蛋白质＜50 mg/dl，革兰氏染色中未发现病原微生物，则视为脑脊液正常。如果患者以上脑脊液检测结果正常，则脑膜炎及部分脑炎可以排除。

（2）脑脊液白细胞显著升高：白细胞显著升高（中性粒细胞为 $100\sim1000/mm^3$，无红细胞），提示细菌性脑膜炎的可能性。通常情况下，脑脊液葡萄糖/血糖比显著降低（＜0.67），脑脊液蛋白质显著升高，多数＞50 mg/dl。大约 70%的病例中革兰氏染色可见病原微生物。

（3）白细胞轻度升高，无红细胞：病毒性脑膜炎或非疱疹性病毒性脑炎患者的脑脊液白细胞轻度升高且无红细胞。白细胞通常在 $10\sim100/mm^3$，脑脊液葡萄糖/血糖比正常，蛋白质＜50 mg/dl。革兰氏染色未见病原微生物。尽管具有上述发现的患者患有细菌性脑膜炎的可能性极低，但在许多情况下，他们仍然会被给予抗生素治疗，直到临床症状改善、脑脊液培养结果为阴性。

（4）高白细胞和红细胞：疱疹病毒脑炎患者的脑脊液可表现为红细胞计数升高（$10\sim100/mm^3$）伴白细胞计数升高（$100\sim1000/mm^3$），脑脊液葡萄糖/血糖比＞0.67、蛋白质可能小于 50 mg/dl 或升高，革兰氏染色未见病原微生物。

（5）红细胞增多：脑脊液显示红细胞计数升高（$100\sim1000/mm^3$ 或更高），白细胞计数小于 $5/mm^3$ 或白细胞与红细胞的比例小于 1:500，脑脊液葡萄糖/血糖比大于 0.67，蛋白质＜50 mg/dl；革兰氏染色未见病原微生物。此种脑脊液结果可见于蛛网膜下腔出血。

虽然某些脑脊液检测结果高度提示病毒或细菌感染，但急诊科医师不应仅仅根据这些看似典型的脑脊液结果匆忙做出诊断。一项针对 696 例经培养证实的细菌性脑膜炎患者的前瞻性研究发现，只有 88%的患者具有一个或多个提示细菌性脑膜炎的典型脑脊液检测结果，1/5 的患者脑脊液革兰氏染色阴性。另有两项研究评估了在革兰氏染色阴性的情况下，脑脊液实验室检测在鉴别病毒性脑膜炎和细菌性脑膜炎方面的临床价值。这两项研究均发现，在鉴别细菌性脑膜炎时，典型脑脊液改变（包括中性粒细胞计数显著升高、蛋白质含量升高或葡萄糖含量降低）的鉴别价值较低。例如，50%细菌性脑膜炎患者的中性粒细胞计数＜$440/mm^3$，10%以上病毒性脑膜炎患者的中性粒细胞计数＞$500/mm^3$[4]。

另有几项研究评估了脑脊液乳酸水平在区分病毒性脑膜炎和细菌性脑膜炎中的鉴别价值。脑脊液乳酸由细菌无氧代谢或缺血脑组织产生，且不受血乳酸浓度的影响。一项评估脑脊液乳酸水平对于诊断细菌性脑膜炎与病毒性脑膜炎准确性的 meta 分析发现，在革兰氏染色阳性或培养证实细菌性脑膜炎的儿童和成人患者中，以脑脊液乳酸水平＞3.9 mmol/L 作为细菌性脑膜炎的一项诊断标准，其敏感性为 96%（95%可信区间 93%～98%），特异性为 97%（95%可信区间 96%～99%）。而在检测前已接受抗生素治疗的患者中，本试验的敏感性显著下降至 29%（95%可信区间 23%～75%）。

2. 血清 C 反应蛋白与血清降钙素原

血清 C 反应蛋白（C-reactive protein，CRP）水平在炎症反应触发后约 6 h 开始增加，48 h 左右达到峰值。细菌性脑膜炎患者的血清 CRP 明显高于病毒性脑膜炎患者。Hansson

等比较了两组患者（细菌性脑膜炎患者 60 例和病毒性脑膜炎患者 146 例），以 CRP 浓度 50 mg/L 为区分细菌与病毒感染的阈值，其敏感度为 88%，特异度为 90%。在一项类似的研究中（细菌性脑膜炎 19 例，病毒性脑膜炎 30 例），同样以 CRP 浓度 50 mg/L 为阈值，其对细菌性脑膜炎诊断的敏感度和特异度分别为 94% 和 70%。调整 CRP 的阈值，研究结果也会发生相应改变，以 CRP 浓度 40 mg/L 为阈值，其敏感度为 83%，特异度为 100%。若以 CRP 浓度 90 mg/L 为阈值，则敏感度为 67.5%，特异度为 86.3%。相关 meta 分析试图评估血清 CRP 水平对于细菌性脑膜炎的诊断价值，在 35 项选定的研究中，14 项结果显示血清 CRP 可以作为细菌性脑膜炎的诊断依据之一，其所设阈值从 19~100 mg/L 不等，这可能与人群特征、检测方法有关。尽管这些判定标准存在差异，但血清 CRP 水平仍不失为鉴别细菌性脑膜炎与病毒性脑膜炎的有价值的实验室生化指标（表 3-3）。

表 3-3 不同类型脑膜炎患者主要生化检查结果对照

	正常人	细菌性脑膜炎	病毒性脑膜炎	结核性脑膜炎
外周血白细（$\times 10^9$/mm³）	4~10	10~30	4~10	5~15
C 反应蛋白（mg/L）	<10	40~400	<10	10~100
CSF 压力（cmH₂O）	6~20	20~50	6~30	15~40
CSF 白细胞计数（/mm³）	<5	>1000	10~1000	10~1000
CSF 蛋白质含量（g/L）	<0.60	>2	<0.60	1~4
CSF 葡萄糖/血糖含量之比	>0.60	<0.40	>0.60	<0.40

另外，血清降钙素原（procalcitonin，PCT）在区分细菌性脑膜炎和病毒性脑膜炎方面也显示了良好的前景。血清降钙素原是一种炎症标志物，在潜在细菌感染的患者中其含量显著增加。它已被广泛应用于临床实践中，以评估潜在细菌感染的可能性。疑似细菌性脑膜炎而脑脊液革兰氏染色阴性的患者，血清降钙素原含量大于 0.98 ng/ml 时，诊断细菌性脑膜炎的敏感性为 87%，特异性为 100%，阳性预测值为 100%，阴性预测值为 99%。已有的多项研究清楚表明，血清 PCT 对细菌性脑膜炎的诊断精度取决于所选择的人群和选择标记阈值的方法。一般来说，在非典型细菌性脑膜炎（结核性脑膜炎）、院内感染的细菌性脑膜炎和检测前已经接受抗生素治疗的脑膜炎等病例中，PCT 检测的诊断价值会下降。另有文献报道，部分确诊的社区获得性细菌性脑膜炎患者的 PCT 值<0.5 ng/mL。尽管如此，当 PCT 值居于 0.5~1 ng/ml 之间时，它仍是鉴别细菌性脑膜炎与病毒性脑膜炎的有价值的生化指标之一。迄今为止，还没有依据 PCT 水平指导急诊脑膜炎治疗决策的相关临床研究[5]。

3. 细菌性脑膜炎评分

在儿科患者中，细菌性脑膜炎评分（Bacterial Meningitis Score）是一种有效的临床诊断工具，它可识别出脑脊液淋巴细胞增多的儿童罹患细菌性脑膜炎的风险。如果患儿缺乏以下所有表现，则被视为属于细菌性脑膜炎的"低风险"人群，具体包括：①脑脊液革兰氏染色阳性；②脑脊液绝对中性粒细胞计数至少为 1000/mm³；③脑脊液蛋白质至少为 80 mg/dl；④外周血白细胞计数至少为 10 000/mm³；⑤在起病前或起病时有癫痫发作。

细菌性脑膜炎评分可以帮助临床医师确定哪些患儿在出现脑脊液淋巴细胞增多时需要接受抗生素治疗。很明显，那些在评分前已经具有应用抗生素指征的患儿则没有必要再进行细菌性脑膜炎评分。该评分不适用于年龄小于 29 天或患有严重疾病、心室逆向分流、近期神经外科手术、免疫抑制状态或因其他原因需要住院接受抗生素治疗的患儿。在对 8 项独立验证研究的 meta 分析中，细菌性脑膜炎评分诊断细菌性脑膜炎的敏感度为 99.3%（95% 可信区间 98.7%～99.7%），阴性预测值为 99.7%（95% 可信区间 99.3%～99.9%）。

4. 影像学检查

对于细菌性脑膜炎患者，有必要行胸部 X 线片，通过这项检查可能会发现局部肺感染或肺脓肿。鼻窦和颅骨平片可提供亚临床的颅骨骨髓炎、鼻窦炎、乳突炎的证据。CT 扫描可以更好地观察这些结构，因此 CT 在多数情况下已逐步取代传统的 X 线片检查。CT 扫描对于发现病变侵蚀的颅骨或脊椎、细菌进入颅内的通路（如肿瘤或窦壁缺损）以及发现脑脓肿或硬膜下积脓都很有价值。应用钆增强 MRI 可以显示脑膜渗出和炎症反应，也可以显示静脉闭塞和邻近部位的梗死。

六、细菌性脑膜炎的治疗

1. 早期抗生素治疗

对疑似中枢神经系统感染的患者，应尽快开始使用适当的抗生素治疗。相关研究显示，重症感染患者若在就诊后 1 h 内给予适当的抗生素治疗，死亡率为 19.5%，而就诊后 1 h 以上给予抗生素治疗的患者，死亡率增加到 33.2%。另有研究显示，在感染性休克患者出现低血压后，抗生素治疗每延迟 1 h，死亡率平均增加 7.6%。以上结果都是以急诊感染性休克患者为研究对象，由于在这些研究中细菌性脑膜炎患者的数量均比较少，所以这些结论是否可以作为细菌性脑膜炎的治疗原则仍有疑问。在此之前，曾有研究已经证明细菌性脑膜炎患者抗生素开始使用时间与死亡率之间存在关联。一项针对 122 名细菌性脑膜炎患者的队列研究显示，从就诊到开始抗生素治疗的平均时间为 3 h［四分位数间距（IQR）1.6～4.3 h］，而平均时间内 90% 发生在首诊医师接诊之后，可见缩短开始抗生素治疗的时间，有可能显著改善细菌性脑膜炎患者的预后。近期的临床研究对于细菌性脑膜炎从接诊到给予抗生素治疗的临床决策路径进行了总结与分析（图 3-1）。

在对这一临床路径进行深入分析之前，有必要提出当前有关细菌性脑膜炎治疗的一个新概念：DAT（Door-to-Antibiotic Time），即就诊到开始抗生素治疗的时间。研究提示，DAT 应尽量缩短至 1 h 之内。以此为参照再对决策路径进行分析可以看出，DAT 所指的 1 h，基本发生在腰穿结束、对脑脊液外观进行初步评价并送相关病原学检查之后。可以有效缩短 DAT 的方法主要包括：对于疑似脑膜炎患者，如果发现感染性休克、脓毒血症等重症感染表现或出现局灶性神经功能缺损体征时，应第一时间开始抗生素治疗，并随后展开进一步的诊疗措施；对于有腰穿指征而没有腰穿禁忌证的患者，在接诊 30 min 内开始腰穿操作，一旦发现脓性脑脊液，即刻开始抗生素治疗；脑脊液染色、培养及抗体检测等病原体检测手段均需要一定时间，医生可以根据脑脊液常规、生化、乳酸含量和血清降钙素原等检测结果及时开始抗生素治疗。

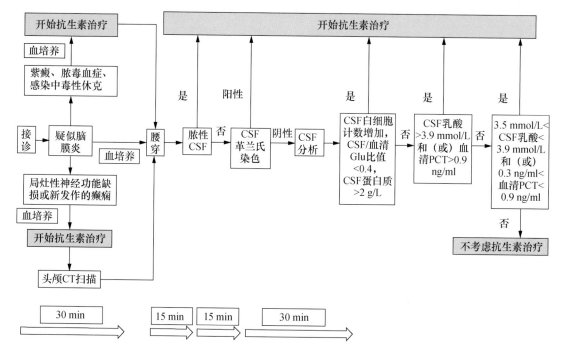

图 3-1 细菌性脑膜炎的临床决策路径。CSF，脑脊液；Glu，葡萄糖；PCT，降钙素原

经验性抗菌药物的选择取决于几个因素，包括症状进展的时间、患者年龄和其他感染风险因素。在世界范围内，大多数细菌性脑膜炎的致病菌为肺炎链球菌和脑膜炎奈瑟菌。新生儿血脑屏障发育尚未完善，常见的致病菌为 B 组链球菌、单核细胞性李斯特菌和大肠埃希菌。青少年患者的常见致病菌包括流感嗜血杆菌（未接种人群）、脑膜炎奈瑟菌和肺炎链球菌。中年人感染肺炎链球菌的风险最高。因此，应早期使用第 3 代头孢菌素和万古霉素，其剂量应保证足以进入中枢神经系统并维持肾功能稳定。老年人和免疫抑制人群，包括酗酒者，有感染肺炎链球菌和单核细胞性李斯特菌的危险。因此，他们的早期治疗应在氨苄西林、第 3 代头孢菌素和万古霉素之间进行选择搭配。其他最近接受过神经外科手术的患者，或有穿透性头部创伤的患者，肺炎链球菌仍然是最常见的病原体（表 3-4 和表 3-5）。

表 3-4 不同年龄细菌性脑膜炎患者常见病原菌及经验性治疗

年龄	常见病原菌	经验性治疗
<1 月龄	B 组链球菌 大肠埃希菌 单核细胞性李斯特菌	阿莫西林＋头孢曲松 或阿莫西林＋氨基糖苷类
1～23 月龄	无乳链球菌 大肠埃希菌 肺炎链球菌 脑膜炎奈瑟菌	万古霉素＋头孢噻肟或头孢曲松
2～50 岁	肺炎链球菌 脑膜炎奈瑟菌	万古霉素＋头孢噻肟或头孢曲松

续表

年龄	常见病原菌	经验性治疗
>50 岁	肺炎链球菌 脑膜炎奈瑟菌 单核细胞性李斯特菌 革兰氏阴性杆菌	万古霉素＋头孢噻肟或头孢曲松
免疫抑制状态	肺炎链球菌 脑膜炎奈瑟菌 金黄色葡萄球菌 沙门氏菌 需氧革兰氏阴性杆菌	万古霉素＋头孢吡肟或美罗培南

表 3-5　不同病原菌的抗生素治疗方案

病原微生物	标准治疗	可选治疗	疗程
肺炎链球菌			10～14 天
青霉素敏感（MIC<0.1 μg/ml）	青霉素 阿莫西林 氨苄西林	头孢曲松 头孢噻肟 氯霉素	
青霉素耐药（MIC>0.1 μg/ml） 　第 3 代头孢菌素敏感（MIC<2 μg/ml）	头孢曲松 头孢噻肟	头孢吡肟 美罗培南 莫西沙星	
第 3 代头孢菌素耐药（MIC≥2 μg/ml）	万古霉素＋利福平 万古霉素＋头孢曲松 万古霉素＋头孢噻肟 利福平＋头孢曲松 利福平＋头孢噻肟	万古霉素＋莫西沙星 利奈唑胺	
脑膜炎奈瑟菌			7 天
青霉素敏感（MIC<0.1 μg/ml）	青霉素 阿莫西林 氨苄西林	头孢曲松 头孢噻肟 氯霉素	
青霉素耐药（MIC>0.1 μg/ml）	头孢曲松 头孢噻肟	头孢吡肟 美罗培南 环丙沙星 氯霉素	
单核细胞性李斯特菌	阿莫西林 氨苄西林 青霉素	磺胺 莫西沙星 美罗培南 利奈唑胺	至少 21 天
流感嗜血杆菌			7～10 天
β-内酰胺酶阴性	阿莫西林 氨苄西林	头孢曲松 头孢噻肟 氯霉素	
β-内酰胺酶阳性	头孢曲松 头孢噻肟	头孢吡肟 环丙沙星 氯霉素	

续表

病原微生物	标准治疗	可选治疗	疗程
β-内酰胺酶阴性且氨苄西林耐药	头孢曲松＋美罗培南 头孢噻肟＋美罗培南	环丙沙星	
金黄色葡萄球菌			至少 14 天
甲氧西林敏感	氟氯西林 纳夫西林 苯唑西林	万古霉素 利奈唑胺 利福平 磷霉素	
甲氧西林耐药	万古霉素	磺胺 利奈唑胺 利福平 磷霉素 达托霉素	
万古霉素耐药（MIC>2.0 $\mu g/ml$）	利奈唑胺	利福平 磷霉素 达托霉素	

MIC，最小抑菌浓度

2. 糖皮质激素辅助治疗

在某些疑似细菌性脑膜炎的病例中，除了早期进行抗生素治疗外，还应考虑使用糖皮质激素作为辅助治疗。在动物模型中发现，随着蛛网膜下腔炎症过程的加重，脑膜炎的预后进行性恶化，这个结果支持使用糖皮质激素治疗细菌性脑膜炎。自从 20 世纪 60 年代首次报道的临床试验开始，有关糖皮质激素在细菌性脑膜炎治疗过程中的收益和风险一直备受争议。2013 年 Cochrane 回顾分析了 25 项随机对照试验，这些试验跨越了所有年龄和类型的细菌性脑膜炎患者，分析的目的在于确定糖皮质激素在降低总死亡率、听力损失和其他神经系统后遗症方面的益处。总体来说，应用糖皮质激素并没有降低总死亡率（17.7％vs.19.9％）。在亚组分析中，糖皮质激素可降低肺炎链球菌引起的细菌性脑膜炎死亡率（RR 0.84，95％可信区间 0.72～0.98），但不能降低流感嗜血杆菌或脑膜炎奈瑟菌的死亡率；而听力损失（RR 0.74，95％可信区间 0.63～0.87）和其他神经系统后遗症（RR 0.83，95％可信区间 0.69～1）风险显著降低。另有一项前瞻性随机双盲多中心对照试验包括了 301 名成人疑似急性细菌性脑膜炎患者，其入组标准为：同时存在脑脊液混浊、革兰氏染色阳性和脑脊液白细胞计数高于 $1000/mm^3$。结果表明地塞米松的早期治疗改善了临床症状，且未出现诸如消化道出血等严重不良反应。在亚组分析中，成年肺炎链球菌性脑膜炎患者的死亡率从 34％降至 14％。该研究建议急性细菌性脑膜炎患者应在治疗前或治疗后接受 10 mg 地塞米松静脉滴注治疗，以减少听力损失和其他神经系统后遗症风险。在低收入国家，接受糖皮质激素治疗的患者没有发现明显临床受益。这可能与患者就诊不及时、错过了最佳治疗时机有关。在美国传染病学会（IDSA）及欧洲临床微生物与感染性疾病学会（ESCMID）指南中，糖皮质激素是唯一确认有效的辅助治疗。指南建议，激素治疗应该与首剂抗生素同时甚至先期开始，并持续至少 4 天；若脑膜炎病原体尚未明确或基本排除流感嗜血杆菌和肺炎链球菌时，可继续给予糖皮质激素治疗，此时糖皮质激素带来的收益大于其潜在的引发败血症的风险。参考剂量为地塞米松 10 mg 静脉滴注，每 6 h 给药一次。

3. 其他治疗

没有任何证据表明反复脑脊液引流治疗有效。事实上，细菌性脑膜炎急性期脑脊液压力增高主要是脑水肿的结果，在这种情况下腰椎穿刺可能会诱发脑疝。短期内反复腰穿来评估治疗效果一般是没有必要的，但若患者出现难以解释的病情恶化，复查腰穿是有价值的。对于严重脑水肿与初期脑脊液压力极高（400 mmH$_2$O）的患者，甘露醇与呋塞米有明显效果。然而，无论是甘露醇或尿素，均未进行治疗脑膜炎的对照研究。儿童应特别注意避免低钠血症和水中毒，这是脑水肿的潜在原因。脑膜炎患者不必常规给予抗癫痫药物，但如果有惊厥发生或存在皮质静脉闭塞的证据，则应给予抗癫痫治疗[6]。

七、病毒性脑膜炎的治疗

对于大多数病毒性脑膜炎患者，没有特异性的抗病毒治疗，急性期在很大程度上以对症支持治疗为主，多数患者具有自限性趋势。单纯疱疹病毒（HSV-Ⅰ 和 HSV-Ⅱ）可以引起成人不同种类的中枢神经系统疾病。HSV-Ⅰ 与重症脑炎有关；HSV-Ⅱ 则易引起病毒性脑膜炎，这种脑膜炎可以伴有脑膜刺激征和脑脊液淋巴细胞增多，通常伴发于原发性生殖系统感染。如果考虑患者罹患 HSV-Ⅱ 脑膜炎，则可以使用阿昔洛韦治疗，但疗效尚未明确。与此形成鲜明对比的是，婴儿的 HSV-Ⅱ 感染可导致危及生命的病毒性脑炎[7-8]。

八、真菌性脑膜炎的诊断与治疗

多数真菌性脑膜炎伴发于免疫功能缺陷性疾病（表 3-6）。如果临床高度怀疑真菌性脑膜炎，在分离出某种特定的真菌并以此为依据确定抗真菌治疗方案之前，经验性两性霉素 B 抗真菌治疗对患者是有益的。

表 3-6 真菌感染的主要危险因素及致病菌

危险因素	对机体的影响	主要易感菌
HIV/AIDS	T 细胞减少	新型隐球菌 粗球孢子菌 荚膜组织胞浆菌 马尼弗青霉菌 曲霉菌属
白血病	粒细胞减少	曲霉菌属
长期应用免疫抑制剂（如器官移植）	T、B 细胞和粒细胞减少；	曲霉菌属
糖皮质激素	单核细胞和巨噬细胞减少 补体和免疫球蛋白受体减少	新型隐球菌 念珠菌属

危险因素	对机体的影响	主要易感菌
肿瘤坏死因子抑制剂	T 细胞和 B 细胞减少 细胞因子缺乏	新型隐球菌 荚膜组织胞浆菌 曲霉菌属 接合菌 镰刀菌属 波氏假霉样真菌 着色真菌

1. 真菌性脑膜炎的诊断

颅内原发性真菌感染在早期症状明显时，脑脊液涂片或培养可明显提高诊断率，病程发展至后期则表现为肉芽肿，此时脑脊液涂片几乎查不出致病菌，真菌培养的阳性率也较低（31%）。

（1）免疫学检查：免疫学方法直接检测脑脊液中真菌细胞壁和胞质抗原是诊断侵袭性真菌深部感染的最直接方法。①曲霉菌半乳甘露聚糖检测（GM 试验）：半乳甘露聚糖是曲霉菌丝壁上特异的热稳定多糖抗原，此法可特异性反映曲霉菌感染，但假阳性率较高。②（1，3）-β-D-葡聚糖检测（G 试验）：除隐球菌、接合菌外，所有真菌的细胞壁上都含有（1，3）-β-D-葡聚糖，此法可确定真菌感染。将 GM 试验和 G 试验同时检测，可提高对曲霉菌检测的灵敏性和特异性。③抗体检测：脑脊液中抗体的数量远大于抗原本身，且不受经验性抗真菌治疗的影响，所以其检测受到关注。但抗体的检测不易分辨活跃期感染和陈旧性感染。目前研发的一些新方法能够甄别是否为活跃期真菌感染，因此，抗体检测有望成为一种新的诊断方法。

（2）分子生物学检查：PCR 扩增曲霉菌 DNA 是一个有前途的诊断方法，因为其诊断的敏感性为 100%，而且不同的体液和组织标本都可以检测。文献报道半乳甘露聚糖的酶联免疫吸附测定和定量 PCR 分析曾用于检测曲霉病，定量 PCR 分析的敏感性为 67%，特异性为 100%。

对于有明确感染途径或易感因素的患者，或者疑似真菌感染的患者，进行 MRI 或立体定向活检有助于早期诊断。立体定向活检、组织培养和血清学检测是颅内真菌感染最可靠的诊断方法。

2. 真菌性脑膜炎的治疗

中枢神经系统真菌感染的主要治疗方法包括：①有效控制致病的危险因素（如免疫抑制、中性白细胞减少、糖尿病酮症酸中毒和应用糖皮质激素等）；②去除感染源（如拔除引流或分流装置、静脉内输血导管，对眼眶和鼻窦感染行外科治疗，用抗真菌药充分冲洗窦腔等）；③有效使用抗真菌药；④部分患者需行神经外科手术治疗。

目前常用的一些抗真菌药物包括两性霉素 B、5-氟胞嘧啶、三唑类抗真菌药等。

（1）两性霉素 B：两性霉素 B 目前仍是治疗中枢神经系统隐球菌感染的首选药物，首次剂量 1 mg/d，静脉滴入，注意本药禁忌溶于生理盐水中。以后根据患者的耐受性每天增加 2～5 mg，直至 1 mg/(kg·d)，但浓度不能超过 0.1 mg/ml，每次静脉滴入的时间至少 6 h，并避光用药。如用药期间不良反应明显，则不宜继续加量，严重者须停药数天，一次用药可维持 24～48 h，故可每天或隔天用药 1 次。治疗期间每周做腰穿，送脑脊液培养，培养阴性后再持续治疗 4 周。

如疗效不佳或肾功能不良需要减量时，可采用鞘内或脑室内注射，0.1 mg 加 1～2 ml 注射用水，再用脑脊液 5 ml 稀释，缓慢注入并反复用脑脊液稀释，可逐渐加量直至达 0.5 mg，每周可重复 2～3 次，总量不能超过 1.5 mg。

两性霉素 B 的不良反应包括发热、寒战、恶心、呕吐、食欲缺乏、全身酸痛和静脉炎等，个别患者可出现不同程度的肝/肾功能损害、血小板减少、心律失常和血钾降低等，如用药前加用地塞米松和异丙嗪等，可减轻不良反应，但须治疗剂量已加足时再用激素，以免真菌扩散。

新型隐球菌合成荚膜时需要维生素 B_1（硫胺），故应用两性霉素 B 治疗过程中避免使用维生素 B_1，并注意低维生素 B_1 饮食 3 个月以上。

（2）5-氟胞嘧啶：口服有效，且能通过血脑屏障，剂量为 50～150 mg/kg，分次每 6 h 服用 1 次。本药最好以每天 150 mg/kg 与两性霉素 B 0.3 mg/(kg·d) 的剂量合用，既可以减少两性霉素 B 的毒性，还可以减少真菌耐药性的出现，全疗程共 6 周。最严重的不良反应为骨髓抑制，此时可以单独使用两性霉素 B 治疗。

（3）三唑类抗真菌药：三唑类抗真菌药的母环上有 3 个氮原子。临床上应用的唑类药物有酮康唑、伊曲康唑、氟康唑、伏立康唑和泊沙康唑。

伊曲康唑为三唑衍生物，体外研究已证实本品可抑制真菌细胞膜的主要成分之一麦角甾醇的合成，从而发挥抗真菌效应。餐后立即服用本品，生物利用度最高。长期给药时 1～2 周达稳定状态。美国食品和药品管理局（FDA）推荐伊曲康唑用于侵袭性曲霉菌的补救治疗，推荐剂量为：①成人口服 400 mg/d 或 2.5 mg/kg，2 次/日；或者静脉滴注 200 mg，2 次/日×2 日，之后再以 200 mg，1 次/日。②5 岁以上的儿科患者，剂量为 2.5 mg/kg，2 次/日。值得注意的是，伊曲康唑抗中枢曲霉菌感染的疗程长，并且往往需要超过常规剂量，文献报道 20 例中枢神经系统曲霉病患者中 4 例口服伊曲康唑 800 mg/d，疾病痊愈，而其他患者采用常规剂量 400 mg/d，只有 2 例治愈。伊曲康唑的疗程是 6～12 个月。

九、并发症的识别与处理

疑似中枢神经系统感染的患者往往因其症状严重而在急诊科治疗较长的时间，因此，急诊科医师应熟悉中枢神经系统感染的多种并发症管理。中枢神经系统感染患者的死亡率和致残率较高，部分患者需进入重症监护室，以便对系统性疾病和神经系统疾病进行管理。系统性并发症包括败血症性休克（septic shock，SS）、弥漫性血管内凝血（diffuse intravascular coagulation，DIC）和急性呼吸窘迫综合征（acute respiratory distress syndrome，ARDS）。神经系统并发症包括继发性脑损伤，如颅内压升高、出血和缺血。系统性并发症更可能导致特定群体的患者死亡，尤其是老年患者。

细菌性脑膜炎常见的并发症包括硬膜下积脓、脑积水和癫痫发作等，急诊科医师应密切关注这些并发症的早期预警信号，并给予相应处理（表 3-7）。

表 3-7　细菌性脑膜炎并发症的预警信号与处理

	并发症	预警信号	处理
脑膜炎	硬膜下脓肿	持续发热	增强 MRI 或 CT 检查
		新的神经系统局灶性体征	神经外科会诊
	癫痫发作	异常运动	EEG 监测
		意识水平下降	
	脑积水	意识水平下降	神经影像学检查
			神经外科会诊
	静脉窦血栓	意识水平下降	MRV
		新的神经系统局灶性体征	
脑膜炎奈瑟菌败血症	急性紫癜	快速进行性皮疹	确保使用了正确的抗生素，ICU 治疗及感染科专家会诊
	感染性休克	四肢厥冷	
		难治性低血压	

1. 硬膜下积脓

多数硬膜下积脓病例一经诊断，应立即吸取脓液，对于半球积脓、颞下积脓或颅后窝积脓病例，则需行开颅手术。手术治疗的同时应给予适当的抗生素治疗，大多数情况下，每天静脉给予 2000～2400 万单位青霉素，或用第 3 代头孢菌素和甲硝唑。之后根据细菌学检查的结果，调整抗生素治疗方案。如果没有采用这样大剂量的抗菌治疗和手术治疗，多数患者会在 7～14 天内死亡。另一方面，治疗及时的患者可能恢复良好，局灶性神经功能缺损症状也可得到不同程度的恢复（图 3-2）。

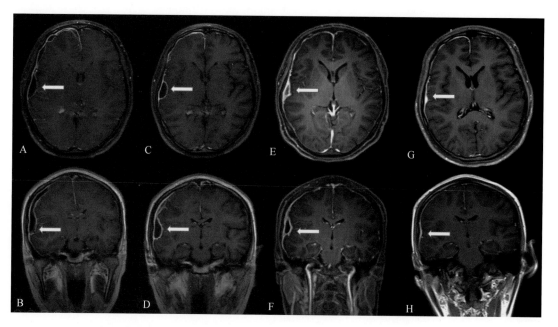

图 3-2　硬膜下积脓吸收过程中 MRI 增强扫描所示脓腔动态变化。A 和 B. 入院时 MRI；C 和 D. 2 周后 MRI；E 和 F. 4 周后 MRI；G 和 H. 8 周后 MRI

2. 脑水肿和脑积水

颅内压升高往往是导致患者精神状态改变的主要原因。颅内压的增加会引起视盘水肿、脑神经麻痹、心动过缓伴高血压（库欣反射）、昏迷，严重者还可以出现小脑扁桃体下疝，导致患者死亡。这种压力增加是由于血脑屏障通透性增加引起的血管源性水肿和炎症细胞释放细胞毒素引起的细胞毒性水肿所致。在真菌性和结核性脑膜炎，蛛网膜下腔绒毛重吸收脑脊液的功能受损，也是导致脑积水的重要原因。脑积水可以通过药物（如渗透剂）进行治疗，部分患者可能需要通过腰大池或脑室引流术进行干预。

3. 癫痫发作

重症脑膜炎可以出现癫痫发作。疑似中枢神经系统感染患者一旦开始经验性抗感染治疗，应监测癫痫发作。尽管脑电图（EEG）并不是脑膜炎的常规检查方法，但对于有癫痫病史的患者或精神状态波动的亚临床患者，EEG 监测是有益的。不推荐常规使用抗癫痫药物进行预防性治疗。

4. 脑梗死和脑出血

中枢神经系统感染可能出现继发性脑血管病，包括脑梗死、动脉瘤形成、动脉狭窄和脑出血。这些血管并发症的可能机制是免疫介导的血管痉挛、炎症细胞侵入血管壁和内皮细胞功能障碍。这些脑血管并发症的死亡率很高，出现神经功能缺损的患者预后较差[9]。

第三节 结核性脑膜炎

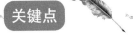

关键点

- 结核性脑膜炎（tuberculous meningitis，TBM）可以导致患者死亡和致残，在 HIV 感染者和儿童患者中，结核性脑膜炎预后不良的发生率较高。
- 提示预后不良的危险因素包括诊断和治疗延迟、患者对抗结核药物耐药。
- 结核分枝杆菌感染可引发脑膜炎、结核瘤、动脉炎、脑脊液（CSF）流动受阻及卒中等脑血管并发症。
- 目前已有的 TBM 诊断方法均不够敏感。
- 联合用药是治疗 TBM 的主要手段。然而，最佳用药剂量和药物组合尚缺乏有力的证据。
- TBM 并发症（包括低钠血症、脑积水、缺氧性脑损伤和脑梗死）的支持性治疗还没有公认的最佳方案，但并发症的处理对患者预后至关重要。

结核病是由结核分枝杆菌（Mycobacterium tuberculosis，Mtb）感染引起的慢性传染病，严重危害人类的身体健康。据 WHO 估算，2017 年全球有超过 1000 万例结核病患者，其中 160 万人死亡。Mtb 引起的中枢神经系统疾病具有很强的破坏性。中枢神经系统结核病占所有结核病病例的 1%～5%。中枢神经系统结核病的类型包括颅内结核和椎管内结核。颅内结核包括 TBM、TBM 并发症、TBM 后遗症和脑实质结核。TBM 并发症包括脑积水、结核性血管炎和脑神经受累。脑实质结核包括结核瘤、结核性脓肿、结核性脑炎和结核性脑病。

TBM 是人型结核分枝杆菌经血液循环或直接途径侵入蛛网膜下隙，引起软脑膜、蛛网膜感染进而累及患者脑神经、脑实质、脑血管及脊髓的疾病。疾病的早期通常为单纯性脑膜炎，若患者此时未得到及时的诊断与治疗，其病情可继续进展，进而形成脑膜脑炎，到疾病晚期可出现蛛网膜粘连及脑水肿等表现，对患者的健康带来极大的影响，甚至会危及患者的生命。据统计，超过一半接受治疗的 TBM 患者死亡或遗留严重的神经系统后遗症，成人 TBM 的死亡率可达 15%，而儿童 TBM 患者的死亡率接近 20%。合并 HIV 感染的 TBM 患者死亡率约为 60%[10]。

TBM 的临床表现、实验室检查及影像学检查均不典型，临床极易误诊、漏诊。鉴于 TBM 的诊断率偏低，据 WHO 估算，每年新发的 TBM 病例在 10 万以上。医生面临的主要挑战是如何尽快做出诊断并开始抗结核治疗，以降低死亡或长期残疾的风险。然而，一旦决定治疗，如何选择最佳的抗结核药物方案，是否所有患者都应该接受辅助抗炎治疗，以及如何处理这种疾病的常见并发症，仍然是需要医师思考的问题。

一、流行病学

TBM 的发病率与结核病的总体发病率有关，目前仍是我国的常见病，但不同区域的发病率有明显不同，如黑龙江报告 TBM 的总发病率为 5.2/10 万，而广州市 1981—1986 年的 6 年间平均发病率为 2.0/10 万，南北差异明显。TBM 的发病有以下特点：

（1）儿童高于成人。这是因为儿童免疫功能尚不完善，抵抗力相对较低，机体防御功能薄弱，增加了感染的机会。

（2）农村高于城市。这是由于农村卫生条件差，较城市封闭，人们的营养状况低于城市。

（3）北方高于南方。这是因为北方冬季长、阳光不足及气候寒冷，居室很少通风换气，结核分枝杆菌易于生存，增加感染的危险。

近年来由于人口流动、艾滋病（AIDS）患病人数增加和结核分枝杆菌耐药病例的增多等因素，TBM 在全球范围内的发病率和死亡率均较高。研究发现东亚/北京型结核分枝杆菌较欧美世系的结核分枝杆菌更易使患者产生 TBM，其机制尚不清楚，可能与基因 *Rv0931c*（即 *pknD*）变异有关，目前尚不清楚结核分枝杆菌中该基因变异是否能单独影响 TBM 的发生[11]。

二、发病机制

结核性脑膜炎的发病机制目前尚未完全阐明。通常情况下 TBM 的主要病变为非化脓性炎症。TBM 的发生过程分为两个阶段：①结核分枝杆菌种植在硬脑膜和软脑膜下区域，形成结核结节，②一个或多个结核结节破裂，结核分枝杆菌排出并进入蛛网膜下腔。

临床上经常可以发现粟粒性（血行播散型）肺结核合并 TBM，特别是儿童、免疫力相对低下者（如器官移植术后、长期应用激素等）。故而结核分枝杆菌的血行播散可能也是 TBM 产生的一个主要机制。颅外活动性结核病变，如肺、淋巴结、骨关节、泌尿生殖系统、腹腔结核等，均可经血行播散发生 TBM。

三、危险因素

临床上所有可能导致结核分枝杆菌感染的危险因素均适用于 TBM，主要包括：

（1）多种原因造成的机体免疫功能低下，如恶行肿瘤病史、应用免疫抑制剂（自身免疫性疾病或器官移植）、不良生活习惯（不合理均衡的饮食、缺乏运动、睡眠不足等）。有鉴于此，临床上某些疾病在治疗前一定要评估患者体内的结核感染状态，特别是自身免疫性疾病进行生物制剂和免疫抑制剂治疗前、不孕症人工辅助生殖前、器官移植前、血液病干细胞移植前等，一定要充分评估结核感染的状态，如未充分评估并有效治疗可能存在的结核病，除本身疾病的治疗可能失败之外，还可能导致体内潜伏的结核感染变成显性活动性结核，同时极易诱发 TBM[12]。

（2）未能识别机体其他系统的活动性结核病，以至于感染扩散至中枢神经系统，如表现为椎体骨质破坏的骨结核、腹腔结核等。因此，其他系统结核病的早期发现、早期治疗，对于预防 TBM 非常重要。

四、临床表现

TBM 患者临床症状不典型，缺乏特异性，这导致 TBM 延误诊断的概率较高。TBM 的临床表现可以分为两类：一类是与其他结核病一样的全身性结核中毒症状，另一类是 TBM 独有的临床表现，特别是神经系统表现。

1. 一般症状

主要为结核中毒的表现，如低热、盗汗、食欲减退、全身乏力及精神状态欠佳等。起病可急可缓，大部分为急性起病，可表现为发热、头痛等，也可以是高热或稽留热，可伴有恶心、呕吐等，部分患者有排尿困难、尿潴留等临床表现。

2. 颅内压增高的表现

在 TBM 早期，由于脑膜、脉络丛和室管膜炎性反应，脑脊液生成增多，蛛网膜颗粒吸收下降，形成交通性脑积水，颅内压多为轻、中度增高；晚期蛛网膜、脉络丛粘连，呈完全或不完全性梗阻性脑积水，颅内压多明显增高，表现为头痛、呕吐和视盘水肿。严重时出现去脑强直发作或去皮质状态，还可出现视神经萎缩甚至失明。如颅内压持续增高，炎症刺激可导致脑皮质缺血、缺氧及脑干网状结构受损，从而出现嗜睡、昏睡、意识模糊、谵妄甚至昏迷。同样，因颅内压的进一步增高，脑组织向压力较小的地方移位，形成脑疝，临床常见的有小脑幕切迹疝及枕骨大孔疝[13]。

3. 脑膜刺激征

一般在起病初期或 1 周左右出现，因颈及腰骶部神经根受炎症渗出物刺激，主要表现如颈项强直、Kernig 征、Brudzinski 征阳性等。

4. 脑实质的损害

TBM 除了脑膜受损外，还可侵及脑实质，肉芽肿病变可聚集形成结核瘤，表现为类似肿瘤的颅内占位效应。颅内结核分枝杆菌还可以引发闭塞性脉管炎，导致脑梗死和卒中综合征，出现肢体瘫痪等临床表现。若病变累及大脑皮质，患者也可出现抽搐、癫痫发作或癫痫持续状态。

5. 脑神经损害

脑神经损害一般与颅底炎性渗出性病变有关，临床上以动眼、展神经以及面神经、视神经受累为主，一般表现为眼球运动不灵活、视力下降、面神经麻痹等。

6. 其他症状

部分患者临床上表现为脊神经受刺激或脊髓受压等症状，如神经根痛、受损平面以下传导束型感觉障碍，同时伴有运动障碍及尿便障碍[14]。

五、辅助检查

（一）实验室检查

1. 常规实验室检查

通常情况下血常规检查仅见白细胞轻度升高，部分患者红细胞沉降率可升高。TBM 可引起代谢并发症，如由于抗利尿激素分泌异常综合征（syndrome of inappropriate anti-diuretic hormone production，SIADH）或脑耗盐综合征引起的低钠血症，这种低钠血症在 TBM 患者中的发生率接近 50%，可能导致脑水肿加重。

2. 结核菌素试验

结核菌素试验，即纯化蛋白衍生物（purified protein derivative，PPD）试验，该试验阳性表示受试者已感染过结核分枝杆菌而有抗结核分枝杆菌的免疫力，并不一定有结核病，接种过卡介苗的人也呈阳性。结核菌素试验阴性反应除提示没有结核分枝杆菌感染或未接种过卡介苗或卡介苗接种不成功外，还见于以下情况：

（1）结核分枝杆菌感染初期，机体尚未建立抗结核的免疫力，结核分枝杆菌感染后 4~8 周变态反应才能充分建立，在该变态反应建立前期结核菌素试验可为阴性。

（2）严重结核病如 TBM、全身粟粒性结核、细胞免疫功能低下，以及各种危重患者对结核菌素试验无反应，或仅为弱阳性，这是由于人体免疫力连同变态反应暂时受抑制所致，待病情好转，又会转为阳性反应。

（3）应用糖皮质激素等免疫抑制剂者、营养不良者，以及同时患有麻疹、百日咳等患者，结核菌素反应也可暂时呈阴性。

（4）淋巴细胞免疫系统缺陷（如淋巴瘤、白血病、结节病、艾滋病等）患者和老年人的结核菌素反应常为阴性。

PPD 试验作为诊断结核分枝杆菌感染的传统方法，具有操作简便、成本低廉的特点，至今仍广泛使用，但该方法使用的 PPD 抗原成分复杂，易受卡介苗接种和非结核分枝杆菌（nontuberculosismycobacterium，NTM）的影响，特异度较低，且对 HIV 感染者及重症疾病患者等免疫功能受损人群的敏感度不足。

3. 脑脊液检查

（1）脑脊液常规与生化：对于绝大部分患者来说，脑脊液的检查是诊断的最关键部分。脑脊液外观通常为淡黄色或黄色。部分患者静置以后的脑脊液可在其表面形成蜘蛛网样膜，此为 TBM 最为典型的特点。TBM 脑脊液常规检查在急性期主要以中性粒细胞为主，亚急性期则以淋巴细胞为主。典型的 TBM 脑脊液生化检查表现为脑脊液蛋白质升高，葡萄糖及氯化物降低，脑脊液糖含量一般小于 45 mg/dl。TBM 病程早期脑脊液检查的细胞反应常不典型，重复脑脊液检查往往可以发现最初的不典型细胞反应逐渐演变成典型表现。

（2）腺苷脱氨酶：腺苷脱氨酶（adenosine deaminase，ADA）是用于鉴别 TBM 与病毒性脑膜炎、化脓性脑膜炎常用的指标之一。ADA 是一种核酸分解代谢关键酶，在 T 淋巴细胞中含量最高。ADA 的水平与 T 细胞接受结核分枝杆菌抗原刺激产生反应相关。很多研究证实了 ADA 在 TBM 诊断中的价值。

（3）乳酸脱氢酶和溶菌酶：乳酸脱氢酶（lactate dehydrogenase，LDH）同工酶可区分各种类型的脑膜炎，例如化脓性脑膜炎可导致 LDH3 升高，TBM 可导致 LDH4 的活性增高，病毒性脑膜炎则可引起 LDH2 和 LDH1 同时升高。TBM 时脑脊液中溶菌酶（lysozyme，LZM）显著上升，病情恶化时 LZM 上升更为明显，病情好转后此酶逐渐下降，病情治愈后其含量为零。

（4）免疫学检查：TBM 时脑脊液中的 IgG 明显升高，高于病毒性脑膜炎及化脓性脑膜炎。结核性脑膜炎的脑脊液以 IgG、IgA 升高为主要表现，同时 IgM 也会升高。病毒性脑膜炎中 CSF 只有 IgG 轻度升高，IgA、IgM 不升高，因此脑脊液中的 IgM 对 TBM 的诊断及鉴别诊断有一定价值。

（5）γ-干扰素释放试验：受到结核分枝杆菌抗原刺激而致敏的 T 细胞再次遇到同类抗原时可产生 γ-干扰素，γ-干扰素释放试验（interferon-γ release assay，IGRA）通过检测全血或分离自全血的单核细胞在结核分枝杆菌特异性抗原刺激下产生的 γ-干扰素，判断受试者是否感染结核分枝杆菌。血和脑脊液 IGRA 的敏感性分别为 78% 和 77%，特异性分别为 61% 和 88%。

目前国际上比较成熟的 IGRA 有 2 种：①采用酶联免疫吸附试验（enzyme-linked immunosorbent assay，ELISA）检测全血中致敏 T 细胞再次受到结核分枝杆菌特异性抗原刺激后释放的 γ-干扰素水平，称之为全血检测或结核感染 T 细胞检测；②采用酶联免疫斑点试验（enzyme-linked immuno spot assay，ELISPOT）测定在结核分枝杆菌特异性抗原刺激下，外周血单核细胞中能够释放 γ-干扰素的效应 T 细胞数量，称之为细胞检测或结核感染 T 细胞检测。但是研究表明，与结核菌素试验相比，IGRA 在诊断活动性结核病中并没有更高的敏感度。

IGRA 存在的主要问题有：①脑脊液 ELISPOT 检测所需标本量较大（＞2 ml）；②不能区分活动性和潜伏性结核感染；③容易受到自身免疫状态的影响。因此，该技术仍需临床大样本研究进行进一步评估。

（6）病原学检查：脑脊液涂片抗酸染色镜检、细菌培养找到结核分枝杆菌是诊断 TBM 最经典、最可靠的方法。目前诊断 TBM 最常用的简便方法是脑脊液涂片找抗酸杆菌，而传统的抗酸染色阳性率约为 10%，阳性率极低，远不能满足临床的需求，改良抗酸染色法改变了传统的试管离心法的离心条件，将检出率提高到 88.57%，如果在病程中多次行腰椎穿刺术，可将阳性率提升至 94.29%，但是此法检出的仅仅为抗酸杆菌，不能确定为结核分枝杆菌。

结核分枝杆菌培养法灵敏度较高，但检出阳性结果需很长的时间，通常需 3～4 周，报告阴性结果需要的时间更长，通常需 8 周左右，不利于 TBM 的早期快速诊断。目前临床上的全自动分枝杆菌检测系统，如 BACTECTM MGIT TM960 系统，可明显提高培养阳性率，并缩短培养时间。液体培养显微镜观察药物敏感性（microscopic observation drug susceptibility，MODS）检测技术可早期（平均 6 天）发现脑脊液中结核分枝杆菌，显示其良好的应用前景。

聚合酶链反应（PCR）技术可靠性不确定，主要因为该方法本身存在易污染、假阳性、假阴性等问题，缺乏有效监测其敏感性和特异性的方法。

TBM/利福平耐药基因检测（GeneXpert MTB/RIF）是由美国 Cepheid 公司研发的一种新型 TBM 感染及利福平耐药性分析的分子诊断平台，现在临床上得到了广泛的关注与应用，该方法不仅结果准确可靠，并且得出结果的时间仅仅需要 2 h。有 3 项研究验证了 GeneXpert 在 TBM 诊断中的作用，发现该方法具有约 60% 的敏感性和近 100% 的特异性。对 CSF 离心之后的沉积物进行检测，可以使敏感性得到提高。世界卫生组织（world health organization，WHO）推荐 GeneXpert 作为疑似 TBM 患者的必要诊断手段，但是对结果的解释必须谨慎。研究显示，在结核高发的国家及地区，绝大部分对利福平耐药的结核分枝杆菌菌株同时也对异烟肼耐药，因此，此方法在检测利福平耐药的同时，也可为耐多药结核分枝杆菌的筛选提供一种快速、简便的方法。GeneXpert 可以用来检测结核分枝杆菌特定的基因型，具有速度快、耗时少、特异性高的优点，但敏感性稍差[15]。第二代 GeneXpert 试验（Ultra）依赖于多拷贝基因靶点的检测和扩增，2017 年 WHO 的报告表明其对 TBM 的敏感性为 95%（表 3-8）。

（二）影像学检查

影像学检查主要包括 CT 和 MRI 检查，可分为平扫及增强扫描两种类型。TBM 从影像学上可分为渗出、坏死以及动脉炎三种基本表现，也可以分为直接影像改变与间接影像改变，直接影像改变包括颅内结核瘤及脑实质粟粒样结核病灶，间接影像改变包括脑积水、脑水肿及脑梗死等。

表 3-8 TBM 常用检测方法

		敏感性	特异性	特点
镜检	抗酸染色	10%	100%	
	Mtb 培养	36%～81.8%	100%	耗时长，敏感性低
	MODS	65%	100%	敏感而快速
核酸扩增检测	PCR	56%	98%	病原体检测范围有限
	GeneXpert	27%～86%	95%	全自动快速检测，可同时进行利福平耐药性检测
生化检测	ADA	29.9%～79%	91%	ADA 值为 1～4 U/L 时支持排除 TBM 诊断，4～8 U/L 不足以确定或排除 TBM 诊断，>8 U/L 支持 TBM 的诊断

　　TBM 早期主要表现为脑池的渗出物，中期主要表现为结核瘤，慢性迁延期主要表现为脑积水，晚期则主要表现为多样病损。随着病程进展，CT 或 MRI 的异常表现逐步增加。早期渗出的主要特点为基底池、大脑凸面的脑膜以及侧裂的渗出。随着病程的延长，其脑组织中的结核瘤逐渐形成胶原组织，内容物质干酪化，周围组织水肿消失，平扫检查一般呈高密度盘状阴影，强化扫描后表现为中心密度较低、周边密度明显增强的环形影，少数可呈串珠样，这是一种具有诊断特征的影像学表现。

　　继发于 TBM 后血管炎的脑梗死对患者长期预后的重要影响日益引起人们的重视，因此有关 TBM 患者颅内血管成像的研究逐步成为热点。弥散加权 MRI 可以检测出脑缺血的早期变化，并且在检测和定位局部缺血和梗死方面比常规 MRI 更为敏感。CTA 已被用于确定前循环和后循环的病变，相关研究已证实，在 TBM 患者中，大脑前动脉和大脑中动脉的近端部分最常受累。MRA 研究显示约 50% 的 TBM 患者存在血管病变，这种血管病变与脑积水、脑梗死和不良预后相关，正常的 MRA 结果提示患者无继发脑梗死的风险。

　　脊髓损伤在 TBM 患者中很常见，并且常常易被忽略。一项对伴脑积水的儿童 TBM 患者的影像学研究发现，脊髓损伤的发生率可达 76%。

六、诊断

　　TBM 的诊断需具备以下条件。

1. 临床表现

　　(1) 病史：①对于儿童和青少年，需要询问结核病接触史和卡介苗接种史；②部分患者有新近结核感染症状或者其他脏器结核病史；③注意询问既往结核病治疗史。

　　(2) 症状及体征：有脑膜炎的临床表现和体征，包括发热、头痛、呕吐、脑膜刺激征阳性。

2. 影像学改变

头颅 CT 或 MRI 检查显示有脑水肿、脑室扩张、脑梗死、脑基底池渗出物或脑实质结核灶。

3. 脑脊液改变

（1）颅内压增高。

（2）脑脊液无色或微混，毛玻璃样改变，重者为草黄色；白细胞数增高 $>10\times10^6/L$，以淋巴细胞和单核细胞为主。

（3）蛋白质增高 >45 mg/dl，糖 <45 mg/dl，氯化物降低（可能与血清氯化物降低有关）。

（4）脑脊液墨汁染色和革兰氏染色阴性，未检测到肿瘤细胞。

4. 病原学

（1）脑脊液分枝杆菌涂片阳性或培养阳性。

（2）脑脊液 PCR 或结核抗体阳性，ADA 增高可协助诊断。

符合以上 1、2、3、4 条即可确诊为 TBM，行抗结核治疗；符合 1、2、3 条可能为 TBM，可试验性行抗结核治疗，进一步确诊；符合 1、2 条，可疑为 TBM，尽快完善 CSF 和病原学检查。

七、治疗

1. 一般治疗

在治疗过程中为了更好地促进患者的恢复，应尽量让患者充分严格地卧床休息，尽可能减少活动；饮食方面根据患者的病情状况，应尽量做到营养充分而丰富，同时又容易消化与吸收；密切观察患者生命体征的变化；有条件应尽量切断与开放性结核患者的接触[16]。

2. 抗结核治疗

TBM 的综合治疗方案是以抗结核为主，其原则主要为早期、足量、全程、联合以及规律等。为了尽可能快地控制病情，提高疗效，临床上只要患者的症状、体征及实验室检查高度提示本病，即使 CSF 抗酸染色阴性，也应立即进行抗结核治疗。目前认为异烟肼（isoniazide，INH）、利福平（rifampicin，RFP）、吡嗪酰胺（pyrazinamide，PZA）或乙胺丁醇（ethambutol，EMB）、链霉素（streptomycin，SM）是治疗 TBM 的一线用药。

WHO 建议所有 TBM 患者使用相同的方案：先服用 2 个月的利福平、异烟肼、吡嗪酰胺和乙胺丁醇，然后再服用 10 个月的利福平和异烟肼。TBM 治疗的推荐剂量和服用频率与肺结核病相同，需要注意的是利福平与乙胺丁醇较难通过血脑屏障，儿童一般比成人需要更高的每千克体重剂量才能获得类似的疗效，这一点与其他大部分药物都不同。

为避免视神经毒性作用，儿童患者不宜选用乙胺丁醇。为避免对听神经的影响，孕妇不宜选用链霉素。

若致病菌对利福平不耐药，则总疗程 9 个月即可；若由利福平耐药菌株引起，则需要连续治疗 18～24 个月。如系复治病例，则需根据既往用药史和药敏试验等，选择敏感药物组成化疗方案，疗程至少一年半。如系危重症及难治性 TBM，在上述方案的基础上，可加用阿米卡星、利奈唑胺、莫西沙星等药物，具体疗程需根据患者治疗恢复情况个体化决定[17]（表 3-9）。

表 3-9　抗结核药物在 TBM 治疗中的应用

药物	WHO 推荐的每日剂量		WHO 推荐的疗程	CSF 渗透率（CSF 浓度/血浆浓度）	主要不良反应
	儿童	成人			
治疗药物敏感型 TBM 的一线药物					
利福平	15 mg/kg（范围 10～20 mg/kg），极量 600 mg	10 mg/kg（范围 8～12 mg/kg），极量 600 mg	12 个月	10％～20％	肝毒性、红色尿液，与多种药物相互作用
异烟肼	10 mg/kg（范围 7～15 mg/kg），极量 300 mg	5 mg/kg（范围 4～6 mg/kg），极量 300 mg	12 个月	80％～90％	肝毒性、周围神经病、狼疮样综合征、精神错乱、癫痫发作
吡嗪酰胺	35 mg/kg（范围 30～40 mg/kg）	25 mg/kg（范围 20～30 mg/kg）	前 2 个月	90％～100％	肝毒性、关节痛、痛风
乙胺丁醇	20 mg/kg（范围 15～25 mg/kg）	15 mg/kg（范围 15～20 mg/kg）	前 2 个月	20％～30％	与剂量相关的球后神经炎、肾功能损伤
链霉素	15～30 mg/kg，极量 1 g IV/IM	15 mg/kg（范围 12～18 mg/kg），极量 1 g	前 2 个月	10％～20％	肾毒性和耳毒性，需监测血药浓度
治疗耐药 TBM 的二线药物					
左氧氟沙星	＜5 岁：15～20 mg/kg；≥5 岁：10～15 mg/kg	10～15 mg/kg	全程治疗	70％～80％	恶心、头痛、震颤、神志不清、肌腱断裂（罕见）
莫西沙星	10～20 mg/kg，极量 400 mg	400 mg	全程治疗	70％～80％	恶心、头痛、震颤、神志不清、肌腱断裂（罕见）
阿米卡星（丁胺卡那霉素）	15～30 mg/kg，极量 1 g IV/IM	15 mg/kg，极量 1 g IV/IM	仅用于强化治疗	10％～20％	肾毒性和耳毒性，需监测血药浓度

续表

药物	WHO 推荐的每日剂量		WHO 推荐的疗程	CSF 渗透率（CSF 浓度/血浆浓度）	主要不良反应
	儿童	成人			
卡那霉素	15～30 mg/kg，极量 1 g IV/IM	15 mg/kg，极量 1 g IV/IM	仅用于强化治疗	10%～20%	肾毒性和耳毒性，需监测血药浓度
卷曲霉素	15～30 mg/kg，极量 1 g IV/IM	15 mg/kg，极量 1 g IV/IM	仅用于强化治疗	无可靠数据	肾毒性和耳毒性，需监测血药浓度
乙硫酰胺或丙硫酰胺	15～20 mg/kg，极量 1 g	15～20 mg/kg，极量 1 g	全程治疗	80%～90%	食欲减退、恶心、呕吐、乳房发育症、甲状腺功能减退、神志不清、癫痫发作
环丝氨酸	10～20 mg/kg，极量 1 g	10～15 mg/kg，极量 1 g	全程治疗	80%～90%	抑郁、癫痫发作、周围神经病；推荐与吡哆醇联合使用
利奈唑胺	10 mg/kg，极量 600 mg	600 mg	全程治疗	30%～70%	骨髓抑制，视神经病变；推荐与吡哆醇联合使用
用于治疗耐药结核病的其他药物（但对 TBM 的疗效不确定）					
氯法齐明	1 mg/kg	100～200 mg	无明确建议	数据有限	能使皮肤颜色变为橙色/红色
对氨基水杨酸	200～300 mg/kg	8～12 g	无明确建议	无相关数据	呕吐、腹泻、可逆性甲状腺功能减退
贝达喹啉	无推荐	400 mg，连服 2 周，然后每周 3 次，每次 200 mg	数据有限	非常低	恶心、呕吐、关节痛、心电图 QT 间期延长
迪拉马尼	无推荐	200 mg	数据有限	无数据	恶心、呕吐、关节痛、心电图 QT 间期延长

3. 激素的应用

根据 TBM 病变情况，通常会配合糖皮质激素治疗，其作用机制涉及多个方面，包括减少毛细血管的通透性、避免炎性细胞的聚集、有效缓解局部症状、对体内的毒物代谢反应产生抑制作用、保护线粒体功能，同时还降低白细胞的数量、抑制抗原-抗体的结合、减少 T 细胞的杀伤效果、阻碍椎管梗阻和粘连、避免形成脑积水、减轻脑水肿、降低颅内压等。但到目前为止，有关糖皮质激素的剂量和持续时间还没有相对统一的标准，一般推荐泼尼松每日 30～60 mg，或地塞米松每日 10～15 mg，静脉滴注给药，病情稳定后可逐渐减量，总疗程一般不超过 3 个月[18]。

脑梗死是由于 TBM 导致的长期神经功能缺损的最常见原因，单用糖皮质激素治疗不能预防脑梗死的发生。但有研究显示，阿司匹林与地塞米松联合治疗是安全的，并可能通过降低脑梗死的发生率来改善 TBM 的预后。

对于应用糖皮质激素后没有出现预期反应的病例或与 TBM 相关的症状持续进展的病例。可试用沙利度胺、英利昔单抗或 γ-干扰素。

4. 鞘内注射

TBM 患者必要时可以鞘内注射药物，特别是对于脑脊液蛋白质过高的患者，不过脑脊液压力较高者慎用此法。一般椎管内给药为异烟肼 0.1g＋地塞米松 2 mg，混合后鞘内缓慢注入，每周 2～3 次，总疗程根据患者的病情，好转后可逐渐减少次数，直至停用，一般不超过 2～3 个月。其主要适应证为病情较重的患者，特别是昏迷、脑脊液蛋白质含量过高、合并结核性脊膜炎（尤其有早期椎管梗阻表现）的患者，以及慢性 TBM、复发 TBM 或耐药 TBM 患者[19]。

5. 其他治疗

为了降低患者的高颅压，可首选甘露醇、呋塞米、高渗葡萄糖等药物，如检查可能有肾功能受损时，必须改用甘油果糖、高渗糖等。乙酰唑胺为碳酸酐酶抑制剂，可抑制脑室脉络丛中碳酸酐酶的活性，从而使脑脊液生成减少，降低颅内压，但作用较慢。

急性脑积水，特别是用其他方法降颅压治疗无效，或疑有脑疝形成时，可考虑行侧脑室引流。另外，脑室内镜第三脑室造瘘术可绕开中脑导水管在第三脑室及蛛网膜下隙之间形成通道，可作为脑积水长期治疗的选择措施之一。

八、预后

中枢神经系统结核病患者的总死亡率仍然很高（约 15%），婴儿和老人的危险性最大。HIV 感染者中，TBM 的死亡率高达 60%，这主要是由于延误诊断造成，以及部分患者对抗结核药物产生了耐药现象。早期诊断有助于提高患者生存的机会。在疾病晚期才开始治疗或在开始治疗时已经昏迷的患者，其死亡率接近 50%。20%～30% 的存活者遗留有多种神经系统后遗症，最重要的是智力减退、精神异常、反复癫痫发作、视觉和眼球运动障碍、耳聋和偏瘫。

第四节　病毒性脑炎

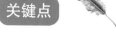

关键点

- 病毒是引起感染性脑炎最常见的病原体。
- 诊断病原体的临床线索包括年龄、地域、旅行史、合并症、前驱症状、感染的全身表现和神经系统表现。
- 对脑脊液和（或）血清进行病毒特异性血清学或 PCR 检测有助于大多数病毒性脑炎的诊断。
- 一旦怀疑为单纯疱疹病毒性脑炎，应立即开始静脉注射阿昔洛韦。延迟使用阿昔洛韦与不良预后相关。

广义的脑炎是指发生于脑实质的炎症。这个定义的本质是一种病理诊断，通常用于描述由多种病因引发的脑实质的炎症综合征。脑炎的鉴别诊断范围十分广泛，可分为感染性脑炎（病毒、细菌或寄生虫）、感染后和非感染性脑炎（代谢性、毒性、自身免疫性、副肿瘤性）等。病毒感染与两种不同形式的脑炎有关，第一种是由于病毒血症（如西尼罗病毒）或神经组织中的病毒（如单纯疱疹病毒）再活化而直接感染脑实质所引发的脑炎；第二种是感染后脑脊髓炎，也称急性播散性脑脊髓炎（acute disseminated encephalomyelitis，ADEM），ADEM 属于一种自身免疫性疾病，在儿童和年轻成人中更常见，部分 ADEM 患者发病与病毒感染或疫苗接种有关，在"中枢神经系统自身免疫性疾病"一章（第四章）中，有关于 ADEM 的详尽介绍。本节我们将重点关注由病毒直接感染引起的病毒性脑炎，因为它是急诊脑炎综合征中最主要的类型。

在欧美地区，脑炎是一种相对罕见的疾病。据报道，各种病因引发的脑炎发病率为 $(0.7\sim12.6)/10$ 万（成人）和 $(10.5\sim13.8)/10$ 万（儿童）。在全世界的脑炎病例中 85% 的患者病因不明，造成这种结果的部分原因是诊断能力有限以及不断出现的新的病原体。在一项英国研究中，203 名患者进行了详尽的脑炎病因学检测，仍有 37% 的患者未发现明确的原因。在全部病毒性脑炎中，单纯疱疹病毒性脑炎（herpes simplex virus encephalitis，HSE）最为常见，占全部病毒性脑炎的 10%～15%，其发病年龄呈双峰分布，主要影响儿童和老年人。水痘带状疱疹病毒性脑炎的发病率仅次于 HSE，尤其在免疫缺陷人群中更为常见，其发病率可占该人群病毒性脑炎总数的 19%～29%[20]。

一、病原学

现已知主要动物病毒几乎均可引起人类的神经系统疾病。病毒所致的神经系统损伤因病毒种类及感染过程而异，大多数病毒引起急性感染性疾病，如脑炎、脑膜炎和脊髓炎等；有些可导致神经系统变性或感染者后代先天性神经系统缺陷，如脑功能发育不全和中脑导水管狭窄等；有些慢病毒感染者常暴露于致病因子数年后才发病，如进行性多灶性白质脑病的病原体乳头多瘤空泡病毒；同一病毒因结构不同可引起不同的神经系统疾病，如麻疹病毒可引起急性病毒性脑炎，而 M 蛋白缺陷型麻疹病毒则引起亚急性硬化性全脑炎。由于近年来电镜、组织培养、免疫学和分子生物学技术的发展，人类对中枢神经系统病毒感染性疾病有了许多新的认识（表 3-10）。

表 3-10 可以侵袭中枢神经系统的病毒概览

病毒		分布	传播途径	传媒	预防	治疗
疱疹病毒	单纯疱疹病毒	世界范围	人际传播		无	阿昔洛韦
	水痘带状疱疹病毒	世界范围	人际传播		疫苗接种	阿昔洛韦
	EB 病毒	世界范围	人际传播		无	更昔洛韦，膦甲酸钠
	巨细胞病毒	世界范围	人际传播		无	更昔洛韦，膦甲酸钠
	人类疱疹病毒-6	世界范围	人际传播		无	更昔洛韦，膦甲酸钠
	猕猴疱疹病毒-1	非洲（除马达加斯加之外）	猴抓咬伤		避免与猴子直接接触	阿昔洛韦，更昔洛韦，泛昔洛韦
虫媒病毒	西尼罗病毒	美洲、中东、非洲、欧洲、澳洲、南亚	虫媒传播	库蚊及其他蚊种	驱虫杀虫	无
	圣路易斯脑炎病毒	美洲	虫媒传播	库蚊	驱虫杀虫	无
	日本脑炎病毒	亚洲、澳洲	虫媒传播	库蚊	驱虫杀虫，疫苗接种	无
	蜱传脑炎病毒	中、东欧，俄罗斯	虫媒传播	硬蜱属	驱虫杀虫，疫苗接种	无
	东方马脑炎病毒	加拿大至阿根廷	虫媒传播	多种蚊	驱虫杀虫	无
	西方马脑炎病毒	加拿大至阿根廷	虫媒传播	跗斑库蚊	驱虫杀虫	无
	委内瑞拉马脑炎病毒	美洲	虫媒传播	伊蚊	驱虫杀虫	无
	拉克罗斯病毒	北美	虫媒传播	伊蚊	驱虫杀虫	无
	托斯卡纳病毒	地中海盆地	虫媒传播	白蛉	驱虫杀虫	无
	科罗拉多蜱热病毒	北美	虫媒传播	革蜱属	驱虫杀虫	无
其他病毒	狂犬病毒	除西欧、日本及部分岛屿之外的世界范围	食肉哺乳动物及蝙蝠抓咬后经皮肤及黏膜感染		避免接触未知动物，接触之后接种疫苗	无

续表

病毒	分布	传播途径	传媒	预防	治疗
流行性腮腺炎病毒	世界范围	人际传播		疫苗接种	无
麻疹病毒	世界范围	人际传播		疫苗接种	无
风疹病毒	世界范围	人际传播		疫苗接种	无
JC 病毒	世界范围	人际传播			无
流感病毒	世界范围	人际传播，空气传播		疫苗接种	奥司他韦，扎那米韦

通过表 3-10 我们可以发现以下现象：

（1）以单纯疱疹病毒为代表的疱疹病毒，主要通过人际传播而无需传媒，大部分没有有效的预防措施，抗病毒药物治疗有效。

（2）以日本脑炎为代表的虫媒病毒主要通过库蚊等传播，抗病毒药物疗效不佳，但可以通过疫苗预防发病。

通过了解这些病毒的特性，有助于我们判断病毒性脑炎的预后，并制订符合实际的治疗康复方案[21]。在本节我们重点讨论单纯疱疹病毒性脑炎。

二、流行病学

HSE 也称急性坏死性脑炎、急性包涵体脑炎，是由单纯疱疹病毒（herpes simplex virus，HSV）引起的 CNS 最常见的病毒感染性疾病，占已知病毒性脑炎的 20％～68％。国外 HSE 发病率为（4～8）/10 万，患病率为 10/10 万；国内尚缺乏准确的流行病学资料。HSE 最常累及大脑颞叶、额叶及边缘系统，引起脑组织出血性坏死和（或）变态反应性脑损害。

HSV 是一种嗜神经 DNA 病毒，分为 I 型和 II 型，HSV 可感染黏膜表面或受损皮肤。第一次感染通常是无症状的，这取决于宿主的免疫状态。HSV-I 和 HSV-II 通常通过不同的路线传播。大多数生殖器疱疹是由 HSV-II 引起，而 HSV-I 通常是在儿童时期通过口腔途径传播。然而，在包括美国在内的一些发达国家，HSV-I 已经成为生殖器疱疹的主要病原体，而 HSV-II 也可以导致复发性口唇疱疹。在欠发达国家，HSV-I 原发感染通常发生在 20 岁之前；在发达国家，大约一半的感染发生在 20～40 岁之间。HSV-I 血清阳性率随地理、种族、年龄、性别和社会阶层的不同而变化，全世界已达到 80％～90％。HSV-II 原发感染常发生在青年人，儿童期发病者多为病毒首次感染；绝大多数新生儿的 HSE 系由 HSV-II 引起，母亲分娩时，生殖道分泌物与胎儿接触是导致新生儿感染的主要原因。HSV-II 还可通过性接触传播，HSV-II 也可引起成年人的无菌性脑膜炎。

HSV 感染人体后首先引起为期 2～3 周的口腔黏膜疱疹或呼吸道感染，之后病毒沿三叉神经各分支经轴索逆行至三叉神经节，并在此潜伏。当机体免疫力下降时，非特异性刺激便可诱发病毒激活，激活的病毒经嗅球和嗅束直接侵入脑叶，或经三叉神经入脑而引起脑炎。约 70％的 HSE 起因于内源性病毒的活化，仅约 25％的病例是由新发感染所致。

三、病理表现

HSE 的病理检查可发现颞叶、额叶等部位出血性坏死。大脑皮质的坏死常不完全，可见病变神经细胞和胶质细胞坏死、软化和出血，血管壁变性、坏死，血管周围可见淋巴细胞、浆细胞浸润。病灶边缘的部分神经细胞核内可见 Cowdry A 型包涵体，包涵体也见于皮质及白质的星形细胞和少突胶质细胞核内。软脑膜充血，并有淋巴细胞和浆细胞浸润。慢性期受累部位可出现脑组织萎缩和胶质细胞增生。随着诊疗手段的进步，病毒性脑炎的死亡率已经从 20 世纪的 70%～90% 下降到 10% 以下，因此 HSE 的组织标本越来越难以得到，目前国内外的文献也少有 HSE 的病理学研究。

四、临床表现

典型的 HSE 患者在上呼吸道感染的前驱症状后出现头痛、发热、癫痫发作等症状。在急诊见到一个以发热、癫痫为主诉的患者，急诊科医师在第一时间要考虑 HSE 的诊断。HSE 的其他临床表现与病变累及的脑实质的功能密切相关。例如，累及颞叶的 HSE 会出现典型的颞叶相关症状，表现为人格改变、精神行为异常、幻嗅，或急性出现的、无原因的恐怖感，部分具有这样症状的患者甚至最初会被误诊为精神疾病。下额叶和颞叶受累可表现为视野上限缺损、储存或回忆新信息困难、面瘫和较严重的偏瘫，在优势半球受累时还可能出现失语症。某些病毒，如西尼罗病毒和东部马脑炎病毒，倾向于累及基底节和丘脑，则会出现与受累部位相关的震颤或其他运动障碍。肠道病毒-71、黄病毒（如西尼罗病毒、日本脑炎病毒）和阿尔法病毒（如东部马脑炎病毒）可引起脑干脑炎，导致后组脑神经受累，出现自主神经功能障碍及呼吸功能障碍。尽管有这些典型的关联，但仍然不能仅仅依靠临床症状和体征来确定病毒性脑炎的具体致病病毒[22]。

通过临床观察，我们发现，不同病毒可以累及中枢神经系统的不同部位，并导致相应的临床症状（表 3-11）。

表 3-11 致病病毒和累及部位对应表

累及部位/结构	致病病毒
脑膜及周围血管	HEV、HIV、JEV、LCMV、MeV、Mumps、Nipah
皮质神经元	AV、BV、HSV、JEV、MeV、SLEV、TBEV、WNV
少突胶质细胞	JCV
小胶质细胞	HIV
丘脑	HEV、RV、WNV
脑干	HEV、PV、RV、WNV
小脑	HEV、WNV
海马	HEV、RV、WNV
室管膜	CMV、HEV、LCMV、Mumps

AV，甲病毒属病毒；BV，本扬病毒；CMV，巨细胞病毒；HEV，人类肠道病毒；HIV，人类免疫缺陷病毒；HSV，单纯疱疹病毒；JCV，JC 病毒；JEV，流行性乙型脑炎病毒；LCMV，淋巴细胞性脉络丛脑膜炎病毒；MeV，麻疹病毒；Mumps，流行性腮腺炎病毒；Nipah，尼帕病毒；PV，脊髓灰质炎病毒；RV，狂犬病病毒；SLEV，圣路易斯脑炎病毒；TBEV，蜱传脑炎病毒；WNV，西尼罗病毒

对于 HSE 的临床表现，应强调以下几点：

（1）多数 HSE 患者会出现不符合经典额颞综合征的轻症脑炎症状。

（2）发热是 HSE 最常见的症状之一，如果其他症状均典型而缺乏发热表现，则应考虑患者的免疫系统可能出现问题：一种可能是患者处于免疫抑制状态，另一种可能则恰恰相反，患者可能罹患自身免疫性脑炎（详见第四章相关介绍）。

（3）高达 90% 的 HSE 病例出现头痛。

（4）HSE 绝大多数为急性起病，从起病到症状达峰通常不到 1 周。

（5）累及脑干结构的 HSE 相对少见。

五、辅助检查

（一）实验室检查

除非有明确的临床禁忌证，如凝血异常、腰椎穿刺部位的局部感染或影像学检查提示有明显的占位性改变，所有患者都应尽快行腰穿检查。如果患者有中至重度意识障碍、局灶性神经功能缺损、视盘水肿、癫痫、伴有高血压的心动过缓或免疫功能低下状态，则应在腰穿前进行头部 CT 检查。除了标准实验室评估外，所有疑似脑炎的患者都应接受 HIV 感染检测，这可能会改变后续诊断方向和经验性治疗的用药范围。

1. 脑脊液常规检查

HSE 患者的脑脊液表现从正常、淋巴细胞增多到出血，可有多种差异性表现。迄今为止，还不能通过脑脊液常规检查将 HSE 与其他病毒性脑炎区分开来。

2. 病原学检查

（1）脑脊液抗病毒抗体的测定：ELISA 是现今国际上通用的 HSV 抗体检测方法。诊断标准为：双份脑脊液抗体有增高趋势，滴度在 1∶80 以上；双份脑脊液抗体呈 4 倍以上升高；血与脑脊液抗体的比值＜40。

（2）HSV 抗原检测：应用聚合酶链反应（PCR）技术，能有效检测出脑脊液中 HSV 特异性 DNA，具有敏感性高、特异性强、无交叉反应等特点，已经成为 HSE 早期诊断的重要依据。近年来，在普通 PCR 技术的基础上，又先后发展出多元巢式 PCR、PCR 的实时荧光微芯片杂交分析和 PCR 产物的微芯片电泳分析，使诊断技术更加快速、便捷、自动化。不仅可以对 HSE 作出早期、准确的诊断，而且可以评价病情的严重程度以及治疗效果[23]。需要注意的是，在病毒感染的早期阶段，PCR 有可能出现阴性结果，5%～10% 的 HSE 患者最初的脑脊液常规检查正常，HSV-PCR 阴性。因此，对于高度怀疑 HSE 的患者，建议 24～48 h 重复腰穿。从急诊医学的角度来看，可治的病毒性脑炎主要是 HSV 和 VZV 感染，且可供选择的抗病毒药物有限，因此不必强求待分子生物学检测结果回报后再开始抗病毒治疗。当然，微生物实验室保存患者脑脊液标本会有助于其他临床医师在不重复腰穿的情况下，根据需要扩大初始诊断检查的范围。

对于不同的致病病毒，实验室提供了以下诊断手段（表 3-12）。

表 3-12　病毒性脑炎的实验室诊断方法

病毒种属	检测手段
节肢动物病毒	血清及脑脊液特异性 IgM 抗体，脑脊液 RT-PCR
EB 病毒	病毒壳抗体 IgM、IgG 和核抗体 IgG 的血清学检测，脑脊液 PCR
HSV-Ⅰ、HSV-Ⅱ	脑脊液或皮肤疱疹内液体 PCR，或皮肤疱疹内液体培养
HHV-6	脑脊液 PCR
VZV	脑脊液或皮肤疱疹内液体 PCR，或皮肤疱疹内液体培养
流感病毒	呼吸道分泌物 RT-PCR
麻疹病毒	血清、脑脊液病毒 IgG，脑脊液、尿液和咽拭子 RT-PCR
非脊髓灰质炎肠道病毒	血清、脑脊液和大便 RT-PCR，大便或呼吸道分泌物培养
狂犬病病毒	血清、脑脊液特异性病毒 IgG、IgM 抗体，唾液 RT-PCR，唾液病毒培养，颈部皮神经活检标本中寻找病毒

HSV，单纯疱疹病毒；HHV，人疱疹病毒；VZV，水痘-带状疱疹病毒；RT-PCR，逆转录-聚合酶链反应

（二）影像学检查

影像学检查是诊断 HSE 的重要辅助手段。它能够及早发现脑炎病灶及其侵犯范围，为早期诊断和治疗提供直观依据。目前常用的影像学检查方法主要是 MRI 和 CT。MRI 准确率及敏感性较 CT 高，但 MRI 要求患者高度配合，偶尔的抽动都会对影像质量产生较大影响，因此对于不易控制抽动的小儿，CT 是首选检查。头颅 CT 在大约 1/4 的 HSE 患者中存在异常，MRI 则在大约 90% 的患者中是不正常的。HSE 的好发部位主要是额、颞、枕叶的近皮质区，有时可同时累及灰质和白质。CT 检查主要表现为病变区平扫呈低密度灶，MRI 主要表现为病变区的长 T1 及长 T2 信号。增强扫描 CT 与 MRI 均以线状及条片状强化表现居多。治疗后如强化的区域减少，则提示病情好转。近年来，MRI 弥散加权成像（DWI）、磁共振波谱（MRS）和磁敏感加权成像（SWI）的应用为 HSE 诊断提供了更多依据。因此，应对所有疑似脑炎的患者进行 MRI 检查[24]（图 3-3 和图 3-4）。

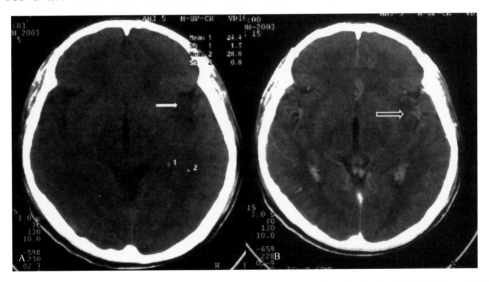

图 3-3　病毒性脑炎的 CT 改变。平扫可见左侧颞叶低密度影（**A**，实心箭头示）伴脑叶肿胀，增强可见左侧颞叶皮质强化（**B**，空心箭头示）

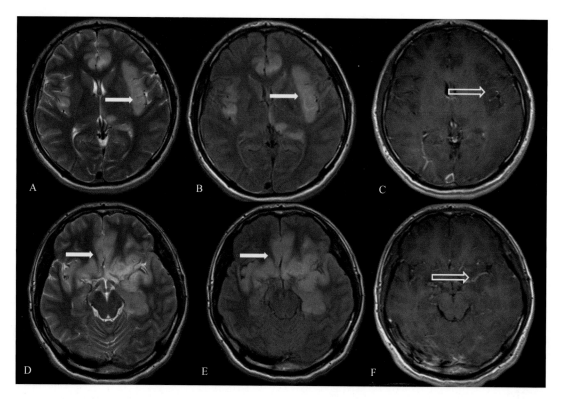

图 3-4　病毒性脑炎的 MRI 改变。平扫可见双侧海马、颞叶内侧、岛叶、枕叶多发斑片状长 T1 长 T2 信号影（实心箭头示），FLAIR 像呈高信号，增强可见双侧脑膜多发强化（空心箭头示）。**A** 和 **D.** T2 像；**B** 和 **E.** FLAIR 像；**C** 和 **F.** 增强像

（三）电生理检查

疑似脑炎的患者无须常规进行脑电图检查。然而在一些情况下，脑电图检查具有其独特的潜在诊断价值。首先，对于昏迷等意识水平下降的患者，脑电图可显示需要抗癫痫治疗的非惊厥癫痫发作。在有精神症状的患者中，异常的脑电图可以对鉴别病因提供帮助。例如，HSE 与典型的非特异性弥漫性高振幅慢波有关，有时与颞叶棘波和周期性癫痫样放电有关。

考虑到脑炎的多种可能病因，诊断所需检查的项目非常广泛，急诊科医师应根据患者流行病学和风险因素进行调整。对于疑似脑炎患者，诊断性检查应从以下项目中选择（表 3-13）。

表 3-13　疑似脑炎患者所需检查项目

神经影像学检查	MRI 优于 CT；若患者不能配合，首选 CT
胸部 X 线	判断是否存在结核分枝杆菌感染
血液检测	血细胞计数
	血液生化指标
	凝血功能
	血培养

	隐球菌抗原
	病原抗体检测
	人类免疫缺陷病毒（HIV）抗体
	梅毒螺旋体抗体
	伯氏疏螺旋体（莱姆病病原体）抗体
	肺炎支原体抗体（急性和恢复期）
	Epstein-Barr 病毒（EBV）抗体
	猪带绦虫抗体（患者存在疫区旅居史；通常在神经影像上有相应病变）
	裂头蚴抗体
	弓形虫抗体（免疫低下的患者）
	乙型脑炎病毒抗体（春/夏）
	立克次体抗体（蜱叮咬，林区患者）
脑脊液检测	革兰氏染色与培养
	抗酸染色和结核分枝杆菌培养
	隐球菌染色与培养
	梅毒 VDRL 检查
	HSV Ⅰ型和Ⅱ型的 PCR 检测
	结核分枝杆菌的 PCR 检测
	水痘带状疱疹病毒的 PCR 和 IgM 检测
	肠道病毒的 PCR 检测
	EBV 的 PCR 检测

HSV，单纯疱疹病毒；VDRL，性病研究实验室（venereal disease research laboratory）；PCR，聚合酶链反应

六、诊断

HSE 的临床诊断依据是：①口唇或生殖道疱疹史，或本次发病有皮肤、黏膜疱疹；②发热、明显精神行为异常、抽搐、意识障碍，及早期出现局灶性神经系统缺损体征；③脑脊液红、白细胞数增多（白细胞≥5/mm³），糖和氯化物正常；④脑电图呈现以颞、额区损害为主的脑弥漫性异常；⑤头颅 CT 或 MRI 发现颞叶局灶性出血性脑软化灶；⑥特异性抗病毒药物治疗有效。

确诊尚需选择如下检查：①脑脊液中发现 HSV 抗原或抗体；②脑组织活检或病理发现组织细胞核内包涵体，或原位杂交发现 HSV 病毒核酸；③脑脊液 PCR 检测发现该病毒 DNA；④脑组织或脑脊液标本 HSV 分离、培养和鉴定。

七、治疗

1. 开始治疗的时机

早期诊断和治疗是降低本病死亡率的关键，现有治疗手段主要包括病因治疗、免疫治疗和对症支持治疗。对于大部分没有禁忌证的疑似脑炎患者，尽可能行腰穿检查，并在数小时内得到结果，以指导进一步处置。如果患者已经存在延误治疗或患者症状恶化，则应即刻给予阿昔洛韦治疗。对于疑似脑炎患者，即使已经开始抗菌或抗病毒治疗，也要行腰穿检查以明确病原体。单纯疱疹病毒性脑炎患者即使在抗病毒治疗开始 1 周以后，仍有 80％可以在脑脊液中得到 PCR 阳性结果。如前文所述，细菌性脑膜炎患者如果从接诊到开始治疗之间的延迟超过 6 h，可能影响预后；同样，对于 HSE，接诊到开始抗病毒治疗之间的延误若超过 48 h，将明显影响预后。

一项对 93 名患者进行的多中心观察研究发现，与不良预后显著相关的 2 个因素是患者的病情〔简化急性生理学评分（Simplified Acute Physiology Score）＞27 分〕，以及发病后超过 48 h 才开始使用阿昔洛韦。数据表明，HSE 很难迅速确诊，需要急诊科医师保持高度警惕，早期识别出可能的 HSE 患者。

2. 抗病毒治疗

（1）阿昔洛韦（Acyclovir）：阿昔洛韦属于鸟嘌呤衍生物，能抑制病毒 DNA 的合成，具有很强的抗 HSV 作用，可提高患者存活率并减少后遗症，应尽早使用。常用剂量为 15～30 mg/(kg·d)，分 3 次静脉滴注，或每次 500 mg，每 8 h 一次，连用 14～21 天。若病情较重，可延长治疗时间或再治疗一个疗程。

（2）更昔洛韦（Ganciclovir）：更昔洛韦抗 HSV 的疗效是阿昔洛韦的 25～100 倍，具有更强、更广谱的抗 HSV 作用和更低的毒性。对阿昔洛韦耐药并有 DNA 聚合酶改变的 HSV 突变株对更昔洛韦亦敏感。用量是 5～10 mg/(kg·d)，疗程 10～14 天，静脉滴注。主要不良反应是肾功能损害和骨髓抑制（中性粒细胞、血小板减少），并与剂量相关，停药后可恢复。

（3）泛昔洛韦、伐昔洛韦和喷昔洛韦：泛昔洛韦是 20 世纪 90 年代中期研制成功的开环核苷类抗疱疹病毒药物，在体内迅速转化为有抗病毒活性的化合物喷昔洛韦，后者抑制 HSV 的 DNA 合成和复制。伐昔洛韦是阿昔洛韦的前体药，进入人体后水解成阿昔洛韦，成人用量 0.2 g，2 次/日，口服，一般用 7～10 天。

（4）阿糖腺苷（Vidarabine）：阿糖腺苷可与病毒的脱氧核糖核酸聚合酶结合，使其活性降低而抑制 DNA 合成，具有抗 HSV-Ⅰ和 HSV-Ⅱ的作用，用于治疗 HSE，也可用于治疗免疫抑制患者的 VZV 感染，但对巨细胞病毒感染则无效。本品的单磷酸酯有抑制乙型肝炎病毒复制的作用。日剂量为 15 mg/kg，按药物 200 mg＋500 ml 液体（预热至 35～40℃）的比例配液，连续静脉滴注，疗程为 10 天。该药不良反应较大，包括消化道反应、中枢神经系统反应、骨髓抑制（白细胞、血红蛋白减少等）以及转氨酶升高，反应严重程度与剂量大小有关。因不良反应较大以及阿昔洛韦比阿糖腺苷更有效且安全性高，近年来已少用于临床。

（5）膦甲酸钠（Foscarnet Sodium）：膦甲酸钠为非核苷焦磷酸盐类似物，具有抗 HSV 和巨细胞病毒的活性。由于膦甲酸可选择性抑制病毒特异性 DNA 聚合酶和逆转录酶，不被病毒胸苷激酶磷酸化，故对阿昔洛韦耐药的 HSV 和 VZV 均有效。用法为 0.18 mg/(kg·d)，分 3 次静脉滴注，连用 14 天为 1 个疗程。其常见不良反应为消化道症状、转氨酶增高、贫血、血小板减少等，严重反应为可逆的肾功能损害。

（6）解旋酶引发体抑制剂：本药是最近发现的一类新的化合物，体外试验证实其可以从不同机制抑制 HSV，并且在动物实验中也确认其具有高效、低耐药的特性，成为最有希望的候选药物[25]。

3. 免疫治疗

（1）干扰素：干扰素是细胞经病毒感染后产生的一组高活性糖蛋白，具有广谱抗病毒活性，而对宿主细胞损害极小。α-干扰素治疗剂量为 $60\times10^6/d$，连续肌内注射 30 天。

（2）转移因子：可使正常淋巴细胞致敏而转化为免疫淋巴细胞，治疗剂量为皮下注射每次 2 ml，每周 1～2 次。

（3）肾上腺皮质激素：头颅 MRI 见脑室周围白质有散在分布的点状脱髓鞘病灶，提示存在病毒引起的变态反应性脑损害者，主张大剂量激素冲击治疗，常可获得满意疗效。甲泼尼龙 800～1000 mg 加入 500 ml 糖盐水中静脉滴注，每日 1 次，连用 3～5 天；随后改用泼尼松口服，每日 80 mg 清晨顿服，以后逐渐减量。

（4）免疫球蛋白：静脉大剂量免疫球蛋白治疗 HSE，可能与免疫抑制和免疫调节双重作用有关。每天 0.3～0.4 g/kg，连用 5 天。

4. 外科治疗

HSE 合并脑出血，如果病灶偏大，往往需要急诊外科手术清除血肿，以期降低颅内压，避免海马钩回疝，及时的手术可以显著改善患者预后。

5. 全身支持治疗

注意维持营养及水、电解质平衡，保持呼吸道通畅。必要时可小量输血，或给予静脉高营养或复方氨基酸，或给予大剂量免疫球蛋白静脉滴注；还需加强护理，预防褥疮及呼吸道感染等并发症。

6. 对症治疗

对症治疗包括对高热患者进行物理降温，以及抗惊厥、镇静和脱水降颅压等，严重脑水肿的患者应早期大量及短程给予肾上腺皮质激素。恢复期可进行康复治疗[26]。

八、预后

在 20 世纪中叶，病毒性脑炎的死亡率曾达到 80%～90%，随后以阿昔洛韦为代表的抗病毒药物出现、急性期应用糖皮质激素及 ICU 技术的推广，其死亡率已经降至 10%。尽管如此，仍有接近 25% 的患者遗留有不同程度的后遗症，如果考虑到易被忽视的认知功能障碍，则后遗症的发生率将会更高。

可能提示预后不良的危险因素包括：抑郁状态、难治性癫痫、曾经入住 ICU 病房、存在局灶性神经功能缺损体征、MRI 可见颅内异常信号、存在免疫力缺陷及治疗延迟等。

第五节　脑脓肿

关键点

- 葡萄球菌和链球菌是脑脓肿最常见的病原体。
- 磁共振弥散加权成像是脑脓肿最敏感的影像学检查。
- 脑脓肿抽吸是获取病原体诊断和给予合理治疗的关键。
- 立体定向脑脓肿抽吸术是一种并发症发生率低的微创手术。
- 在过去的 50 年里，脑脓肿患者的预后逐渐改善。

一、概述

脑脓肿是由脑实质内感染引起的化脓性物质聚集。其早期病理改变为脑白质区为主的局灶性炎症和水肿，炎症反应的范围在起病数天内逐步扩大，数日之后，强烈的炎症反应开始减退，感染趋于局限。脓肿中心形成脓液，在其外围可见成纤维细胞在新生血管的外膜开始增殖，形成肉芽组织。当脓肿进入慢性阶段，肉芽组织被胶原结缔组织所取代。应注意的是，无论是在实验动物还是人类，均可见到脓肿壁厚度不均一，其内侧壁（靠近脑室一侧）较薄。这些因素使脑脓肿易于向深部白质扩散，产生子脓肿、串样脓肿和广泛的脑水肿。在某些情况下，脑脓肿可能破入脑室，产生灾难性后果。

约半数以上的脑脓肿病例都存在邻近的感染病灶，其中最常见的是中耳炎、乳突炎、鼻窦炎、脑膜炎和牙源性感染。耳源性与鼻源性脓肿通过两种途径进入中枢神经系统：一种途径是直接扩散，中耳或鼻窦重症感染发生骨髓炎，炎性物质透过邻近的硬脑膜和软脑膜形成一个化脓性通道进入大脑；另一种途径是感染沿静脉蔓延，形成脑膜静脉和硬脑膜窦的血栓性静脉炎，造成血液循环障碍，使得脑组织更容易受到感染性疾病的侵袭。横窦与小脑在解剖关系上彼此邻近，因此沿静脉途径的感染容易累及小脑。沿静脉扩散的传播途径还解释了原发灶在中耳或鼻窦的感染为何可以引起远隔部位的脓肿。

5% 的先天性心脏病患者可能并发脑脓肿。而在儿童患者群体中，超过 60% 的脑脓肿与先天性心脏病有关，因此在临床上确认先天性心脏病与脑脓肿之间的关系尤为重要。由于一些未知的原因，先天性心脏病相关的脑脓肿很少发生在 3 岁以前。法洛四联症（Fallot Tetrad）是目前最常见的与脑脓肿相关的先天性心脏病。脓肿可以发生在从右心到左心或肺内分流的情况之下，这种逆向分流使得血液回流到心脏时首先进入体循环，而不是首先经过肺循环。肺动脉栓塞可以提升右心室后负荷，可能会打开潜在的卵圆孔裂隙。肺部动静脉畸形也有类似的作用，将近一半肺动静脉瘘的患者存在神经系统症状。绕过肺部过滤作用之后，各种来源的化脓性细菌或感染性栓子均可能进入大脑，在静脉回流不畅或脑梗死的情况下，菌栓停留在脑组织内，形成脑脓肿。

病原菌通过穿透性损伤和神经外科手术直接接种到脑组织同样可以导致脑脓肿的形成。

大多数细菌性脑脓肿与链球菌和葡萄球菌有关，特别是在欧洲、亚洲和非洲，高达15%的病例发现革兰氏阴性菌（变形杆菌属、克雷伯菌、大肠埃希菌和肠杆菌）。大约1/4的脑脓肿是由多种病原微生物造成的。在合并免疫缺陷的病例中，诺卡氏菌、真菌（如曲霉、念珠菌）和寄生虫（如弓形虫）感染更多见（表3-14）[27]。

表 3-14　不同病因脑脓肿的常见致病菌

病因	常见病原体
中耳炎和乳突炎	脆弱杆菌属、链球菌、铜绿假单胞菌、肠道杆菌
牙周感染	链球菌、革兰氏阴性菌、脆弱杆菌
心内膜炎	绿色链球菌、金黄色葡萄球菌
法洛四联症	链球菌
腹腔或盆腔感染	厌氧菌、杆菌属、产黑普氏杆菌
化脓性肺部感染	链球菌、放线菌、梭形杆菌
尿脓毒症	肠杆菌、假单胞杆菌
颅内肿瘤或神经科手术	金黄色葡萄球菌
免疫抑制 　T 细胞功能缺陷	弓形虫、星形诺卡菌、新型隐球菌、分枝杆菌、
中性粒细胞减少	曲霉菌、念珠菌、毛霉菌、肠杆菌、铜绿假单胞菌

脑脓肿发病率为（0.4~0.9）/10万，免疫功能低下人群报告的发病率更高。30~40岁是脑脓肿的高发年龄，男性患者多于女性。既往脑脓肿的死亡率曾高达50%，近代由于诊断手段和治疗方法的进步，其死亡率已降至10%。

二、临床表现

脑脓肿三联征包括：头痛、发热和局灶性神经功能缺损。但这种典型三联征只出现在大约20%的患者中，出现发热的患者也只有50%左右。患者早期可能仅有非特异性的类感染症状，包括低热、乏力和食欲缺乏，数天到数周后，则出现偏瘫、脑神经麻痹、步态紊乱等局灶性神经系统症状和体征。部分患者会出现恶心、呕吐、视盘水肿、精神状态改变等颅内压增高表现。约1/4的患者可能伴有局灶性或全身性癫痫发作（表3-15）。

表 3-15 脑脓肿的主要临床表现

症状与体征	频度
发热	54.5%～60%
头痛	72%～92.8%
脑神经麻痹	14.5%
偏瘫	20.2%
无神经系统受损表现	39.8%
脑膜炎	52.2%
意识水平改变	10%～100%
癫痫	21%～25%
恶心、呕吐	31%～40%
视盘水肿	4.1%～50%
入院时 Glasgow 评分	
3～8	10.3%
9～12	28%
13～15	61.7%

不同部位的脑脓肿其临床表现亦存在差异。额叶脓肿可表现为头痛和行为改变，枕叶脓肿、小脑脓肿或伴有脑膜炎或脑脓肿破入脑室的患者可伴有颈部僵硬。在许多情况下，头痛可能是脑脓肿的唯一初始症状，特别是在脑脓肿的早期阶段。伴有隐匿性慢性中耳炎、鼻窦炎或肺部感染的患者，近期感染症状加重往往是出现脑部症状的先兆。没有明显感染灶的患者，在病情不重或伴发先天性心脏病的情况下，可能突然出现头痛或其他脑部症状。对免疫功能低下等脑脓肿高危人群，在出现头痛、发热等表现时，有必要提高警惕，以进一步进行评估。

三、诊断

脑脓肿从出现症状到确诊之间的平均时间为 8.3 天。患者可出现头痛、发热、局灶性神经功能缺损、癫痫发作、意识水平改变等症状和体征。由于初期临床表现特异性较低，部分患者是因其他原因行头颅神经影像学检查时意外发现了脑脓肿。因此，颅脑成像对脑脓肿的诊断至关重要，应对所有怀疑有脑脓肿的患者进行脑成像检查。

CT 增强扫描的典型表现为周边环状强化，病灶中心为低密度区，病灶周围也呈低密度（水肿）。CT 发现的病灶大多是位于额叶（31%）或颞叶（28%）的单个病灶。磁共振成像（MRI）应该是首选检查手段，其在诊断脑脓肿方面比 CT 更为敏感，体现在：①MRI 对组织含水量的变化更加敏感，因此 MRI 能更好地区分病灶与病灶周围水肿；②有助于脓肿的精确定位，明确病灶形态和分期；③能更好地发现脑脓肿的并发症，如脑疝、脑膜炎、静脉血栓和脑室炎。成熟脑脓肿的 MRI 特征包括病灶中心坏死区在 T1 加权序列上相对于脑脊液呈高信号而相对于白质呈低信号；在 T2 加权序列上，脓腔内容物信号与脑脊液接近。与免疫功能正常的患者相比，免疫功能低下患者的磁共振影像可能缺乏典型的环形增强和血管源性水肿，这一影像特征提示不良的预后。多模式 MRI 提高了脑脓肿与肿瘤的鉴别诊断：脑脓肿弥散加权成像（DWI）呈典型高信号，表观弥散系数（ADC）受限，DWI 对脑脓肿的敏感性和特异性分别为 98％ 和 96％。磁敏感加权成像（SWI）对于区分坏死性胶质母细胞瘤和脑脓肿具有重要作用，脑脓肿在 SWI 表现出的"双边缘征"是极具特异性的影像学特征（表 3-16 和图 3-5）。

表 3-16　脑脓肿病灶在不同 MRI 序列的影像学特征

序列	影像特征
T1	外围高信号
T2/FLAIR	病灶中央高信号（接近脑脊液）
T2	病灶外围低信号
DWI	ADC 值下降
灌注成像	CBV 值不上升
T1 增强	环形强化
T1-3D 导航	活检定位应用
MRS	氨基酸峰

FLAIR，液体衰减反转恢复序列；DWI，弥散加权成像；ADC，表观弥散系数；CBV，脑血容量；3D，三维；MRS，磁共振波谱成像

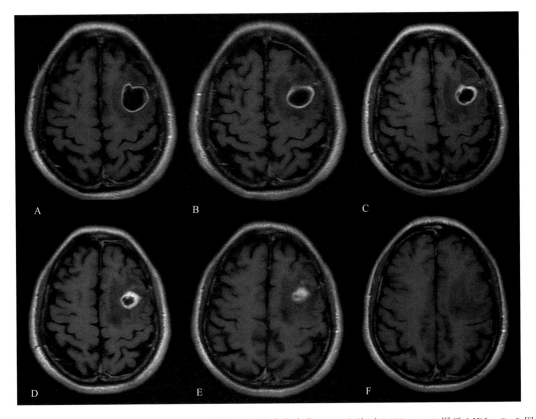

图 3-5　脑脓肿吸收过程中，**MRI** 增强扫描所示脓腔动态变化。**A.** 入院时 MRI；**B.** 2 周后 MRI；**C.** 5 周后 MRI；**D.** 12 周后 MRI；**E.** 16 周后 MRI；**F.** 22 周后 MRI

在此着重讨论一下磁共振波谱成像（magnetic resonance spectroscopy，MRS）技术在脑脓肿诊断方面的价值。MRS检查所得到的多个峰值的意义如下：

（1）N-乙酰天冬氨酸（NAA）波峰反映神经元的密度和活性，NAA峰降低提示病灶内神经元损伤或轴索丢失。

（2）胆碱（Cho）是髓鞘和细胞膜的代谢产物之一，其峰值升高与神经胶质细胞功能活跃有关。

（3）肌酸（Cr）在正常脑组织中峰值高度相对稳定，常用作对照值衡量其他代谢物的含量。

（4）乳酸（Lac）是无氧代谢的产物，肌肉运动、局部缺血或缺氧、严重的急性感染都会使Lac浓度迅速升高。

（5）脂质（Lip）增加可反映组织坏死的进展，在肿瘤中心坏死区和脑脓肿坏死液中，Lip峰大幅升高。

（6）氨基酸（AA）峰：蛋白质被大量蛋白水解酶分解成多种氨基酸，乳酸和氨基酸形成共振峰。未经治疗的细菌性脑脓肿内乳酸峰和AA峰的出现率接近100%。AA峰尚未在细菌性脓肿以外的其他坏死或囊性病变［包括寄生虫性（脑囊虫病）及真菌性脓肿］中被检测到。因此，其对诊断细菌性脑脓肿的敏感度及特异度均极高，故AA峰被认为是细菌性脑脓肿的关键标志物。

由此可见，MRS不同峰值的组合，可以为颅内占位性病变的鉴别诊断提供帮助（表3-17）。

表 3-17　MRS 峰值变化在颅内占位性病变中的不同组合

	NAA	Cho	Cr	Lac	Lip	AA	NAA/Cho	Cho/Cr	NAA/Cr
胶质瘤	↓↓	↑↑	↓	↑	↑	N	↓	↑↑	↓
转移瘤	↓	↑↑	↓↓	↑	↑	N	↓	↑	
脑脓肿	↓	↓		↑	↑↑↑	P			
脑囊虫病	↓	↑		↑		N			
多发性硬化	↓	↑		↑	↑	N			↓

N，阴性；P，阳性

大部分脑脓肿属于血源性感染，所以在1/4的病例中，通过血液培养有助于确定病原菌。在大多数病例中，脑脊液难以发现病原菌。但是如果怀疑患者并发脑膜炎或脓肿破入脑室，脑脊液培养对于明确病原菌将有很大帮助。但在这种情况下，必须仔细权衡腰穿的益处及可能存在的风险，尤其是因腰穿造成颅内压变化而诱发脑疝的可能性。特别是在患者有可能进行神经外科治疗（抽吸、引流或脓肿切除）的情况下，腰穿尤其要谨慎。

四、治疗

脑脓肿的治疗需要多学科合作，具体包括：①神经内科医师，负责患者的识别和初步诊断，在开始病原学检查的同时，给予早期经验性抗感染治疗。②神经外科医师，确认患者是否具有手术治疗指征，并处理治疗过程中可能出现的神经外科并发症。③神经影像科医师，通过影像学手段对疾病的诊断及判断病程变化提供帮助。④感染科医师，对于抗感染治疗提供专科意见。

1. 神经外科治疗

（1）神经外科治疗的目的在于：①影像引导下紧急抽吸脓腔，降低颅内压；②抽取脓液用于微生物诊断；③强化抗感染治疗；④降低脓肿张力，避免感染进入脑室。

（2）脑脓肿神经外科治疗的指征是：①对药物治疗无反应，需手术引流；②外伤后脓肿需手术去除异物或骨片；③脑疝风险较高的小脑、脑干脓肿；④脑室周围脓肿；⑤多发脓肿抽吸最大的一个用于诊断，如其他病灶有占位表现，也要切除。

如果使用现代立体定向神经外科技术，几乎所有直径≥1 cm 的脑脓肿均可以进行立体定向吸引手术，而不管它们的位置如何。完全性切除手术的作用有限，然而如果脓肿部位表浅，且并非位于重要的功能脑区时，也可考虑切除术治疗，而不是引流术（尤其是在怀疑真菌或结核分枝杆菌感染的情况下）。对脑脊液、血液或脓肿引流物的微生物学评估应该包括革兰氏染色和有氧或无氧条件下的培养。在免疫功能低下和高危患者中，应该进行分枝杆菌、诺卡氏菌属及真菌的培养，并行弓形虫 PCR 检测。如果强烈怀疑是细菌性脑脓肿，但培养结果为阴性时，可行 PCR16S 核糖体 DNA 测序，可明确诊断，指导下一步抗生素治疗。

2. 神经内科治疗

在脑脓肿的脑炎期，手术治疗几乎不能解决任何问题，只可能进一步加重脑损伤和脑组织水肿，并可能造成感染的扩散。有些病例在这个阶段给予充分的抗生素治疗，是可以治愈的。

（1）脑脓肿神经内科治疗的指征是：①小脓肿（直径＜2.5 cm）；②初始临床状态良好（GCS＞12）；③病原菌明确；④多发脓肿；⑤脓肿术后延续治疗；⑥术后出现占位表现；⑦患者不能耐受手术。

（2）抗生素的选择：脑脓肿抗生素的选择应遵循以下原则：①脑脓肿的潜在致病菌范围广泛，故应同时对革兰氏阳性菌和革兰氏阴性菌进行经验性治疗。因此，所有患者都需要接受广谱抗生素治疗。应选择能在适当的浓度下穿过血脑和血脑脊液屏障的广谱抗生素，以三代头孢菌素（头孢噻肟或头孢曲松）为宜。②随着厌氧菌耐药性的出现，厌氧性脑脓肿的治疗也成为近来的医疗热点。大脑是厌氧菌脓肿最常见的部位，许多专家主张，除了诊断明确的心内膜炎外，即使立体定向抽吸没有发现厌氧菌，也要在 6 周内保持足够的厌氧菌覆盖。甲硝唑的负荷量为 15 mg/kg，继之以 7.5 mg/kg 每 6 h 一次，静脉输注；甲硝唑在胃肠道吸收良好，因此也可以口服给药，剂量 500 mg 每 6 h 一次。③如果有穿透伤史或近期神经外科手术史，加用万古霉素（表 3-18）。④对于接受器官移植的患者和 HIV 感染者，需要补充伏立康唑和磺胺嘧啶，以覆盖真菌和弓形虫感染，同时等待进一步检查结果。⑤可靠的病原学检查回报后，再行调整治疗方案，具体用药种类和剂量参考细菌性脑膜炎的治疗。⑥神经内科治疗的疗程一般为 6～8 周，合并免疫缺陷的患者，疗程可延长至 12～48 周。⑦利奈唑胺具有良好的通过血脑屏障渗透到脑脊液中的能力，已被用作治疗中枢神经系统革兰氏阳性菌感染的新型抗生素。由于口服利奈唑胺即可达到极佳的生物利用度，因此可以作为门诊治疗的选择之一。在一线治疗失败的情况下，可以考虑使用利奈唑胺治疗多重耐药的中枢神经系统革兰氏阳性菌感染。

表 3-18　不同病因的脑脓肿抗生素治疗方案

病因	方案
外伤后脑脓肿	头孢噻肟 2 g 每 6 h 一次＋甲硝唑 500 mg 每 8 h 一次
术后脑脓肿	利奈唑胺 600 mg 每 12 h 一次 或万古霉素 40～60 mg/(kg・24 h)
鼻旁窦、中耳、牙周感染	头孢噻肟 2 g 每 6 h 一次＋甲硝唑 500 mg 每 8 h 一次
转移性脓肿或隐源性脓肿	头孢噻肟 2 g 每 6 h 一次＋甲硝唑 500 mg 每 8 h 一次

（3）其他治疗：①糖皮质激素。脑脓肿患者通常使用糖皮质激素辅助治疗，一般可选地塞米松，当脑脓肿周围有水肿时，糖皮质激素会在短时间内改善患者病情。但糖皮质激素可能不利于抗生素通过血脑屏障，从而延长抗生素治疗的疗程。因此，只有在患者严重脑水肿并可能导致脑疝的情况下，才可以使用糖皮质激素。②高压氧治疗：目前只有数量有限的报道提示高压氧治疗对脑脓肿患者有益，尚缺乏大样本对照研究。

3. 疗效评价

评估疗效的重要标准是患者的神经系统症状和头颅影像学检查显示的脓肿大小。如果存在临床恶化的情况，应该立即进行头颅影像检查。如果症状没有改善，应该在 1～2 周后再行检查，并且此后 3 个月每隔 2 周复查一次，直至临床痊愈。

英国抗微生物化疗协会（British Society for Antimicrobial Chemotherapy，BSAC）推荐，一旦 C 反应蛋白（CRP）开始回落至正常，且患者无系统感染症状（如发热），能耐受口服并有合适的药物，就可从静脉转为口服抗生素治疗，可选择药物有磺胺类药物、阿莫西林/克拉维酸、头孢地尼、甲硝唑、利奈唑胺、利福平等。

一项针对 121 例脑脓肿患者的研究显示，将红细胞沉降率（ESR）和 CRP 回归正常、体温恢复正常、CT 提示病灶缩小作为停止静脉用药的指征，继续口服抗菌药物治疗 4 周，61％的患者痊愈。另一项研究中，随着患者临床表现的改善及 CT 显示脓肿灶消退，CRP 稳定降低，CRP 回归正常后停止抗菌药物，观察的 26 例患者均未复发。

如何确认脑脓肿的治疗终点一直是困扰临床医师的一个重要问题，既要考虑到将病灶内的致病菌彻底根除，又要尽可能避免长期应用抗生素带来的菌群失调等不良反应。国内外尚无公认的指南对这一问题给予明确的说明，因此在多数情况下，治疗终点的确定是经验性的，前文介绍的几项评价疗效的指标可能对这一问题提供帮助与参考[28]。

五、预后

临床研究显示，脑脓肿患者的癫痫发生率在 15％～72％，脑脓肿患者确诊后 30 天内新发癫痫的风险为 32％，部分患者直到感染后 10 年还会出现癫痫。虽然目前的一些指南不建议对脑脓肿患者进行预防性抗癫痫治疗，但仍有相当数量的医生依据经验疗法对于在疾病急性期癫痫发作的患者给予 3～6 个月的抗癫痫药物，而对急性期后出现癫痫的患者进行更长时间的治疗。这一"更长时间"可能是 6 个月、1 年甚至出院后 5 年。即便在门诊定期随诊的脑脓肿后癫痫患者，癫痫的发作频率仍然较高，因此抗癫痫治疗对于此类患者是一个长期任务。患有先天性心脏病的脑脓肿患者治愈后，应及时纠正心脏异常情况，以防复发。如果没有其他可以解释脓肿来源的原因，可以通过介入或手术方法关闭未闭的卵圆孔。

提示脑脓肿预后不佳的危险因素主要包括：性别（女性患者预后差）、入院时意识水平（GCS<12 者预后差，这类患者的死亡率曾超过 50%；如果开始治疗时患者意识清醒，则其死亡率在 5%～10% 之间）、开始治疗前体温（>38.5℃ 者预后差）、首次外周血白细胞计数（>20×10⁶/mm³ 者预后差）及合并症（合并脑膜炎者预后差）。不良预后的结果包括死亡、植物状态或严重残疾。

脑脓肿的死亡率没有性别差异。感染相关疾病，如败血症、肺炎和脑膜炎，大大增加了院内死亡的风险。相反，非感染相关合并症，如糖尿病和脑瘤，并不影响死亡率。

第六节　神经系统感染的几种特殊情况

一、新生儿神经系统感染

出生 48 h 以内的新生儿，其中枢神经系统感染可表现为体温不稳定、呼吸节律变化、心动过缓、喂食困难、烦躁与嗜睡交替出现。出生 48 h 以上的婴儿若患有中枢神经系统感染性疾病，则可能出现局灶性神经系统损伤症状，包括癫痫发作、角弓反张或脑神经麻痹。虽然目前已有针对患儿的相对明确的检查和治疗规范（包括血液、尿液和脑脊液检测，及时经验性抗生素治疗等），但对出现发热症状的出生 90 天内的婴儿做出准确的诊断并给予针对性治疗仍是一个难题。这个年龄段的发热婴儿在体格检查时并没有典型的、具有明确指向的感染症状，但是其中大约 10% 的婴儿实际上罹患严重的细菌感染（serious bacterial infection，SBI），其中大多数是泌尿系统感染（占总数的 7%～9%），而脑膜炎占 0.5%。婴儿在出生 28 天内患 SBI 的风险更大（总发病率为 11%～25%），一般的共识倾向于所有发热患儿均应考虑腰穿检查，并住院等待脑脊液培养结果。医师面对发热症状轻微的出生 28～90 天的婴儿，往往在决定诊疗计划时出现困惑：究竟是进一步完善腰穿等有创检查，还是满足于患儿目前的病情改善而终止深入检查？临床已有多个标准（罗切斯特、波士顿、费城和随后的衍生标准）用来指导临床医师确定哪些患儿首先应行腰穿检查，哪些患儿在脑脊液培养结果回报前应接受经验性抗生素治疗。在早期研究中，低风险婴儿中只有 1% 确诊 SBI，其中包括尿路感染和奈瑟菌性脑膜炎。降钙素原在儿科人群中是 SBI（包括脑膜炎）的一个有意义的标志物，但不能作为快速诊断试验广泛使用。一般来说，在 90 天以下的低风险婴儿中，在没有进行腰穿的情况下，不建议经验性抗生素治疗。

除 SBI 外，新生儿具有感染 HSV-Ⅱ 的风险，对于出生 9～17 天的新生儿来说，这种风险更高。除了新生儿感染的典型特征外，如果新生儿出现癫痫、肝衰竭、特征性皮肤损伤（出现于 35％ 感染 HSV 的新生儿），或者母亲有生殖器 HSV-Ⅱ 感染史，则应怀疑 HSV 感染的可能。新生儿的经验性抗生素治疗通常包括第 3 代头孢菌素或氨苄西林。如果有充分证据考虑 HSV 感染，应添加阿昔洛韦。

二、老年患者神经系统感染

老年人群比中青年人群更容易罹患感染性疾病，且对治疗的反应及预后更差。老年患者的早期症状往往轻微而不典型。发热是年轻患者感染的主要症状，而在 20％～30％ 严重感染的老年患者仅有轻度发热，部分患者甚至没有发热。老年患者常见的感染症状是非特异性的，包括跌倒、谵妄、厌食或全身虚弱，中枢神经系统感染尤其如此。

自从 B 型流感嗜血杆菌和肺炎球菌疫苗问世以来，细菌性脑膜炎的发病率急剧下降。65 岁及以上老年患者的细菌性脑膜炎发病率仅次于 2 岁以下儿童，成为一个主要的危险人群。细菌性脑膜炎不仅在老年患者中更为常见，而且总死亡率随年龄呈线性增长（从 18～34 岁的 8.9％ 到 ≥65 岁的 22.7％）。高龄与细菌性脑膜炎患者的不良结局有关。传统上被认为是脑膜炎主要症状的颈部僵硬、头痛和发热在老年人中发生的频率较低，Kernig 征和 Brudzinski 征也常常不典型。细菌性脑膜炎的老年患者比一般人群更易出现精神状态改变或局灶性神经系统异常。如果怀疑细菌性脑膜炎，腰穿是重要的诊断手段，但不能因此延误抗生素的使用。由于腰穿操作存在诱发脑疝的风险，故建议患者在腰穿前进行神经影像学检查，以排除颅内压增高、脑水肿等危险因素。而患者在接受神经影像学检查之前即应开始抗生素和糖皮质激素治疗。

经验性抗生素治疗应针对肺炎链球菌、葡萄球菌、脑膜炎奈瑟菌和单核细胞李斯特菌，这些细菌是老年患者社区获得性细菌性脑膜炎最常见的病原体。万古霉素加第 3 代头孢菌素或氨苄西林可对以上致病菌做到良好覆盖。研究证实，疑似细菌性脑膜炎的患者在第一次使用抗生素之前给予辅助性糖皮质激素治疗，有助于降低死亡率。经验性抗生素治疗选择不当对 65 岁以上患者的预后有较大影响，以致成为 28 天死亡率的独立危险因素。疑似脑膜炎奈瑟菌感染的患者，需接受 24 h 的隔离治疗。

虽然老年患者的精神状态变化和行为变化的鉴别诊断范围很广，但应始终考虑单纯疱疹病毒性脑炎（HSE）。在瑞典一项回顾性研究中，60 岁以上人群更常见 HSE，70 岁以上患者的死亡率更高。如果临床上高度怀疑 HSE，则应进行腰穿检查，并在脑脊液检测结果回报前开始阿昔洛韦抗病毒治疗。

三、接触节肢动物的患者

某些节肢动物（包括蜱、蚊等）可以传播一系列能够引起中枢神经系统感染的病原体。莱姆病是一种主要与伯氏疏螺旋体相关的蜱传播感染，是美国最常见的虫媒传播疾病，高达 12％ 的未治疗患者可以出现神经系统疾病。细菌性脑膜炎与莱姆病脑膜炎在发病急性期很难区分。莱姆病脑膜炎通常伴有脑神经损伤，尤其是第 Ⅶ 对脑神经损伤（面神经麻痹），以及导致周围神经痛的神经根炎。洛矶山斑疹热是一种由立克次体引起的蜱传播感染，典型临床表现包括发热、头痛、弥漫性黄斑和（或）点状皮疹（包括手掌和脚底），在某些情况下，也可发生淋巴细胞性脑膜炎和脑炎，多西环素是治疗洛矶山斑疹热的首选药物。蚊可传播虫媒病毒（如西尼罗病毒、圣路易斯脑炎病毒、东部和西部马脑炎病毒）而引起脑膜炎或脑炎。

节肢动物传播的感染性疾病遵循季节性和地域性分布规律，这类感染通常在温暖的夏季（6～8月份）达到高峰，此时虫媒正处于活动状态，并以虫媒分布地区为中心扩散性传播。因此，在考虑节肢动物传播的中枢神经系统感染时，须了解节肢动物媒介的地理分布，并结合近期的节肢动物接触和（或）叮咬史，仔细评估相关流行病学危险因素。

对于在虫媒疾病高发季节曾到流行地区旅行的患者，如果出现感染性疾病的临床表现，应该扩大病原体的筛查范围，并联系疾病控制部门，以期获得帮助和指导。

四、HIV 感染者和其他免疫功能低下患者

人类免疫缺陷病毒（HIV）感染首先损害机体的细胞免疫系统，使患者易患感染性疾病（病毒、真菌和寄生虫感染）。除了在普通人群中常见的病原体外，HIV 相关中枢神经系统感染通常是机会性病原体感染，这种感染源于潜伏于体内的病原体（如 JC 病毒、EB 病毒、巨细胞病毒和弓形虫）的再度活化。当 $CD4^+$ 细胞计数低于 $200/mm^3$ 时，发生机会性感染的概率明显增加。

晚期 HIV 患者若出现精神状态改变、发热、头痛、癫痫或局灶性神经功能缺损等症状时，应考虑中枢神经系统机会性感染的可能。潜在病因的判断取决于患者整体临床表现、病程、脑脊液分析和影像学特征。慢性头痛伴有感染中毒症状（如低热、倦怠、厌食），可能是结核性或真菌性脑膜炎的特征，这类脑膜炎主要是由结核分枝杆菌、新型隐球菌和白色念珠菌等引发。影像学上的多发性脑脓肿和特异性血清免疫球蛋白阳性则提示弓形虫病的可能。高达 15% 的 HIV 患者可能存在混合感染。除了早期经验性抗生素治疗外，还应开始或继续抗逆转录病毒治疗（antiretroviral therapy，ART）。部分患者 ART 治疗开始后可能出现感染症状的反常恶化，这可能是免疫重建炎症综合征（immune reconstitution inflammatory syndrome，IRIS）的结果，其原因是肺结核、隐球菌性脑膜炎或进行性多灶性白质脑病患者的免疫系统被过度激活。

除 HIV 之外，其他免疫功能低下的患者，特别是那些因接受实体器官或造血干细胞移植而进行免疫抑制治疗的患者，不仅会增加细菌性中枢神经系统感染的风险，也同样会增加机会性感染的风险。由于诺卡菌和真菌（如曲霉菌、念珠菌）引起的脑脓肿在临床比较多见，所以除了针对常见细菌给予经验性抗生素治疗外，需要针对诺卡菌和真菌给予治疗。对于混合性感染或难治性颅内感染患者，有必要请感染科专家协助制订治疗方案。

五、脑脊液分流术后感染

脑脊液分流术后感染意味着分流术失败，临床表现为颅内压升高和脑积水的症状和体征，如恶心、呕吐、头痛、意识水平下降等等。脑脊液分流术后感染是分流术最常见的并发症，在一项多中心前瞻性研究中，其发病率＞11%。这种感染最常见于术后 6 个月内，通常是由于术中皮肤污染所致。以下几个因素提示患者有可能出现分流术后感染：①近期调整分流管或再次分流、分流改道（OR 2.4；95% 可信区间 1.3～4.4）；②发热（OR 8.4；95% 可信区间 4.3～16.3）；③外周血白细胞＞15 000/mm³（OR 3.2；95% 可信区间 1.5～6.6）。

对于脑室-腹腔分流患者，腹痛和腹膜炎并不常见，然而一旦出现则对分流术后感染具有高度的预测性。对疑似脑脊液分流术后感染患者的评估包括：头颅 CT 或 MRI 评估分流术效果（敏感性分别为 53％～92％和 51％～59％）、通过腰穿或分流管抽吸采集脑脊液样本。经验性抗生素治疗应主要针对皮肤菌群和院内感染常见菌群，包括金黄色葡萄球菌和铜绿假单胞菌。

六、恶性肿瘤患者

在恶性肿瘤患者中，应该更多地通过腰穿检查来判断患者是否罹患脑膜炎等神经系统感染性疾病。在一般人群中，大约 40％的细菌性脑膜炎患者会出现典型的脑膜炎三联征，即发热、颈强直和精神状态改变；而在恶性肿瘤人群中，这一比例只有 5％。一项回顾性研究显示，恶性肿瘤患者发生中枢神经系统感染最常见的症状是发热（56％）。在中性粒细胞减少的患者中，脑脊液白细胞计数可能并没有显著增加，因此这些患者也需要经验性抗感染治疗。恶性肿瘤人群的致病微生物与健康人群存在很大差异，其大多数感染是由金黄色葡萄球菌和凝固酶阴性葡萄球菌引起。虽然万古霉素和头孢曲松（根据患者的年龄和免疫状态）常规用于治疗社区获得性细菌性脑膜炎，但在恶性肿瘤患者中，应考虑应用美罗培南作为首选用药。

恶性肿瘤患者罹患病毒性脑炎的可能性也很高。人类疱疹病毒-6（human herpes virus-6，HHV-6）可以导致处于高度免疫抑制状态的个体出现边缘性脑炎，尤其是接受造血干细胞移植的患者。HHV-6 导致的边缘性脑炎表现为头痛、癫痫、记忆力减退、人格改变和进行性认知功能下降。其诊断需要依靠脑脊液 PCR 检测。此种脑炎的典型神经影像学表现是，在症状出现后 7～10 天，颞叶内侧出现长 T2 信号。一旦确诊，抗病毒药物可选择磷钾酸钠或更昔洛韦。

恶性肿瘤患者同样容易罹患单纯疱疹病毒性脑炎（HSE），这是化疗、糖皮质激素以及放射治疗造成患者免疫抑制的结果。此类患者脑脊液结果可能正常，甚至在 HSV-PCR 检测中出现假阴性。若患者因发热且伴有典型的 MRI 表现（单侧或双侧颞叶 T2/FLAIR 高信号，单侧或双侧颞叶皮质区强化）而高度怀疑 HSE 时，应即刻开始阿昔洛韦治疗，在停止阿昔洛韦之前，重复脑脊液 HSV-PCR 检测可能是明智的选择。

西尼罗病毒感染是慢性免疫抑制状态的另一个严重并发症。其有两种表现：一种表现是由前角细胞感染引起的脊髓灰质炎样弛缓性麻痹，可造成患者呼吸衰竭，需要气管插管和机械通气；另一种表现是脑炎或脑膜脑炎，西尼罗病毒脑膜脑炎的一个显著特征是运动障碍，可能包括震颤、肌阵挛及帕金森病样表现，治疗以对症支持为主。

免疫功能受损的患者，出现精神状态异常和反复卒中样表现，应考虑水痘-带状疱疹病毒（VZV）感染导致中枢神经系统损伤的可能。水痘-带状疱疹病毒可以导致脑膜脑炎或脊髓炎，部分患者并没有典型的疱疹出现，其脑脊液也可能没有明显异常。因此对于怀疑水痘-带状疱疹病毒导致脑膜脑炎的患者，脑脊液 VZV-PCR 是目前应用最广泛的确诊方法，而脑脊液 VZV-IgG 检测可能更为快速且敏感。治疗方法是阿昔洛韦抗病毒和糖皮质激素抗炎治疗相结合。

小　结

尽管中枢神经系统感染的致病微生物多种多样，临床表现复杂多变，但最初的急诊评估原则是相同的。第一，必须有很高的警惕性。对于头痛、发热、精神状态改变或行为改变的患者，尤其是年轻人、老年人及免疫功能受损的患者，应考虑中枢神经系统感染的可能性。第二，必须将患者的病史、体征及体格检查作为一个整体来综合评价。要充分认识到脑脊液检测对于诊断的意义，需要注意的是如果患者出现局灶性神经功能缺损、颅内压升高、近期神经外科手术史或免疫功能减退等情况，应在腰穿前进行神经影像学检查以排除腰穿诱发脑疝的可能。第三，由于治疗时间至关重要，如果怀疑患者罹患细菌性脑膜炎或单纯疱疹病毒性脑炎，应尽快启动针对患者年龄和临床危险因素的经验性抗生素治疗。某些情况下，貌似正常的神经影像学和脑脊液检查结果会使急诊科医师出现错觉和迷惑，因此，当患者的临床表现强烈提示中枢神经系统感染的可能时，应该鼓励积极的治疗行为。

参考文献

[1] Jain R，Chang WTW. Emergency department approach to the patient with suspected central nervous system infection. Emergency Medicine Clinics of North America，2018，36（4）：711-722.

[2] Gaieski DF，Nathan BR，Weingart SD，et al. Emergency Neurologic life support：meningitis and encephalitis. Neurocritical Care，2012，17（1）：66-72.

[3] Dorsett M，Liang SY. Diagnosis and treatment of central nervous system infections in the emergency department. Emergency Medicine Clinics of North America，2016，34（4）：917-942.

[4] Engelborghs S，Niemantsverdrict E，Struyfs H，et al. Consensus guidelines for lumbar puncture in patients with neurological diseases. Alzheimers Dement（Amst），2017，8：111-126.

[5] Hayes L，Malhotra P. Central nervous system infections masquerading as cerebrovascular accidents：case series and review of literature. ID Cases，2014，1（4）：74-77.

[6] Dawod J，Tager A，Darouiche RO，et al. Prevention and management of internal cerebrospinal fluid shunt infections. J Hosp Infect，2016，93（4）：323-328.

[7] Grahn A，Studahl M. Varicella-zoster virus infections of the central nervous system-prognosis，diagnostics and treatment. J Infect，2015，71（3）：281-293.

[8] Brouwer MC，Tunkel AR，McKhann GM，et al. Brain abscess. N Engl J Med，2014，371（5）：447-456.

[9] Glimaker M，Johansson B，Grindborg O，et al. Adult bacterial meningitis：earlier treatment and improved outcome following guideline revision promoting prompt lumbar puncture. Clin Infect Dis，2015，60（8）：1162-1169.

[10] World Health Organization. Global tuberculosis report 2018. Geneva：World Health Organization，2018.

[11] Be NA，Bishai WR，Jain SK. Role of mycobacterium tuberculosis pknD in the pathogenesis of central nervous system tuberculosis. BMC Microbiol，2012，12（1）：7.

[12] 何兰英，王健，董为伟. 结核性脑膜炎的诊治进展. 华西医学，2016，31（2）：248-252.

[13] 唐神结，高文. 临床结核病学（第二版）. 北京：人民卫生出版社，2019.

[14] Rich AR，Mccordock HA．The pathogenesis of tuberculous meningitis．Bull Johns Hopkins Hosp，1993，52（1）：32-37.

[15] Vidhate MR，Singh MK，Garg RK，et al．Diagnostic and prognostic value of Mycobacterium tuber-culosis complex specific interferon gamma release assay in patients with tuberculous meningitis．J Infect，2011，62（5）：400-403.

[16] 陈萍，冯国栋，杨毅宁，等．IFN-γ ELISOPT 效应性 T 细胞在结核性脑膜炎和肺结核中的临床价值．脑与神经疾病杂志，2016，24（9）：533-536.

[17] 甄晓晗．结核性脑膜炎实验室诊断现状与新进展．中国卫生检验杂志，2018，28（3）：381-384.

[18] 何兰英，王健，董为伟．结核性脑膜炎的诊治进展．华西医学，2016，31（2）：248-252.

[19] 陈永芳，任鹏飞，陈裕．脑脊液置换联合鞘内注药治疗结核性脑膜炎临床分析．中国实用神经疾病杂志，2018，21（8）：861-863.

[20] James SH，Kimberlin DW．Neonatal herpes simplex virus infection：epidemiology and treatment．Clin Perinatol，2015，42（1）：47-59.

[21] Boyle TP，Nigrovic LE．Radiographic evaluation of pediatric cerebrospinal fluid shunt malfunction in the emergency setting．Pediatr Emerg Care，2015，31（6）：435-440.

[22] Venkatesan A，Tunkel AR，Bloch KC，et al．Case definitions，diagnostic algorithms，and priorities in encephalitis：consensus statement of the international encephalitis consortium．Clin Infect Dis，2013，57（8）：1114-1128.

[23] Nau R，Seele J，Djukic M，et al．Pharmacokinetics and pharmacodynamics of antibiotics in central nervous system infections．Current Opinion in Infectious Diseases，2018，31（1）：57-68.

[24] Chen Z，Zhong D，Li G．The role of microglia in viral encephalitis：a review．Journal of Neuroin-flammation，2019，16（1）：．76.

[25] O'Donohoe Tom J，Rana D，Tee JW，et al．Viral encephalitis as a mimic of common neurosurgical conditions．British Journal of Neurosurgery，2018，33（2）：1-3.

[26] Costa BK，Sato DK．Viral encephalitis：a practical review on diagnostic approach and treatment．Jornal de Pediatria，2020，3（96）：12-19.

[27] Brouwer MC，Tunkel AR，McKhann GM，et al．Brain abscess．N Engl J Med，2014，371（5）：447-456.

[28] Nicole，Lange，Maria，et al．Clinical characteristics and course of primary brain abscess．Acta Neu-rochirurgica，2018，5（160）：2055-2062.

第四章 中枢神经系统自身免疫性疾病

随着分子生物学诊断技术的进步，中枢神经系统自身免疫性疾病日益受到临床医师的重视。此类疾病的诊断需要相关抗体的检测，与中枢神经系统疾病相关的自身抗体纷繁复杂，其中部分抗体具有明确的致病性，如水通道蛋白-4（aquaporin-4，AQP-4）抗体、抗N-甲基-D-天冬氨酸受体（N-methyl-D-aspartate receptor，NMDAR）抗体等是诊断疾病的重要依据。中枢神经系统自身免疫性疾病的临床表现往往缺乏特异性，这就更需要急诊科医师对此类疾病给予足够的重视，早期在急诊科识别出疑似中枢神经系统自身免疫性疾病的患者，尽早进行有助于最终诊断的免疫学检查，并给予患者早期针对性治疗。

第一节　自身免疫性脑炎

> **关键点**
>
> - 自身免疫性脑炎的临床表现多变且不典型，疑似自身免疫性脑炎的患者需与精神系统疾病及中枢神经系统感染性疾病相鉴别。
> - 自身免疫性脑炎的确诊需要特异性抗体检测。
> - 早期诊断、早期治理有助于改善自身免疫性脑炎的预后。

一、概述

学界对于自身免疫性脑炎（autoimmune encephalitis，AE）的认知经历了一个较长的过程，依据《中国自身免疫性脑炎诊治专家共识》，脑炎是由脑实质的弥漫性或者多发性炎性病变导致的神经功能障碍。其病理改变以灰质和神经元受累为主，也可以累及白质和血管。AE是指一类由自身免疫机制介导的脑炎。AE若合并相关肿瘤，称为副肿瘤性AE，而副肿瘤性AE中符合边缘性脑炎的，称为副肿瘤性边缘性脑炎。这一描述有助于我们理解前述概念的层次关系（图4-1）[1]。

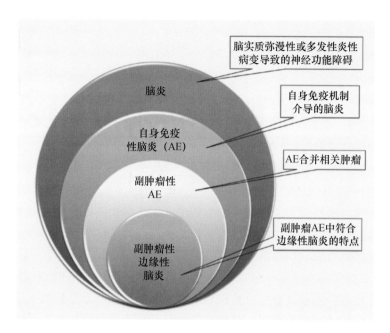

图 4-1　脑炎的概念层次

　　自身免疫性脑炎泛指一大类由于免疫系统针对中枢神经系统抗原产生反应而导致的疾病，以急性或亚急性发作的癫痫、认知障碍及精神行为异常为主要临床特点，是临床误诊率较高的神经科急症之一。

　　自身免疫性脑炎在病理上表现为以淋巴细胞为主的炎症细胞浸润脑实质，并在血管周围形成套袖样结构。虽类似病毒性脑炎改变，却不能在组织中检出病毒抗原、核酸及包涵体。根据病理学上病变部位的不同，可将 AE 划分为灰质受累为主型、白质受累为主型以及血管炎型。根据神经细胞抗原位置的不同，可将 AE 分为：抗细胞内抗原抗体相关脑炎，包括抗 Hu、Yo、Ri、Ma2/Ta、CV2、amphiphysin 抗体；抗细胞表面抗原抗体相关脑炎，包括抗 N-甲基-D-天冬氨酸受体（NMDAR）、抗富亮氨酸胶质瘤失活蛋白 1（LGI1）抗体、抗 γ-氨基丁酸（GABA）受体抗体、抗 α-氨基-3-羟基-5-甲基-4-异噁唑丙酸受体（AMPAR）抗体、抗接触蛋白相关蛋白 2（CASPR2）抗体等。根据影像学提示病变累及部位的不同，还可将 AE 分为边缘叶型、边缘叶以外型、混合型及无显著改变型。

二、诊断

　　自身免疫性脑炎的诊断包括两个要件：一是要有脑炎的临床表现，二是有自身免疫功能异常的证据。

　　中华医学会神经病学分会制订的《中国自身免疫性脑炎诊治专家共识》指出，AE 的诊断需要综合分析患者的临床表现、脑脊液检查结果、神经影像学和脑电图结果等，确定其患有脑炎，继而选择 AE 相关的抗体检测予以诊断，合理地排除其他病因。抗神经元抗体阳性是确诊的主要依据。崔丽英教授在《重视脑炎的病因诊断》一文中提到了脑炎患者诊断的一般程序与要点（表 4-1）。

表 4-1　自身免疫性脑炎诊断的程序与要点

诊断程序	诊断要点
病史	季节因素
	旅居史、地理因素
	职业、毒物化学品接触史
	动物接触史，虫咬、犬咬史
	基础病、肿瘤病史、疫苗接种史与免疫状态
	现病史：时相特点、主要症状与伴随症状、系统性症状
体征	神经系统体征：高级神经活动，局灶性体征，脑干、小脑、锥体外系体征和脑膜刺激征等
	一般体征：皮肤、黏膜、淋巴结
血液检查	血常规、生物化学、红细胞沉降率、甲状腺功能检查（必要时）
X 线	胸片，胸部 CT（必要时），盆腔 CT 或者超声（女性患者必要时）
脑电图	
神经影像学	头 MRI（建议增强）
脑脊液检查	压力、细胞计数与细胞学、生物化学
	病毒的抗体、抗原与核酸检测
	自身免疫性脑炎抗体检测（依具体情况）
脑活组织检查	用于极少数无法确诊者或者需要排除肿瘤者

AE 是近十余年来被医学界逐步认识的一种神经系统疾病，本病起病急骤，如果没有得到及时有效的治疗，病情往往会进展性加重。既往由于缺乏对于本病的认识，AE 在急诊科往往被忽视。随着学界对 AE 认识的不断增强，确诊的 AE 病例不断增加，有文献报道抗 NMDAR 脑炎的发病率可能是 HSV 脑炎的 4 倍。即使如此，仍有许多具有典型 AE 临床特征的患者在急诊科就诊时没有被首先考虑这一诊断，造成诊治的延误，急诊科医师应尽量避免这一现象的出现。

由于 AE 症状的非特异性，其诊断确实存在一定的难度。很多 AE 患者早期出现精神症状，如易怒、躁动、幻觉、记忆丧失、躁狂或明显的精神异常。此时患者的神经系统症状，如失语症、癫痫、运动障碍或昏迷可以将 AE 与单纯的精神疾病区分开来。部分患者还会出现自主神经功能失调，表现为心动过速、高热、体温过低、血压异常或通气不足，急诊科医师如果能够及时将这些症状与患者的脑部症状联系起来，将有助于 AE 的诊断。

由于 AE 的临床表现缺乏特异性，患者经常会进行反复的影像学检查和多次血液学检查，经历医生的反复会诊，却仍然没有明确的诊断。患者的症状常常被错误地归因于中毒或精神疾病。在 Dalmau 等 2008 年针对 100 名患者的研究中，77 名患者最初是由精神科医生发现的。从症状出现到最终确诊，儿童 AE 的诊断平均延迟 21 天，成人平均延迟 28 天。这一点非常令人担忧，因为当治疗延迟时，患者的转归会恶化。

未确诊的脑炎综合征患者均应接受神经影像学检查、腰椎穿刺和脑电图评估。据报道，在多达 50％～70％ 的 AE 病例中，其头颅 MRI 成像是正常的；可能出现的 MRI 异常表现包括海马、小脑或大脑皮质、脑干、基底节或脊髓中出现 T2 或 FLAIR 高信号，而这些异常表现通常是细微的，且存在时间较短。患者 EEG 检查在大多数情况下都会出现异常结果，可见典型的非特异性表现，如 δ 波、θ 波或慢波；大约一半的患者会出现癫痫发作。腰椎穿刺具有很好的诊断价值，常见的发现包括淋巴细胞计数增加、蛋白质增加和脑脊液压力增加；然而，有相当数量的患者没有这些发现。该疾病的特征是血清和脑脊液中检测出 AE 抗体，相比之下，CSF 似乎更敏感，研究显示，在 43 名 CSF 抗体均呈阳性的患者中，只有 27 名患者的血清抗体呈阳性。

相当部分的 AE 患者以新发精神行为异常到急诊科就诊，因此需与多种疾病相鉴别，包括原发性精神疾病、甲状腺功能亢进和中毒等。伴发癫痫的患者还必须与中枢神经系统感染性疾病相鉴别，包括脑膜炎、病毒性脑炎等。如果抗 NMDAR 脑炎的患者出现自主神经功能不稳定、运动障碍和僵硬，这也可能会与抗精神病药相关恶性综合征（neuroleptic malignant syndrome，NMS）相混淆。有些抗 NMDAR 脑炎的患者，首先在精神科就诊，并开始服用抗精神病药物治疗他们的精神症状，这会进一步加重 NMS。

三、临床常见的自身免疫性脑炎

自身免疫性脑炎临床上一般分为特异性抗体相关脑炎和非特异性抗体相关脑炎。AE 大多数以抗体命名，在特异性抗体相关 AE 当中，有相当一部分与躯体肿瘤相关。下文简述临床常见的自身免疫性脑炎。

（一）抗 Hu 抗体脑炎

通常发生于吸烟者和年龄＞40 岁的人群，常见于小细胞肺癌。抗体阳性的患者，不管是否伴发肿瘤，其临床表现无差异，表现为意识模糊、记忆障碍、癫痫发作和精神异常。有些患者也表现出明显的情绪改变和焦虑，伴随非特异的人格改变。除了边缘系统，还可累及中枢神经系统的其他部位（包括皮质、小脑、脑干、脊髓、后根神经节、自主神经节和周围神经），表现出相应的临床症状。

（二）抗坍塌反应调节蛋白-5 抗体脑炎

最早报道的 1 例抗坍塌反应调节蛋白-5（collapsing response-mediator protein-5，CV2/CRMP5）抗体脑炎患者表现为小脑综合征、葡萄膜炎和周围神经病，最终在其血清中检测到 CV2 抗体，使本病得以确诊。CV2 抗体可特异性识别坍塌反应调节蛋白（CRMP），与细胞表面抗原介导的 AE 相比，其病变不局限于边缘系统、神经损害常不可逆、免疫治疗效果欠佳。与此种抗体相关的边缘性脑炎（limbic encephalitis，LE）极其少见，发生在中年人群，且男女发病率相等，最常见的与之相关的肿瘤是小细胞肺癌和胸腺瘤，也可能检测到睾丸癌。除常见的边缘性脑炎症状外，还可能包括小脑性共济失调、葡萄膜炎、周围神经病的症状。基底核及其环路的炎症可能导致舞蹈样运动异常，少数可见帕金森病样症状，如行动迟缓、姿势平衡障碍。

（三）抗 Ma2 抗体脑炎

抗 Ma2 抗体（也称作抗 Ta 抗体）相关的 AE 通常发生于年龄<50 岁的男性，常见于睾丸生殖细胞瘤，老年人以非小细胞肺癌较常见。幻觉、记忆缺失和癫痫是其特征性的表现，此外还可有上位脑干和间脑功能障碍的症状。Dalmau 等研究了 38 例抗 Ma2 相关的 LE 患者，92％的脑干功能障碍患者表现出明显的眼球运动异常，在这些眼球运动异常的患者中 60％有垂直性凝视麻痹。

（四）抗 amphiphysin 抗体脑炎

抗 amphiphysin 抗体首次发现于乳腺癌和僵人综合征患者，也可见于小细胞肺癌，约 3/4 的抗 amphiphysin 抗体脑炎患者体内同时可检测到其他抗体，如抗 Hu 抗体和抗 VGKC 抗体，故其临床症状存在多样性，包括脑病、小脑共济失调、脊髓病等。

（五）抗 Yo、Ri 抗体脑炎

抗 Yo、Ri 抗体又称为抗神经元胞核抗体 Ⅱ 型（ANNA-2）、Ⅲ 型（ANNA-3），该抗体阳性患者的临床症状及神经病理学表明其病变多超出边缘系统。ANNA-2 可见于小细胞肺癌和乳腺癌，ANNA-3 也可见于乳腺癌和肺癌，下丘脑受累时常可同时检测到抗 Ma2 抗体[2]。

（六）抗 NMDAR 抗体脑炎

抗 NMDAR 抗体脑炎主要表现为精神症状、神经系统症状、自主神经功能障碍、不自主运动等，其中精神症状占主导地位，又因部分患者起病前有病毒感染的前驱症状，易被误诊为精神病或者病毒性脑炎。在目前已知的 AE 当中，有关抗 NMDAR 抗体脑炎的发病机制、临床表现、诊断依据及治疗方法的研究较为成熟。

2007 年 Dalmau 等首先报道了在患者的血清及脑脊液中发现了抗 NMDAR 抗体，才将其定义为一种新型脑炎。抗 NMDAR 抗体脑炎常发生于伴有卵巢畸胎瘤的年轻女性，因相当部分的患者往往以精神异常起病且无明确发热表现，故往往首诊于精神科。目前我国仅见神经内科、儿科及 ICU 等科室有分散的个案报道，尚无统一的有关本病发病率的确切数据。Dalmau 等在 2011 年报道了 3 年内确诊的 100 例患者，说明该病不是一种罕见疾病[3]。

1. 发病机制

N-甲基-D-天冬氨酸受体（NMDAR）是由结合甘氨酸的 NR1 亚单位和结合谷氨酸的 NR2 亚单位及 NR3 亚单位组成的异聚体，NR1 是受体的功能部分，构成离子通道，NR2 具有调节受体通道动力学的作用，NR3 则是作为调节亚基存在。具有功能活性的 NMDAR 至少有一个 NR1 亚基和 NR2 亚基，其中 NR1 广泛分布于脑内各区，在杏仁核、丘脑下部、前额叶皮质和海马等部位分布密度最大。

NMDAR 是一种电压、配体双重门控通道，既受电压调控，也受递质调控。它主要对 Ca^{2+} 保持高度通透，对 Na^+、K^+ 亦有一定通透性。NMDAR 参与调节突触传递、触发突触重塑以及学习记忆等，其功能障碍与精神行为异常、药物成瘾、神经退行性变等有关。NMDAR 过度激活可导致细胞内 Ca^{2+} 超载，引发神经元死亡。研究发现纯化的抗 NR1 抗体能减少 NMDAR 密度，并呈剂量依赖性，但不影响兴奋性神经细胞、突触及其他突触蛋白或受体的结构完整性。

如果卵巢畸胎瘤中存在含有 NMDAR 亚单位的神经组织，该组织作为抗原可诱导机体产生特异性抗体，并释放到血清和脑脊液中，与海马和前额叶神经细胞膜表面的 NMDAR 结合。该抗体选择性、可逆性地减少 NMDAR 数量和突触表面的受体密度，进而减少突触 NMDAR 介导的电流。据推测，NMDAR 的异位表达破坏了机体的免疫耐受，进而引起抗 NMDAR 抗体脑炎，而多数患者前驱期的类病毒感染以及遗传易感性可能在启动免疫反应中有促进作用。

由于 NMDAR 在前脑中优势表达，患者临床上均表现出精神及行为异常。NMDAR 功能减退是抗 NMDAR 抗体脑炎精神症状以及许多精神分裂症表现的生理学基础，NMDAR 激动剂能够改善精神分裂症的症状。几乎所有抗 NMDAR 抗体脑炎患者均存在运动障碍，可能与谷氨酸盐和多巴胺平衡失调有关。中枢性通气不足是抗 NMDAR 抗体脑炎的一个重要临床特征，它可能与 NR1 亚单位自身免疫应答有关[4]。

NMDAR 属于胞膜抗原，此种抗原-抗体结合引起的免疫性脑炎对抗肿瘤治疗和免疫治疗的反应相对较好。

Tachibana 等发现，在正常卵母细胞中存在 NR2 参与的免疫反应，这表明正常卵巢内也可表达 NMDAR，这一发现似乎能够解释未合并畸胎瘤的女性患者的发病机制。2011 年 Dalmau 等描述了 100 例抗 NMDAR 抗体脑炎的病例，发现男性成人和儿童也可发生本病，发病机制尚不清楚。

抗 NMDAR 抗体脑炎患者伴发的肿瘤大部分为成熟卵巢畸胎瘤，少数为纵隔畸胎瘤、睾丸畸胎瘤，甚至小细胞肺癌或神经母细胞瘤。肿瘤的发生率与年龄和性别相关，在女性患者中卵巢畸胎瘤的发生率为 62%，男性患者中肿瘤（睾丸畸胎瘤和小细胞肺癌）的发生率为 21%。

2. 临床表现

抗 NMDAR 抗体脑炎以儿童、青年多见，女性多于男性。

（1）前驱期：症状不典型，早期多为受凉或病毒感染样症状，许多患者逐渐发展为精神行为异常。

（2）精神症状期：该期常有强迫观念、错觉、幻觉、妄想、躁狂、偏执，及行为、性格改变，多被误诊为精神分裂症收入精神科。

（3）无反应期：通常表现为分离性无反应状态，如患者抵制睁眼、对疼痛刺激无反应、口头语言减少和模仿语言（通常伴有模仿动作，如回声现象、模仿检查者的动作）。此期缓和后可出现中枢性通气不足、运动障碍及自主神经功能障碍。

（4）运动过多期：异常运动和自主神经功能失调是这一期的最主要表现。常见的典型异常运动是口面不自主运动，患者可做鬼脸、咀嚼动作、强制性的下颌张开闭合（可导致口唇、舌或牙齿自伤），还可见手足徐动样肌张力不全、舞蹈样运动、间歇性眼偏斜或协同障碍。自主神经功能失调常见高热、心动过速、心动过缓、唾液分泌过多、高血压、低血压、尿失禁、尿潴留。

（5）恢复期：经历了前几阶段后，大多数患者逐渐康复，少数患者遗留严重残疾或死亡。抗 NMDAR 抗体脑炎的恢复是一个逐级化的过程，与症状发生的顺序正好相反。随着自主神经功能的稳定，患者逐渐从昏迷中清醒过来，呼吸状况及肌张力障碍逐渐改善，社会行为和执行功能通常最后好转，常需要接受 3~4 个月的住院治疗。

在 Dalmau 统计的 100 例抗 NMDAR 抗体脑炎患者中，女性患者占 91%。有前驱症状者占 86%，精神症状（包括焦虑、激惹、行为异常、妄想或者幻觉）占 77%，神经系统症状占 23%，癫痫占 76%，运动障碍占 86%，自主神经功能障碍占 69%，中枢性通气不足占 66%[5]。

3. 辅助检查

血清学检查一般无特异性发现。肿瘤标志物无明显异常，极少数患者可出现癌胚抗原和甲胎蛋白阳性。

脑脊液检查为非特异炎性改变，压力正常或者升高，很少 > 300 mm H_2O。可见白细胞升高，少数可超过 $100 \times 10^6/L$，多为淋巴细胞增多。部分患者蛋白质水平轻度增高，糖及氯化物含量多正常，偶可见寡克隆区带阳性。

急性期脑脊液及血清检测到抗 NMDAR 抗体，是该病的特异性检查项目。伴肿瘤者其抗体滴度较不伴肿瘤者为高，且症状的严重程度与抗体滴度相关，以死亡患者的抗体滴度最高。一般症状改善后患者脑脊液和血清的抗体滴度呈平行降低。

抗 NMDAR 抗体脑炎患者头颅 MRI 表现无特异性，约 55% 的患者可有 FLAIR 序列或 T2 信号增高，主要出现于颞叶中部，极少数可见于胼胝体、脑干等部位，部分患者可出现大脑皮质、脑膜表面或基底节轻度或暂时强化[6]。

鉴于部分抗 NMDAR 抗体脑炎与畸胎瘤相关，因此应将超声检查作为常规检查，用以筛查肿瘤。Dalmau 对 100 例抗 NMDAR 抗体脑炎患者（其中 91 例为女性）进行超声检查发现，58 例患者合并肿瘤，绝大部分为卵巢畸胎瘤（35 例为成熟畸胎瘤，14 例为未成熟畸胎瘤）。中国女性抗 NMDAR 抗体脑炎患者卵巢畸胎瘤的发生率为 14.3%~47.8%，在重症患者中比例较高[7]。

超过 90% 的患者脑电图表现异常，通常为频发慢波，可合并痫样放电。异常 δ 刷是该病较特异性的脑电图改变，多见于重症患者。最新一项对 23 例成人抗 NMDAR 抗体脑炎患者平均 7 天的持续脑电图监测结果发现，7 例脑电图出现极度的 δ 刷形波，并且与住院时间长短呈正相关，建议出现极度的 δ 刷形波时应考虑到抗 NMDAR 抗体脑炎的可能。全程视频脑电图检查对于明确癫痫发作的诊断和合理治疗必不可少。

4. 诊断

根据 Graus 与 Dalmau 标准（2016 年），确诊抗 NMDAR 抗体脑炎需要符合以下 3 个条件：

（1）下列 6 项主要症状中的 1 项或者多项：①精神行为异常或者认知障碍；②言语障碍；③癫痫发作；④运动障碍/不自主运动；⑤意识水平下降；⑥自主神经功能障碍或者中枢性低通气。

（2）抗 NMDAR 抗体阳性：建议以脑脊液细胞免疫荧光法（cell-based assay，CBA）检测抗体阳性为依据。若仅有血清标本可供检测，除了 CBA 结果阳性，还需要采用组织免疫荧光法（tissue-based assay，TBA）与培养神经元进行间接免疫荧光法（indirect immunofluorescence，IIF）检测予以最终确认，且低滴度的血清阳性（1∶10）不具有确诊意义。

（3）合理地排除其他病因。

5. 鉴别诊断

需与抗 NMDAR 抗体脑炎鉴别的疾病有：①病毒性脑炎，尤其是单纯疱疹病毒性脑炎、EB 病毒性脑炎；②自身免疫性疾病，包括血管炎、系统性红斑狼疮、抗磷脂抗体综合征、桥本脑病；③遗传代谢性脑病，如 Wernicke 脑病。

疾病早期须注意与精神病（如精神分裂症）、恶性紧张症、抗精神病药相关恶性综合征及嗜睡性脑炎相鉴别[8]。

本病需行肿瘤筛查，尤其是卵巢畸胎瘤、睾丸畸胎瘤、神经母细胞瘤等，而合并其他肿瘤的发生率很低。因此，与典型的副肿瘤综合征不同，患者没有必要定期行全身扫描检查图，但女性患者对于卵巢畸胎瘤的监测应至少持续至脑炎恢复后 2 年以上。

（七）抗电压门控钾通道抗体脑炎

电压门控钾通道（voltage-gated K$^+$ channel，VGKC）属于电压门控性离子通道，是镶嵌在中枢神经系统和周围神经系统神经元膜上的糖蛋白，是神经系统信号传导的组成元件，在维持静息膜电位和神经元动作电位中发挥着关键作用。研究表明，VGKC 功能紊乱会导致动作电位延长，引发中枢神经系统或周围神经系统疾病。VGKC 自身抗体相关性脑炎是常见的自身免疫性疾病。近年来研究发现，VGKC 自身抗体相关性 LE 患者体内能与VGKC 发生免疫共沉淀的抗体主要为抗富亮氨酸胶质瘤失活蛋白 1（LGI1）抗体、抗接触蛋白相关蛋白 2（CASPR2）抗体。有研究认为大部分 VGKC 抗体阳性患者不存在潜在恶性肿瘤，但少数（约 5%）仍可见胸腺瘤、小细胞肺癌或前列腺癌。如果同时检测出抗glial 核抗体，则须警惕潜在的小细胞肺癌可能。

1. 抗 LGI1 抗体相关脑炎

LGI1 是由癫痫相关基因 *lgi1* 编码的一种分泌蛋白，与两种癫痫相关蛋白——突触前ADAM23 和突触后 ADAM22 相互作用，组成跨突触蛋白复合物，包括突触前 Kv1.1/Kv1.2 钾通道和突触后支架蛋白。LGI1 可能通过上调体内突触前 Kv1.1 钾通道活性减少突触前释放，从而影响神经传导，该作用机制可能与患者癫痫发病相关。下丘脑和肾共同表达 LGI1，可能与低钠血症有关。除了一些 AE 共有的临床表现外，癫痫、快速进展性可治愈的认知障碍、低钠血症是抗 LGI1 抗体相关脑炎相对特异的临床症状。

抗 LGI1 抗体相关脑炎的一个突出临床特点是癫痫发作，具有诊断意义的发作类型是面-臂肌张力障碍样癫痫发作（faciobrachial dystonic seizures，FBDS）。Irani 等对 FBDS的定义是：发作时间极为短暂（通常<3 s）且频率非常频繁（最高约为 50 次/天），表现为累及手臂和同侧面部、大腿和躯干的肌张力障碍发作；部分患者可有任意一侧肢体发

作，多数仅为固定单侧肢体发作。随后，FBDS 发作形式更为泛化，发作时间最长可达 30 s，亦可包括同步双侧阵发性肌张力障碍发作等形式，并可能出现听觉先兆、手部自动症、意识状态改变甚至失语等典型癫痫症候学特征。FBDS 与抗 LGI1 抗体相关脑炎高度相关，且多为首发表现，多数患者 FBDS 症状出现时，可不伴有其他脑炎急性期典型表现。虽然对 FBDS 在痫性发作中的分类归属还有争议，但普遍认为 FBDS 是抗 LGI1 抗体相关脑炎最早且最具特征性的表现，对诊断和治疗具有重要意义[9]。

低钠血症在抗 LGI1 抗体相关脑炎中比较常见，$60\% \sim 80\%$ 的患者可出现，并且通常表现为难以纠正的顽固性低钠血症，大多数病例属于抗利尿激素分泌异常综合征（SIADH）。

由于抗神经元表面抗体的介导作用，抗 LGI1 抗体相关脑炎会出现快速进展的认知障碍，与快速进展性痴呆类似。症状包括亚急性或急性出现的定向力障碍、顺行性记忆力减退等。与快速进展性痴呆认知障碍不同的是，抗 LGI1 抗体相关脑炎认知障碍是可治愈的，对免疫治疗反应较好。焦虑、偏执行为、激惹等精神症状也常见于抗 LGI1 抗体相关脑炎患者的病程急性期。

自主神经系统受累症状在抗 LGI1 抗体相关脑炎患者中虽然并不常见，但需要引起足够重视，特别是当临床上发现 AE 症状合并心动过缓表现时，需要高度怀疑抗 LGI1 抗体相关脑炎。

脑脊液检验结果是诊断的关键指标，检出抗 LGI1 抗体对本病具有确诊意义。脑脊液检查多为轻度炎症改变，淋巴细胞及蛋白质升高均不明显。

常规脑电图可表现为一侧或双侧颞叶癫痫样放电、局灶或弥漫性慢波活动等非特异性表现。对于临床表现最为特异的 FBDS，视频脑电图对其检出和鉴别有重要价值，但 FBDS 发作期脑电图异常比例仅占 $21\% \sim 30\%$。

抗 LGI1 抗体相关脑炎的头 MRI 表现不具有特异性。早期可以有颞叶、海马、额叶、基底节等异常信号，后期可能出现脑萎缩和海马硬化征象；典型的改变是 T2WI 和 DWI 序列上累及颞叶内侧（杏仁体与海马）的高信号。PET 可见颞叶内侧与基底节区呈高代谢。

在血液检查中，血清检出抗 LGI1 抗体和低钠等电解质紊乱可能会对诊断提供帮助。

建议对 LGI1-LE 患者（特别是老年患者），进行适当的全身肿瘤筛查，尤其是在免疫治疗无效时。PET-CT 被认为是筛查全身肿瘤最为敏感的检查。

抗 LGI1 抗体相关脑炎的诊断要点为：①急性或者亚急性起病，进行性加重；②临床符合边缘性脑炎，或者表现为 FBDS；③脑脊液白细胞数正常或者呈轻度淋巴细胞性炎症；④头颅 MRI 表现为双侧或者单侧的颞叶内侧异常信号，或者无明显异常；⑤脑电图异常；⑥血清和（或）脑脊液抗 LGI1 抗体阳性。

2. 抗 CASPR2 抗体相关脑炎

CASPR 2 蛋白在背侧丘脑、尾状核、壳核和杏仁核中广泛表达，参与 Kv1 钾通道复合物的组成。CASPR2 蛋白也可表达于周围神经有髓纤维的轴突。抗 CASPR2 抗体相关脑炎常见于 60 岁左右的男性，可广泛侵及中枢神经系统和周围神经系统，出现认知障碍、癫痫发作，以边缘系统脑炎、神经性肌强直、莫旺（Morvan）综合征、小脑共济失调等临床表现为主。

神经性肌强直是一种少见的周围神经高度兴奋性疾病。主要表现为受累肌肉痉挛、颤搐、无力、僵硬及放松迟缓。1961 年，Isaacs 首次全面描述了 2 例患者四肢和背部肌肉颤搐的症状，将其命名为"连续性肌纤维活动"，并在该试验中确定了自发放电的起源部位在运动神经末梢，而非肌肉。因此，神经性肌强直也被称为 Isaacs 综合征。1965 年，Mertens 等将其命名为神经性肌强直，以区别于先天性肌强直等肌源性疾病。神经性肌强直的典型肌电图表现为肌肉放松状态下出现自发、持续快速的二联、三联或多联的运动单位放电活动，频率可高达 5～300 Hz。肌颤电位和纤颤电位也很常见。40% 的神经性肌强直患者在重复运动神经刺激后有后放电现象或在 F 波后有后放电现象，而运动、感觉神经传导速度基本正常。

莫旺综合征是由抗 CASPR2 抗体介导的周围神经过度兴奋伴脑病，主要表现为受累肌肉无规律收缩、痛性痉挛、无力、多汗、肢体瘙痒、心律失常等自主神经功能障碍，以及失眠、波动性谵妄和精神行为异常。法国人 Morvan（1890）首次描述了这种疾病。

脑脊液检查结果是诊断抗 CASPR2 抗体相关脑炎的关键指标，检出抗 CASPR2 抗体对本病具有确诊意义；而常规、生化检查可表现为中枢神经系统炎性反应，有轻中度蛋白质升高，不具有特异性。

多数抗 CASPR2 抗体相关脑炎患者的脑电图基本正常，个别患者出现非特异性的弥漫性慢波。多导睡眠图提示快速动眼（rapid eye movement，REM）睡眠抑制。

抗 CASPR2 抗体相关脑炎的头 MRI 表现不具有特异性，可以有边缘系统异常信号，也可能出现局灶性或全脑性萎缩。

（八）抗 AMPAR 抗体脑炎

本型极少，抗体攻击谷氨酸受体 GluR1 和 GluR2 亚基。大部分患者检查发现肿瘤，尤其是肺部、乳腺和胸腺的肿瘤。临床表现为记忆缺失、精神症状和癫痫。

四、治疗

自身免疫性脑炎的治疗包括免疫治疗、针对癫痫发作和精神症状的对症治疗、支持治疗、康复治疗。合并肿瘤者进行切除肿瘤等抗肿瘤治疗。

1. 免疫治疗

免疫治疗分为一线免疫治疗、二线免疫治疗和长程免疫治疗。一线免疫治疗包括糖皮质激素、静脉注射免疫球蛋白（IVIG）和血浆交换。部分患者对一线治疗效果不好（多数为不伴有肿瘤的患者），可以使用二线免疫疗法，包括利妥昔单抗和（或）环磷酰胺的单独使用与联合使用。长程免疫治疗药物包括吗替麦考酚酯与硫唑嘌呤等，主要用于复发病例，也可以用于一线免疫治疗效果不佳的患者和肿瘤阴性的抗 NMDAR 抗体脑炎患者。

2. 肿瘤的治疗

自身免疫性脑炎患者如果合并恶性肿瘤，应由相关专科进行手术、化疗与放疗等综合抗肿瘤治疗；在抗肿瘤治疗期间，一般需要维持对 AE 的免疫治疗，以一线免疫治疗为主。抗 NMDAR 抗体脑炎患者一经发现卵巢畸胎瘤，应尽快予以切除。对于未发现肿瘤且年龄≥12 岁的女性抗 NMDAR 抗体脑炎患者，建议病后 4 年内每 6～12 个月进行一次盆腔超声检查[10]。

3. 癫痫症状的控制

自身免疫性脑炎的癫痫发作一般对于抗癫痫药物反应较差。可选用广谱抗癫痫药物，例如苯二氮䓬类药物、丙戊酸钠、左乙拉西坦、拉莫三嗪和托吡酯等。终止癫痫持续状态的一线抗癫痫药物包括地西泮静脉推注或者咪达唑仑肌内注射，二线药物包括静脉用丙戊酸钠，三线药物包括丙泊酚与咪达唑仑。丙泊酚可用于终止抗 NMDAR 抗体脑炎患者的难治性癫痫持续状态。恢复期 AE 患者一般不需要长期维持抗癫痫药物治疗。

4. 精神症状的控制

对于自身免疫性脑炎患者精神症状的控制，可以选用的药物包括奥氮平、氯硝西泮、丙戊酸钠、氟哌啶醇和喹硫平等药物。

5. 自身免疫性脑炎的急诊处置

作为一名急诊医师，需要了解处理自身免疫性脑炎的基本原则，简述如下。

一线治疗包括静脉注射免疫球蛋白、糖皮质激素、血浆交换以及肿瘤切除。虽然这种治疗可能不会在急诊室开始，但鉴于 AE 的早期诊断可以明显改善预后，急诊科医师需要了解进行哪些检查可以帮助加快诊断。在急诊科，如果怀疑患者罹患 AE，应尽快完善腰穿检查，并送脑脊液和血清标本进行 AE 抗体检测。

急诊的治疗主要集中在治疗精神异常、癫痫或通气不足（如有）。如果不能排除颅内感染的诊断，对于发热或癫痫患者也应给予抗感染治疗。

由 AE 引起的精神异常似乎对苯二氮䓬类药物没有反应，但苯二氮䓬类药物有助于区分 AE 和普通癫痫患者。

伴发癫痫或氧分压低的患者可能需要机械通气。

应使用脑电图评估插管患者的癫痫持续状态，并评估是否需要额外的抗惊厥治疗。

目前对于 AE 治疗策略存在的争议是，患者的处置中最重要的步骤是什么？尽管主要的治疗包括糖皮质激素、免疫球蛋白、血浆交换以及肿瘤切除，但通常情况下，针对 AE 的特异性治疗往往需要待相关抗体检测回报之后才能开始，然而，患者在急诊停留期间可能并不能看到相应的检查结果。

从急诊科医师的角度来看，对于原因不明的主要表现为精神行为异常的患者要考虑到 AE 的诊断，同时须排除原发性精神疾病（如精神分裂症）的可能。目前的现实是由于缺乏对于 AE 的认识，AE 患者的诊断在急诊中存在不同程度的延迟。一项回顾性研究表明，1％的重症监护病房入院患者可以检测到抗 NMDAR 抗体，大量原因不明的脑炎综合征最终确诊为 AE[11]。

五、预后

自身免疫性脑炎的总体预后良好。80％左右的抗 NMDAR 抗体脑炎患者功能恢复良好。早期接受免疫治疗的患者和非重症患者的预后较好。抗 LGI1 抗体相关脑炎患者的病死率为 6%。抗 GABA$_B$R 抗体相关脑炎合并小细胞肺癌的患者预后较差。肿瘤阴性患者和未应用二线免疫治疗的患者复发率较高。

第二节　中枢神经系统炎性脱髓鞘疾病

一、多发性硬化

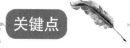

关键点

- 多发性硬化（multiple sclerosis，MS）的早期诊断意味着及时的治疗。
- 疑似多发性硬化的患者应该尽快被转诊至具备 MS 专业知识的神经病学专家，并由这些专家对患者进行诊断、治疗和远期管理。
- 利用 MRI 脑部扫描和临床评估的证据，可以比以往任何时候更早地诊断多发性硬化。
- 由于首次发作和确定诊断之间可能出现明显的延迟，通过提高公众和医疗专业人员对 MS 的认识，可以减少这种延误。
- 有很多证据支持疾病修正治疗（disease modifying therapy，DMT）早期干预的治疗价值，然而 DMT 治疗通常会因处方资质、保险政策的限制等因素而被延迟。

多发性硬化（MS）是常见的中枢神经系统非创伤性致残疾病，主要影响青年人群。在发达国家和发展中国家，MS 的发病率和流行率都在逐步增加。美国每年有 12000 例新确诊的 MS 患者，目前 MS 已经成为青年人群中最常见的中枢神经系统疾病。

MS 的发病率在不同地区之间差异很大，似乎与该地区和赤道的距离成正比，故加拿大、北欧、美国、新西兰和南澳大利亚最常见，而南亚、北非等热带地区较为少见。影响 MS 发生的环境因素包括维生素 D 水平、吸烟和暴露于 EB 病毒。研究显示，MS 患者的同卵双胞胎罹患 MS 的风险是普通人群的 100 倍，这说明遗传因素也在 MS 的发病机制中发挥作用。

儿童 MS 发病率比成人低很多。由于部分 MS 患儿可以在同一时相出现多个病灶，因此急诊科医师将 Ms 患儿与急性播散性脑脊髓炎（ADEM）患儿区分开来是一项具有挑战性的工作。MS 患儿的复发率可能更高，但其神经功能修复好于成人患者。目前应用于儿童 MS 的特异性治疗有限，如果怀疑患儿罹患中枢神经系统炎性脱髓鞘疾病，建议将其转诊至具有脱髓鞘疾病专业知识的儿科神经病学专家处就诊。

MS 历来被归类为器官特异性 T 细胞介导的自身免疫性疾病：髓鞘抗原由巨噬细胞、小胶质细胞和星形胶质细胞呈递给 T 细胞，导致对髓鞘-少突胶质细胞复合体的免疫攻击，这些炎性改变导致髓鞘脱失、轴突和神经元的破坏。近年来 B 细胞靶向治疗的成功挑战了标准的 T 细胞自身免疫理论，这一结果提示，B 细胞同样参与了 MS 的病理过程。一般认为，MS 的病程分为两个阶段：早期炎症过程导致经典的复发-缓解病程，后期的神经退行性变导致预后不佳的进展病程，即继发进展型 MS 和原发进展型 MS[12]。

近年来出现了越来越有效的治疗 MS 的生物疗法，特别是以无疾病活动证据（no evident disease activity，NEDA）为目标的治疗，正在改变 MS 患者的长期预后。部分患者接受了尚处于临床试验阶段的更积极的免疫重建疗法，获得了长期缓解。最近在进展型 MS 中进行了疾病修正治疗的积极试验，为那些有进展性症状的 MS 患者提供了延缓疾病恶化的希望，同时保留了部分残余的中枢神经系统功能。

（一）多发性硬化早期诊断面临的问题

1. MS 早期诊断的意义

多发性硬化会对大脑和脊髓造成不可逆转的损伤。虽然中枢神经系统的修复机制和重塑可以部分弥补这种损伤，但这些自身修复的速度最终将无法弥补疾病活动造成的器质性损害，最终导致神经储备（中枢神经系统通过自身重塑来弥补损伤的能力）消耗殆尽。神经储备耗尽不仅意味着改变疾病进程的机会大大减少，而且预示着患者赖以对抗正常衰老性脑萎缩的认知储备减少，患者会比同龄人更容易出现认知功能减退。因此，必须在疾病确诊后立即开始有效的疾病修正治疗（DMT）和生活方式干预，以保护神经储备，最大限度地提高终生脑健康。研究证实，即便是针对首次发作的中枢神经系统炎性脱髓鞘疾病患者，如果经过临床评估确认其有发展成 MS 的风险，早期诊断并及时给予 DMT 也可以降低其出现不可逆性神经功能损伤的风险[13]。

2. MS 早期诊断的现状及导致诊断延误的原因

诚如前文所言，对于 MS 患者的早期识别、早期诊断及早期治疗将直接影响患者的预后及经济负担，但 MS 患者在急诊的确诊率不及 10%，即有 90% 以上的患者在急诊就诊时没有得到明确、及时的诊断。这与 MS 患者缺乏特异性的临床表现、部分医院没有急诊 MRI 设备及相关电生理和实验室检查手段有关。鉴于以上原因，患者在急诊室的病历往往不能反映其疾病的真实情况，有些情况下，由于受到客观条件的限制，急诊科医师可能以一些常见疾病（如脑血管病）来解释患者的临床表现，这就有可能造成最终诊断的延误。

症状发作和 MS 诊断之间的延迟可能发生在两个关键时段。第一个延迟出现在从患者症状发作到与具备 MS 专业知识的医生进行初次交流之前，在某些极端情况下，这种延迟可能会持续 1 年以上，部分患者是以神经内科其他较为常见的疾病长期就诊，直到出现了不符合既往诊断的临床表现，才考虑调整诊断和治疗方向。有证据表明，在第一次就诊时，由首诊医师向 MS 专业医师转诊的延迟与残疾水平之间存在相关性：延迟时间越长，患者出现神经功能损伤的可能性就越大。这一现象同时提示需要提高普通人群（特别是 MS 易患人群）对 MS 症状及病程的认识。

第二个延迟出现在由专业医生对患者做出 MS 的最终诊断之前。这可能是由于具备 MS 诊断经验的医生相对短缺，患者等待确诊需要一段时间，此类延迟的出现还可能是由于患者就诊医院缺乏相应的诊断手段所致。

3. 解决诊断延误的手段

诊断的延迟会导致患者未能及时接受特殊的急性期免疫治疗及 DMT，因此，在部分中心城市建立由富有 MS 诊断经验的神经科医生组成的 MS 评估小组，可以有效改变这一现状。Oynhausen 的研究提示，这样的团队可以使 73.6％的 MS 患者在到达急诊室就诊 1 周内得到确诊。即使暂时不能确诊 MS，对那些疑似 MS 病例给予专科随访也是有益的[14]。

为了尽可能避免可能出现的延误，建议采取以下措施：

（1）医疗专业人员开展针对公众的健康宣教，指导公众在出现 MS 早期症状时立即采取行动。强调典型初始症状的识别、延迟治疗的负面影响。

（2）指导基层医师、急诊科医师等可能在第一时间接触到 MS 患者的医师及时将疑似患者转诊给具备专业知识的神经科医师，以加快诊断和治疗的进程。

（3）增加专门管理 MS 的医疗专业人员的数量，并确保这些专家为疑似 MS 患者和新确诊的 MS 患者提供及时的诊断和支持服务。

（4）采用最新的公认诊断标准，以便尽早诊断 MS。

（5）医护人员应鼓励他们的患者在治疗决策中发挥充分的知情、参与的作用。定期监测疾病活动情况并正式记录这些信息是医生制订长期治疗策略的基石。临床查体和脑部扫描的结果将使每一个 MS 患者都能得到个体化治疗。

在神经影像科医师的协助之下，急诊科医师可以在急诊为 MS 患者提供早期的帮助。接近 50％的 MS 患者通过急诊 MRI 可以得到确诊，当然这一结果与神经影像科医师对于脱髓鞘疾病的认识程度及诊断经验有关。

而在问题的另一方面，由于越来越多的数据支持存在预防 MS 残疾进展的早期治疗窗口，为抓住这一窗口，医生会对诊断不确定的患者做出治疗决定。这就导致部分误诊为 MS 的患者不必要地暴露于 MS 的特异性治疗，并因此出现发生远期不良反应的风险，其中包括严重的机会性感染、其他自身免疫性疾病和新发恶性肿瘤。在诸多不良反应中，进行性多灶性白质脑病（progressive multifocal leukoencephalopathy，PML）具有致命风险，曾有一项研究针对应用那他珠单抗（Natalizumab，NTZ）治疗 MS 之后出现 PML 而死亡的患者，在对其中枢神经组织进行解剖之后，部分患者并未发现预期的 MS 病理改变[15]。

（二）MS 的临床分型

MS 依据病程特点可以分为以下 4 个经典类型：复发-缓解型 MS（relapsing remitting MS，RRMS）、继发进展型 MS（secondary progressive MS，SPMS）、原发进展型 MS（primary progressive MS，PPMS）、进展复发型 MS（pregressive relapsing MS，PRMS）（表 4-2）。该分型用图形描述则更为直观（图 4-2）。

继发进展型 MS（SPMS）通常在复发-缓解型 MS（RRMS）发病 10～15 年后出现，从复发-缓解病程最终发展为进行性加重病程。MS 不同类型之间没有确切的时间转化点，我们可以认为在病程发展到进展型之前，每次复发都发生在病程隐袭进展的背景之下。

表 4-2　MS 病程分型

病程分型	临床表现
复发-缓解型 MS（RRMS）	临床最常见，约占 85％，疾病早期出现多次复发和缓解，可急性发病或病情恶化，之后可以恢复，两次复发间病情稳定
继发进展型 MS（SPMS）	复发-缓解型 MS 患者经过一段时间可转为此型，患病 25 年后 80％的患者转为此型，病情进行性加重不再缓解，伴或不伴急性复发
原发进展型 MS（PPMS）	约占 10％，起病年龄偏大（40～60 岁），发病后轻偏瘫或轻截瘫在相当长时间内缓慢进展，发病后神经功能障碍逐渐进展，出现小脑或脑干症状，MRI 显示造影剂钆增强病灶较继发进展型 MS 少，脑脊液炎性改变较少
进展复发型 MS（PRMS）	临床罕见，在原发进展型 MS 病程基础上同时伴急性复发

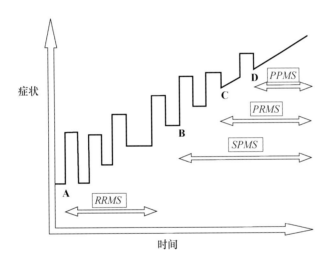

图 4-2　MS 病程分型。图中横轴代表发病时程，纵轴代表患者症状，即中枢神经系统局灶性功能缺损。从上图可以得出以下结论：MS 病程是一个动态延续的过程，不同的病程分型均代表了整个病程的一个阶段。以 A 点为病程起点，在其发展到 B 点之前，属于 RRMS，病程缓解与复发交替，早期缓解之后，中枢神经系统功能可能回到接近正常水平，后期则随着每次发作，遗留不同程度的功能缺损。以 B 点为病程起点，则为 SPMS，前期为 RRMS，复发之后存在缓解阶段，后期则表现为进展型 MS。以 C 点为病程起点，是 PRMS，进展中合并复发。以 D 点为病程起点，是 PPMS，无复发表现，中枢神经系统功能进展性恶化

　　5％～15％的 MS 病例属于原发进展型（PPMS），此类患者通常表现为明显的中枢神经系统渐进性残疾。最常见的临床表现是渐进性痉挛性截瘫，其他典型的表现还包括感觉性共济失调、小脑性共济失调及认知和视觉功能的进行性减退。进展复发型 MS（PRMS）最为罕见，目前仅有少量个案报道，其临床特征为在病情进展的背景下，伴有急性复发，此型患者对常规治疗效果较差。

　　随着临床医师对 MS 识别能力的增加及医学影像学技术的进步，以下两种临床综合征日益受到关注，并已经成为独立的临床诊断：

（1）临床孤立综合征（clinically isolated syndrome，CIS）：单相临床发作，出现中枢神经系统局灶性或多灶性脱髓鞘损伤的客观表现，急性或亚急性发展，持续时间至少24 h，伴或不伴恢复，无发热或感染。

（2）影像孤立综合征（radiologically isolated syndrome，RIS）：没有神经系统症状的患者MRI出现强烈提示多发性硬化的影像学表现。约1/3的RIS患者在出现症状后5年内被诊断为MS，大部分属于复发-缓解病程。男性、年轻（＜37岁）和脊髓病变是预测RIS进展的危险因素。国际多发性硬化诊断小组认为，当出现典型CIS时，允许RIS使用既往的影像学发现作为空间多发性和时间多发性证据来支持MS诊断；对于MRI满足空间多发性和时间多发性、且检测出脑脊液寡克隆带（OB）的RIS患者，国际多发性硬化诊断小组考虑可以诊断为MS。

（三）MS的临床表现

多发性硬化的症状是一个渐进的过程。当一个人出现CIS时，通常便会纳入疑似MS患者的范畴之内。由于病变位置的不同，患者可能出现单一症状，亦可出现多个症状，最常见的表现是视神经炎、脑干和脊髓综合征；然而，还有许多其他不常见的表现，包括顶叶综合征等[16]。

通常情况下，PPMS和SPMS患者临床表现的严重程度高于RRMS患者。目前可以应用以扩展残疾状况量表（expanded disability status scale，EDSS）为代表的几个量表来评定MS患者的临床表现。

MS复发的定义是：症状发作持续24 h以上，与前一次发作间隔大于30天。MS复发通常在数小时到数天的时间内发展为亚急性病程，之后进入一个数周的平台期。患者的临床症状通常在MS发作后的数周内部分恢复，多数发作会留下一些后遗症；例如，急性视神经炎后，肉眼视力可能会恢复，但色觉、视敏度异常仍然存在。随着神经元储备的丧失，发作之后的恢复越来越不完全，并最终导致不可缓解的残疾。

1. 视神经损伤

约25％的MS患者的首发症状是视神经炎。在首次临床发作后10～15年间，34％～75％的患者出现临床确诊的MS。大约70％的MS患者在疾病进程中会出现视神经炎。视神经炎的特征是一侧视力部分或全部丧失，伴有中央暗点（视野中的盲点）、色觉缺乏和眼眶内因眼球运动而诱发的疼痛。用眼底镜检查眼底时，如果炎症仅限于神经球后部分，视神经表现貌似正常，但大约1/3的患者可能有视盘发炎和视神经炎引起的视盘水肿。对于有疑似MS的视力减退的患者，应行进一步检查以期发现亚临床的视神经炎损伤的细微表现，如视觉诱发电位、光学相干断层扫描（optical coherence tomography，OCT）或MRI。出现急性视神经炎后，肉眼视力可能恢复，但色觉、对比敏感度异常仍然存在。随着神经元储备的丧失，再次复发之后，视力不能完全恢复，神经功能缺陷的逐步累积将导致持续的残疾。

2. 感觉障碍

约40％的MS患者的首发临床表现是感觉障碍，这种感觉障碍主要由脊髓炎或脑干综合征引起。主要症状包括感觉异常（通常被描述为麻木感、针刺感、寒冷感、四肢或躯干肿胀感）、疼痛（高达 43％ 的患者出现疼痛，包括三叉神经痛、神经根痛、内脏疼痛和痛性痉挛）、深感觉障碍（音叉振动觉和关节位置觉减弱）、浅感觉障碍（疼痛觉和触觉减弱）。由于神经轴索失去髓鞘的保护作用，随着体温的升高，这些症状可能会暂时恶化（称为 Uhthoff 现象）。医师需要鉴别 Uhthoff 现象与真正的临床复发。

3. 运动障碍

运动障碍是 30％～40％ MS 患者的首发症状，几乎所有患者在疾病过程中都会出现运动功能受损。运动障碍在临床较易识别，患者表现为不同程度的肢体瘫痪，查体可见典型的锥体束受损体征（肌力减退、腱反射亢进及病理反射阳性）。高达 70％ 的 MS 患者出现脑干和小脑症状，包括眼球运动障碍（如眼球震颤和复视）、共济失调（步态不平衡、难以完成复杂动作）、吟诗样语言和吞咽困难等症状。

4. 自主神经功能障碍

括约肌和性功能障碍往往与下肢运动障碍同时出现，并在疾病的后期持续存在，影响 34％～99％ 的患者。膀胱功能障碍最常见的症状是尿急，但也可出现尿频和急迫性尿失禁。便秘比便失禁更常见。男性患者常有勃起功能障碍和阳痿。

5. 其他症状

40％～70％ 的 MS 患者存在认知障碍，这一过程从疾病的早期阶段就已经开始。出现认知障碍的临床孤立综合征（CIS）患者向临床确诊的 MS 转化的概率更大。进展型 MS 患者的认知障碍出现更早且症状更重，其认知障碍随病程进展逐步恶化，最终影响患者的日常活动。常见的认知障碍包括信息处理速度下降、记忆力减退、注意力涣散和执行功能受损。

多达 95％ 的患者感到疲劳。疲劳可能与复发有关，并且在发作缓解后仍然存在。疲劳可以是一过性的，也可以存在多年。有证据支持皮质下回路功能障碍是引起 MS 相关疲劳的主要原因，病变主要累及额顶叶区域和基底节结构。高达 54％ 的 MS 患者会出现睡眠障碍（如失眠、阻塞性睡眠呼吸暂停和不宁腿综合征），这种睡眠障碍无疑也会导致疲劳。

情感障碍发生在高达 2/3 的患者中，其中抑郁症是最常见的表现。

6. 临床症状评估

在 MS 患者完成相关影像学及实验室检查之前，急诊科医师可以通过应用专业量表来评估其临床表现。在已有的几种量表中，扩展残疾状况量表（expanded disability status scale，EDSS）是最广泛接受的评价方法。EDSS 是一个范围从 0（完全正常的神经检查）到 10（由于 MS 而死亡）的量表，其提供的 8 个子量表分别对受 MS 影响的主要功能区的功能进行评分，包括中脑、小脑、脑干、感觉、肠和膀胱、视觉、精神和其他区域[17]。通过对急诊就诊的 MS 患者进行扩展残疾状况量表（EDSS）评分，并对评分结果进行分析发现，轻到中度的 MS 患者更可能出现与 MS 直接相关的主诉，如 MS 恶化、视神经炎和既往其他慢性症状恶化；而 EDSS 评分为严重 MS 的患者，更可能出现与 MS 间接相关的主诉，如肺炎、尿路感染、跌倒、疼痛、褥疮和脓毒血症。EDSS 评分≥6 分的 MS 患者，其急诊主诉被诊断为与 MS 间接相关的可能性（52.6%）比 EDSS 评分<6 分的患者（14.6%）高出 3 倍以上（$P<0.0001$）。值得注意的是，在 EDSS 评分≥6 分的急诊 MS 患者中，仅有 10.7% 与既往 MS 直接相关。各种临床并发症是 MS 患者赴急诊就诊的主要原因。

7. MS 的复发

MS 复发意味着中枢神经系统任何部位新发生的脱髓鞘病变或先前存在的脱髓鞘病变的重新激活。

MS 复发常见的临床综合征与首发症状类似，亦可涉及视神经、脊髓或小脑。近期，MS 复发的认知和精神症状得到广泛的关注，这是因为此类症状可能发生在经典的中枢神经系统症状出现之前，且易被患者本人及其看护者忽视，尤其是存在抑郁症状的 MS 患者，从而错过治疗时机。

处于不同药物治疗阶段的 MS 患者均有复发的可能，复发可以发生在 DMT 开始后的第 1 周甚至几个月时，此时药物浓度尚未达到 DMT 所需的浓度水平。另外，停止先前有效的 DMT 也可能使患者出现 MS 复发；在停止那他珠单抗治疗的 MS 患者中，这一现象更易出现。肿瘤坏死因子（TNF）阻断药（如英夫利昔单抗、依那西普）用于共病治疗时，已被证明可诱发 MS 复发或恶化。此外，由于激素在调节免疫反应中具有重要作用，某些辅助生殖技术（尤其是使用促性腺激素释放激素激动剂）可能会显著增加患者发生 MS 的风险。

需要引起医生注意的是，MS 患者在病程中可能出现"假性复发"。这是因为完整的髓鞘对于神经纤维除了具有提高信号传导速度的作用之外，还具有机械保护（抗牵拉扭转）、温度保护和化学保护的多重作用。髓鞘脱失之后，在机械刺激、温度变化和内环境变化的情况下，神经传导会发生一过性变化，患者会出现类似复发的局灶性神经功能损伤症状。因此，在判断患者是否出现复发时，重要的是要排除可能导致假性复发的情况，包括发热、感染（最常见的是尿路和上呼吸道感染）和高温暴露。目前已知感染是引起假性复发的常见原因，但感染因素在 MS 发病中的作用是一个相当复杂的过程，由其引发的免疫反应机制需要进一步研究。在临床实践中，区分感染引起的假性复发和真正的 MS 复发，保证对真正的 MS 复发患者给予治疗，仍然是一个关键的临床挑战[18]。

（四）辅助检查

1. MRI

在 MS 的诊断标准中，磁共振成像用于确认 MS 病程的时间多发性（dissemination in time，DIT）及空间多发性（dissemination in space，DIS），并被纳入 PPMS 的诊断标准。

MRI 对于大脑和脊髓的多发性硬化病灶具有很高的敏感性，几乎所有 MS 患者和大多数 CIS 患者都能在 MRI 上观察到局灶性异常改变。多发性硬化病变具有典型的 MRI 特征。病变通常表现为脑室周围、幕下区和脊髓以白质病变为主的多发卵圆形长 T1 长 T2 信号，病灶长轴与侧脑室垂直。钆增强 T1 加权像可以区分活动性病灶与非活动性病灶：活动性病灶局部的炎症反应使得血脑屏障通透性增加，导致造影剂渗出，进而出现斑片状或线样强化（图 4-3）。陈旧病灶的 T1 加权像可以出现所谓的 "黑洞征"（图 4-4），表现为病灶信号强度接近于脑脊液，这种低信号病变提示脑白质出现髓鞘脱失和轴突损伤等严重的神经系统结构改变。Dawson 手指征（Dawson finger sign）是头颅 MRI 上 T2WI/FLAIR 显示的侧脑室旁白质内多发条状、卵圆形、指状高信号病灶，其长轴垂直于侧脑室边缘（矢状位也可见病灶累及胼胝体），类似于手指张开的表现，这种征象在矢状位、轴位、冠状位均可以观察到。Dawson 手指征是多发性硬化较为特异的表现，以苏格兰神经病理学家 James Walker Dawson 命名，以纪念其于 1916 年首先揭示了多发性硬化的病理改变为侧脑室旁白质内髓鞘崩解和胶质细胞增生。其发生机制是炎性细胞沿充血的小血管周围浸润，形成所谓的血管周围袖套，病灶常以小静脉为中心，形态上呈指状改变（图 4-5）。

新的成像技术对 MS 的诊断比常规 MRI 方法有更大的特异性。病理学研究证实了 MS 病变与静脉的关系，因此 FLAIR 序列出现中央静脉征（central vein sign）对 MS 诊断有很好的特异性。在 MS 病程早期，患者会出现明显的丘脑萎缩，因此通过 MRI 对丘脑容积进行评估，可将 MS 与其他疾病鉴别开来[19]。

除了用于 MS 的诊断，MRI 对于评价治疗效果以及早期识别与治疗相关的不良反应[如进行性多灶性白质脑病（PML）和其他机会性感染]，也发挥了重要作用。

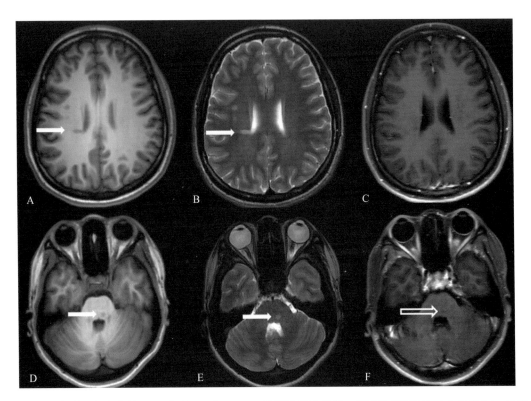

图 4-3 多发性硬化患者的 MRI 表现。A 和 D. T2WI 可见侧脑室旁、脑干长 T2 信号（白色箭头）；**B 和 E.** T1WI 可见侧脑室旁、脑干长 T1 信号（白色箭头）；**C 和 F.** T1 增强序列，脑干病灶可见斑片状强化（空心箭头）

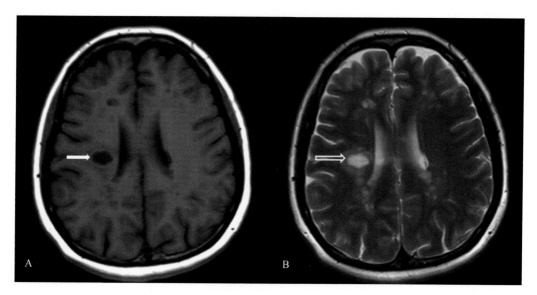

图 4-4 黑洞征。**A.** T1 序列可见侧脑室旁卵圆形长 T1 信号病灶（白色箭头），信号强度接近脑脊液；**B.** T2 序列可见侧脑室旁卵圆形长 T2 信号病灶（空心箭头），信号强度接近脑脊液

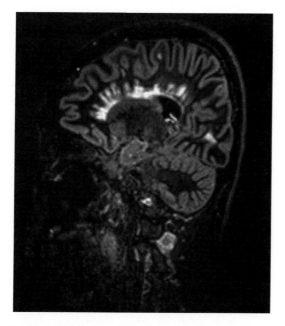

图 4-5 Dawson 手指征。磁共振双反转序列（double inversion recovery，DIR）可见多发手指样病灶垂直于侧脑室壁分布

2. 脑脊液分析

诊断多发性硬化的另一个重要检查项目是腰椎穿刺脑脊液（CSF）检查，包括 CSF 常规、生化（葡萄糖、蛋白质、乳酸水平等）、微生物检查（与感染性疾病相鉴别）、细胞病理学检查（肿瘤细胞筛查）、免疫学检查［鞘内 IgG 合成率及寡克隆区带（OB）分析］等[20]。

CSF 细胞计数轻度增高或正常，一般不超过 $50 \times 10^6/L$，超过此值应考虑其他疾病而非 MS。约 40% 的 MS 病例 CSF 蛋白质轻度增高。

CSF-IgG 增高是一项重要的 CSF 免疫学检查，IgG 主要为中枢神经系统合成，CSF-IgG 指数是 IgG 鞘内合成的定量指标，其数值升高见于 70% 以上的 MS 患者。

在 2017 版多发性硬化诊断标准中，突出强调了 OB 的意义：对于典型 CIS，满足临床或 MRI 的空间多发性（DIS）标准，且临床无其他原因可解释的患者，脑脊液中出现 OB 阳性即可诊断 MS。即在这种情况下，若检测出特异性 OB，则可代替满足时间多发性（DIT）标准。

表 4-3 列举了神经科医师在诊断 MS 时需要考虑的检查项目。

表 4-3　诊断 MS 所需的检查项目

首选检查
1. 血液检测：血常规、肾和肝功能、电解质水平、红细胞沉降率、CRP、维生素 B_{12}、叶酸和维生素 D、甲状腺功能测试、血脂、病毒血清学（抗-HIV、抗-HCV、HBsAg、抗-HBs）、抗核抗体、抗磷脂抗体等
2. MRI（头、颈、胸段）
3. 脑脊液分析：蛋白质含量、糖含量、脑脊液白蛋白、IgG 指数、乳酸、OB 分析等
4. 视神经炎患者：VEP 和眼底成像

次选检查
1. 诱发电位（VEP、SEP）
2. 光学相干断层扫描
3. 尿动力学试验
4. 认知测试

其他检查
1. 进一步的生化试验（更广泛的自身抗体检测、24 h 尿液分析、GFR 评价、血清补体水平、抗 β_2 微球蛋白）；血液和脑脊液 ACE 水平（结节病）；肾上腺激素水平、长链/极长链脂肪酸（肾上腺脑白质营养不良）；乳酸水平（线粒体病）；抗水通道蛋白 4 和抗 MOG 试验（视神经脊髓炎）
2. 传染源的特异性试验（莱姆病和布鲁菌病抗体、结核 PPD 试验）
3. 血管造影（CTA、MRA、DSA）
4. 活检（皮肤、淋巴结、大脑、周围神经）
5. 眼部检查（眼底荧光造影）
6. 听力测试
7. 电生理学（神经传导研究、肌电图）
8. 胸部 X 线检查（用于排查慢性肺部感染）
9. 心脏检查（超声心动图）

CRP，C 反应蛋白；VEP，视觉诱发电位；SEP，感觉诱发电位；GFR，肾小球滤过率；ACE，血管紧张素转化酶；MOG，髓鞘少突胶质细胞糖蛋白；CTA，CT 血管成像；MRA，磁共振血管成像；DSA，数字减影血管造影

（五）MS 的诊断与鉴别诊断

1. 2017 年版多发性硬化 McDonald 诊断标准

MS 诊断的核心问题是通过评估患者的症状、体征及各项辅助检查结果，发现其病程中存在的空间多发性（DIS）和时间多发性（DIT）证据，并合理排除可以引发类似临床

表现的其他疾病。目前业内广泛应用的是 McDonald 诊断标准，该标准在 2017 年推出了最新的版本，表 4-4 对该标准的 2017 年版本和 2010 年版本进行了简要对比。

表 4-4　McDonald 诊断标准 2017 版与 2010 版关于 DIS 与 DIT 标准的对比

	2017	2010
DIS	在中枢神经系统的 4 个多发性硬化典型区域（脑室周围[1]、皮质或近皮质、幕下、脊髓），至少有 2 个区域有≥1 个 T2 病灶[2]	a. 4 个中枢神经系统典型病灶区域（脑室旁、近皮质、幕下和脊髓）中，至少 2 个区域有≥1 个 T2 病灶； b. 等待累及中枢神经系统不同部位的再次临床发作
DIT	a. 在任何时间同时存在无症状的钆增强与非增强病变； b. 无论基线 MRI 的时间如何，与基线相比，随访 MRI 检查可见新的 T2 和（或）钆增强病灶	a. 任何时间 MRI 检查同时存在无症状的钆增强和非增强病灶； b. 随访 MRI 检查有新发 T2 病灶和（或）钆增强病灶，不管与基线 MRI 扫描的间隔时间长短； c. 等待再次临床发作

[1] 对＞50 岁或有血管危险因素者，要慎重寻找更多脑室旁病灶

[2] 无须区分症状性和无症状性 MRI 病灶

通过对比可以发现，2017 版标准在确定 DIS 和 DIT 的时候，没有如 2010 版标准中所规定的需要等待再一次的临床发作。2017 版标准这样修改的原因在于：临床医生往往难以判断复发的时间、复发导致的神经功能缺损程度、复发对治疗是否敏感以及是否会遗留不可逆的神经功能损伤；为了避免以上风险，应尽早做出 MS 的诊断，并开始相关治疗。回顾性研究证明应用 2017 版标准，MS 的诊断可以比应用 2010 版标准提前 5 个月，即在 CIS 发生后 2.3 个月诊断 MS。前文已述，MS 延迟治疗者预后较差，因此更早诊断 MS 是 2017 版诊断标准的最大价值（表 4-5)[21]。

表 4-5　2017 版多发性硬化 McDonald 诊断标准

临床发作次数	有客观临床证据的病变数	诊断 MS 需要的附加数据
≥2 次（DIT）	≥2 个（DIS）	无
≥2 次	1 个（并且有明确的历史证据证明以往发作涉及特定解剖部位的 1 个病灶）	无
≥2 次（DIT）	1 个	由不同中枢神经系统部位的临床发作或 MRI 检查证明了空间多发性（DIS）
1 次	≥2 个（DIS）	由额外的临床发作或 MRI 证明了时间多发性（DIT）或具有脑脊液特异 OB 的证据
1 次	1 个	由不同中枢神经系统部位的临床发作或 MRI 检查证明了空间多发性（DIS） 由额外的临床发作或 MRI 证明了时间多发性（DIT）或具有脑脊液特异 OB 的证据

DIT，时间多发性；DIS，空间多发性；OB，寡克隆区带

2. MS 的鉴别诊断

尽管诊断标准及诊断手段在不断进步，MS 的鉴别诊断仍是一个相当复杂的过程，这主要是由于 MS 患者的临床表现和常规神经影像学检查缺乏特异性。除了病理学检查之外，对于 MS 还没有可以提供明确诊断的"金标准"，因此在 MS 的诊断过程中，医生的大量工作都是在进行鉴别诊断。临床中需要与 MS 相鉴别的疾病主要包括：脑血管病、视神经脊髓炎谱系疾病、遗传性疾病和中枢神经系统感染性疾病等（表 4-6）。

表 4-6　需要与 MS 鉴别的主要疾病

感染性疾病	脑膜炎 脑炎 莱姆病 脑脓肿
遗传性疾病	白质营养不良（如肾上腺脑白质营养不良） 遗传性视神经病变 Fabry 病
代谢性疾病	维生素 B_{12} 缺乏 铜缺乏
脑血管病	脑小血管病 伴有皮质下梗死和脑白质病的常染色体显性遗传脑动脉病（CADASIL） Susac 综合征 原发性中枢神经系统血管炎 硬脑膜动静脉瘘
系统性免疫性疾病	系统性红斑狼疮 白塞病 干燥综合征 结节病
非 MS 的特发性中枢神经系统炎症性脱髓鞘疾病	视神经脊髓炎谱系疾病 髓鞘少突胶质细胞糖蛋白（MOG）脑脊髓炎 急性播散性脑脊髓炎
头痛	偏头痛

MS 的误诊通常是由于当患者的临床表现不够典型时，临床医师过度依赖于 MRI 检查结果所致。尽管 MRI 对于发现与 MS 相关的病灶具有很高的敏感性，但在许多临床表现与 MS 相似的疾病（如偏头痛和缺血性卒中），MRI 也会发现相应区域的病灶，其形态甚至与 MS 相似。当神经科医生面对这些非特异性的病灶时，往往会在诊断时出现困惑。

脑脊液免疫球蛋白检测在 MS 中被用作诊断依据已经长达 50 年以上，其敏感性较高，但对 MS 的特异性仍然不足。

在所有需要与 MS 进行鉴别的疾病中，急诊首先需要区分的是 MS 与缺血性卒中，因为这两种疾病在临床表现与影像学检查上有较高的类似性，而其急性期治疗和二级预防又截然不同（表 4-7）[22]。

表 4-7　MS 与缺血性卒中的鉴别

	MS	缺血性卒中
发病年龄	以青年为主	以中老年为主
起病形式	亚急性起病为主	急性起病为主
危险因素	缺少常见脑血管病危险因素	存在常见脑血管病危险因素
临床表现	可见视神经炎及脊髓病表现	视神经炎及脊髓病表现少见
脑脊液	IgG 合成率升高，OB 阳性	IgG 合成率升高不明显，OB 阴性
MRI	病灶以白质区为主，长轴与侧脑室垂直，增强可见开环样（C 样）强化	病灶位置符合颅内动脉分布
MRA、CTA 及 DSA	无特殊表现	可见相应部位动脉闭塞或狭窄

OB，寡克隆区带；MRI，磁共振成像；MRA，磁共振动脉成像；CTA，CT 动脉成像；DSA，数字减影血管造影

（六）MS 的治疗

MS 的治疗主要包括 3 个方面：急性期治疗、疾病修正治疗（DMT）和对症治疗。在急诊科，医生主要进行的是急性期治疗和对症治疗。

1. 急性期治疗

（1）糖皮质激素：依据《多发性硬化诊断和治疗中国专家共识（2018 版）》及其他国内外指南，糖皮质激素是 MS 急性期的一线治疗药物。糖皮质激素在治疗期内能促进急性发病的 MS 患者神经功能恢复（Ⅰ级推荐），而延长糖皮质激素用药时程对神经功能恢复无长期获益（Ⅱ级推荐）；因此，糖皮质激素治疗应遵循大剂量、短疗程的原则。

糖皮质激素的推荐剂量及疗程是：①轻症者，甲泼尼龙 1000 mg/d，共 3～5 天，如患者神经功能缺损明显恢复，可直接停用，如疾病仍进展则转为阶梯减量方法；②重症者，甲泼尼龙 1000 mg/d 开始，共 3～5 天，之后每 2～3 天剂量减半，至 120 mg 以下，可改为甲泼尼龙口服 60～80 mg/d，每 2～3 天剂量减半，直至减停，原则上总疗程不超过 3～4 周。

应用糖皮质激素期间，要注意监测可能出现的不良反应。糖皮质激素诱发不良反应的易感性及其发生率因患者的个体差异而不同，取决于患者的合并症、给药类型、给药剂量、给药途径和持续时间等因素。在临床随机试验中，严重不良反应在短期内很少出现。

糖皮质激素的不良反应主要包括：①Cushing 综合征，表现为向心性肥胖、痤疮、多毛、无力、低血钾、水肿、高血压、糖尿病等，一般无须特殊处理，停药后可自行消失，必要时可对症治疗；②精神异常，多达 1/3 的患者会出现严重的精神异常，一般在治疗开始时精神异常的风险最高，女性尤其明显；③癫痫，糖皮质激素可降低癫痫发作阈值，诱发癫痫发作，对于既往存在癫痫病史的患者，无论是否正在服药，均应密切关注；④骨质疏松，至少 50% 长期接受糖皮质激素治疗的患者会出现骨质疏松症，骨质疏松的出现与糖皮质激素用量及使用时间有关，儿童和绝经期妇女，即使用小剂量也易引起骨质疏松；⑤无菌性股骨头坏死，接受大剂量激素治疗者，有很少数患者可发生无菌性骨坏死，最多见于股骨头部，其次是髋、肩、膝、腕骨等处；⑥诱发或加重感染；⑦诱发或加重消化性溃疡，甚至引起消化道出血、穿孔。

为避免以上不良反应，在患者开始糖皮质激素治疗时，应同时采取以下措施：①低盐、低糖、高蛋白质饮食；②预防性给予雷尼替丁或其他胃肠道保护剂；③补充氯化钾；④补充钙剂，不鼓励患者在应用糖皮质激素期间过度运动；⑤监测患者血常规、肝功能、电解质及便潜血[23]。

（2）免疫球蛋白：关于免疫球蛋白的使用，缺乏有效证据，仅作为一种可选择的治疗手段，用于妊娠或哺乳期不能应用糖皮质激素的女性患者或对激素治疗无效的儿童患者。推荐用法为：静脉滴注 0.4 g/(kg·d)，连续用 5 天为 1 个疗程，5 天后，如果没有明显疗效，则不建议患者再次使用。

（3）血浆置换：鉴于 B 细胞和体液免疫机制在 MS 发病机制中发挥着重要作用，美国神经病学学会（AAN）相关指南建议将血浆置换作为多发性硬化的二级治疗。在一项大型多中心随机双盲对照试验中，研究了血浆置换对多发性硬化复发治疗 8 周的疗效。共有 116 名受试者被随机分为血浆置换组和对照组，两组均接受了同样的基础治疗：肌注促肾上腺皮质激素（ACTH）和口服环磷酰胺。血浆置换使得血清中的 IgG、IgA、IgM、C3 和纤维蛋白原显著减少。结果表明，在复发-缓解型 MS（RRMS）患者中，ACTH、环磷酰胺及血浆置换治疗可促进病情的恢复。另一项随机双盲对照研究结果显示，对静脉注射甲泼尼龙无反应的患者进行血浆置换后，其症状明显减轻。

指南建议，对于急性重症或对激素治疗无效的 MS 患者，可于起病 2～3 周内应用 5～7 天的血浆置换（D 级证据，Ⅲ级推荐）。

2. MS 复发的治疗

MS 病程具有反复发作的特征，部分患者可能因疾病的复发而到急诊就诊。对于 MS 病史明确的复发患者，急诊科医师比较容易识别，但亦应完善相关检查，以排除其他具有相似表现的神经科疾病，如卒中、中枢神经系统感染性疾病和肿瘤。

需要引起重视的是，有些 MS 患者的复发仅仅表现为认知功能减退或精神行为异常，缺少诸如偏瘫、失语、复视等明确的局灶性神经功能缺损表现。因此，对于新发的或突然加重的认知功能减退和精神行为异常，急诊科医师要尤其重视，并展开合理的鉴别诊断。

MS 一旦复发，其遗留的神经功能缺损便会持续存在一段时期，并可能造成患者残疾逐步进展。因此，MS 复发的治疗非常重要，它既有助于缩短与病程相关的残疾持续时间，又可以通过治疗的效果来帮助患者树立治疗疾病的信心，使患者获得应有的心理支持。不言而喻，接受 MS 正规治疗的患者比仅进行临床观察的患者有更好的预后。

在国内外有关 MS 复发治疗的研究中，静脉注射甲泼尼龙的剂量差异很大，从最低的 40 mg/d 到 500 mg/d，直到 15 mg/(kg·d) 静脉注射（接近 900～1200 mg/d），乃至 1000 mg/d。低剂量治疗公认无效，500～1000 mg/d 的剂量成为广泛接受的治疗方案。另外，有关 MS 复发治疗周期的共识多年来也发生了显著变化。虽然早在 20 世纪 60～80 年代，糖皮质激素治疗 MS 急性发作 4～5 周是一种常见的做法，但最近研究发现，3～7 天静脉注射甲泼尼龙的疗程同样有效。

糖皮质激素抵抗是 MS 复发治疗中经常报告的一个问题，这种现象与糖皮质激素受体表达下调有关。根据北美多发性硬化研究委员会（North American Research Committee on Multiple Sclerosis，NARCOMS）报告，多达一半的 MS 患者可出现糖皮质激素抵抗。

临床医生应在治疗后 2～3 周重新评估患者的状态，以确定糖皮质激素治疗的成败。比较可行的方法是鼓励患者在治疗后 2～3 周再次就诊，报告当前状态及对治疗的反应。最佳治疗反应意味着完全恢复到复发前的功能水平；部分恢复是较好的治疗反应；轻度而难以彻底恢复的症状，如感官变化，不干扰日常活动，通常不需要额外治疗。然而，严重的后遗症，如严重的持续性视力障碍、平衡和运动障碍，可能需要考虑迅速使用二线治疗手段。

目前已有的几种二线治疗方案包括：血浆置换、环磷酰胺、静脉注射免疫球蛋白和那他珠单抗。

一般认为，轻度 MS 复发可能不需要立即治疗，但有致残症状的中度至重度复发应采用一线治疗。尽早开始治疗（在 MS 复发症状出现后 1 周内）则患者受益最明显，在复发后 1～2 个月内开始治疗仍然可能有效。

以下是针对 MS 复发的处理原则：

（1）医师应在出现新的症状或原有症状恶化后 1 周（或 5 个工作日）内评估 MS 患者是否出现复发，同时排除假性恶化（临床和实验室证实的感染、暴露于高温等特殊病史）。

（2）如果 MS 复发得到证实，应尽快开始治疗：对于一线治疗，一般建议静脉注射 1000 mg/d 甲泼尼龙 3～5 天；尽管一些数据表明口服泼尼松没有额外的益处，静脉注射甲泼尼龙后仍需要口服泼尼松治疗，剂量、疗程应根据个人情况（如患者身体状态或医生的用药习惯）进行考虑。

（3）静脉滴注甲泼尼龙或口服大剂量甲泼尼龙的疗效可能存在延迟。因此，建议在大剂量糖皮质激素治疗后观察 2～3 周，然后开始二线治疗。

（4）对于那些对初始治疗没有反应的有致残性 MS 复发症状的患者，尤其是那些在一线治疗后出现临床症状恶化的患者，应考虑血浆置换。血浆置换应每隔 1 天进行一次，最多可进行 5～10 次交换。根据最初 5 个疗程后的反应，可以决定是否需要延长治疗，最多 10 个疗程。

虽然对 MS 复发的长期影响还没有绝对共识，但从患者的角度来看，MS 复发导致生活质量严重下降。因此，应尽一切努力缩短复发症状发作。

3. 对症治疗

（1）疲劳：疲劳是多发性硬化症最常见的症状之一，可在疾病早期出现。在某些情况下，疲劳可以是 50%～60% 患者的主要症状。在没有局灶性中枢神经系统症状及体征的情况下，它经常被误诊为慢性疲劳综合征。

针对 MS 患者疲劳症状的治疗，应首先对原因进行细致的分析。一些内科系统疾病，如贫血、甲状腺功能减退和维生素 B_{12} 缺乏，也会出现疲劳的症状，因此在确认患者系因 MS 造成疲劳之前，应进行相应的实验室检查加以鉴别。部分 MS 患者的睡眠障碍、疼痛、焦虑和抑郁等症状，可以加重患者的疲劳感，针对这些症状的治疗，亦可能改善患者的疲劳症状。然而，一些用于治疗 MS 合并症的药物可能加重患者的疲劳感，常见药物有抗痉挛药、某些抗抑郁药、阿片类止痛药和美金刚。近年来有研究报道开始干扰素治疗及干扰素调整剂量后，部分患者出现疲劳感加剧，这可以通过在注射干扰素之前和之后用糖皮质激素进行预处理来予以改善。

一旦其他可能诱发疲劳的临床因素被排除后，应尽快确定个体化的治疗方案。首先建议患者制订合理的日常活动计划，避免不必要的体力消耗。许多 MS 患者在高温环境下疲劳感加重，这与核心体温升高有关。适当降低室温有助于缓解患者的疲劳感。

一个适当的、定期的运动计划可能对患者有益。体重超标的患者一天中可能会消耗多于实际需要的体力，因此，他们可以从运动和饮食调理中获益。其他可以改善疲劳的生活方式包括限制饮酒和最大限度地提高睡眠质量。

辅酶 Q10（剂量 500 mg/d）被证明有益于疲劳的改善。维生素 D 衍生物及维生素 A 也是很有希望的治疗方法。最近的研究显示，与安慰剂相比，西洋参 250 mg 每日 2 次对疲劳改善有显著影响。

除上述外，可用于治疗疲劳的药物包括金刚烷胺、莫达非尼等。金刚烷胺是一种抗病毒药物，对治疗疲劳部分有效。莫达非尼是 FDA 批准用于治疗嗜睡症的兴奋剂，在两项初步研究中显示出了疗效。

需要让患者了解的是，多数抗疲劳药物可以根据需要服用而不必每天服用。建议患者将抗疲劳药物作为备用药品，在症状加重需要药物干预的情况下服用，既可以获得满意疗效，也能减少不良反应的发生。对于首次开始抗疲劳治疗的患者，建议首先小剂量试用药物以观察疗效，并早期发现可能出现的不良反应。

（2）认知障碍：MS 患者中有 40%～50% 会发生认知障碍，这种认知障碍可以出现在 RIS、CIS、MS 的所有阶段和儿童 MS 中。影像学改变包括传统 MRIT2 加权像显示病变体积、数量增加和区域性脑萎缩，以及功能 MRI 显示局灶性皮质损伤和萎缩、皮质完整性破坏等脑组织结构变化。

MS 患者的认知障碍可以单独发生，也可以与抑郁、焦虑和疲劳同时出现并相互影响。睡眠障碍、膀胱功能异常及痛性痉挛也会加剧认知障碍。另外，治疗 MS 其他症状的药物会对认知产生负面影响，尤其是抗痉挛药、阿片类药物和一些治疗神经性疼痛的药物。

认知障碍在老年人群中很常见。因此，患者往往难以确定自己的认知障碍是否由 MS 引起。治疗 MS 的其他相关症状，如疲劳和抑郁，可以改善 MS 患者的认知功能。大量证据表明有规律的运动有益于 MS 患者的认知功能恢复。到目前为止，抗阿尔茨海默病药物对 MS 患者没有显示出显著的益处。

（3）痉挛：痉挛与患者的中枢神经系统功能密切相关，它可以导致患者行走困难、完成日常生活活动的能力下降，进一步引发体重增加，并增加护理负担。此外，痉挛还可能对心血管、内分泌和肺功能产生负面影响。对于轻度痉挛，应鼓励患者尽可能频繁地进行伸展运动。严重痉挛的患者可以从正规的理疗中获益：加强运动可以使受影响的肌肉恢复力量，从而在通过其他治疗降低肌张力的同时，可以有效地控制肢体的姿态和运动。在已有的用于治疗痉挛的口服药当中，巴氯芬是最常用的处方药。然而，鞘内巴氯芬泵对严重痉挛患者的治疗效果不佳。

（4）抑郁：MS 患者的抑郁症很常见，患病率可以高达 50%。最近的研究发现，干扰素 β-1b 治疗的患者中有将近 25% 发生抑郁，而格拉替雷治疗的患者中有 32.4% 发生抑郁。与 MS 的其他症状一样，抑郁可能是多因素诱发的。抑郁症可以在 MS 早期出现，识别早期 MS 患者的抑郁症状并给予适当干预尤为重要。然而，在现实中患者及医师对抑郁症的认识和治疗往往不足。最近的数据强调，未经治疗的抑郁症在 MS 病程中中可能会随着时间的推移而恶化，这进一步强调了早期识别抑郁症并给予治疗的重要性。2 个加拿大多发性硬化诊所的综合数据提示，因抑郁而自杀的 MS 患者是同龄普通人群自杀率的 7.5 倍。丹麦的一项研究发现，年轻男性 MS 患者自杀风险更高，独居和酗酒也是自杀的危险因素。

治疗多发性硬化的抑郁症首先要从患者既往及目前正在接受的治疗方案中寻找可能加重抑郁症状的因素。心理治疗和认知行为治疗都有助于治疗抑郁症。锻炼对情绪和疲劳亦有积极影响。

除常规治疗抑郁症的药物之外，大剂量维生素 A 有助于抑郁症的改善。硫酸锌也可以治疗抑郁症。一项初步研究表明，与安慰剂相比，接受硫酸锌治疗的患者（每天 220 mg，含 50 mg 锌元素）抑郁症状有显著改善。

（5）疼痛：与 MS 相关的疼痛主要是中枢神经病理性疼痛（central neuropathic pain，CNP），其定义是因中枢神经系统病变或功能障碍所引起的疼痛，疼痛症状符合神经分布，但无周围神经病变的病史和其他临床证据。CNP 最常见的类型是四肢疼痛和三叉神经痛，其病理基础是脱髓鞘病变导致痛觉中枢兴奋性高和脊髓丘脑束的破坏。

基于随机对照试验的疗效，加巴喷丁、普瑞巴林、拉莫三嗪和三环类抗抑郁药均被推荐用于中枢神经病理性疼痛的治疗。卡马西平通常被认为是治疗三叉神经痛的一线药物。对于药物治疗无效的患者，神经血管减压术也可以作为一种选择，它可以有效地减轻疼痛。

（6）膀胱功能障碍：MS 患者出现神经源性膀胱功能障碍的比例可达 50%～90%。神经源性膀胱功能障碍显著影响患者的生活质量，并增加尿路感染的风险。膀胱功能障碍在功能上可分为充盈期障碍、排尿期障碍。相比之下，充盈期障碍更为常见，通常由逼尿肌痉挛引起，主要症状是尿急、尿频。排尿期障碍通常是由逼尿肌括约肌协同失调（detrusor sphincter dyssynergia，DSD）引起，逼尿肌收缩与括约肌松弛不协调，导致排尿缓慢和（或）滞留。所有这些都增加了尿路感染的风险。

在临床上，尿频、尿急和尿失禁等症状有时叠加出现。尿潴留和尿失禁均可能提示中枢神经系统受累，此时有必要请泌尿科医师进行评估以便进一步的诊断。

治疗方法可分为非药物治疗和药物治疗两种。

非药物治疗主要包括鼓励 MS 患者定时排尿，白天的液体摄入量可限制为每小时 90～120 ml。然而，液体摄入不足亦会加重神经源性膀胱功能障碍。因此，许多有膀胱症状的患者需要定期、定量补充水分，以避免膀胱症状的恶化。建议有夜尿症或遗尿症的患者睡前排空膀胱，睡前 2～3 h 减少液体摄入量。辛辣食物、含咖啡因食物和酸性食物也会导致膀胱刺激和随后的尿频。同样，酒精饮料通常有利尿作用，应该避免在睡前饮用。盆底肌肉锻炼对有膀胱功能障碍的男性和女性均有效，尤其是急迫性尿失禁患者，其疗效尤为明显。

存在充盈期障碍（神经源性逼尿肌过度活跃）的患者，经常出现尿频和夜尿，尿动力学检查显示膀胱体积小。治疗方法包括使用抗胆碱药、抗毒蕈碱药（如奥昔布宁）和三环类抗抑郁药（如丙米嗪，该药对减少大小便失禁特别有效）。口服去氨加压素亦可有效控制夜尿症。需要注意的是，所有抗毒蕈碱药都有潜在的不良反应，如口干、便秘、尿潴留和头晕，其禁忌证包括严重的尿潴留、胃淤滞和其他肠道动力严重受损的情况，以及未经治疗的闭角型青光眼。

存在排尿期障碍（逼尿肌括约肌协同失调，如括约肌过度活跃）的患者，可能出现排尿缓慢、排尿时间延长和尿液滴漏，可以用 α-拮抗剂类药物（哌唑嗪、特拉唑嗪、多沙唑嗪、坦索罗辛）治疗。

在某些情况下，膀胱排空严重受损的患者可能需要间歇性导尿。口服药物治疗无效的逼尿肌过度活跃患者，可以试用 A 型肉毒毒素逼尿肌内注射，此治疗方法在临床上有效改善了患者的尿代动力学参数和尿失禁症状。对于药物治疗无效的严重尿失禁患者，或反复尿路感染导致 MS 恶化的患者，可能需要考虑手术治疗。对于与膀胱过度活动相关的尿失禁患者，骶神经调节术是一种非常有效的治疗方法。膀胱扩大成形术、回肠膀胱吻合术和回肠导尿管改道术都是利用肠道增强或替代膀胱功能的外科手术，这几种手术可以使存在严重膀胱功能障碍的患者受益。

（7）肠道功能障碍：超过 50％的 MS 患者会出现神经源性肠道功能障碍。便秘是 MS 相关肠道功能障碍最常见的临床特征。肠道功能障碍可引起并加重 MS 的其他症状，包括膀胱功能障碍、性功能障碍、抑郁和疲劳。MS 患者肠道功能障碍的病理生理学机制尚不清晰，可能受到神经、内分泌和肠腔内容物的综合影响。

MS 的肠道症状主要是经验性治疗。便秘的管理可以从病史分析开始，包括详细了解肠道症状、患者食物构成、纤维摄入量、液体摄入量和既往用药等临床情况。患者可能因膀胱功能障碍或吞咽困难而限制液体摄入，导致液体入量不足；或因服用治疗痉挛、感觉异常、疼痛或膀胱功能障碍的药物，导致排便无力；还可能因为体力活动减少和日常活动能力降低，使排便频率下降。以上造成便秘的原因并非与 MS 直接相关，通过相应调节，便秘有可能得到改善。

具体行为治疗策略包括避免使用可能加重便秘的药物，鼓励足够的液体摄入，鼓励定时排便。适度运动及盆底肌肉锻炼对 MS 患者的肠道功能有益。可以建议患者避免食用可能加重便秘或产生气体的食物，如酒精、咖啡因，以及山梨醇、木糖醇、麦芽糖醇和乳糖醇等，同时鼓励患者摄入足够的纤维。

肠道刺激性泻剂的作用机制在于此类药物本身或其在体内的代谢产物刺激肠壁，使肠道蠕动增加，从而促进粪便排出。常见的药物包括番泻叶和蓖麻油。肠道刺激性泻剂起效迅速，但若反复多次应用，疗效会逐步递减甚至失效。番泻叶耐受性较强，优于其他刺激剂。大便软化剂亦可以用来治疗便秘，多库酯钠每日 200 mg，与番泻叶联合使用，可有效治疗轻中度便秘。生理盐水和肥皂水灌肠能迅速有效地软化大便，并排出直肠内容物。

其他治疗方法包括肛门括约肌注射等，应在胃肠科医师评估后予以考虑[24]。难治性便秘患者可能需要手术治疗以减轻患者的护理负担。通常情况下，结肠造口可以提高患者的生活质量。

4. 疾病修正治疗

疾病修正治疗（DMT）需要长期的随诊，通常在神经内科门诊完成。但作为急诊科医师，也需要对 MS 的 DMT 有所了解，尤其是已经接受了 DMT 的患者出现病情变化时，急诊科医师要初步判断患者是否属于病情复发，复发的原因是药物无效还是剂量不足，并由此引导患者进行进一步的治疗。

（1）DMT 治疗策略

1）升级治疗：目前复发-缓解型 MS（RRMS）的主要治疗策略称为升级治疗，这一策略得到欧洲和美国指南的认可。升级治疗的基础是患者首先使用一种安全且中等有效的 DMT 药物（通常是 IFN-β、格拉替雷或特立氟胺），在患者出现难以忍受的不良反应时，切换到另一种一线 DMT 药物，或在患者出现临床复发或在 MRI 随访中发现新发病灶时切换到更有效的 DMT 药物（二线或三线疗法）。对传统 DMT 无反应的严重疾病患者，自体造血干细胞移植可能有效，然而，RRMS 患者中可以进行干细胞移植者不足 1%。

2）诱导治疗：这一策略的指导思想是应用强效 DMT 药物对 MS 患者进行早期干预，以防止不可逆转的中枢神经系统损伤和临床残疾症状的不断累积。与升级治疗不同的是，诱导治疗主张一旦确认患者具有提示预后不佳的危险因素，即较高的疾病活动度（严重和频繁复发、MRI 病灶数量多）和较重的神经功能缺损时，即刻给予强效的 DMT 药物，而不是如升级治疗那样，从中效 DMT 药物开始。诱导治疗可以通过抑制 T 细胞、B 细胞和骨髓细胞，促进免疫系统的重建，并提高机体免疫耐受性，从而快速减少与 MS 相关炎症的进展。诱导治疗周期可以为 1 个或多个周期，当停止使用高效药物治疗时，需要对进一步的治疗选择进行仔细评估，以防止潜在的不良反应。

然而，尽管诱导治疗对患者有益，但在应用诱导治疗前，应该充分考虑到可能出现的风险，尤其是二线或三线治疗。相比之下，近期出现的 DMT 药物通常具有更好的耐受性，但出现以感染为主的严重不良反应的风险亦有增加。这类感染可以影响呼吸系统和泌尿系统，激活疱疹病毒和进行性多灶性白质脑病（PML）的进程，尤其是在接受那他珠单抗和芬戈莫德治疗的患者，有极少数出现 PML，这是一种由于乳头多瘤空泡病毒（Papovavirus）感染而造成大脑严重损伤的机会性感染。对于使用那他珠单抗和芬戈莫德的患者，PML 的风险可以通过检测患者的乳头多瘤空泡病毒抗体来确定。此外，新型 DMT 药物具有显著的免疫抑制作用，长期应用可能增加患者罹患恶性肿瘤的风险。此外，在开始 DMT 之前，对于计划怀孕的女性，必须考虑与药物相关的致畸风险，在目前可用的治疗方法中，格拉替雷是唯一被认为在怀孕期间可以安全使用的 DMT 药物。

（2）DMT 常用药物：目前常用的 DMT 药物种类、剂量及常见不良反应见表 4-8。

表 4-8　常用 DMT 药物

DMT	名称	剂量	用法	不良反应
一线治疗	IFN-β-1b	250 μg	隔日皮下注射	注射部位反应（注射部位硬结或疼痛）、流感样症状、白细胞减少
	特立氟胺（Teriflunomide）	7～14 mg	每日口服	头痛、腹泻、脱发、肝损伤、白细胞减少、感染
	醋酸格拉替雷（Glatiramer Acetate，GA）	20 mg 或 40 mg	每日皮下注射每周 3 次皮下注射	注射部位反应（局部脂肪萎缩）

续表

DMT	名称	剂量	用法	不良反应
二线治疗	芬戈莫德（Fingolimod）	0.5 mg	每日口服	血压升高、白细胞减少、感染、肝损伤、黄斑水肿、PML、皮肤癌
	那他珠单抗（Natalizumab, NTZ）	300 mg	静脉滴注，每月1次	输液反应、PML
三线治疗	米托蒽醌（Mitoxantrone）	$4 \sim 12 \ mg/m^2$	静脉滴注，每3个月1次，终生总累积剂量$<104 \ mg/m^2$	心脏毒性、白血病
	环磷酰胺（Cyclophosphamide）	400 mg	静脉滴注，每2周一次，6~12次巩固治疗，总剂量不超过10 g	恶心、呕吐、感染、脱发、性腺抑制、月经不调、停经、出血性膀胱炎

PML，进行性多灶性白质脑病

（3）DMT治疗方案：复发-缓解型MS（RRMS）的DMT方案包括每日给药［醋酸格拉替雷（GA）］、每周3次给药（IFN-β）、每周和每月给药［那他珠单抗（NTZ）］。给药途径为皮下注射（GA、IFN-β）、肌内和静脉内注射（NTZ）。研究显示，接受NTZ治疗的受试者对治疗便利性的满意度高于接受IFN-β治疗的患者。更具体地说，与IFN-β和GA相比，NTZ的易用性更高。尽管NTZ是唯一需要每月到医院输液的治疗方案，但患者认为它比其他需要定期皮下注射的治疗方案更方便。临床医师发现，每周1次的DMT比每天或隔日DMT更不方便，这说明每天或隔日治疗比每周1次的治疗更容易建立起治疗习惯。与IFN-β相关的流感样症状也可能是导致患者难于确定何时使用药物的原因，患者可以选择在周五晚上注射IFN-β，以避免在工作日出现流感样症状，但如果患者的家庭活动安排在周末，他或她可能需要重新考虑何时使用药物。

文献统计显示，每月DMT次数的增多会导致患者依从性下降：NTZ的依从性为97%，IFN-β的依从性为77%，GA的依从性为53%。影响依从性的其他因素还包括扩展残疾状况量表（EDSS）评分、抑郁状态、信息缺失和社会支持不足。医生为患者提供必要的医学知识，并给予心理社会干预措施，可能会提高患者的治疗依从性。

这种依从性的差别在临床上会导致一些MS患者的DMT从注射治疗转为口服治疗。虽然目前尚无数据表明注射治疗的患者比例发生了变化，但这可能是一个潜在的趋势。尽管口服治疗很有吸引力，但医生相信DMT注射治疗将继续在MS患者的治疗中发挥作用，这些药物已被证明具有显著的疾病改善作用、可控制的不良反应和良好的安全性。总体而言，患者对DMT注射治疗感到基本满意，这一信息对于新诊断的患者来说尤其有用，因为他们面临着在新的口服药物和注射治疗之间做出决定。

最近发表的RRMS临床随机试验的meta分析进一步证明，DMT在疾病早期最为有效。与老年人相比，DMT更能有效地减缓年轻人、EDSS评分较低的患者以及有活动性病变患者的残疾进展。临床数据也为DMT早期参与RRMS的治疗提供了支持，数据分析表明，在发病12个月内使用DMT的时间越长，在同一时间段内MS的复发风险越低。瑞典研究显示，早期使用 DMT 可以延缓 MS 的残疾进展[25]。

英国神经病学家协会（Association of British Neurologists，ABN）2015 年指南也建议"尽早对符合条件的 MS 患者进行 DMT 治疗"。尽管临床试验已经证明 DMT 对 MS 复发率、新病变数量和 MRI 总病变体积有显著影响，一旦病程从 RRMS 转变为 SPMS，DMT 在防止残疾进展方面就变得不再有效，因此到目前为止，还没有 DMT 被批准用于 PPMS 和 SPMS。

二、视神经脊髓炎谱系疾病

关键点

- 视神经脊髓炎谱系疾病（neuromyelitis optica spectrum disorders，NMOSD）是一种与水通道蛋白 4（AQP-4）抗体相关的中枢神经系统复发性疾病。
- 患者常因横贯性髓鞘炎、严重视神经炎和延髓最后区综合征于急诊就诊，急诊科医师应对以上症状患者进行针对 NMOSD 的相关检查。
- 及时和积极的治疗（糖皮质激素冲击治疗＋血浆置换）可显著改善患者的预后。
- 为缓解病情并预防复发，抗 AQP-4 抗体阳性的患者都给予免疫抑制治疗。

视神经脊髓炎（neuromyelitis optica，NMO）是视神经和脊髓同时或相继受累的急性或亚急性中枢神经系统炎性脱髓鞘病变。自从在 NMO 患者血清中发现抗 NMO-IgG 后，研究者最终确认 NMO 与 MS 是两种完全不同的疾病。NMO 发病机制以体液免疫为主，故推荐应用免疫抑制剂治疗；而 MS 发病机制以细胞免疫为主，推荐用免疫调节剂治疗。NMOSD 是指机制与 NMO 相似，但其病灶分布和临床表现不完全符合 NMO 的中枢神经系统自身免疫性疾病，包括：

（1）长节段横贯性脊髓炎（longitudinally extensive transverse myelitis，LETM）、复发性双侧视神经炎（bilateral optic neuritis，BON）和孤立性视神经炎（isolated optic neuritis，ION）。

（2）NMO 伴有器官特异性或非器官特异性自身免疫性疾病。

（3）伴有脑内病灶的不典型病例。

（4）亚洲视神经脊髓型多发性硬化（opticospinal MS，OSMS）[26]。

2004 年，相关研究确定了 NMOSD 抗原靶点，即 AQP-4，通过检测抗 AQP-4 抗体可以将 MS 与 NMOSD 区分开来。近期研究确认了 NMOSD 的另一个抗原靶点——髓鞘少突胶质细胞糖蛋白（myelin oligodendrocyte glycoprotein，MOG），但其敏感性及特异性仍存在不同意见。

NMOSD 是一组症状相对独特的疾病，患者常因突发视力减退、视野缺损或不同水平的横贯性脊髓损伤于急诊就诊，并由急诊科医师进行早期的病情评估。早期发现 NMOSD 患者的特异性症状，并能准确诊断和及时治疗，对于降低 NMOSD 长期残疾和死亡的风险很重要。

（一）流行病学

据既往报告，NMOSD 的发病率和患病率分别为（0.05－0.40）/10 万和（0.52－4）/10 万，主要取决于地理位置和种族。亚洲人群和非洲人群患病风险较高，后者报告的死亡率稍高。与 MS 相比，NMOSD 患病率与纬度的关系尚未得到证实。与许多自身免疫性疾病一样，女性比男性发病率高［（3～9）：1］。目前统计的平均起病年龄是 39 岁，但15%～20% 的病例可能会发生在儿科人群（16 岁以下）或老年人群（65 岁以上）。NMOSD 在家族中的聚集相对罕见，但亦有相关报道。

大约 1/4 的抗 AQP-4 抗体阳性的 NMOSD 患者有另一种共存的自身免疫性疾病，如重症肌无力、系统性红斑狼疮（systemic lupus erythematosus，SLE）、干燥综合征等。因此，存在风湿免疫科疾病的患者在考虑罹患 NMOSD 时，其抗 AQP-4 抗体的检测阈值应适当降低。一项研究显示，继发于抗磷脂抗体综合征/SLE 的脊髓炎病例中，接近 50% 的患者发现抗 AQP-4 抗体阳性。

（二）发病机制

AQP-4 是大脑、脊髓和视神经中表达最广泛的水通道蛋白。在大脑内，AQP-4 位于与脑脊液接触的区域，特别是血脑屏障处星形胶质细胞的足突。AQP-4 也存在于肾的集合管、气道、分泌性腺体和骨骼肌中。实验证明，抗 AQP-4 抗体诱导表达 AQP-4 的星形胶质细胞产生白细胞介素 6(IL-6)，IL-6 可以降低血脑屏障功能；抗 AQP-4 抗体还可以导致补体和细胞介导的星形胶质细胞损伤，使星形胶质细胞的形态及功能发生相应变化，影响其对少突胶质细胞和神经元的支持及保护作用，之后发生粒细胞浸润，继而引发少突胶质细胞损伤和髓鞘脱失。与多发性硬化相比，在 NMOSD 中出现的脱髓鞘是继发性事件，是星形胶质细胞原发性损伤的结果[27]。

（三）临床表现

依据 2015 年 NMOSD 诊断标准，本病的典型临床表现以中枢神经系统 AQP-4 表达最丰富的区域功能受损表现为主，主要包括：长节段横贯性脊髓炎、视神经炎、延髓最后区损伤、急性脑干综合征和急性间脑综合征。病损通常很严重，症状在 1 周内达到高峰。

长节段横贯性脊髓炎（LETM）是 NMOSD 最特异的表现，而在 MS 中不常见。LETM 通常损伤中央灰质，病变短期内扩展到 3 个或更多椎体节段范围。LETM 可以导致截瘫或四肢瘫，具体症状取决于所涉及的脊髓水平及神经传导束。感觉障碍和排便障碍也是 LETM 的主要临床表现。需要注意的是，约 14% 的 NMOSD 患者可能出现与 MS 相似的短节段脊髓损伤，但 NMOSD 患者缺少 MS 患者典型的脑损伤影像学表现，如 Dawson 手指征。

NMOSD 的视神经炎通常累及范围广泛且损伤程度严重，更多地累及视交叉。若患者双侧视神经同时受累且恢复不良，往往提示 NMOSD 的可能。

延髓最后区综合征（area postrema syndrome，APS）可以损伤位于第四脑室菱形窝的呕吐反射中心，继而出现顽固性恶心、呕吐和（或）继发于局部炎症的剧烈咳嗽。大约 12% 的 NMOSD 患者最初临床表现为 APS，因此，急诊科医师面对以顽固性剧烈呕吐为主诉的患者时，要考虑到 NMOSD 的可能，而不要简单地把患者症状归因于胃肠道疾病[28]。

急性脑干综合征可以与 APS 重叠，包括动眼神经功能障碍（如复视和眼球震颤）或其他脑神经麻痹的临床表现，具体症状取决于病变位置。

AQP-4 在下丘脑脑室周围区域高度表达，双侧病变可能影响下丘脑神经元功能，引发嗜睡等下丘脑病变表现。60％的 NMOSD 患者存在大脑受累表现，NMOSD 患者大脑受累可能是无症状的，也可以导致脑病、癫痫和偏瘫；颅脑 MRI 检查病灶会有增强改变，可能被误认为是原发性中枢神经系统肿瘤。AQP-4 在室管膜周围亦有高密度表达，MRI 可以观察到累及该区的特征性病变。

（四）诊断

AQP-4 抗体阳性且具有 6 个核心临床特征（长节段横贯性脊髓炎、视神经炎、延髓最后区综合征、急性脑干综合征、急性间脑综合征伴 NMOSD 典型的间脑病灶、大脑综合征伴 NMOSD 典型的大脑病灶）之一，即足以诊断 NMOSD。AQP-4 抗体阴性的病例则诊断标准更为严格，例如，LETM 必须至少显示 3 个椎体节段的脊髓炎症，必须显示脊髓髓内病变。2015 年 NMOSD 诊断标准见表 4-9。

表 4-9　2015 年 NMOSD 诊断标准

AQP-4 抗体阳性患者的诊断标准
　　至少 1 个核心临床特征
　　最佳有效方法检测 AQP-4 抗体阳性
　　排除其他诊断（如结节病、肿瘤性/副肿瘤性中枢神经系统损伤、血管病、慢性感染）

缺乏 AQP-4 抗体检测结果或 AQP-4 抗体结果未知患者的诊断标准
　　由 1 次或多次临床发作引发的至少 2 个核心临床特征，并满足以下要求：
　　　　至少 1 个视神经炎、LETM、APS
　　　　空间多发（2 种或 2 种以上不同的核心临床特性）
　　　　满足附加 MRI 要求（如适用）
　　最佳有效方法检测 AQP-4 抗体阴性，或不能进行检测
　　排除其他诊断

核心临床特征
　　视神经炎
　　急性脊髓炎
　　延髓最后区综合征
　　脑干综合征
　　症状性嗜睡或急性间脑综合征伴 NMOSD 典型间脑 MRI 病变
　　症状性大脑综合征伴 NMOSD 典型大脑损伤

AQP-4 抗体阴性患者附加 MRI 标准
　　急性视神经炎：MRI 脑正常或仅有非特异性白质病变；或视神经 MRI 长 T2 病变或 T1 加权钆增强病变，延伸超过 1/2 视神经长度或视交叉病变
　　急性脊髓炎：MRI 脊髓显示跨越 3 个相邻椎体节段的与发作相关的损伤（LETM），或超过 3 个先前有急性脊髓炎病史的相邻局灶性脊髓节段萎缩
　　延髓最后区综合征：MRI 延髓/最后区损伤
　　急性脑干综合征：室管膜周围脑干病变

NMOSD，视神经脊髓炎谱系疾病；LETM，长节段横贯性脊髓炎；APS，最后区综合征

　　大约 10% 的病例可以看到类似多发性硬化（MS）的影像学改变，但 MS 的特定 MRI 表现（如 Dawson 手指征）有助于区分 MS 和 NMOSD（表 4-10）[29]。

表 4-10　MS 与 NMOSD 的鉴别

	MS	NMOSD
纬度相关性	高纬度多发	未得到证实
性别比（女：男）	7：3	9：1
人种相关性	白种人多发	亚非人种多发
发病年龄	20～40	40～60
进展性病程	常见	罕见
伴发自身免疫性疾病	罕见	常见：MG、SLE、APL
累及组织	白质为主	白质及灰质
组织坏死	罕见	常见
临床发作	大部分较为温和	大部分较为严重
脊髓	短节段脊髓损伤 部分患者可能没有相应症状	长节段脊髓损伤 可延伸至延髓 通常有症状 急性期 MRI T1 短信号
视神经	短节段炎症 多累及单侧 恢复较好	长节段炎症 多累及双侧 恢复较差
脑干	任意位置 脑桥腹侧或背侧 病灶边缘清晰	脑干腹侧及背侧均可受累 可与脊髓病灶延续
间脑	不常见	下丘脑及第三脑室旁可见病灶
胼胝体	很常见 多为小病灶	不常见 长病灶
大脑半球	病灶长轴垂直侧脑室 Dawson 手指征 邻近侧脑室体和颞下叶的病变 U 纤维损伤	大的、融合的皮质下或深部白质病变 皮质脊髓束长束病变
脑脊液	轻度白细胞增多，单核细胞为主 OB 阳性率 85%	可能出现白细胞增多，淋巴细胞、多核细胞为主 OB 阴性
永久性残疾	疾病进展晚期出现	通常与发作有关
急性期治疗	大剂量激素冲击治疗	大剂量激素冲击治疗 急性期可以考虑血浆置换

MS，多发性硬化；NMOSD，视神经脊髓炎谱系疾病；MG，重症肌无力；SLE，系统性红斑狼疮；APL，抗磷脂综合征；OB，寡克隆区带

此外，在 LETM 发作后，若抗 AQP-4 抗体持续存在，则患者未来 12 个月内复发的风险增加 50%。患者也可以检出非器官特异性抗体，如抗核抗体、抗双链 DNA 抗体、抗 Ro 抗体、抗 La 抗体。脑脊液白细胞计数增高，平均细胞数为 19/μl（范围 6～380/μl）。与多发性硬化不同，脑脊液限制性寡克隆区带并不常见。

在 2012 年，研究发现一些血清阴性 NMOSD 患者有抗髓鞘少突胶质细胞糖蛋白（MOG）抗体阳性。MOG 在中枢神经系统的少突胶质细胞和髓鞘表面表达。在 AQP-4 抗体阴性的 NMOSD 患者中，抗 MOG 抗体阳性率可达 40%。因此，尽管抗 MOG 抗体未列入 NMOSD 的诊断标准，在临床怀疑 NMOSD 时，同时检测抗 AQP-4 抗体和抗 MOG 抗体是合理的。在儿童患者中，抗 MOG 抗体阳性亦可见于急性播散性脑脊髓炎（ADEM）或自身免疫性脑炎。通常建议 3～6 个月后对患者进行重新测试，以验证抗体是否仍然存在；如果抗体转阴，则患者可能是单相病程，这一点对于评估患者后期是否需要免疫治疗尤为重要[30]。

（五）治疗

1. 急性期治疗

NMOSD 发作的急性期治疗首先考虑大剂量糖皮质激素冲击治疗，推荐剂量为甲泼尼龙 1000 mg/d，疗程 5 天，然后口服 1 mg/kg，持续数周，随后几个月逐渐减量。研究证实，早期应用糖皮质激素冲击治疗对 NMOSD 患者在急性期减少轴突损失至关重要。部分 NMOSD 患者对激素有一定依赖性，在减量过程中病情再次加重，对此类激素依赖患者，激素减量过程要慢，可每 1～2 周减少 5～10 mg，至维持量（每天 5～15 mg），与免疫抑制剂长期联合使用。

如果大剂量糖皮质激素冲击治疗之后的几天内患者症状没有改善，应开始血浆置换治疗。在病情进行性加重或疗效欠佳的情况下，血浆置换可与糖皮质激素同时使用。在 NMOSD 患者中，糖皮质激素联合血浆置换治疗在最终改善视神经功能和维持视网膜神经纤维层周围毛细血管网完整性方面优于单独使用糖皮质激素。急性重症 NMOSD 患者延迟血浆置换治疗可能是预后不佳的因素。因此对于重症患者，血浆置换也可被视为一线治疗。在一项回顾性研究中，血浆置换治疗能够维持类固醇依赖性 NMOSD 患者病情的稳定。

静脉注射免疫球蛋白（intravenous immunoglobulin，IVIG）目前已用于多种免疫相关神经系统疾病（如重症肌无力）的治疗，但应用于 NMOSD 的证据尚少。目前亦有 NMOSD 急性期或慢性期采用 IVIG 治疗的报道，证实 IVIG 具有一定疗效，但均为小样本试验，尚缺乏大样本循证医学证据。有小样本研究显示 IVIG 用于缓解期治疗能减少 NMOSD 患者的复发，并改善患者神经功能。其作用机制可能是 IVIG 与致病性抗 AQP-4 IgG 相结合，进而阻断其与巨噬细胞上的 Fc 受体结合，干扰补体反应，从而调节炎性分子的黏附和聚集，抑制 T、B 淋巴细胞的激活与增殖。

部分病变累及延髓及高颈段脊髓的患者可能出现中枢性呼吸衰竭。Wingerchuck 等在对梅奥诊所确诊的 71 例 NMOSD 患者的回顾性研究中发现，呼吸衰竭的发生率在 NMOSD 首发者和复发患者中分别为 9% 和 33%，而在出现呼吸衰竭的 NMOSD 复发患者中死亡率为 93%（15/16）。在一项针对 28 名巴西 NMOSD 患者的回顾性研究中，死于中枢性呼吸衰竭的患者占 14.3%。患者出现急性呼吸衰竭的一个可能原因是广泛的脊髓受累；另一个可能的原因是脑干神经网络的功能破坏，该网络控制着支配呼吸肌的运动神经元的活动（包括延髓的背侧和腹侧呼吸功能相关核团）。高颈段脊髓病变可导致膈肌麻痹，在胸部 X 线片上表现为膈肌抬高。因此，急诊科医师应密切关注患者胸部 X 线片相关表现，并监测患者呼吸功能变化，如有呼吸衰竭迹象，立即展开呼吸支持治疗，以期改善预后[31]。

相当部分的 NMOSD 患者因横贯性脊髓损伤而长期卧床，因此在其治疗及康复期间，应密切监测深静脉血流状态，及时发现并处理深静脉血栓。

2. 长期治疗

未经治疗的 NMOSD 患者约有 1/3 最终失明或发生严重的运动功能障碍。因此建议抗 AQP-4 抗体阳性的 NMOSD 患者长期应用免疫抑制剂。学界曾长期认为低剂量皮质类固醇单程治疗在减少 NMOSD 复发方面有益，但随着新的免疫抑制剂的不断出现，联合治疗方案的效果逐步显现并被广泛接受。目前已有几种免疫抑制剂纳入 NMOSD 患者的长期疾病修正治疗中，但迄今为止尚未确定普遍适用的预防治疗最佳疗程。具体治疗方案应根据患者的临床过程和症状进行个体化设计。一般来说，在开始免疫抑制治疗之前，医生必须注意药物不良反应的风险，如恶性肿瘤、骨髓抑制和感染。治疗前应排查患者是否妊娠和是否存在慢性感染性疾病，以避免对胎儿可能的不利影响及加重既往感染的可能。

NMOSD 的一线免疫抑制剂包括吗替麦考酚酯（MMF；2～3 g/d）和硫唑嘌呤[AZA；2.5～3 mg/(kg·d)]。回顾性数据表明，MMF 可能优于 AZA（复发率分别降低 87.4% 和 72.1%），但尚缺乏前瞻性研究结果。由于 MMF 在妊娠期属于禁忌用药，因此年轻女性患者可以考虑选择 AZA；还应注意的是，MMF 具有精子毒性作用。

利妥昔单抗（RTX）亦可用于临床。RTX 是作用于 CD20 的单克隆抗体，通过消耗外周 B 细胞而发挥治疗作用，可改善 NMOSD 患者的神经功能，降低复发率。文献报道 RTX 效果优于其他免疫抑制剂。该方案通常在第 1 天和第 14 天静脉注射 1000 mg，每 6 个月重复一次，使用期间须动态监测 CD20 细胞计数（目标＜总淋巴细胞的 0.1%）。RTX 的并发症包括与输液相关的不良反应、持续性白细胞减少和可逆性后部脑病综合征。

甲氨蝶呤、环磷酰胺、米托蒽醌、他克莫司和环孢素等药物在临床上亦有应用。需要重点提出的是，NMOSD 患者应避免使用 β-干扰素、芬戈莫德和那他珠单抗等主要用于 MS 的免疫抑制剂，以上药物对 NMOSD 无效且可能导致病情加重。

横断性脊髓炎后的痛性痉挛通常可用小剂量卡马西平进行治疗。与多发性硬化相比，NMOSD 患者的神经性疼痛更严重，致残的可能性更大。NMOSD 患者常可见中至重度抑郁症和疲劳，与神经性疼痛相关[32]。

三、急性播散性脑脊髓炎

关键点

- 85％的急性播散性脑脊髓炎病例出现在感染或接种疫苗后。
- 典型的急性播散性脑脊髓炎以单相病程、中枢神经系统受累和预后良好为特征。
- 20％～30％的患者在首次发病后 2 年内复发。
- 大剂量糖皮质激素冲击治疗是首选的治疗方法，后续口服泼尼松至少 3 个月，以降低疾病复发的风险。

急性播散性脑脊髓炎（acute disseminated encephalomyelitis，ADEM）是一种罕见的中枢神经系统炎性脱髓鞘疾病。尽管近期出现了几个针对不同人群的临床研究，使医生对 ADEM 的认识有所增加，但由于缺乏特异性生物标志物，ADEM 的诊断仍在很大程度上依赖于患者的临床表现及神经影像学改变。因此，ADEM 的诊断仍然存在一定困难，尤其在复发型 ADEM 和多相型 ADEM 的诊断方面，尽管提出了共识标准，仍存在很大争议。

（一）流行病学

ADEM 可能发生在任何年龄，但最常见于儿童时期，儿童年发病率为（0.07～0.64)/10 万。各地区之间的 ADEM 发病率差异很大，即便是同一地区内，其发病率亦有不同。在一项以美国加利福尼亚人群为研究对象的研究中发现，非洲裔人群的 ADEM 发生率高于非西班牙裔白人群体，这提示 ADEM 的发病率可能存在人种差异。另有文献报道，ADEM 在冬春两季更为常见。

ADEM 存在一个罕见变种，称为急性出血性白质脑病（acute hemorrhagic leukoencephalopathy，AHLE），因其发病率极低，流行病学资料尚不清楚。

依据已有的临床研究，ADEM 可见于感染及疫苗接种之后，早期报道的前期感染包括麻疹、水痘和天花。随着 20 世纪传染病防治的重大进展，目前 ADEM 前期感染主要是非特异性上呼吸道感染（如流感病毒、副流感病毒感染），其他可能诱发 ADEM 的病毒包括甲型和乙型肝炎病毒、单纯疱疹病毒、巨细胞病毒和人类免疫缺陷病毒。衣原体、肺炎支原体感染也可诱发 ADEM。与 ADEM 有关的疫苗包括狂犬病、白喉、破伤风、百日咳、天花、麻疹、脊髓灰质炎、流感和日本乙型脑炎疫苗等。因此，ADEM 还曾经被称为"感染后"脑脊髓炎、"副感染"脑脊髓炎和"接种后"脑脊髓炎。ADEM 与此类前驱事件的间隔时间在不同研究中不尽相同，已有报道在疫苗接种后的 2～30 天之间均可能发生 ADEM。急诊科医师面对疑似 ADEM 患者时，需着重询问感染、疫苗接种等前驱事件，以期为诊断提供线索及证据[33]。

（二）发病机制

基于 ADEM 与实验性自身免疫性脑脊髓炎（experimental autoimmune encephalomyelitis，EAE）和狂犬病疫苗接种后免疫性脑脊髓炎的相似性，业内普遍认为自身免疫机制主导了 ADEM 的发病过程。有人认为，微生物感染可通过分子模拟的髓鞘反应性 T 细胞激活引起 ADEM，引发中枢神经系统自身免疫性反应。由于许多病例没有明确的感染触发史，因此也可以推测，ADEM 可能是通过非特异性的炎症过程激活预先存在的髓鞘反应性 T 细胞而引发。

（三）病理学改变

脑组织病理学检查是诊断 ADEM 的金标准。大脑和脊髓可能会出现充血和肿胀。脑或脊髓的显微镜检查结果通常包括特征性的脱髓鞘改变：血管周围炎性细胞浸润。急性出血性白质脑病（AHLE）可以出现血管纤维蛋白样坏死和出血。

（四）临床表现

ADEM 最常见的临床表现是多灶性中枢神经系统受损表现。由于中枢神经系统的不同区域广泛受累，患者可能同时出现多种症状。在一项纳入 176 名成人患者的研究中，94% 的患者存在中枢神经系统多灶性受损症状。ADEM 的脑病症状包括意识水平下降（嗜睡、昏迷）和（或）行为改变，其在儿童患者中的发生率为 46%～73%，在成人患者中则为 52%。意识障碍可能达到需要重症监护（43%）和机械通气（16%）的程度。在儿童患者中，脊髓受累的概率高达 24%；在针对成人患者的一项研究中，有 83% 的病例存在脊髓受累。多达 23% 的儿童患有双侧视神经炎。急性出血性白质脑病被认为是一种极为严重的、高度急性的 ADEM，由于存在严重的脑水肿和高颅压，往往存在致命风险。

其他常见的神经功能缺损包括下肢和（或）上肢无力（17%～77%）、共济失调（10%～52%）、脑神经麻痹（11%～48%）、癫痫发作（4%～48%）、头痛和（或）呕吐（15%～37%）和脑膜刺激征（13%～43%）[34]。

（五）辅助检查

1. MRI

ADEM 最常见的 MRI 表现是双侧小脑幕上白质区多个长 T2 病灶。病灶通常出现在丘脑和（或）基底节区（17%～63%）、脑干和（或）小脑（22%～63%）。一项临床研究报道，83% 的患者存在 MRI 证实的脊髓受累。病灶经钆剂增强可有强化改变。在某些情况下，MRI 显示的脑组织损伤可以持续 8 周，而病灶的持续存在可能预示着临床病程延长，且对糖皮质激素治疗缺乏反应（图 4-6）。

尽管大多数 ADEM 患者的 MRI 病灶与临床症状同时出现，但也有影像学改变延迟几天至几周才出现的患者，甚至有个别患者在整个病程中均未发现 MRI 异常，这提示如果临床表现符合 ADEM，即使 MRI 正常也不能排除此诊断。

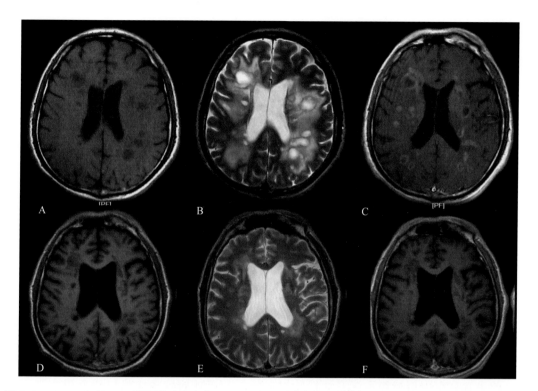

图 4-6　ADEM 患者 MRI 增强的动态变化。A、B 和 C 图为起病后第 2 天 MRI 表现，可见双侧基底节区、侧脑室旁白质内、额顶叶皮质下多发长 T1（**A**）长 T2（**B**）异常信号，增强扫描可见病灶周边环形强化（**C**）。**D、E 和 F** 图为起病后 120 天 MRI 表现，可见双侧基底节区、侧脑室旁白质内、额顶叶皮质下病灶较前缩小（**D 和 E**），强化消失（**F**）

2. 脑脊液检查

脑脊液检查对于急诊 ADEM 患者尤为重要，其目的主要在于鉴别中枢神经系统急性感染性疾病，应重点关注脑脊液白细胞计数、葡萄糖、蛋白质含量及病原学检查结果。ADEM 患者的脑脊液通常表现为炎症反应（24%～82%），伴有白细胞增多和（或）蛋白质升高，而病原学检查（镜检、培养及分子生物学检测）呈阴性结果。

（六）ADEM 的诊断

ADEM 的诊断需要两个基本要素：典型的临床特征和典型的神经影像学表现。患者通常表现为快速发展的脑病和多灶性中枢神经系统功能异常，具体症状取决于中枢神经系统病变的部位。急诊科医师应考虑到这一诊断的可能性，并及时利用 MRI 进行确认，即使是在鉴别其他可能引发脑病表现的疾病（如中枢神经系统感染性疾病）时，早期的 MRI 扫描亦十分重要。部分患者的症状并不十分典型，没有出现脑病与多灶性中枢神经系统受损症状的典型组合，因此急诊科医师没有考虑到 ADEM 的可能性，从而没有进行 MRI 检查，以致延误诊断和治疗。免疫调节治疗，特别是大剂量糖皮质激素作为一线治疗通常是有效的，可以给患者带来临床和神经影像学的双重改善。因此 ADEM 的早期诊断和及时治疗至关重要[35]。

ADEM 的诊断标准如下：

（1）首次发作的、由炎性脱髓鞘病变引发的多灶性中枢神经系统受损表现。

（2）包括脑病（由于发热、全身性疾病或发作后综合征而导致的意识或行为改变）在内的提示 ADEM 的临床特征：

- 行为改变，如反常行为、过度兴奋等；
- 意识改变，如嗜睡、昏迷；
- 既往并无任何脱髓鞘疾病的病史及临床表现；
- 发作必须由临床和（或）MRI 证实，且其必须具有与 MRI 相应的神经功能缺损的症状和体征；
- 无其他疾病可解释其病因；
- 新的或波动性的症状和体征，如果是在初次 ADEM 事件激发后 3 个月内出现的 MRI 改变，可认为是首次急性事件的一部分。

（3）急性期（最初 3 个月内）脑 MRI 特征与经典脱髓鞘病变一致。

- 颅脑 MRI 表现为新发的多个病灶，主要累及白质，除非影像学证明白质先前已存在破坏性改变。
- 脑 MRI T2 或 FLAIR 像常常显示位于幕上或幕下白质、灰质（尤其是基底节区与丘脑部位）、较大的多灶性病变（直径>2 cm）。
- 少数病例可在脑 MRI 显示主要累及白质的单个巨大（直径 1～2 cm）病灶。
- 脊髓 MRI 可见髓内融合的、增强的病灶，并同时合并上述脑 MRI 的特征性表现。

（4）临床发作 3 个月或 3 个月以上无新的临床或 MRI 表现。

ADEM 缺乏特定的生物学标志物，对于急性脑病伴多灶性中枢神经系统功能缺损的患者，急诊科医师要始终将 ADEM 纳入患者的鉴别诊断范畴。研究发现在急诊早期出现多灶性中枢神经系统功能缺损表现的患者较之仅出现发热的患者，更容易引起急诊科医师的重视，并能够较早地进行 MRI 检查。ADEM 患者在就诊、检查及住院的过程中，病情可能持续进展，因此早期 MRI 检查对于及时诊断、及时治疗尤为重要。部分患者早期表现仅为发热，其意识水平下降则有可能归因于与发热相关的内科疾病，这部分患者可能不能及时进行 MRI 检查，从而延误诊断与治疗。

（七）ADEM 的鉴别诊断

1. ADEM 与急性病毒性脑炎的鉴别诊断

ADEM 与急性病毒性脑炎（acute viral encephalitis，AVE）的鉴别诊断见表 4-11。

表 4-11　ADEM 与 AVE 的鉴别诊断

		ADEM	AVE
临床表现	好发年龄	儿童	儿童至高龄老人
	疫苗接种	常有	无
	前驱感染	常有	有时有
	发热	可有发热	多有发热
	视力障碍	可见	少见
	脊髓功能障碍	可见	少见

续表

		ADEM	AVE
MRI 表现	T2WI	多发性局限性高信号：双侧深部白质、双侧基底节、脑干、脊髓	一个或弥漫性高信号病灶：大脑皮质的灰质及其下方白质，而基底节、脑干和小脑罕见
实验室检查	脑脊液	淋巴细胞占优势的细胞数增多，蛋白质增高，糖正常，细菌培养阴性	与 ADEM 相似
	病毒培养	阳性罕见	可见阳性
	病理	小静脉周围炎症、脱髓鞘，水肿	血管周围炎症、神经细胞及胶质细胞坏死、水肿、包涵体

2. ADEM 与多发性硬化的鉴别诊断

ADEM 与多发性硬化（MS）的鉴别诊断见表 4-12。

表 4-12　ADEM 与 MS 的鉴别诊断

		ADEM	MS
流行病学特征	性别差异	不明显	女性多见
	起病年龄	10 岁以下儿童较多见	青年人群多见
	起病前病毒感染或疫苗接种史	多见	少见
临床特征	病程	急性病程（多为单相性）	复发-缓解病程
	症状	脑病、癫痫发作、发热、头痛、双侧视神经炎、脑干症状和脑膜症状常见	主要为单侧受累，如运动不全、脑神经麻痹；而意识障碍罕见
	周围神经损伤	较多见	少见
脑脊液特征	白细胞计数	轻-中度增加	轻度增加
	蛋白质	轻-中度增高	轻度增高
	鞘内 IgG 合成率	罕见异常	70%～90%增高
	OB	罕见阳性	多见阳性
	MOG 抗体	抗体滴度一过性增高后持续下降	抗体滴度持续不降或再次升高
病理特征		静脉周围袖套样改变	融合性脱髓鞘改变
MRI 特征	病灶分布	双侧弥漫性病灶，边缘不清（部分由于水肿所致）	主要为一侧性病灶，边缘清晰
	灰质受累	常见（深部灰质病变、大脑皮质的灰质病变）	不常见
	白质受累	双侧弥漫受累	脑室旁白质受累。垂直于室周的卵圆形病灶提示 MS 的可能性更大

续表

	ADEM	MS
胼胝体	通常不受累及	有代表性地受累
壳核	较多受累	较少受累
黑洞征	无	可见
强化	所有病灶均一性强化	强化病灶与不强化病灶同时存在
对糖皮质激素的反应	随临床症状改善的同时，MRI 上病灶的数量减少、体积缩小	随临床症状改善的同时，病灶形态、大小往往无变化
后期 MRI 随访	病灶部分或完全消除	在旧病灶改善或未改善的同时，可出现新病灶

OB，寡克隆区带；MOG，髓鞘少突胶质细胞糖蛋白

3. ADEM 与原发性中枢神经系统血管炎的鉴别诊断

原发性中枢神经系统血管炎（primary angiitis of the CNS，PACNS）在临床上与 ADEM 相似，但其表现以轻微头痛和认知障碍为主。PACNS 为复发或慢性进行性病程，随访 MRI 常表现为新的增强性和非增强性病变。PACNS 脊髓损伤极为罕见。及时区分 PACNS 和 ADEM 是至关重要的，因为 PACNS 几乎总是需要迅速和积极的免疫抑制治疗，以防止疾病进展。

（八）治疗

ADEM 一经诊断，应尽快开始一线治疗，这在急诊科尤为重要。尽管还没有通过随机对照试验确定 ADEM 的治疗方法，但越来越多的证据表明，接受大剂量静脉注射糖皮质激素冲击治疗和血浆置换治疗的患者死亡率较低，预后较好。

一线治疗主要指静脉注射甲泼尼龙，儿童一般单次剂量为 20～30 mg/(kg·d)，成人最大单次剂量为 1000 mg/d，疗程 3～5 天，之后改为口服糖皮质激素，剂量递减，疗程 4～6 周。虽然泼尼松逐渐减少的确切持续时间尚未确定，但早期停用口服糖皮质激素似乎与 ADEM 早期复发有关。因此，有文献建议以 1 mg/(kg·天) 的速度递减糖皮质激素用量。

对初始静脉注射糖皮质激素没有反应的患者，通常选择静脉注射免疫球蛋白（IVIG）作为二级治疗，单次剂量 0.4 g/(kg·d)，疗程 5 天。糖皮质激素抵抗的患者中，静脉注射免疫球蛋白的有效率为 40%～50%。

对于常规治疗无明显疗效的 ADEM 患者，可考虑尽早进行血浆置换。标准程序包括每隔 1 天置换 1 次，共 5～7 次。文献报道有效性率约为 40%，虽然与 IVIG 的有效率相当，但因 IVIG 不良事件的预期发生率较低，血浆置换仍然被多数医院作为治疗 ADEM 的最后手段。

在出现多次复发或持续进展的成人患者中，已尝试用环磷酰胺或硫唑嘌呤进行免疫抑制治疗，但无法就其疗效得出确切结论[36]。

对于脑组织肿胀、有占位效应和（或）中线移位的患者，开颅手术可以挽救生命。

部分患者在急性期血压明显升高，这可能由以下两方面机制引发：一是脱髓鞘病变发生在脑干血管舒缩中心附近，导致血压失调；二是脊髓损伤导致自主神经功能障碍。以上情况导致的高血压在 ADEM 得到有效控制之后，均可明显缓解。

需要提起注意的是，部分患者的前驱感染过程在 ADEM 发作时并未结束，这一感染过程不但持续造成患者免疫状态异常，还可以加重患者的病情，并给针对性的免疫抑制治疗带来负面影响。因此，对于仍有感染存在的患者，要积极进行抗感染治疗。

（九）病程和预后

ADEM 临床病程的特点是症状的快速、渐进性演变，2～8 天内症状到达峰值。一项研究显示，大约 25％的儿童 ADEM 患者因病情进展，需要进入 ICU 治疗。随着时间的推移，患者 MRI 病变逐渐消失，临床症状逐渐缓解。ADEM 患者的预后通常良好。最近的随访研究报道经糖皮质激素或其他免疫调节疗法治疗的患者恢复率为 92％～100％。多可在数周到数月内完全恢复，部分残留运动功能受损、视力丧失、认知功能受损及行为异常，少数发生癫痫。感染后 ADEM 的致死率为 5％，麻疹病毒感染后 ADEM 的死亡率曾达 10％～30％，现因疫苗接种的普及，感染后 ADEM 的发病率及死亡率均显著降低。由于 ADEM 患者可在疫苗接种后复发，故确诊后应至少 6 个月内避免不必要的疫苗接种或其他免疫刺激。

（十）ADEM 的复发

很长一段时期内 ADEM 被认为是一种单相性疾病。但在过去的几十年中，多相性及复发性 ADEM 在许多病例报告中均得到证实。

复发型 ADEM（recurrent disseminated encephalomyelitis，RDEM）的含义是：在首次 ADEM 发生 3 个月之后，经病史、体格检查或神经影像学证实发生了新的 ADEM 发作；或经糖皮质激素治疗的患者，于治疗结束至少 1 个月以后出现新的 ADEM 发作；发作与首次发作时的症状、体征相同，在 MRI 亦无新发病灶，而是在首次发作的病灶再次出现或前次病灶扩大。

多相型 ADEM（multiphasic disseminated encephalomyelitis，MDEM）的含义是：新的临床发作符合 ADEM 诊断标准，且根据病史、神经系统查体及神经影像学检查也进一步证实在中枢神经系统（首次发作病灶以外的）解剖区域有新的病灶出现。此次发作须在前次 ADEM 发作后至少 3 个月以上，和（或）经糖皮质激素治疗结束后至少 1 个月以上。再次发作必须包括：不同于前次发作的脑病或其他神经系统症状或体征（但智力状态的改变可能与初次事件并无不同），脑 MRI 必须显示新的区域受累。

部分复发与糖皮质激素减量过快有关，3 周以内减量会增加复发风险，但仍有大约 5％的 ADEM 患者会出现与糖皮质激素减量无关的复发，而免疫球蛋白及糖皮质激素在预防复发方面的作用还没有被证实。研究显示颅脑 MRI 有下列特点者更容易复发：①孤立的界限清楚的病灶；②垂直于胼胝体长轴的病灶；③中枢神经系统病灶大于 9 个，而丘脑及基底节是否受累与复发无相关性。

发病时合并有周围神经系统受损，可能是 1 年内复发及肢体功能恢复不良的相关危险因素。

参考文献

［1］中国自身免疫性脑炎诊治专家共识. 中华神经科杂志，2017，50（2）：91-98.

［2］Schmitt SE，Pargeon K，Frechette ES，et al. Extreme delta brush：a unique EEG pattern in adults with anti-NMDA receptor encephalitis. Neurology，2012，79：1094-1100.

［3］Tada S，Furuta M，Fukada K，et al. Severe parkinsonism associated with anti-CRMP5 antibody-positive paraneoplastieneumlogical syndrome and abnormal signal intensity in the bilateral basal ganglia. J Neural Neurosurg Psychiatry，2016，87（8）：907-910.

［4］Yuasa T，Fujita K. Limbic encephalitis：history，symptoms，and the latest classification. Brain Nerve，2010，62：817-826.

［5］Iizuka T，Sakai F，Mochizuki H. Update on anti-NMDA receptor encephalitis. Brain Nerve，2010，62（4）：331-338.

［6］Dalmau J，Gleichman AJ，Hughes EG，et al. Anti-NMDA receptor encephalitis：case series and analysis of the effects of antibodies. Lancet Neurol，2008，7：1091-1098.

［7］Hughes EG，Peng X，Gleichman AJ，et al. Cellular and synaptic mechanisms of anti-NMDA receptor encephalitis. J Neurosci，2010，28：5866-5875.

［8］Dalmau J，Tuzn E. Paraneoplastic anti-N-methyl-D-aspartate receptor encephalitis associated with ovarian teratoma. Ann Neurol，2007，61（1）：24-36.

［9］Tachibana N，Shirakawa T，Ishii K，et al. Expression of various glutamate receptors including N-methyl-D-asparate receptor（NMDAR）in an ovarian teratoma removed from a young woman with anti-NMDAR encephalitis. Intern Med，2010，49（19）：2167-2173.

［10］Graus F，Titulaer MJ，Balu R，et al. A clinical approach to diagnosis of autoimmune encephalitis. Lancet Neuml，2016，15（4）：391-404.

［11］Sahuguet J，Poulet A，Bou Ali H，et al. Postmalarianeurologic syndrome-autoimmune encephalitis with anti-voltage-gated potassium-channel antibodies. Ann Intern Med，2017，167（1）：70-71.

［12］Ascherio A，Munger KL. Epidemiology of multiple sclerosis：from risk factors toprevention-an update. Semin Neurol，2016，36（2）：103-114.

［13］Thompson AJ，Banwell BL，Barkhof F，et al. Diagnosis of multiple sclerosis：2017revisions of the McDonald criteria. Lancet Neurol，2018，17（2）：162-173.

［14］Yamout B，Al Khawajah M. Radiologically isolated syndrome and multiple sclerosis. Mult Scler Relat Disord，2017，17：234-237.

［15］Rotstein DL，Healy BC，Malik MT，et al. Effect of vitamin D on MS activity bydisease-modifying therapy class. Neurol Neuroimmunol Neuroinflamm，2015，2（6）：e167.

［16］Giorgio A，De Stefano N. Advanced structural and functional brain MRI in multiple sclerosis. Semin Neurol，2016，36：163-176.

［17］Koch MW，Ilnytskyy Y，Golubov A，et al. Global transcriptome profiling of mild relapsing-remitting versus primary progressive multiple sclerosis. Eur J Neurol，2018，25：651-658.

［18］Hollenbach JA，Oksenberg JR. The immunogenetics of multiple sclerosis：a comprehensive review. J Autoimmun，2015，64：13-25.

［19］Kobelt G，Thompson A，Berg J，et al. New insights into the burden and costs of multiple sclerosis in Europe. Mult Scler，2017，23：1123-1136.

［20］Dobson R，Giovannoni G. Multiple sclerosis-a review. European Journal of Neurology，2019，26：27-40.

［21］Sturm D，Gurevitz SL，Turner A. Multiple sclerosis：a review of the disease and treatment options.

Consult Pharm，2014，29（7）：469-479.

[22] Montalban X，Gold R，Thompson AJ，et al. ECTRIMS/EAN guideline on the pharmacological treatment of people with multiple sclerosis. Mult Scler，2018，24：96-120.

[23] Martinez MA，Olsson B，Bau L，et al. Glial and neuronal markers in cerebrospinal fluid predict progression in multiple sclerosis. Mult Scler，2015，21：550-561.

[24] Guillemin F，Baumann C，Epstein J，et al. Older age at multiple sclerosis onset is an independent factor of poor prognosis：a population-based cohort study. Neuroepidemiology，2017，48：179-187.

[25] Hardy TA，Tobin WO，Lucchinetti CF. Exploring the overlap between multiple sclerosis，tumefactive demyelination and Baló's concentric sclerosis. Mult Scler，2016，22：986-992.

[26] Kleiter I，Gahlen A，Borisow N，et al. Neuromyelitis optica：evaluation of 871 attacks and 1，153 treatment courses. Ann Neurol，2016，79（2）：206-216.

[27] Valentino P，Marnetto F，Granieri L，et al. Aquaporin-4 antibody titration in NMO patients treated with rituximab：a retrospective study. Neurol Neuroimmunol Neuroinflamm，2017，4（2）：e317.

[28] Bichuetti DB，Perin MMM，Souza NA，et al. Treating neuromyelitis optica with azathioprine：20-year clinical practice. Mult Scler，2019，25（8）：1150-1161.

[29] Jeong IH，Park B，Kim SH，et al. Comparative analysis of treatment outcomes in patients with neuromyelitis optica spectrum disorder using multifaceted endpoints. Mult Scler，2016，22（3）：329-339.

[30] Mealy MA，Kim SH，Schmidt F，et al. Aquaporin-4 serostatus does not predict response to immunotherapy in neuromyelitis optica spectrum disorders. Mult Scler，2018，24（13）：1737-1742.

[31] Bonnan M，Valentino R，Debeugny S，et al. Short delay to initiate plasma exchange is the strongest predictor of outcome in severe attacks of NMO spectrum disorders. J Neurol Neurosurg Psychiatry，2018，89（4）：346-351.

[32] Suppiej A，Cainelli E，Casara G，et al. Longterm neurocognitive outcome and quality of life in pediatric acute disseminate encephalomyelitis. Pediatr Neurol，2014，50（4）：363-367.

[33] Giri PP，Bhattyacharya S，Das D，et al. Acute disseminated encephalomyelitis：a clinical and neuroradiological profile of pediatric patients. Neurol India，2016，64（6）：1187-1192.

[34] Pohl D，Alper G，Haren KV，et al. Acute disseminated encephalomyelitis. Neurology，2016，87（9supplement2）：S38-45.

[35] Chaudhry LA，Babur W，Chaudhry GA，et al. Acute disseminated encephalomyelitis：a call to the clinicians for keeping this rare condition on clinical radar. Pan Afr Med J，2018，29：138.

[36] Abu Libdeh A，Goodkin HP，Ramirez-Montealegre D，et al. Acute disseminated encephalomyelitis：agray distinction. Pediatr Neurol，2017，68：64-67.

第五章 癫痫

癫痫是常见的神经科急症,癫痫患者可以占到急诊就诊总人数的 1%。不仅如此,癫痫患者到急诊就诊的频次也远高于一般人群,文献报道有 10%～20% 的癫痫患者每年至少 1 次于急诊就诊。癫痫发作即可以出现在患者家中、去医院的路上,也可以发生在急诊、门诊或重症监护室(intensive care unit,ICU);它即可以是患者的首发症状,也可以发生在某种疾病病程的一个特定阶段;它既可以是一种独立的疾病,也可以仅仅是其他疾病的一个症状。因此,急诊科医师的任务就是给予癫痫患者及时正确的诊断和有效治疗,这一点对于改善患者的预后至关重要。与其他神经科急症一样,面对一个癫痫患者,急诊科医师要依据以下几个问题展开自己的诊疗过程:

(1)我们应该做什么?即针对一个具体的患者,从尽快控制发作到进一步寻找病因,我们应该确认怎样的诊疗目标?

(2)我们能做什么?即依靠医院现有的资源,我们能为患者提供什么样的医疗服务?

(3)我们怎么去做?即如何合理地调配医院的医疗资源,争分夺秒地解决患者的临床需求,并为进一步的医疗活动做好准备。

第一节 癫痫概述

关键点

- 持续超过 5 min 的癫痫发作不太可能在没有外部干预的情况下结束,并可能进展为癫痫持续状态;因此需要给予紧急治疗。
- 非惊厥性癫痫持续状态可能没有特异性临床表现,只有通过连续脑电图监测才能发现。

一、基本概念

1. 癫痫发作

癫痫发作（seizures，Szs）是最常见的癫痫急症，其定义为短暂出现的与大脑皮质神经元异常同步放电相关的体征或症状。Szs 的年发病率为（70～100)/10 万。门诊患者典型的癫痫发作通常是自限性的，持续时间不到 3 min。首次癫痫发作的患者中，一半以上将有第 2 次发作。患者出现 2 次以上的非诱发性发作即可考虑癫痫的诊断。

2014 年，国际抗癫痫联盟（International League Against Epilepsy，ILAE）提出了癫痫的临床实用定义：

（1）至少 2 次自发性（或反射性）痫性发作，相隔时间＞24 h；

（2）1 次自发性（或反射性）痫性发作，以及 2 次自发性痫性发作后 10 年内具有再次出现类似的痫性发作的可能性（至少 60%）；

（3）诊断为某种癫痫综合征。

Szs 的表现是多种多样的。在急性期，大多数 Szs 表现为运动系统症状，尤其是惊厥性癫痫发作（convulsive seizures，CSzs），此类症状在急诊较易识别，也容易引起医生、患者及家属的重视。但应该认识到，相当部分成年人的 Szs 没有显著的运动异常而仅表现为意识水平及意识内容的急性改变，即通常所说的复杂部分性癫痫发作（complex partial seizures，CPS），这部分患者相对较难识别。另有一些重症患者起病时即出现意识障碍，没有明显的运动异常，此时医生往往会将注意力集中于寻找导致患者意识障碍的病因而忽略了另外一种可能存在的特殊类型癫痫——非惊厥性癫痫发作（nonconvulsive seizures，NCSzs)[1]。尽管缺乏大规模的前瞻性流行病学研究，依据已有的临床经验，大多数（75%～92%）重症 Szs 患者存在单纯的 NCSzs，如果没有连续 EEG（continuous EEG，cEEG）监测，这部分患者通常难以识别。

2. 癫痫持续状态

当持续长时间癫痫发作而且不能恢复到基线状态时，称为癫痫持续状态（status epilepticus，SE）。文献报道，在美国急诊室中，SE 占全部癫痫发作患者的大约 6%，SE 的总发病率为（10.3～61)/10 万，与脑出血（ICH）、心肌梗死或合并心力衰竭的患者相比，SE 患者的直接医疗成本高出 60%～90%。

大多数 SE 的研究都是用 30 min 的时限来定义"长时间发作"。在临床上，当 Szs 持续时间超过 30 min 时，患者死亡率会明显增加，而 Szs 持续时间超过 10 min 则极有可能进展为 SE，因此不能机械套用 30 min 这一时间标准。需要引起重视的是，尽管多个临床指南明确提示，早期治疗能带来更好的预后，但仍有近 60% 的患者在医院接受抗癫痫治疗的时间延迟超过 30 min。因此，大多数神经科医生将 SE 定义为任何持续时间超过 5 min 的 Szs 或连续 2 次及 2 次以上的 Szs，而在这两个相邻的 Szs 之间患者不能恢复到基线状态，应用这一标准的目的在于给予患者更及时的诊断及更有效的治疗。为了早期识别 SE，有些医生进一步将 SE 定义为"任何仍在发作中的癫痫"。

ILAE 的 SE 分类主要有四个维度，包括临床表现（症状和体征）、病因学、相关的脑电图（EEG）表现及年龄等。在临床表现上主要有 2 个要点：是否出现显著的运动症状及意识障碍的程度。根据有无显著的运动症状，SE 可以分为两大类：全面性惊厥性癫痫持续状态（generalized convulsive status epilepticus，GCSE）和非惊厥性癫痫持续状态（nonconvulsive status epilepticus，NCSE）。

3. 全面性惊厥性癫痫持续状态

全面性惊厥性癫痫持续状态（GCSE）由于症状典型，绝大部分均可以被急诊科医师识别。GCSE 可分为 3 个阶段：①全面性强直-阵挛发作（generalized tonic-clonic seizures，GTCS）超过 5 min，为第一阶段 GCSE，此时应启动初始治疗，最迟至发作后 20 min 评估治疗有无明显反应；②发作后 20～40 min 属于第二阶段 GCSE，此时开始二线治疗；③发作后大于 40 min 仍不能缓解，进入第三阶段 GCSE，属难治性癫痫持续状态（refractory status epilepticus，RSE），需转入重症监护病房进行三线治疗。

4. 非惊厥性癫痫持续状态

非惊厥性癫痫持续状态（NCSE）是指脑电图上持续的痫样放电，导致出现临床上的 NCSzs，其具体可表现为失语、遗忘、意识障碍或行为改变，有时也可出现自动症、眼球偏斜、眼震（常为水平性）或面部、口周、腹部及肢体的轻微抽动等。也有学者认为 NCSE 的定义应包括临床表现（常包括意识障碍）、发作期脑电图的异常以及对治疗的反应。脑电图出现痫样放电及对抗癫痫药物（antiepileptic drug，AED）治疗有反应者更加支持 NCSE 的诊断，但治疗无反应并不意味能除外 NCSE 的诊断。

NCSE 主要有 4 种临床类型：①失神发作持续状态（absence status epilepticus，ASE）；②简单部分发作癫痫持续状态（simple partial status epilepticus，SPSE）；③复杂部分发作癫痫持续状态（complex partial status epilepticus，CPSE）；④轻微发作的癫痫持续状态（subtle status epilepticus，SSE）。

SE 患者中大约 1/4 属于 NCSE，累积发病率可达 14.1/10 万。NCSE 的诊断较为困难，其诊断往往需要借助脑电图的帮助，最常见的诊断标准是患者 30～60 min 的意识障碍以及同期脑电图表现出某种特异性 Szs 电活动。

即使排除了先前有临床癫痫发作或轻微运动症状的患者，仍有 8% 的不明原因昏迷患者存在 NCSE。在 570 名接受 cEEG 检查的意识障碍患者中，有 19% 记录到了 NCSE 特有的 EEG 改变。在神经内科 ICU，27%～35% 的患者在接受了 cEEG 监测之后发现了 NCSzs。这些统计数字表明，临床中存在大量的潜在 NCSzs 或 NCSE 患者，由于未能及时诊断，其脑功能可能面临严重的损伤风险。

5. 难治性癫痫持续状态

基于对抗癫痫药物的反应，医界提出了难治性癫痫持续状态（RSE）的概念。RSE 是指在给予足够剂量的一线（苯二氮䓬类药物）和二线抗癫痫药物治疗后，Szs 或 EEG 异常持续存在[2]。在 SE 患者中，RSE 约占 1/4。而超级难治性癫痫持续状态（super-refractory status epilepticus，super-RSE）指的是在给予麻醉剂治疗 24 h 后 Szs 持续存在或复发。值得注意的是，RSE 和 super-RSE 的定义均可适用于 GCSE 或 NCSE。

6. 急性重复性癫痫发作

急性重复性癫痫发作（acute repetitive seizures，ARS）的临床定义是，对于既往癫痫发作频率低于每天 3 次的患者，24 h 内癫痫发作超过 3 次或更多。急性重复性癫痫发作（ARS）通常见于癫痫或急性症状性癫痫的门诊或急诊患者，其癫痫发作之间的意识状态相对良好，ARS 可以表现为 CSzs 或 NCSzs，亦可表现为癫痫丛集发作。这种发作通常多见于额叶癫痫。与癫痫持续状态（SE）相比，ARS 潜在神经元损伤的后果和（或）程度是否存在差异还没有定论。

二、癫痫的预后

Szs 与 SE 均有较高的发病率和死亡率。首次无诱因 Szs 的门诊患者中，超过一半将继续发展为明确诊断的癫痫，3.4％将在未来 30 天内死亡。急性症状性 Szs 患者中有 19％将来会再次发作，30 天死亡率可达 21％，几乎是无诱因 Szs 患者的 7 倍。在急诊室中，约 1％的 Szs 患者需要气管插管，23％的 Szs 患者需要入院治疗。美国 SE 的总体死亡率为 15％～22％，每年因 SE 死亡的患者超过 4 万。

影响患者预后的因素主要包括以下几方面。

1. 患者的年龄和病因

患者的年龄和病因往往直接影响患者的预后。急性症状性 SE 的死亡率高达 34％，而老年人的死亡率为 38％～67％，缺氧事件后 SE 的死亡率接近 71％。

2. 意识水平

昏迷的 NCSE 患者的死亡率为 51％～65％。Kaplan 将意识障碍程度作为 NCSE 患者死亡率的主要决定因素；在一项研究中，严重意识障碍的 NCSE 患者死亡率为 39％，而轻度意识障碍的 NCSE 患者死亡率为 7％。绝大多数严重神经系统损伤的患者死于潜在的并发症[3]。

3. 发病地点

住院期间出现的 Szs 或 SE 是患者致残及死亡的独立危险因素。在一项针对 41 例 SE 住院患者的研究中，该组患者死亡率为 61％，仅有 1/5 的患者出院时恢复到基线状态。在另一项研究中共纳入 201 名 ICU 患者，Szs 合并 cEEG 异常与死亡或不良结局相关的比例为 89％（仅有 cEEG 异常而无 Szs 的患者死亡率为 39％）；即使排除了年龄和器官功能障碍的影响之后，Szs 仍与不良结局相关。在内科和外科 ICU 中，与 SE 相关的死亡率接近 67％。

第二节　癫痫的院前管理及急诊室初步治疗

关键点

- 在治疗初始，应关注患者的气道（airway）、呼吸（breathing）及循环（circulation），即 ABC。
- 由于口服药物可能无法吸收，静脉抗癫痫药物通常是急诊治疗癫痫的首选。

一、院前管理与初步评估

1. 院前管理

对患者的初步评估应在发病现场或到达急诊室后立即开始，在评估的同时，即刻开始医疗干预。与任何紧急情况一样，应密切观察患者的气道、呼吸和循环（ABC）状态。此时的治疗重点在于提供基本的生命体征支持，并迅速给予针对性治疗（表 5-1）[4]。

表 5-1　癫痫发作和癫痫持续状态的院前处理步骤

ABC
患者放置于左侧卧位，清除口腔内任何异物（如义齿）；无需脊柱预防措施
脉搏血氧饱和度测定和辅助吸氧
面罩吸氧或气管插管，
心脏监护，
开放外周静脉通道
如果血糖<80 mg/dl，给予 100 mg 维生素 B_1，然后给予 50％葡萄糖 25～50 ml
根据实际情况给予苯二氮䓬类药物

对于既往无癫痫病史的患者，首次出现癫痫发作时，医护人员首先要保证患者的安全，避免摔伤、误吸，避免过度约束导致骨折等二次损伤。监测患者的生命体征，维持心跳、呼吸、血压等处于正常状态，监测体温是否正常。特别要注意误吸、义齿等导致呼吸道异常的情况[5]。

既往存在癫痫病史的患者再次发作时，其院前处理的目标同样是确保患者的安全。患者家庭成员或其他曾目睹患者癫痫发作的人员往往能够分辨出这是典型癫痫发作还是非典型癫痫发作。如果癫痫发作是典型的、自限性的（在 3～5 min 内自行终止），并且患者在癫痫发作结束后迅速恢复到正常基线状态，则可能不需要到急诊就诊。如果癫痫不能迅速停止，则应及时使用药物终止癫痫发作，防止癫痫持续状态的出现及进展。如前所述，持续超过 5 min 的癫痫发作不太可能自行停止。如果癫痫在 3 min 内没有停止的迹象，则应准备抢救药物，并前往具备急诊处置能力的医院就诊[6]。

早期开始的治疗更有可能改善患者预后。研究显示，患者到达急诊室后平均 15 min 可以得到一般紧急医疗服务（emergency medical services，EMS）；而只有 41％ 的患者可以在 30 min 内接受针对性治疗；尽管有既定的治疗方案，平均延迟治疗时间仍长达 50 min。若现场急救人员（即家庭成员或 EMS 人员）能够给予患者恰当的药物治疗，则癫痫发作的持续时间和复发率均降低，患者预后可能改善。

2. 初步评估

患者到达急诊室后，急诊科医师首先要判断患者是否为癫痫发作。癫痫发作前患者常有一些特异性的临床表现，如感觉异常、肢体抖动、嗅觉或听觉异常、似曾相识感等，随之出现意识模糊，直至意识不清、四肢抽搐。患者若具备这些临床表现，则往往提示为癫痫发作。若发作前有明确的情绪诱因，随之出现杂乱无序的肢体抖动或伴有眼睛躲避动作，则提示心因性发作的可能。咬舌和尿失禁常常见于强直-阵挛性癫痫发作，但并不仅见于癫痫发作。

发作事件前、中、后的症状及体征的变化对于鉴别是否为癫痫发作至关重要。如果患者能够回忆发作过程或发作前期事件，则详尽的病史记录可以帮助急诊科医师鉴别常见的癫痫及与癫痫发作相似的其他情况：①晕厥通常有恶心、寒冷等前驱症状，随后出现意识不清，并迅速醒来恢复到基水平线。需要引起注意的是，在晕厥发作期间可发生惊厥抽搐，也可发生尿失禁或轻度舌咬伤。②脑卒中和短暂性脑缺血发作的临床特征通常是局灶性中枢神经系统功能缺失，例如肢体无力或视力丧失。③偏头痛通常包括典型的偏侧搏动性头痛，但亦有少数偏头痛并无明确的头痛，而仅表现为视物模糊、视物变形等视觉症状，而这些视觉症状有时会被误认为癫痫的发作先兆。④心因性发作的基本特征是，意识清楚伴步态异常或非节律性肢体运动、发作性口吃、做鬼脸或强迫闭眼。以上这些与癫痫类似的疾病可通过 EEG 与癫痫相鉴别。其他诱发因素包括低血糖、高血糖、电解质紊乱、苯丙胺、可卡因和阿片类药物中毒、苯二氮䓬类药物戒断等[7]。

需要强调的是，急诊科医师对于 Szs 的评估和处置需要同步进行，要不断依据相关检查结果来调整治疗计划，在指定检查次序的时候，要兼顾时效性和有效性，既要考虑检查结果对于诊断的价值，也要考虑检查完成所需要的时间。

首先要完善血常规、肝肾功能、电解质水平。血糖水平应检测末梢血糖，以节约时间。对于血糖低于 80 mg/dl 的成年人，应静脉注射 100 mg 维生素 B_1 和 50 ml 50％ 葡萄糖；对于 2 岁或以上的儿童，应给予 2 ml/kg 25％ 葡萄糖；对于 2 岁以下儿童，应给予 4 ml/kg 12.5％ 葡萄糖。对于有长期饮酒或酗酒史的患者，给予维生素 B_1 100 mg 静脉注射。对于院前未给予抗癫痫药物（AED）治疗的患者，应在 5 min 内给予劳拉西泮（Lorazepam）或咪达唑仑（Midazolam）治疗。如果院前已经给予 1 次上述药物治疗，而癫痫仍持续发作，则给予第二次劳拉西泮或地西泮（Diazepam）治疗。

二、急性癫痫的药物治疗

如果患者第一次癫痫发作后，在数分钟内恢复到基线状态，那么此类患者是否需要长期接受 AED 治疗？既往的癫痫诊断治疗指南认为，只有间隔 24 h 的 2 次自发性癫痫发作才能诊断为癫痫，而只有确诊之后方可以给予 AED 治疗。2014 年国际抗癫痫联盟

（ILAE）对首次发作的 Szs 何时给予药物治疗提出了新的建议。对于符合某种癫痫综合征临床表现的患者，或具有以下 4 个条件中的 1 条，即可以考虑给予 AED 治疗：①典型的脑电图改变；②既往脑部病变明确；③头部影像学检查发现与癫痫相关的异常病灶；④复发性癫痫发作[8]。

开始 AED 治疗前应与患者及家属充分讨论其获益和风险，特别要告知延迟治疗可能会带来的不良后果。如果患者不能在短时间内于急诊获得神经影像学和 EEG 结果，则应在门诊继续进行这些检查，而有关 AED 治疗的决定亦可推迟至门诊进行。

如果患者到达急诊室时仍处于发作状态，则应即刻给予相应处置（表 5-2）。

表 5-2　突发性癫痫发作的初步管理

药物	给药途径	成人剂量	儿童剂量
地西泮	直肠	0.2 mg/kg（最大 20 mg）	2～5 岁：0.5 mg/kg 6～11 岁：0.3 mg/kg ≥12 岁：0.2 mg/kg （最大 20 mg）
劳拉西泮	静脉滴注	0.1 mg/kg	暂无数据
苯妥英钠	静脉滴注	18 mg/kg	暂无数据
咪达唑仑	经鼻	0.2 mg/kg	1～5 个月：0.2 mg/kg ≥6 个月：0.2～0.3 mg/kg （最大 10 mg）
咪达唑仑	颊黏膜	0.5 mg/kg	≥3 个月：0.2～0.5 mg/kg （最大 10 mg） 6～11 个月：2.5 mg 1～4 岁：5 mg 5～9 岁：7.5 mg ≥10 岁：10 mg

随机对照研究显示，地西泮和劳拉西泮在终止 Szs 和降低 SE 发生率方面的作用明显优于安慰剂。与安慰剂相比，在院前迅速给予以上 2 种药品可以显著降低气管插管率。作为成人的一线治疗，静脉注射劳拉西泮被证明优于单独使用地西泮和单独使用苯妥英钠。在某些不能静脉注射的情况下，咪达唑仑的其他剂型（喷鼻、肌内注射）已用于癫痫发作时间较长的儿童[9]。

三、病因筛查

在展开急诊治疗的同时，急诊科医师要尽可能利用现有的医疗资源寻找 Szs 及 SE 的病因，并对患者可能的预后做出初步评估。如果到达急诊室时癫痫发作已经停止，患者的病情恢复到正常水平，也应进一步明确癫痫的病因。常见的导致癫痫的病因见表 5-3。

表 5-3 引发症状性癫痫的疾病

导致症状性癫痫的急性疾病	颅脑外伤
	缺血性卒中
	脑出血、蛛网膜下腔出血
	静脉窦血栓形成
	中枢神经系统感染（＞50％的病例不能发现明确的病原体）
	中枢神经系统肿瘤（可能是肿瘤的首发表现）
	神经外科术后
	中毒（环境毒物、吸毒、药物中毒）
	酒精戒断或酒精中毒
	子痫
	代谢性疾病（败血症、肝功能不全、肾功能不全、酮症酸中毒、低钠血症、低血糖等）
	AED 剂量不足
	其他（高血压性脑病、可逆性后部白质脑病综合征、血栓性血小板减少性紫癜）
导致症状性癫痫的进展性疾病	中枢神经系统肿瘤（治疗不成功的或治疗未完成的肿瘤）
	慢性感染（CJD、SSPE、AIDS 或神经梅毒）
	自身免疫性脑炎
	中枢神经系统自身免疫性疾病（多发性硬化、急性播散性脑脊髓炎）
	代谢性疾病（线粒体脑病、卟啉病）
	中枢神经系统退行性疾病（阿尔茨海默病）
导致迟发型症状性癫痫的疾病	颅脑外伤
	缺血性卒中
	中枢神经系统感染
	长期酒精摄入
	良性或稳定期脑肿瘤
	脑出血
先天性疾病	皮质发育不良

CJD，Creutzfeldt-Jacob 病（克雅病）；SSPE，亚急性硬化性全脑炎；AIDS，获得性免疫缺陷综合征（艾滋病）

　　既往已确诊癫痫的患者出现癫痫发作加重往往具有某些诱因，因此须详细询问病史，寻找可能的病因，以确定可能的癫痫触发因素：①抗癫痫药物服用不规律或剂量不正确；②近期出现发热性疾病，特别是发热性疾病伴有呕吐或腹泻，因为这种状况可能影响药物的吸收；③最近添加其他药物，包括非抗癫痫药；④睡眠不足或精神压力过大等。常见可以降低癫痫发作阈值的药物见表 5-4[10]。

表 5-4 可能降低癫痫发作阈值的药物

镇痛药	哌替啶、芬太尼、曲马多
抗心律失常药	美西律、利多卡因、地高辛
抗生素	β-内酰胺类药物（青霉素＞半合成青霉素）；头孢唑林；亚胺培南、喹诺酮类、异烟肼、抗疟药（伯氨喹）、甲硝唑
抗抑郁药	特别是安非他酮和马普替林
抗癫痫药	苯妥英钠超治疗水平、硫氨酸
巴氯芬	
钙调磷酸酶抑制剂	环孢素、他克莫司
化学药物	烷基化剂（氯霉素、丁磺胺）、α-干扰素
抗精神病药物	特别是氯氮平和吩噻嗪
锂剂	
治疗多发性硬化的药物	β-干扰素
造影剂（鞘内和静脉注射）	
茶碱	

在充分了解可能导致癫痫发作的病因的前提下，通过具有针对性地向患者本人及家属询问相关病史，可以获得有助于病因诊断的信息。如果询问病史后仍不能确定癫痫发作的病因，则进行相关检查来协助诊断，并决定是否开始 AED 治疗。

急诊科医师应该充分权衡影像学检查在急性期评估中的价值与延迟治疗的风险。对于任何没有已知癫痫病史或体检发现局灶性神经功能缺损体征的患者，应立即用非创伤性的 CT 检查对急性症状性癫痫的病因进行初步评估，用以初步排除脑卒中、脑肿瘤或其他需要立即给予特殊治疗或需要相关科室会诊的急性病变。MRI 扫描更有利于发现引发癫痫的微小病变，文献报道大约 23% 的新发癫痫患者可以在 MRI 上发现与癫痫发作有关的病灶，但 MRI 检查往往需要较长时间，且费用较贵。

脑电图（EGG）是评价 SE 患者的重要工具，应在癫痫发作后尽快进行，最好不要超过发作后 12 h，因为随着时间的推移，EEG 监测发现相关异常的可能性将逐步降低。仅有 48% 的患者在临床症状缓解后的 24 h 内仍能发现 NCSzs 的脑电图改变，仅有 14% 的患者在运动异常停止后仍有 NCSE 的脑电图改变。同样，高达 34% 的急性脑损伤患者可能出现 Szs 及与受伤程度相关的意识水平下降。如果任何 CSzs 后的意识水平下降没有在 20 min 内改善或在 60 min 内恢复正常，则应怀疑出现 NCSE，并尽快完善 EGG 检查[11]。

如果怀疑患者罹患脑膜脑炎或蛛网膜下腔出血，则应考虑完善腰穿检查，但在腰穿之前应排除腰穿的禁忌证。对于初步诊断感染性疾病的患者，在得到明确的病原学检查结果之前，经验性抗生素治疗应包括头孢曲松 1~2 g 静脉注射（每 12 h 一次）、万古霉素 1g（每 12 h 一次）和阿昔洛韦 10 mg/kg（每 12 h 一次）。对于老年患者，可能需要添加氨苄西林 30 mg/kg 以覆盖李斯特菌。除了脑脊液外，还应同时检测血液和尿液中的病原微生物[12]。

四、急性重复性癫痫发作的急诊处置

对于既往癫痫发作频率低于每天 3 次的患者，24 h 内癫痫发作超过 3 次或更多，即为急性重复性癫痫发作（ARS）。其特征是患者在癫痫发作之间的意识状态相对良好。急性重复性癫痫发作可以表现为 CSzs 或 NCSzs，亦可表现为癫痫丛集发作。这种发作通常多见于额叶癫痫。ARS 可以是原有癫痫的加重，也可以是其他中枢神经系统病变引发的症状性癫痫，可以出现在门诊或急诊，也可以出现在患者住院期间。ARS 意味着患者病情恶化，在不加干预的情况下难以缓解，并可能导致 SE 和神经元损伤，因此需要立即进行药物干预。

ARS 的治疗方法包括静脉、口服或经直肠给予苯二氮䓬类药物等一线 AED。在临床上，ARS 的癫痫发作可能不会在药物干预后立即中止，而通常会在数小时至数日内逐步改善。因此，观察患者对 AED 的早期反应，如癫痫发作频率是否降低或持续时间有无缩短，对于判断干预措施是否有效至关重要。如果癫痫发作持续超过 5 min，或者患者癫痫发作之间的精神状态没有改善，则患者可能已经进展为 SE，此时应依据 SE 的治疗原则展开进一步治疗。然而，ARS 患者可能因病情及治疗需要给予气管插管或处于麻醉状态，这可能会影响通过神经系统查体来评价患者的疗效。

急性重复性癫痫发作也可发生于卒中、颅内肿瘤或中枢神经系统感染等重症患者。此类患者可能仅有轻微的癫痫临床表现，部分患者甚至没有癫痫的临床表现，其癫痫发作往往需要医师依据临床经验进行预判，并通过 cEEG 监测予以证实。重症患者的意识水平可能受到多种因素的影响，有时很难确定患者的意识水平是否会在癫痫发作之间恢复到基线水平。一般而言，单次癫痫发作引起的神经元损伤程度较低，而癫痫全身性痉挛状态可导致明显的神经元损伤[13]。

相关共识和一些临床证据表明，急性重复性癫痫发作，最初可以通过静脉注射 AED 而不是静脉麻醉进行治疗。然而，关于这种方法的疗效以及哪种药物疗效最佳的临床数据很少。

第三节　癫痫持续状态的治疗策略

关键点

- 苯二氮䓬类药物是公认的治疗癫痫持续状态的一线用药。
- 苯妥英、磷苯妥英、丙戊酸钠、左乙拉西坦和苯巴比妥是二线抗癫痫药物的合理选择。
- 癫痫持续状态的现代治疗强调控制发作的时间，而不是固定的选药顺序。
- 癫痫持续状态患者有发生急性器官衰竭、败血症、深静脉血栓形成/肺栓塞和其他常见重症监护室并发症的风险。
- 癫痫持续状态持续时间越长，预后越差，故应强调及早治疗。

不同地区癫痫持续状态（SE）的发病率从 10/10 万到 40/10 万不等，其发病高峰出现在 10 岁以下（14.3/10 万）和 50 岁以上（28.4/10 万）。SE 在老年人群中死亡率最高。SE 可能是高达 30% 的慢性癫痫患者的首发症状，而急性症状性癫痫患者中，SE 的发生率可达 40%~50%。在过去 10 年中，SE 的诊断率逐步提高，因 SE 住院的人数也在增加，造成这一现象的原因在于连续脑电图（cEEG）在 ICU 的应用日益广泛，以及医生对 ICU 患者非惊厥性癫痫持续状态（NCSE）的日益重视。

SE 是严重的神经科急症，其中全面性惊厥性癫痫持续状态（GCSE）具有潜在致死性，如何采取有效手段迅速终止临床发作和脑电图的痫样放电是降低死亡率和改善预后的关键。业界针对 GCSE 的干预措施较为成熟，故本节以 GCSE 为重点，讨论针对 SE 的治疗策略。

2018 年推出的《成人全面性惊厥性癫痫持续状态治疗中国专家共识》采用了 Lowenstein 等对于癫痫持续状态（SE）的定义：即每次全面性强直-阵挛发作（GTCS）持续 5 min 以上，或 2 次以上发作，发作间期意识未能完全恢复。不区分原发性或继发性 GTCS[14]。

一、癫痫持续状态的初步处理

常用治疗 SE 的药物见表 5-5。

表 5-5　常用治疗癫痫持续状态的药物

药物		负荷剂量	维持治疗	半衰期	代谢
一线	劳拉西泮（Lorazepam）	0.1 mg/kg，速度 2 mg/min	不适用	12 h	肝
	地西泮（Diazepam）	0.2 mg/kg，速度 5 mg/min	不适用	20~100 h	肝
二线	苯妥英（Phenytoin，PHT）	以 50 mg/min 的速度静脉注射 20 mg/kg，可根据需要再注射 10 mg/kg	每 6~8 h 静脉注射 100 mg	10~15 h	肝
	磷苯妥英（fosphenytoin，fosPHT）	以 150 mg/min 的速度静脉注射 20 mg/kg，可根据需要再注射 10 mg/kg	每 6~8 h 静脉注射 100 mg	10~15 h	肝
	丙戊酸钠（Valproate，VPA）	20~40 mg/kg	每 6 h 给予 4~6 mg/kg	9~16 h	肝
	左乙拉西坦（Levetiracetam，LEV）	2000~4000 mg	每 12 h 给予 10~15 mg/kg	7~11 h	经肾排泄
	拉考沙胺（Lacosamide，LCS）	200~400 mg	每 12 h 给予 200~300 mg	13 h	95% 经肾排泄

续表

药物		负荷剂量	维持治疗	半衰期	代谢
三线	丙泊酚 (Propofol, PRO)	1～2 mg/kg	2～10 mg/(kg·h)，若速度超过 5 mg/(kg·h)，输液时间超过 48 h，存在输液综合征风险	快速分布：2～4 min；慢速分布：30～60 min；最终消除：3～12 h	肝
	咪达唑仑 (Midazolam, MDZ)	0.2 mg/kg	0.1～2 mg/(kg·h)	2～6 h	肝；代谢产物经肾排出
	苯巴比妥 (Phenobarbital)	5～10 mg/kg	0.5～5 mg/(kg·h)	15～50 h	肝
	氯胺酮 (Ketalar)	1.5 mg/kg，每5 min 重复一次，累积剂量4.5 mg/kg	2～5 mg/(kg·h)	10 min 至 2.5 h	肝

如果患者在接受一线及二线抗癫痫药物（AED）治疗后继续癫痫发作，那么可以认定其属于难治性癫痫持续状态（RSE），应该在发作第 1 小时内开始三线治疗。如果患者呼吸状态良好，可以进行第二次静脉 AED 治疗。如果第二次 AED 治疗失败或者有任何呼吸异常，应气管插管后持续输注咪达唑仑、丙泊酚或苯巴比妥治疗（表 5-6）[15]。

表 5-6　终止惊厥性癫痫持续状态（CSE）的推荐流程

时间	处置
0～5 min （观察期）	维持生命体征平稳（气道、呼吸、血压、防止外伤） 鼻导管或面罩吸氧 建立静脉通道 完善抽血化验（末梢血糖、血常规、血生化、动脉血气分析） 药物浓度及毒物筛查
5～20 min （初始治疗）	有静脉通道 　给予苯二氮䓬类药物静脉注射 　　地西泮：常规剂量 5～10 mg，如有必要可以重复 10 mg，（最大速度 5 mg/min），或劳拉西泮 0.1 mg/kg，静注，最大 4 mg 无静脉通道 　咪达唑仑 10 mg 肌内注射（体重≥40 kg）
20～40 min （二线治疗）	二线治疗： 　苯巴比妥：15～20 mg/kg（50～100 mg/min） 　苯妥英钠：18 mg/kg（＜50 mg/min） 　丙戊酸：40 mg/kg，静注，最大 3000 mg 　左乙拉西坦：60 mg/kg，静注，最大 4500 mg
40～60 min （三线治疗）	转入 ICU，气管插管/机械通气，持续脑电监测，静脉给药终止 RSE。 丙泊酚：2 mg/kg 负荷剂量静注，可追加 1～2 mg/kg 直至发作控制，然后 1～10 mg/(kg·h) 维持（注意：持续应用可能导致丙泊酚输注综合征） 咪达唑仑：0.2 mg/kg 负荷剂量静注，然后续持续静脉泵注 0.05～0.40 mg/(kg·h)

正如在院前治疗中一样，经典治疗应从使用 γ-氨基丁酸 A（GABA$_A$）受体激动剂——苯二氮䓬类药物开始。虽然多种苯二氮䓬类药物均可终止癫痫发作，但与地西泮相比，劳拉西泮治疗癫痫发作的复发率较低，原因在于它在中枢神经系统内的半衰期长达 12 h。使用地西泮或咪达唑仑之后，应同时启动长效 AED 治疗，如苯妥英或丙戊酸钠。将劳拉西泮作为一线药物的有效率在 59%～89% 之间。

二线药物传统上选择苯妥英（PHT），其作用是延长电压门控钠通道的复极化。临床应用 PHT 通常会出现剂量不足的情况，因此应根据患者体重来确定用量。PHT 的不良反应包括低血压（27%～58%）、呼吸抑制（8%～10%）和心律失常（7%），PHT 还可能阻碍卒中后的运动功能恢复。此外，静脉应用 PHT 及其溶剂可能导致软组织坏死和（或）表现为"紫手套综合征"的肢体远端缺血。在一项前瞻性研究中，这种并发症的发生率为 1.7%。一种更安全但更昂贵的替代品是前文提到的 PHT 水溶性二磷酸钠盐——磷苯妥英（fosPHT）。fosPHT 是一种前体药物，必须转化为 PHT 后才能发挥药理作用，这一转化过程半衰期大约为 15 min，通过适当提高输液速度可以抵消这一过程对药物发挥作用的影响。fosPHT 的主要长处是较少发生低血压。当 fosPHT 转换为 PHT 时，仍可能发生心律失常，因此在输液完成后，心脏和血流动力学监测应至少持续 15 min[16]。

丙戊酸钠（VPA）作用于钠通道，但对钙通道和 GABA$_A$ 受体也有影响。两个前瞻性随机试验比较了 VPA 和 PHT 对癫痫持续状态（SE）患者的影响。一项研究将 100 名对地西泮不敏感的 SE 患者随机分为 VPA 组和 PHT 组，发现两者在疗效及耐受性方面没有显著差异。另一项研究使用 VPA（30 mg/kg）或 PHT（18 mg/kg）作为 SE 的一线治疗。研究发现，VPA 作为初始药物（66% vs. 42%，$P=0.046$）和前期用药失败后的次选药物（79% vs. 25%，$P=0.04$）在控制 SE 方面比 PHT 更有效。根据其他相关研究报道，与 VPA 相关的不良反应包括高氨血症、肝功能不全、胰腺炎、帕金森病、剂量依赖性血小板减少症和其他可能导致凝血功能受损的情况，如血小板活化降低和凝血酶时间延长。重要的是，VPA 很少有针对心血管系统或精神状态的不良反应报告。一项研究报告，在老年住院患者中，当 VPA 负荷剂量高达 32.7 mg/kg 时，依然没有报告低血压或心律失常出现。这一发现使 VPA 在老年人、危重患者或不能插管的患者中成为特别有吸引力的抗癫痫药物。

亦有研究关注于其他抗癫痫药物对 SE 的疗效。左乙拉西坦（LEV）是一种突触囊泡（SV2A）配体，抑制高压门控钙通道电流。两个研究组有关 LEV 的不良反应仅限于轻度镇静（通常在与苯二氮䓬类药物同时服用的情况下出现）、轻度恶心、短暂的血小板减少和肝功能短暂异常。治疗反应差异方面，LEV 作为二线药物治疗简单部分发作癫痫持续状态（SPSE）和复杂部分发作癫痫持续状态（CPSE），60%～79% 的患者有效，剂量为 1～2 g/d；治疗非惊厥性癫痫持续状态（NCSE），30% 的患者有效，而对全面性惊厥性癫痫持续状态（GCSE）患者无效。一项对老年 SE 患者进行的小规模研究表明，LEV 1.5 g 静脉注射作为一线治疗，可以使 88% 的患者脑电图得到改善。

另一种药物是拉考沙胺（LCS），与左乙拉西坦和丙戊酸钠相似，如果对呼吸功能有任何影响的话，其对心血管的影响也仅限于潜在的 PR 间期延长。虽然非难治性 SE 的数据有限，但已经发表了一个包括 39 例患者的病例系列研究。使用 LCS 200～400 mg/d，几乎一半的患者不需要进一步的药物治疗，并且没有直接与 LCS 相关的不良反应。最近的一项研究比较了拉考沙胺与磷苯妥英治疗非惊厥性癫痫发作（NCSzs）的疗效，这是第一项治疗 NCSzs 的前瞻性随机研究，该研究以 cEEG 变化作为判断主要研究终点的依据。在这项研究中，NCSzs 定义为持续 10 s 或更长时间的癫痫发作，不包括每小时持续 30 min 或以上的发作性放电。入组患者随机分配接受初始负荷量的磷苯妥英（20 mg/kg，静注）或拉考沙胺（400 mg，静注）。如果在初始药物治疗后 6 h 的观察期和之后 2 h 的宽限期（即初始治疗后 2~8 h）内复发癫痫发作，患者可以再次接受初始药物的推注。对于磷苯妥英，重新推注剂量为 5 mg/kg，而拉考沙胺为 200 mg。研究终点确定为药物初始治疗后 24 h 或在需要时重新推注后没有癫痫发作。入组受试者的平均年龄为 63.6 岁，大多数患者（62%）同时合并其他重症神经系统疾病，包括硬膜下血肿、脑实质或蛛网膜下腔出血、脑肿瘤或代谢性脑病，另有 31% 的患者既往存在癫痫病史。该研究共入组 74 名患者，62 例完成了完整的 cEEG 检查并用于研究分析。经拉考沙胺初始治疗的患者有 63.3% 在 24 h 内癫痫发作停止且没有复发，而磷苯妥英治疗组 50% 的患者癫痫发作得以控制。虽然上述差异不足以显示拉考沙胺优于磷苯妥英，但该研究表明拉考沙胺在治疗 NCSzs 时不劣于磷苯妥英（$P = 0.02$）。两组治疗后的不良反应发生率无显著差异。值得注意的是，低血压、心律失常、呼吸衰竭或多器官超敏反应的发生率在两组之间没有差异（磷苯妥英为 11.4%，拉考沙胺为 13.5%，$P = 1.0$）。

二、解决潜在的病因

接近 50% 的 SE 属于症状性癫痫，在癫痫表现的背后，隐含着多种神经内科急症（如脑出血、脑梗死、脑炎），而其他病因还包括某些相对慢性疾病（如肿瘤、创伤性脑损伤）的恶化。急诊科医师必须在终止癫痫发作的同时，解决潜在病因。例如，硬膜下血肿可以引起脑水肿与癫痫发作，如果没有及时发现并进行干预，可以进展为脑疝。在这种情况下，仅仅局限于控制癫痫发作对患者没有明显好处，只有当血肿清除及脑水肿控制之后，癫痫才有可能得到有效的控制。代谢性脑病的患者也存在发生 SE 的风险，在 cEEG 上识别 NCSzs 对于早期识别 SE 至关重要。如果 NCSzs 不能被识别，患者可能会因为长时间的 NCSE 而导致认知功能愈加恶化。此类患者在代谢紊乱（如肾功能不全、肝衰竭）等根本病因得到纠正之前，癫痫发作不太可能得到有效的控制[17]。

三、并发症

癫痫持续状态的患者会出现较为复杂的系统表现（表 5-7），部分 SE 患者还会出现多种 ICU 并发症，包括急性器官衰竭、多发性神经损伤、败血症和深静脉血栓形成或肺栓塞。即使癫痫发作被控制，若患者仍长时间处于昏迷状态，也会导致严重的并发症。30%~50% 的危重症患者会出现多发性神经损伤和肌病，这是 SE 常见的并发症，此类并发症一旦出现，将延迟患者呼吸机的脱机进程。败血症也是 SE 患者的常见并发症。意识障碍患者感染的风险更高，许多 SE 患者由于误吸，导致吸入性肺炎。随着 SE 时程的延长，因褥疮引起的皮肤破溃也可能引发败血症。深静脉血栓形成和肺栓塞是潜在的危及生命的并发症，在长期卧床和意识障碍的患者中也很常见；低分子量肝素皮下注射、小腿机械压迫以及下肢静脉超声监测，都是预防这些并发症的有效方法。

表 5-7 癫痫持续状态的系统表现

系统	影响	结果
体温	接近 83% 的患者由于持续的肌肉活动而引起全身温度升高	神经元损伤,尤以小脑为著
血管	在最初的 30 min 内,由于交感神经亢进,收缩压增加到 85 mmHg;随着平均动脉压的增加,心排血量减少,如果 SE 时间>30 min,平衡机制失效导致低血压	交感神经张力引起的高血压损伤伴代谢敏感性皮质灌注丧失
心脏	潜在致命性心律失常的发生率高达 58%,内源性儿茶酚胺可能导致收缩带坏死	死亡率升高
脑脊液	白细胞计数增加,通常<10×10⁶/L,最多 80×10⁶/L,蛋白质轻度短暂升高	易误诊为脑膜炎或脑炎
肺	分钟通气量增加,肺动脉高压	肺水肿
其他	酸中毒(超过 80% 的患者 pH<7.3),横纹肌溶解症±高钾血症,高血糖	顽固性低血压,肾衰竭,心律失常,酸中毒加重

四、癫痫持续状态的预后

惊厥性癫痫持续状态(CSE)和非惊厥性癫痫持续状态(NCSE)与多种导致脑实质损伤的疾病在病理生理机制上发挥协同作用,导致患者预后恶化。动物研究表明:急性局灶性缺血模型大鼠中 NCSzs 的出现与梗死面积增大和死亡率升高相关。低剂量毛果芸香碱大鼠模型研究显示,即使单次 NCSE 发作,亦可造成永久性的组织学损伤、运动功能障碍和社会行为改变。因此对于 Szs 和 SE,给予及时有效的抗癫痫治疗,可以显著改善患者预后。

一项有关难治性癫痫持续状态(RSE)的前瞻性研究提示,尽管需要气管插管的患者比例较低,但该组患者的死亡率仍高达 39.3%。RSE 本身就是 SE 预后不佳的独立危险因素。住院时间较长与神经功能指标的恶化有显著相关性,出院时只有 20% 的患者恢复到基线水平。

SE 的总持续时间可能与死亡率相关。对 SE 持续时间进行分层的研究发现,SE 持续 30 min,患者的死亡率为 2.7%;SE 持续 1 h,患者的死亡率为 19%;SE 持续超过 1 h,患者的死亡率为 32%。然而,一旦 RSE 变得相当长,持续时间可能不再是结果的独立预测因素,即使 RSE 持续时间超过 7 天也是如此。

SE 本身就足以引起严重的神经元损伤和死亡。动物实验已经证明,即使 SE 的全身症状得到控制,持续时间超过 30 min 的 SE 也可能引起显著的神经组织损伤。在经历 SE 后存活的患者中,将近 1/4 遗留神经系统损伤,约 10% 的患者需要长期护理,约 6% 的患者会出现慢性脑损伤。41% 将继续发展为反复发作的癫痫。

目前已有一些具有说服力的临床数据揭示了部分对于 Szs 预后具有负面影响的因素,例如脑组织微循环中谷氨酸、甘油含量和乳酸/丙酮酸比率增加,神经元特异性烯醇化酶(神经元损伤的生物标志物)增加等。与同一患者发作间期相比,NCSzs 期间谷氨酸、乳酸/丙酮酸比率和颅内压增加。

长期以来,对于 NCSzs 和 NCSE 的发病率、致残率和死亡率存在重大的争论。研究表明,SE 患者可能有记忆丧失、精神异常(如偏执、幻觉)、执行功能丧失和慢性癫痫等后遗症。现有数据表明，60%持续时间少于 10 h 的 NCSE 患者能够重返家庭；而持续时间 10~20 h 的 NCSE 患者中，50%遗留永久性残疾；NCSE 持续时间超过 20 h 的患者，死亡率为 85%。

综上所述，SE 的病因、并发症处理和时程是 SE 短期预后的主要危险因素，但是对这些危险因素进行干预，在临床工作中均较为困难。目前尚不清楚与急性反复发作性癫痫相关的某些病因（尤其是急性症状性病因）是否由于其自身的恶化而导致癫痫持续状态，或者与之相反，癫痫的出现导致了潜在病因的恶化。不管怎样，目前的建议是根据一些临床证据和共识，积极治疗 NCSE，尽快终止癫痫发作是最重要的治疗目标[18]。

五、难治性癫痫持续状态的治疗

1. 初步治疗

即使持续数月的难治性癫痫持续状态（RSE）经过合理治疗也能取得良好的效果。尽管治疗 RSE 面临巨大的挑战，且对于如何最好地治疗 RSE 还没有被广泛接受的共识，但对于癫痫持续存在的患者，确立一种快速、有效的药物治疗方案至关重要。为迅速控制症状，应考虑使用持续静脉注射药物，如咪达唑仑（MDZ）或丙泊酚（PRO）。应强调的是，在惊厥"成功"治疗之后，RSE 通常仅为电生理异常，或具有缺乏特异性的临床症状，因此可能被临床医生忽略；应考虑通过 cEEG 检查对潜在的 SE 患者加以识别，并转运到专科医院继续治疗[19]。

咪达唑仑是一种高效的苯二氮䓬类药物。它的主要不良反应是低血压和呼吸抑制；此外，还可能会发生快速过敏反应，同时在理论上存在长期使用苯二氮䓬类药物导致 GABA$_A$ 受体下调的可能性。由于癫痫在麻醉剂停药后容易复发，部分医院目前输注咪达唑仑的剂量比过去高很多，文献报道的最大剂量高达 2.9 mg/(kg·h)，是前期研究中平均剂量的 10 倍。在癫痫发作得到控制并维持 24 h 之后，可以在 6~24 h 内缓慢减量，同时在 cEEG 的监测之下评估癫痫的复发风险。

丙泊酚是一种 GABA$_A$ 受体激动剂，起效快（约 3 min），易逆转。此外，它还抑制 N-甲基-D-天冬氨酸（NMDA）受体和调节钙内流。不良反应包括低血压、呼吸抑制、可能被误认为 Szs 的短暂性运动障碍和丙泊酚输注综合征（propofol infusion syndrome，PIS）（表 5-8）。PIS 最初在儿童患者中有描述，目前在成人中也已被确认；在接受丙泊酚输注速度超过 5 mg/(kg·h)、时间超过 48 h 的患者，尤其是在头部外伤的患者中更易出现。如果要维持丙泊酚输注超过 48 h，建议最大剂量为 5 mg/(kg·h)，输注期间，每天监测肌酸激酶、乳酸、pH 及甘油三酯。为了在降低剂量的同时保持疗效，一些医生合并使用苯二氮䓬类药物静注。与咪达唑仑一样，丙泊酚需要在 6~24 h 时内逐渐减药[20]。

表 5-8　丙泊酚输注综合征诊断标准

肌酸激酶>2000 U/L
甘油三酯>500 mg/dl
进行性乳酸中毒，乳酸>2.5 mmol/L
丙泊酚输注 6 h 以上，碳酸氢盐<20 mmol/L（非脓毒症所致）

几十年来，巴比妥酸盐一直是 ICU 治疗 RSE 的首选药物。其中最为典型的是苯巴比妥，与苯二氮䓬类药物相比，它可以作用于不同亚型的 GABA 受体。苯二氮䓬敏感受体在 SE 的实验模型中发生内化，而巴比妥敏感受体能够保持其反应性。苯巴比妥的不良反应主要存在于心血管系统，包括心功能不全、血管扩张和低血压，部分患者会出现药物热。巴比妥类药物半衰期很长，需要数小时才能达到治疗水平，但它在抑制癫痫方面疗效非常可靠。但巴比妥类药物可能使患者意识水平下降的时限延长，故存在增加深静脉血栓形成/肺栓塞的风险，所以尽量在 SE 得以控制之后 48～72 h 内逐步停药。

在一项基于 193 名患者的系统性回顾研究中比较了咪达唑仑、丙泊酚和巴比妥类药物的疗效，另一项前瞻性随机对照试验比较了丙泊酚和巴比妥类药物的疗效及不良反应。在系统性回顾研究中，咪达唑仑组约 30% 的患者出现了低血压，明显低于苯巴比妥组（77%）。这一结果可能与剂量及治疗目标有关：咪达唑仑的治疗目标通常是控制癫痫发作，而巴比妥类药物的治疗目标是使患者回到基线状态。在接受巴比妥类药物治疗的患者中，大约只有 1/4 进行了 cEEG 监测，而这一比例在接受咪达唑仑的患者中达到了 80%，这种监测率的差异可能影响了对于药物疗效的评价；平均剂量为 3.2 mg/(kg·h) 的丙泊酚控制癫痫发作的有效率为 38%，远低于巴比妥类药物的 96%。相比之下，前瞻性随机对照试验将患者随机分为丙泊酚组和巴比妥组，目的是获得背景支持。在有效控制癫痫发作 36～48 h 后，丙泊酚组和巴比妥组的 7 天癫痫发作改善率相似，但接受巴比妥类药物的患者比接受丙泊酚的患者要经历更长的机械通气时间。当用于 RSE 时，咪达唑仑、丙泊酚和巴比妥类药物之间的死亡率似乎没有任何显著差异。当使用一种以上的麻醉剂时，死亡率也保持不变。因此，没有明确的指南说明应使用哪种药物[21]。

2. 维持治疗

在 RSE 患者的治疗过程中，使用抗癫痫药物（AED）维持治疗有助于在初始治疗后继续控制癫痫。即使用于 SE 初始治疗的药物剂量偏大且持续使用，依然需要额外的 AED。苯妥英（PHT）可静脉注射或转为口服，然而，即使对于接受连续鼻饲的患者，亦应保持静脉给药，以避免苯妥英吸收率显著下降（下降率可高达 71%）。应定期监测苯妥英总体浓度和游离浓度。苯妥英的蛋白结合率和肝清除率均较高，因此在低蛋白结合的情况下或使用其他高蛋白结合药物（如丙戊酸或苯二氮䓬类药物）时，游离苯妥英水平可能会相当高。在苯妥英叠加足量丙戊酸的危重患者中，游离苯妥英水平通常接近预期水平的 3 倍，即接近总苯妥英浓度的 30%，而不是通常的 10%。在这些患者中，总苯妥英水平为 8～10 mg/ml。

丙戊酸（VPA）和苯妥英一样，具有较高的蛋白结合率和清除率。然而，它是一种细胞色素 P450 抑制剂而不是诱导剂。另一个值得关注的相互作用存在于丙戊酸和美罗培南之间，美罗培南广泛用于耐药的革兰氏阴性杆菌感染，由于葡萄糖醛酸化减少和肾排泄增加等多种机制，美罗培南可显著降低丙戊酸水平。

左乙拉西坦（LEV）蛋白结合率较低，主要由肾清除。拉考沙胺（LCS）据报告蛋白结合率最低，通过肝和肾均可清除；一项研究显示，拉考沙胺对于 RSE 的有效率为 20%。除非有苯妥英和丙戊酸的禁忌证，不宜将左乙拉西坦与拉考沙胺作为 SE 治疗的附加药物[22]。

苯巴比妥是一种巴比妥类药物，可作为二线或三线治疗。不良反应包括呼吸抑制、意识水平下降、低血压和皮疹。与苯妥英一样，苯巴比妥可能影响卒中后的运动功能恢复。苯巴比妥可用于需要静注巴比妥类药物的患者，即使是在低于治疗浓度的情况之下，苯巴比妥仍可降低复发的风险。如上文所述，苯巴比妥是早期治疗 SE 的合理选择。相关研究提示在统计学上苯巴比妥的疗效与劳拉西泮接近，也没有出现更大的急性不良事件。但是，由于苯巴比妥可能导致低血压、长时间镇静，及对 P450 酶有强诱导作用，部分医生更喜欢使用其他药物，但苯巴比妥始终可以作为患者的治疗选项之一。

其他可使用的口服制剂包括托吡酯（Topiramate，TPM）、加巴喷丁（Gabapentin，GPN）、普瑞巴林（Pregabalin，PGB）、奥卡西平或卡马西平（Carbamazepine，CBZ）。在一项临床研究中，11 例 RSE 患者使用普瑞巴林治疗，在 24 h 内分次给予 150～600 mg 普瑞巴林，有效率为 45%。托吡酯通过多种机制发挥作用，包括钠通道抑制、GABA 受体激动、高压门控钙通道抑制和拮抗兴奋性传导等，研究显示 1600 mg/d（一个非常高的剂量）可能有助于治疗 RSE。使用托吡酯时，应留意它是碳酸酐酶抑制剂，可能会加重酸中毒。并且，在使用丙泊酚时避免使用托吡酯，因为理论上它可能会加重丙泊酚输注综合征（PIS）引起的酸中毒。此外，还有文献报告了托吡酯和丙戊酸联合应用导致急性肝衰竭的病例。

3. 替代治疗

如前所述，麻醉剂失效或停药后癫痫复发被称为"恶性"SE，这些患者可能需要考虑其他策略。

（1）氯胺酮：氯胺酮是一种 NMDA 受体拮抗剂，麻醉科已经使用了几十年。在 SE 实验模型中，早期氯胺酮并未表现出明显的效果，但随着癫痫发作期的延长，氯胺酮的作用越来越显著。这一过程与 GABA 受体激动剂（包括苯二氮䓬类和巴比妥类药物）相反，可能是癫痫发作期间 GABA 受体内化的结果。因此，氯胺酮在 SE 后期比 GABA 受体激动剂更有效。此外，由于兴奋性氨基酸介导的神经毒性被认为是 SE 神经损伤的基础，NMDA 受体拮抗作用可能具有神经保护作用。动物模型表明，氯胺酮与苯二氮䓬类药物合用在 SE 中具有协同作用。这些模型也同时提示了氯胺酮潜在的毒性反应，如长期使用氯胺酮可能导致小脑萎缩。尽管氯胺酮具有理论上的益处及其在终止癫痫发作方面的疗效，但很少有研究支持其广泛使用。在部分医院，当最大剂量咪达唑仑静注仍然没能控制癫痫的情况下，有试用氯胺酮与咪达唑仑联合使用的先例。当静注巴比妥类药物逐渐减少的过程中，为避免与停药相关的癫痫复发，可以短暂使用氯胺酮。与用于治疗 RSE 的其他麻醉剂引起的低血压相比，氯胺酮的主要不良反应是增加心排血量（包括心动过速和高血压）。清醒的患者在亚麻醉剂量下可能出现幻觉或精神异常，但在通常情况下不甚严重。对于颅内压升高、心血管疾病（包括高血压）、心肌缺血或充血性心力衰竭、自主神经功能失调的患者，此药慎用。

（2）吸入麻醉剂：吸入麻醉剂治疗 RSE 已经取得了一些经验，但可操作性稍差，而且在停药后也没有显示出持续的益处。Mirsatari 和 Colleagues 报道了一组 RSE 患者在潮气末给予浓度为 1.2%～5% 的异氟烷和地氟烷，几分钟内即可抑制癫痫发作，并在 AED 的协助下平均维持疗效达 11 天。参与研究的 7 名患者中有 4 名存活下来，预后良好。不良反应包括低血压，以及其他 ICU 相关并发症，如肺不张和肠梗阻。如果使用时间延长超过 30 天，部分患者的 T2 加权磁共振成像上可能出现丘脑和小脑的高强度信号，这表明吸入性麻醉剂可能存在潜在的神经毒性。

（3）利多卡因：利多卡因作为抗心律失常药物在心脏病学中已被广泛应用。它通过阻断钠通道传导，减弱去极化而发挥作用。此外，利多卡因已被用作 SE 的非镇静、快速起效制剂。截止到目前，最大的前瞻性研究包括 36 名合并慢性阻塞性肺疾病的 SE 患者，以心脏疾病治疗剂量给予利多卡因，结果几乎 3/4 患者的癫痫得到迅速控制。利多卡因初始剂量为 1～3 mg/kg，建议应用 4 mg/(kg·h) 的输液剂量以防止复发。对于肝病患者和老年人，使用利多卡因时应考虑到可能出现的不良反应[23]。

（4）镁剂：镁（Mg）是 NMDA 受体的重要组成部分，能有效阻断膜静息电位的传递。补充镁剂可能使 NMDA 受体饱和，抑制兴奋性钙离子内流。在成年人中，Mg 主要用来治疗子痫。然而，子痫的作用机制可能与内皮细胞的稳定有关，这与常见控制癫痫的机制不同。最近的一项研究发现，Mg 对 2 例患有线粒体疾病（POLG1 突变）的年轻患者有效，考虑到青少年及成人线粒体疾病的诊断率不断提高，Mg 应被考虑用于隐源性 RSE 患者。Mg 典型的负荷剂量是 2～4 g 静注，但目前还没有确认最合适的血清浓度水平。

（5）其他药物：病理生理学研究表明，P-糖蛋白（Pgp）等药物外流转运体与 RSE 的难治性有关。文献报道 1 例 RSE 患者使用钙通道阻滞剂和 Pgp 抑制剂维拉帕米治疗复发性癫痫，在 2 周内显著减轻了患者夜间癫痫发作，而同期苯妥英的用量基本保持不变。然而，最近的一项动物研究发现钙通道阻滞剂对苯巴比妥耐药的复发性癫痫没有任何益处。近期动物研究提示在长期治疗中，他汀类药物可以降低大鼠促炎细胞因子的表达，可能具有神经保护作用。此外，促红细胞生成素（erythropoietin，EPO）是一种广泛分布于中枢神经系统的细胞因子，已在低剂量毛果芸香碱 SE 大鼠模型中进行了研究。在 SE 时给药，EPO 可以减少血脑屏障的破坏及神经元的死亡，并减弱小胶质细胞的激活，在临床长期监测期间（＞1 个月），复发性癫痫的发生率减低。需要进一步的研究来测试这些药物在 SE 患者中的应用[24]。

多种自身免疫性脑炎或副肿瘤性疾病可能与 RSE 有关。因此，考虑糖皮质激素、静脉注射免疫球蛋白和（或）血浆交换与其他抗癫痫药物联合治疗隐源性 RSE 是合理的。甚至有人假设，与癫痫发作相关的血脑屏障损伤可以使脑组织暴露于免疫系统而诱发"继发性免疫介导性脑炎"，这是给予 RSE 经验性免疫调节治疗的理论依据。

（6）非药物疗法

1）亚低温治疗（mild hypothermia therapy，MHT）：MHT 通常用于心搏骤停患者，并已小范围应用于 SE 病例。动物研究表明亚低温具有抗惊厥和神经保护的作用。4 例对咪达唑仑和巴比妥类药物不敏感的患者接受了 31～33℃ 的血管内降温，静注麻醉药逐步停药，癫痫得到全面控制；在 24 h 后，每 4 h 体温升高 0.5℃ 直到 36.5℃，所有患者的 RSE 均得到控制，4 例患者中有 2 例再无癫痫发作。该疗法的不良反应包括寒战、酸中毒、凝血障碍、血栓（即深静脉血栓或肺栓塞）、心律失常和免疫抑制等。尽管这些风险可以通过缩短降温时间来缓解，但仍须进行对照性研究以评价该疗法的安全性。

2）电惊厥疗法（electroconvulsive therapy，ECT）：电惊厥疗法又称电休克疗法，其可能增加内源性抗惊厥信号通路，并诱导一个不应期以终止 SE。一项病例回顾性研究建议逐渐减少 AED 维持剂量，同时用麻醉剂抑制癫痫发作，之后进行 3～8 天的 ECT 治疗。如果癫痫复发，可以恢复维持性 AED；文献报道 70% 的病例没有复发癫痫。

3）生酮饮食（ketogenic diet，KD）：生酮饮食通过限制摄入高脂肪含量的碳水化合物来诱发酮症，进而达到抑制癫痫发作的作用。KD 通常用于儿童，一项针对门诊儿科人群的随机对照试验显示，KD 能有效地治疗癫痫。近期生酮饮食已应用于 2 例成人 RSE，在这 2 个病例中，鼻饲给予患者 KD，8～10 天内出现酮症而癫痫同时得到控制。然而，KD 治疗存在多种不良反应，包括低血糖、胃肠道不适和酸中毒；目前还没有长期不良反应的报道，但可能包括肾结石和生长迟缓。在使用 KD 治疗时，应每天检查尿酮，并每周检查血清 β-羟基丁酸酯。

4）音乐疗法：有报道音乐可以终止 SE。Miranda 报告了 2 例 RSE 在连续播放莫扎特和巴赫的古典音乐后数小时内自发缓解。

4. 手术治疗

关于手术治疗 RSE 有效性的研究数据有限，而且大多数来自儿科人群。尽管如此，对于存在明确局灶性癫痫病灶的恶性 RSE 患者，可考虑手术治疗。文献报道了一组病例，包括单个病灶患者的病灶切除术和多个病灶患者的胼胝体切开术。病灶切除术的患者术后偶有"短暂的部分性癫痫发作"；而 2 例胼胝体切开术患者中，一例 2 年之内没有发作，另一例发作减少到每月 1 次。最近一个病例报道中，1 例病灶切除术患者在术后 16 个月仍无癫痫发作。一些研究者主张将 2 周 AED 治疗失败作为手术的指征。术前准确定位至关重要，这有赖于 MRI、单光子发射计算机断层扫描（single-photon emission computed tomography，SPECT）、^{18}F-氟脱氧葡萄糖正电子发射断层扫描（positron emission tomography，PET）和皮质脑电图来为定位提供帮助。当 RSE 变成恶性时，医生应该考虑尽早获取以上数据，以便选择手术治疗。其他需要进一步评估的治疗方法包括迷走神经刺激和深部脑刺激，后者已成功应用于难治性癫痫[25-26]。

六、昏迷或危重患者的治疗策略

在门诊患者中，惊厥性发作和非惊厥性发作的区别很大程度上是基于患者意识水平的变化；而在危重病例中，患者多数处于昏迷状态，难以用意识水平来进行区别。危重患者的 Szs 与 SE 基本上都是非惊厥性的，这就意味着此类患者即使出现了 SE，由于其缺乏典型的局灶性神经系统缺损表现，也可能得不到及时的诊断。16% 的神经科 ICU 患者 NCSE 诊断延迟 24 h，普通 ICU 患者 NCSE 诊断延迟 48 h，外科重症监护病房患者 NCSE 诊断延误 72 h。因此，危重患者 NCSzs 或 NCSE 的识别和治疗较为复杂，尽管常规脑电图具有一定的诊断价值，但仍不足以明确地予以区分。

偏侧周期性放电（lateralized periodic discharges，LPD）的出现与 Szs 高度相关，并提示患者可能出现 SE 等不良预后。但也应该注意到，在某些情况下 LPD 是发作性的，例如，当它们与对侧肢体抽搐或失语症存在明确的时间相关性，且 LPD 随着抗癫痫药物（AED）发挥作用而消失。LPD 与 PET 上葡萄糖代谢增加或 SPECT 上脑血流增加亦有关系。广泛周期性放电（generalized periodic discharges，GPD）与 NCSzs 和 NCSE 相关，但并不提示患者预后不佳。

常规脑电图（20～60 min）可能漏诊至少一半的 NCSE 患者，因此，cEEG 的广泛使用有助于改变这一现状，而 cEEG 的监测时长亦与 NCSE 的诊断率呈正相关。在昏迷的患者中，24 h cEEG 可以识别 80% 的 NCSE，当 cEEG 监测时长达到 48 h，NCSZ 的识别率可以达到近 90%。

对 AED 缺乏快速的临床反应无助于排除 NCSE。临床研究显示，100% 的轻微 SE 患者在治疗 12 h 后仍处于昏迷状态。另一项研究中，ICU 中超过一半的 NCSE 患者在接受 AED 治疗后意识水平逐步改善，这种改善需要一定的时间，有些患者在治疗 12 h 后仍处于昏迷状态。然而，如果受到条件限制不能及时进行脑电图检查，或者在脑电图检查时患者恰好处于发作间期，则通过在床边进行快速 AED 试验以评估患者临床症状改善可能更有价值（表 5-9）。在病情危重或昏迷的 NCSE 中，经验性 AED 试验的一个主要限制是不能及时通过脑电图的变化来发现患者皮质功能的变化，例如，在没有 Szs 的单纯代谢性脑病患者中，三相波会随苯二氮䓬类药物的应用而消失。在 ICU 中，大多数患者没有癫痫病史，新的 Szs 可能是新发脑损伤的特征性症状。对于脑电图不明确或无明显发作的患者，评估急性脑损伤（卒中、出血）或新的全身综合征（肝衰竭、肾衰竭、败血症）、既往药物回顾和腰椎穿刺可以为确定治疗方案提供帮助。诊断性 AED 治疗过程中，应尽量避免药物剂量达到可以引起患者意识水平下降的程度，静脉注射药物通常从苯妥英、丙戊酸、左乙拉西坦或拉考沙胺开始[27]。

表 5-9 疑似 NCSE 的 AED 诊断性治疗策略

指征	脑电图节律性或周期性局灶性或全身性癫痫样放电伴神经功能损害
禁忌证	深度镇静/重度瘫痪患者，有明确的造成意识障碍的病因
监测项目	脑电图、脉搏血氧饱和度测定、血压、心电图、呼吸频率，配备专职护士
AED 试验	连续快速给予小剂量的短效苯二氮䓬类药物，如咪达唑仑每次 1 mg，或非镇静性 AED，如左乙拉西坦、丙戊酸钠、苯妥英钠或拉考沙胺 每次给药之后，重复临床检查和脑电图评估
实验终止指征	脑电图改善 临床表现明显改善 呼吸抑制、低血压或其他不良反应 药物已达到最大剂量（如咪达唑仑 0.2 mg/kg）
结果评价	脑电图改善伴临床症状明显改善，视为阳性结果。 仅有脑电图改善为可能阳性结果

对于 EEG 存在频繁或周期性癫痫样放电的患者，建议进行 48 h cEEG 监测，以避免可能出现诊断延迟。因此，建议在疾病急性期（通常是几周），对 EEG 存在频繁或周期性癫痫样放电的患者使用 AED 进行 Szs 预防性治疗。如果患者已经出现 Szs，则 AED 治疗通常要持续约 3 个月，之后再次复查 EEG，并重新评估患者状态。有关脑外伤、脑肿瘤等的既往经验表明，对于那些没有明确癫痫的患者，长期预防性 AED 治疗是无效的，并且会造成不必要的不良反应[28]。

第四节 其他在癫痫治疗过程中需要关注的问题

关键点

- 脑出血、脑梗死及脑肿瘤患者是否应给予 AED 预防癫痫发作尚无定论。
- 对于自身免疫性脑炎患者应积极给予免疫治疗。
- 应密切关注和及时处置 AED 可能出现的不良反应。

一、颅内出血患者的癫痫发作及预防

颅内出血可引起急性症状性癫痫发作。继发于颅内出血的急性症状性癫痫发作患者应该接受 AED 治疗，治疗应持续至潜在的发作风险得到控制为止。对于未发生癫痫发作的颅内出血患者，按照既往的经验，通常应由急诊科医师、神经内科医师或神经外科医师在急诊室开始给予预防性 AED 治疗，但这样做的循证医学证据有限，故仍然存在争议。

1. 硬膜下血肿

早期创伤后癫痫（急性创伤性硬膜下血肿后 7 天内）的发生率为 $15\%\sim36\%$。急性硬膜下血肿患者经常接受为期 7 天的 AED 预防性治疗（对于肾功能正常患者，最常见的剂量是左乙拉西坦 750 mg 每天 2 次），但这种预防性 AED 治疗缺乏足够的临床证据支持。在一项随机前瞻性试验中，比较苯妥英与安慰剂预防创伤性脑损伤后最初 7 天内的癫痫发作，治疗组患者癫痫发作率明显减少（3.6% vs. 14.2%）。治疗组中 35% 的患者有硬膜下血肿，安慰剂组出现硬膜下血肿的比例为 42%，但硬膜下血肿亚组癫痫发作的发生率未见报道。最近的一项回顾性研究显示，苯妥英和左乙拉西坦治疗急性硬膜下血肿后癫痫发作无差异，提示左乙拉西坦可能是一种更好的选择，因为它可以更好地耐受，不需要药物水平监测。

2. 蛛网膜下腔出血

蛛网膜下腔出血后急性症状性癫痫发作也很常见，估计发病率为 $6\%\sim26\%$。与硬膜下血肿一样，如果患者有典型临床表现或 EEG 提示癫痫发作，应启动 AED 治疗。一些研究建议，在动脉瘤破裂导致蛛网膜下腔出血的情况下，由于理论上存在动脉瘤再次破裂的风险，AED 预防性治疗应该立即开始，并持续至动脉瘤得到妥善处理为止。尽管蛛网膜下腔出血患者通常在最初出血的前 7 天预防性给予 AED 治疗，但最近的一项前瞻性研究表明，这并不能降低癫痫发作的风险。

许多动脉瘤破裂导致蛛网膜下腔出血的患者需接受开颅手术治疗动脉瘤，这部分患者需依据神经外科医生的建议接受短期 AED 预防性治疗。然而，值得注意的是，使用 AED

来预防开颅术后癫痫发作的证据并不明确，一项研究显示治疗组癫痫发作次数减少，而对照组癫痫发作无明显改变。

3. 脑实质内出血

脑实质内出血后急性症状性癫痫的发生率为 $7\%\sim17\%$。同样，急性症状性癫痫应该给予持续治疗直到癫痫发作得以控制，但预防性治疗并未显示能够有效预防早期癫痫发作。

总体而言，尽管颅内出血是神经科常见急症，并且该人群中急性症状性癫痫的发生率很高，但支持预防性 AED 治疗的循证医学证据有限。根据现有数据，我们建议对创伤性硬膜下血肿患者进行预防 AED 治疗。对于蛛网膜下腔出血或脑实质内出血的患者，不需要在所有患者中进行预防性 AED 治疗，但存在动脉瘤再次破裂出血风险的患者、开颅手术患者以及其他可能发生早期癫痫发作的患者（如患者 cEEG 上存在癫痫样异常），应考虑给予 AED 治疗[29]。

二、脑梗死患者的癫痫治疗

癫痫发作也可以作为急性缺血性卒中的症状出现。在急诊室，这些患者最迫切的问题是，是否给予组织型纤溶酶原激活剂（tPA）。美国心脏协会/美国卒中协会（AHA/ASA）指南认为卒中样症状发作时伴癫痫发作是 tPA 给药的相对禁忌证，单侧局灶性功能缺失可能是 Todd 瘫痪而不是脑组织局灶性缺血的结果。然而，研究表明 tPA 对于卒中样症状发作时伴有癫痫的患者是安全的，91% 的神经科医生认为，如果没有其他禁忌证，他们会建议对卒中样症状发作时伴癫痫发作的患者进行 tPA 治疗。

大多数研究者将卒中后癫痫发作分为急性症状性（早期）卒中后癫痫发作和迟发性症状性（晚期）卒中后癫痫发作。急性症状性卒中后癫痫发作的定义为卒中后 $7\sim30$ 天发生的 Szs。急性症状性卒中后癫痫发作的发生率据报道差异很大，但大多数研究显示其发生率约为 5%。部分急性症状性卒中后癫痫发作患者后来会发生非诱发性癫痫发作，最近的一项研究报告其发病率为卒中后第 1 年 16%，第 2 年 19%，第 4 年 25%，第 8 年 28%。因为这一比率相对较低，急性症状性卒中后癫痫发作患者不推荐长期 AED 治疗。在临床实践中，考虑到需要对其他原因诱发的急性症状性癫痫发作进行预防，通常会给予短期 $(1\sim4$ 周) 的 AED 治疗。

迟发性症状性卒中后癫痫发作的风险随卒中后的时间延长而增加，重要的是，迟发性症状性卒中后癫痫患者更容易表现为反复发作的非诱发性癫痫发作，多达 90% 的患者可继续发展为卒中后癫痫。因此，出现新发的癫痫发作和前期卒中病史，且通过急诊评估确认卒中区域与颅内异常放电区域接近时，通常给予 AED 治疗。如前文所述，在 AED 的选择上，缺乏明确的循证医学证据，临床通常选择左乙拉西坦，因为它的功效可靠且不良反应少见。

虽然已有一项前瞻性随机试验的报道，但目前还没有证据推荐对没有癫痫发作的卒中后患者进行 AED 预防性治疗。

三、脑肿瘤患者的癫痫治疗

脑血管病不是唯一引发癫痫并需要紧急评估的颅内病变。癫痫发作在脑肿瘤患者中亦很常见，并且通常是首发症状，约 20% 的脑转移瘤患者和 40% 的原发性脑肿瘤患者以癫痫发作为首发症状。既往未能确诊脑肿瘤或已经确诊脑肿瘤的患者经紧急评估后，如果符合诊断癫痫的标准，那么他们有超过 60% 的概率再次发作癫痫，因此具有给予 AED 治疗的必要性。

目前没有证据支持某种 AED 优于另一种 AED。酶诱导 AED 由于其化学机制的潜在相互作用，临床通常要避免使用。左乙拉西坦单药治疗（起始剂量为 500～750 mg，每天 2 次）通常用作一线治疗，其优势在于该药较少与其他药物相互作用，且大多数患者无明显不良反应。在合并精神异常的患者中，丙戊酸（起始剂量为 500 mg，每天 2 次）和拉考沙胺（起始剂量为 100 mg，每天 2 次）是合理的替代方案。也有使用苯妥英（尽管其药物相互作用复杂）和普瑞巴林的报道。

脑肿瘤患者在出现头痛、局灶性无力或其他非发作性局灶性中枢神经系统损伤表现时，常常可以在急诊室得到初步诊断。2000 年发表的美国神经病学学会指南推荐对于无癫痫发作的脑肿瘤患者进行预防性 AED 治疗，然而该治疗预防癫痫发作带来的收益被药物不良反应的风险所抵消。

四、自身免疫性脑炎患者的癫痫治疗

在引发 SE 的疾病谱中，自身免疫性脑炎日益受到医生的重视。最近的一个单中心研究显示，在 570 名 SE 患者中，2.5% 确诊为自身免疫性脑炎。该研究发现，与感染性疾病引发的 SE 患者相比，自身免疫性脑炎的 SE 患者年龄较轻，发病率较低。然而，两组之间的死亡率没有差异。尽管自身免疫性脑炎以前被认为是一种极为罕见的疾病，但最近一项针对自身免疫性脑炎与感染性脑炎的对比研究表明，自身免疫性脑炎的患病率和发病率与感染性脑炎相当，而且随着时间的推移，其检出率也在增加。一项针对 11 例新发难治性癫痫持续状态患者的临床研究显示，在 7 例患者中发现自身免疫性脑炎相关抗体，其中抗谷氨酸脱羧酶（anti-glutamic acid decarboxylase，anti-GAD）抗体和抗 N-甲基-D-天冬氨酸（anti-NMDA）受体抗体最为常见。在同一研究的 11 例患者中，8 例接受免疫治疗（静脉注射糖皮质激素、免疫球蛋白、血浆置换或联合治疗），3 人接受化疗。接受免疫治疗的 8 名患者与未接受免疫治疗的 3 名患者相比，6 名患者（75%）预后良好，而未接受免疫治疗的患者仅有 1 名（33.3%）预后良好（该研究将预后良好定义为除死亡、植物状态或无法自理之外的任何预后）。尽管该研究样本量小，但是结果存在显著性差异（$P=0.026$）。初步研究发现，20% 的隐源性癫痫患者血清神经抗体阳性，提示可能的自身免疫性病因。

如果患者癫痫的病因可能与自身免疫性脑炎相关，则应进行相关的特异性抗体检查，目前可供检查的此类抗体甚多，故应对每个患者需要检查的项目进行个体化评估与设计。需要特别注意的是，部分自身免疫性脑炎患者合并恶性肿瘤，对于这部分患者也应积极治疗恶性肿瘤。

五、器官衰竭患者的癫痫治疗

合并 Szs 或 SE 的肝衰竭患者，经肝代谢的药物血清水平将增加。此外，蛋白质合成减少可能导致低白蛋白血症，这将进一步增加血清游离（未结合）药物水平。在这些情况下，左乙拉西坦、加巴喷丁、普瑞巴林等药物仅有小量与蛋白质结合，更多的药物游离于血清中。

肾衰竭会引起代谢紊乱，包括低钠血症、酸中毒和低蛋白血症。肾功能不全可改变抗癫痫药物的某些药代动力学特性，如吸收、蛋白结合、肾与肝的清除。药物经肾清除的程度取决于药物的水溶性，因此，当肾小球滤过率下降时，水溶性药物如加巴喷丁的用药剂量应相应减少，而脂溶性药物如卡马西平则受肾小球滤过率的影响较小。同样，由于肾功能不全患者的蛋白结合率发生改变，一些蛋白结合率高的药物，如苯妥英的血清游离浓度将增加，进而增加肝的代谢水平，使得药物的总体浓度下降。在应用透析治疗的患者中，抗癫痫药物的浓度将下降。决定抗癫痫药物是否被透析清除的因素有：药物的分子大小、水溶性、蛋白结合率与药物的分布体积。目前所有的抗癫痫药物均为小分子。药物的脂溶性越高、蛋白结合率越高以及分布体积越大，就越不容易通过透析清除；药物的水溶性高、低蛋白结合以及分布体积小，则易在透析过程中被清除。

经肾清除的药物，如左乙拉西坦、加巴喷丁或普瑞巴林，以及苯巴比妥和托吡酯，剂量应相应减少，透析后应立即给药。托吡酯等药物具有碳酸酐酶活性，可导致酸中毒或肾功能不良患者发生肾结石。

六、器官移植患者的癫痫治疗

器官移植患者的 Szs 通常发生在以下情况：明显的代谢异常、感染或药物引起的神经毒性、手术并发症（如缺氧）。肝移植患者术后 4～6 天容易出现 Szs，其原因可能是随着新器官开始运作，内源性的苯二氮䓬类药物迅速代谢而药物浓度降低。使用他克莫司的器官移植患者有患可逆性后部脑病综合征（posterior reversible encephalopathy syndrome，PRES）的风险，其特征是 Szs 和脑水肿，伴有皮质盲、失语症或意识水平改变。与该综合征发展相关的其他因素包括高血压、低镁血症和过度免疫抑制。

AED 不应干扰新器官的功能，例如，某些 AED（苯妥英、卡马西平和其他一些AED）会影响心脏传导，应在心脏移植后谨慎使用。同样，巴比妥酸盐也能引起心肌抑制。AED 的选择还必须避免与器官移植相关药物出现相互作用。环孢素和甲泼尼龙通过细胞色素 P450 途径代谢，因此，其诱导剂如苯妥英、卡马西平和苯巴比妥可增加药物清除率，从而降低药物浓度，这一作用在某些情况下会相当显著。

七、孕产妇的癫痫治疗

与危重症患者一样，孕妇的 Szs 应作为评估新发急性脑损伤的依据，因为只有 15%～30% 既往确诊的癫痫患者在怀孕期间 Szs 频率增加。可逆性血管收缩综合征（reversible vasoconstriction syndrome，RVS）可发生在怀孕期间的任何阶段，甚至产后数周，这是因为相对高凝的状态增加了静脉血栓的发生率。此外，妊娠特异性全身疾病，如妊娠剧吐、HELLP 综合征（溶血、肝酶升高和血小板减少）和子痫亦可能导致 Szs。子痫是妊娠期 Szs 最常见的病因，可能发生在妊娠期或妊娠后 3 周。对于高血压患者，Mg 可用于治疗子痫前期潜在的内皮功能障碍，从而有助于预防 Szs 或 SE。最近的研究发现，在患有癫痫的孕妇中，SE 的发生率为 1.8%，没有与 CSE 有关的孕产妇死亡及死胎的报道。对于 SE 孕妇来说，如果其症状较重，应该强调患者采取左侧卧位，经验性给予维生素 B_1 和葡萄糖。劳拉西泮应作为一线药物用于终止 Szs，然后是 Mg 剂，其剂量为静脉注射 2～4 g，但如果 Szs 不能纠正，则应添加 AED。重要的是要认识到，除非妇女以前服用过丙戊酸或苯巴比妥，并且控制良好，否则不建议选择这些药物作为起始治疗和日后的维持治疗。此外，激素水平变化和药物的肝、肾清除增加可能导致药物浓度降低，这需要密切监测血清药物浓度。孕妇的 Szs 对胎儿的影响来源于 CSE 的全身效应，如缺氧和乳酸中毒。如果出现 RSE，应像非妊娠患者一样积极地给予药物治疗，麻醉剂的给药速度以缓慢为宜，并在可能的情况下进行胎儿监护。如果孕妇出现子痫，产科小组应迅速加入治疗，以确定在什么时间、采用什么方法对胎儿进行干预。

八、抗癫痫药物的不良反应及处理

大多数 AED 均有不良反应，尤其是第一代 AED。其中有些 AED 的不良反应发展迅速，并因此到急诊就诊。急诊科医师必须详细询问所有癫痫患者的药物治疗史，以确定患者的突发症状与抗癫痫药物的关系。

头晕、复视、共济失调、视力改变和昏睡是急诊患者的常见症状。这些症状常常被诊断为脑血管病，但癫痫药物中毒也可引起类似症状，特别是老年患者，更容易引起混淆。药物中毒通常发生在给药 20 min 至 1 h，此时血药水平达到高峰。

抗癫痫药物的峰值剂量效应最常出现在新近加量的抗癫痫药物治疗中，也可以由于其他药物影响了该药物的正常代谢而导致浓度过高，老年患者或肝肾功能异常的患者因代谢减低而容易出现药物过量。当患者出现急性中枢神经系统症状由 AED 引起时，应将相应的药物减量至症状缓解，然后维持较低剂量使用。如果药物的浓度降低至正常范围仍有症状，则应考虑改用另一种 AED。减药或换药期间有癫痫发作增加的可能，需要提前告知并做好监测。

1. 药物过敏

抗癫痫药物引起的 Stevens-Johnson 综合征和中毒性表皮坏死松解症是危及生命的皮肤病，其特征是皮疹和大疱性病变，涉及皮肤和口腔、鼻腔、泌尿生殖系统、胃肠道和呼吸道黏膜。其在拉莫三嗪、苯妥英钠、卡马西平、奥卡西平中可出现，在苯巴比妥、丙戊酸中也可出现。对于 Stevens-Johnson 综合征或中毒性表皮坏死松解症患者，应立即皮肤科就诊，并停止相应 AED 治疗。

2. 与使用托吡酯和唑尼沙胺有关的肾结石

与普通人群相比，使用托吡酯患肾结石的风险增加了 2～4 倍。托吡酯与尿 pH 升高、尿枸橼酸排泄减少以及钠、钙和草酸排泄增加有关，而这些都会增加结石形成的风险。唑尼沙胺也与肾结石的风险增加有关。

如果患者服用托吡酯或唑尼沙胺后出现肾结石，应考虑改换其他 AED 治疗；或经权衡利弊，继续原药治疗。

3. 与卡马西平和奥卡西平使用有关的低钠血症

低钠血症的症状通常是非特异性的，包括困惑、疲劳、头痛和全身虚弱。对于出现这些症状的癫痫患者，尤其是正在服用卡马西平或奥卡西平的癫痫患者，医生应及时识别并检测电解质。

对于癫痫发作控制良好且在服用奥卡西平或卡马西平时出现低钠血症的患者，尝试减少剂量是合理的。然而，如果癫痫控制不好，则应于癫痫专科就诊调整抗癫痫药物治疗。

4. 丙戊酸引起的高氨血症

与低钠血症一样，高氨血症的症状是非特异性的，可能包括呕吐、食欲下降、共济失调、神志不清或发作频率增加。所有接受丙戊酸治疗的患者，如果出现上述症状，应检查血氨水平。丙戊酸停药是治疗高氨血症最有效的方法。左卡尼汀和乳果糖可作为辅助治疗。值得注意的是，许多接受丙戊酸治疗的患者出现无症状的高氨血症；不建议对无症状患者进行常规血氨筛查和停药。

小　　结

Szs 和 SE 是癫痫急症，发病率和死亡率都很高。早期治疗至关重要，确定潜在的病因对继续治疗和预后都有影响。许多患者未被明确诊断为 NCSzs 或 NCSE，特别是昏迷或危重患者，以及急性脑损伤或败血症的患者。如何积极治疗是有争议的，但及时的脑电图检查有助于诊断、处置及观察治疗反应，并确定这些患者的预后。RSE 可能相当复杂，且循证资料有限，即使患者病情漫长，只要没有发现不可逆转的脑损伤，仍应给予积极治疗。

参考文献

[1] Berghuis B，van der Palen J，de Haan G-J，et al. Carbamazepine-and oxcarbazepine-induced hyponatremia in people with epilepsy. Epilepsia，2017，58（07）：1227-1233.

[2] Baddour E，Tewksbury A，Stauner N. Valproic acid induced hyperammonemia：incidence，clinical significance，and treatment management. Ment Health Clin，2018，8（02）：73-77.

[3] Dubey D，Alqallaf A，Hays R，et al. Neurological autoantibody prevalence in epilepsy of unknown etiology. JAMA Neurol，2017，74（4）：397-402.

[4] Dubey D，Singh J，Britton JW，et al. Predictive models in the diagnosis and treatment of autoimmune epilepsy. Epilepsia，2017，58（7）：1181-1189.

[5] Linnoila J，Pittock SJ. Autoantibody-associated central nervous system neurologic disorders. Semin Neurol，2016，36（4）：382-396.

[6] Gaspard N，Hirsch LJ，Sculier C，et al. New-onset refractory status epilepticus（NORSE）and febrile infection-related epilepsy syndrome（FIRES）：state of the art and perspectives. Epilepsia，2018，

59 （4）：745-752.

［7］ Husain AM. Lacosamide in status epilepticus：update on the TRENdS study. Epilepsy Behav，2015，49：337-339.

［8］ Treiman DM，Walton NY，Kendrick C. A progressive sequence of electroencephalographic changes during generalized convulsive status epilepticus. Epilepsy Res，2018，5（1）：49-60.

［9］ Glauser T，Shinnar S，Gloss D，et al. Evidence-based guideline：treatment of convulsive status epilepticus in children and adults：report of the guideline committee of the American Epilepsy Society. Epilepsy Curr，2016，16（1）：48-61.

［10］ Strzelczyk A，Zöllner JP，Willems LM，et al. Lacosamide in status epilepticus：systematic review of current evidence. Epilepsia，2017，58（6）：933-950.

［11］ Dewan MC，Thompson RC，Kalkanis SN，et al. Prophylactic antiepileptic drug administration following brain tumor resection：results of a recent AANS/CNS Section on Tumors survey. J Neurosurg，2017，126：1772-1778.

［12］ Carney N，Totten AM，O'Reilly C，et al. Guidelines for the management of severe traumatic brain injury，fourth edition. Neurosurgery，2017，80（1）：6-15.

［13］ Strzelczyk A，Steinig I，Willems LM，et al. Treatment of refractory and super-refractory status epilepticus with brivaracetam：a cohort study from two German university hospitals. Epilepsy Behav，2017，70：177-181.

［14］ Broomall E，Natale JE，Grimason M，et al. Pediatric super-refractory status epilepticus treated with allopregnanolone. Ann Neurol，2014，76：911-915.

［15］ Vaitkevicius H，Husain AM，Rosenthal ES，et al. First-in-man allopregnanolone use in super-refractory status epilepticus. Ann Clin Transl Neurol，2017，4：411-414.

［16］ Khawaja AM，Vines BL，Miller DW，et al. Refractory status epilepticus and glutamic acid decarboxylase antibodies in adults：presentation，treatment and outcomes. Epileptic Disord，2015，18：34-43.

［17］ Caputo D，Iorio R，Vigevano F，et al. Febrile infection-related epilepsy syndrome（FIRES）with super-refractory status epilepticus revealing autoimmune encephalitis due to GABAAR antibodies. Eur J Paediatr Neurol，2018，22：182-185.

［18］ Gaspard N，Hirsch LJ，Sculier C，et al. New-onset refractory statusepilepticus（NORSE）and febrile infection-related epilepsy syndrome（FIRES）：state of the art and perspectives. Epilepsia，2018，59（4）：745-752.

［19］ Gastaldi M，Thouin A，Vincent A. Antibody-mediated autoimmune encephalopathies and immunotherapies. Neurotherapeutics，2016，13：147-162.

［20］ Titulaer MJ，McCracken L，Gabilondo I，et al. Treatment and prognostic factors for long-term outcome in patients with anti-NMDA receptor encephalitis：an observational cohort study. Lancet Neurol，2016，12：157-165.

［21］ Lee WJ，Lee ST，Byun JI，et al. Rituximab treatment for autoimmune limbic encephalitis in an institutional cohort. Neurology，2016，86：1683-1691.

［22］ 中国医师协会神经内科分会癫痫专委会. 成人全面性惊厥性癫痫持续状态治疗中国专家共识. 国际神经病学神经外科学杂志，2018，1（45）：1-4.

［23］ Yasiry Z，Shorvon SD. The relative effectiveness of five antiepileptic drugs in treatment of benzodiazepine-resistant convulsive status epilepticus：a meta-analysis of published studies. Seizure，2014，23（3）：167-174.

[24] Bayrlee A，Ganeshalingam N，Kurczewski L，et al. Treatment of super-refractory status epilepticus. Curr Neurol Neurosci Rep，2015，15（10）：66.

[25] Stefanidou M，Das RR，Beiser AS，et al. Incidence of seizures following initial ischemic stroke in a community based cohort：The Framingham Heart Study. Seizure，2017，47：105-110.

[26] Abend NS，Loddenkemper T. Pediatric status epilepticus management. Curr Opin Pediatr，2014，26（06）：668-674.

[27] Silbergleit R，Durkalski V，Lowenstein D，et al. Intramuscular versus intravenous therapy for pre-hospital status epilepticus. N Engl J Med，2012，366（07）：591-600.

[28] Welch RD，Nicholas K，Durkalski-Mauldin VL，et al. Neurological Emergencies Treatment Trials （NETT）Network Investigators. Intramuscular midazolam versus intravenous lorazepam for the pre-hospital treatment of status epilepticus in the pediatric population. Epilepsia，2015，56（02）：254-262.

[29] 丛璐璐，赵宗茂. 2017 年国际抗癫痫联盟癫痫发作和癫痫新分类的简要解读. 河北医科大学学报，2018，9（39）：993-995.

第六章 神经肌肉接头疾病和肌病

神经肌肉接头疾病（neuromuscular junction disease，NMJD）是指一组神经肌肉接头（neuromuscular junction，NMJ）处传递功能障碍的疾病。支配骨骼肌运动的电冲动由中枢到达运动神经末梢，必须通过 NMJ 或突触间的化学传递才能引起骨骼肌有效收缩而完成自主运动。上述环节发生障碍就可产生 NMJD。该组疾病的特征性表现是波动性无力和肌肉易疲劳．反映了 NMJ 的生理异常，虽然无力始终存在，但活动后可明显加重，临床体征和特殊电生理检查可证实病变的位置。重症肌无力是该组疾病的代表性疾病。

肌病（myopathy）通常是指骨骼肌（横纹肌）疾病。骨骼肌是执行机体运动功能的主要器官，也是机体能量代谢的重要器官。肌纤维在解剖和生理上表现为相对独立的单位，疾病开始可能仅侵犯众多肌纤维中的一部分，随着病程的进展，剩余部分也可能发生功能障碍、萎缩、变性及再生等病理生理变化。尽管结构相同，并非所有的肌肉对疾病有同样的易感性，事实上，某一疾病不可能侵犯机体所有的肌肉。一些肌肉的实质性病变，如各种肌营养不良和肌炎，可直接损害肌原纤维；由于终板电位下降而引起的去极化阻断可见于周期性瘫痪；而膜电位不稳定则见于肌强直。

在多种神经肌肉接头疾病和肌病之中，重症肌无力与周期性瘫痪患者可能因症状的突然发作或加重而到急诊就诊，这些患者主要表现为肢体无力，严重者可以出现呼吸功能不全进而危及生命，由于其病因、诊断手段及治疗方法均较为特殊，故应引起急诊科医师的足够重视，以期能够早期识别，并给予针对性的治疗。

第一节　重症肌无力

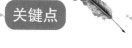

关键点

- 重症肌无力患者的评估通常在急诊室就已开始。急诊科医师必须能够识别既往未经诊断的重症肌无力和重症肌无力危象。
- 危象前状态应引起急诊科医师的重视。
- 对于重症肌无力危象患者，早期发现诱发因素并给予及时处置尤为重要。

重症肌无力（myasthenia gravis，MG）是一种较为罕见的累及神经肌肉接头处的自身免疫性疾病，其全球发病率为（1.7～21.3)/100万。MG可见于多个种族和不同的地理位置，并可出现在任何年龄的男性和女性。新生儿和青少年亦可患病，青少年MG更常见于亚洲人群。在亚洲，50%的MG患者是在儿童时期被诊断出来的，而白人MG患者中，青少年仅占10%[1]。

MG由抗体介导，依赖细胞免疫并有补体参与，累及神经肌肉接头的突触后膜。大部分患者由乙酰胆碱受体（AChR）抗体介导，少部分患者由肌肉特异性酪氨酸激酶（muscle specific tyrosine kinase，MuSK）抗体、低密度脂蛋白受体相关蛋白4（low-density lipoprotein receptor-related protein 4，LRP4）抗体介导。临床表现为骨骼肌无力、易疲劳，活动后加重、休息后减轻。病情控制良好的MG患者有时会因为急性加重而到急诊室就诊。主要可能诱发患者症状加重的因素包括：感染、接触可能加重病情的其他药物、应激状态等。MG诊治的延迟可能引发重症肌无力危象。

在急诊科，呼吸困难与呼吸衰竭是常见的症状，面对不明原因的呼吸衰竭患者，在及时给予呼吸支持的同时，应请神经科医师会诊，明确患者是否存在MG的可能。急性呼吸衰竭（acute respiratory failure，ARF）患者的呼吸功能不全可能是MG的首发症状。对于诊断为2型呼吸衰竭、往往需要呼吸机支持、已经给予常规治疗但仍长时间不能脱机的患者，尤其要考虑MG与重症肌无力危象的可能。早期识别MG及重症肌无力危象，可以及时给予患者针对性的治疗，有助于需要呼吸机支持的患者及早脱机，并减少因缺氧导致的继发性神经系统损伤。

一、临床表现及分型

1. 临床表现

重症肌无力患者通常表现为某些特定的肌群呈波动性疲劳或无力，具有晨轻暮重、持续活动后加重、休息后可缓解的特点。其中，非对称性眼睑下垂和周期性复视是MG患者最常见的首发症状，眼睑下垂通常由单眼开始，也可交替发生或双眼同时发病，严重者眼球可固定。咀嚼肌受累表现为咀嚼无力。面肌受累可表现为闭眼不全、表情淡漠、苦笑面容、鼓腮或吹气不能。咽喉肌、舌肌受累表现为吞咽困难、构音不清、饮水呛咳及声调改变。累及颈部肌肉则表现为抬头困难或不能，四肢肌肉受累表现为近端为主的无力。呼吸肌受累可导致呼吸困难，严重时出现重症肌无力危象，威胁生命[2]。

2. 临床分型

（1）Osserman分型
- Ⅰ型：眼肌型，病变仅局限于眼外肌，2年之内其他肌群不受累。
- Ⅱ型：全身型，有一组以上肌群受累。包括：
  - ⅡA型：轻度全身型，四肢肌群轻度受累，伴或不伴眼外肌受累，通常无咀嚼、吞咽和构音障碍，生活能自理；
  - ⅡB型：中度全身型，四肢肌群中度受累，伴或不伴眼外肌受累，通常有咀嚼、吞咽和构音障碍，生活自理困难。

- Ⅲ型：急性暴发型，起病急、进展快，发病数周或数月内累及咽喉肌，半年内累及呼吸肌，伴或不伴眼外肌受累，生活不能自理。
- Ⅳ型：迟发重度型，隐袭起病，缓慢进展。2年内逐渐进展，由Ⅰ、ⅡA、ⅡB型进展而来，累及呼吸肌。
- Ⅴ型：肌萎缩型，起病半年内可出现骨骼肌萎缩、无力。

（2）美国重症肌无力基金会（Myasthenia Gravis Foundation of America，MGFA）临床分型

- Ⅰ型：任何眼肌无力，可有闭眼无力，其他肌群肌力正常。
- Ⅱ型：无论眼肌无力的程度，其他肌群轻度无力。
  - Ⅱa型：主要累及四肢肌和（或）躯干肌，咽喉肌也可轻度受累。
  - Ⅱb型：主要累及咽喉肌和（或）呼吸肌，四肢和（或）躯干肌也可轻度受累。
- Ⅲ型：无论眼肌无力的程度，其他肌群中度无力。
  - Ⅲa型：主要累及四肢肌和（或）躯干肌，咽喉肌也可轻度受累。
  - Ⅲb型：主要累及咽喉肌和（或）呼吸肌，四肢和（或）躯干肌也可受累。
- Ⅳ型：无论眼肌无力的程度，其他肌群重度无力。
  - Ⅳa型：主要累及四肢肌和（或）躯干肌，咽喉肌也可轻度受累。
  - Ⅳb型：主要累及咽喉肌和（或）呼吸肌，四肢和（或）躯干肌也可受累。患者需鼻饲而暂不需气管插管。
- Ⅴ型：患者需气管插管，伴或不伴机械通气（除术后常规使用以外）[3]。

二、辅助检查

1. 甲基硫酸新斯的明试验

成人推荐剂量为 0.8～1.5 mg 肌内注射，60 kg 的成人推荐剂量为 1.0 mg，可同时肌注硫酸阿托品 0.5 mg，以对抗新斯的明的毒蕈碱样副作用。通常 10～15 min 起效，可维持 1 h 左右，每 10 min 观察一次。注射前可参照重症肌无力的临床绝对评分标准。选取无力症状最明显的肌群，与注射后的评分相对比，持续记录 60 min，记录改善最显著时的单项绝对分数，依照公式计算相对评分作为试验结果判定值。相对评分 =（试验前该项记录评分-注射后每次记录评分）/ 试验前该项记录评分 × 100%，作为试验结果判定值。相对评分 ≤ 25% 为阴性，> 25% 至 < 60% 为阳性。然而，结果阴性也不能排除 MG 的诊断。

新斯的明试验具有良好的敏感性与特异性，可以在急诊室进行。需要注意的是，一旦开始新斯的明试验，就要保证在规定时间点进行症状观察，故需要为此安排专门人员[4]。

2. 血清相关抗体的检测

（1）AChR 抗体：为诊断 MG 的特异性抗体，50%～60% 的单纯眼肌型 MG 患者血中可检测到 AChR 抗体，85%～90% 的全身型 MG 患者血中可检测到 AChR 抗体。AChR 抗体阳性的 MG 患者常合并胸腺淋巴滤泡增生和胸腺瘤。AChR 抗体阳性可诊断为 MG，抗体阴性不能排除 MG。

（2）MuSK 抗体：在部分 AChR 抗体阴性的全身型 MG 患者中可检测到 MuSK 抗体，MuSK 抗体在 MG 患者中的阳性率为 $1\%\sim10\%$。MuSK 抗体阳性的患者，无力症状更加严重，有时伴有肌肉萎缩，其颈、舌、肩和延髓肌无力症状比较明显，而四肢无力和眼肌无力的发生率较低。在 Musk 抗体阳性的 MG 患者中，并没有发现类似于 AChR 抗体阳性患者那样的胸腺病理改变，因此通常认为在这类患者中，胸腺并没有发挥作用，因而不具备胸腺切除的指征，抗胆碱酯酶药物往往无效。

（3）LRP4 抗体：在所有重症肌无力患者中，LRP4 抗体的阳性率为 $1\%\sim3\%$。LRP4 对于神经肌肉接头的形成，以及对于接头的维持，都非常重要。LRP4 型重症肌无力（LRP4-MG）患者男/女比例为 1：2.5，好发年龄 40 岁左右，且女性患者发病年龄略小于男性。LRP4-MG 起病症状较轻，在眼肌型 MG 中，约有 20% 为 LRP4-MG，而 AChR-MG 约占 50%，MuSK-MG 极少出现眼肌受累。LRP4-MG 极少出现肌无力危象。但须注意的是，AChR 抗体/LPR4 抗体或 MuSK 抗体/LPR4 抗体双阳性的患者较 AChR 抗体或 MuSK 抗体单阳性的 MG 患者更容易出现肌无力危象。同 MuSK-MG 一样，LRP4-MG 极少伴随胸腺瘤[5]。

（4）抗横纹肌抗体：此类抗体包括抗 Titin 抗体和抗 RyR 抗体。Titin 是骨骼肌纤维中一种位于细胞内的结构蛋白，对肌肉收缩起着至关重要的作用。抗 Titin 抗体主要出现在胸腺瘤和晚发型 MG 中。抗 Titin 抗体的存在可能表明 MG 更加严重或对常规治疗不敏感。抗 RyR 抗体存在于 70% 的胸腺瘤合并 MG 患者和 14% 的晚发型重症肌无力患者中，是更严重疾病的标志物。抗 RyR 抗体对于 MG 的诊断没有直接帮助，但可以作为提示或筛查胸腺瘤的标志物[6]。

3. 肌电图检查

MG 的肌电图检查包括重复神经刺激（repetitive nerve stimulation，RNS）和单纤维肌电图（single fiber electromyography，SFEMG），其对于没有检测到自身抗体的 MG 患者的正确诊断非常重要。重复神经刺激（RNS）是诊断神经肌肉接头疾病的特征性手段，分为高频和低频重复刺激，常规检测的神经包括面神经、副神经、腋神经和尺神经。在 MG 患者中，主要表现为低频 RNS 波幅递减 10% 以上。服用胆碱酯酶抑制剂的患者需要停药 $12\sim18$ h 后再做此项检查。突触前膜病变的特征性表现为高频 RNS 波幅递增，递增 100% 以上为异常。

单纤维肌电图（SFEMG）选择性记录单个肌纤维的动作电位，最有价值的参数是颤抖、阻滞和纤维密度。"颤抖"通常为 $15\sim35\ \mu s$，超过 $55\ \mu s$ 为"颤抖增宽"；一块肌肉记录 20 个"颤抖"中有 2 个或 2 个以上大于 $55\ \mu s$ 则为异常。检测过程中出现阻滞（block）也判定为异常。SFEMG 并非常规的检测手段，但敏感性高且不受胆碱酯酶抑制剂的影响。

4. 胸腺影像学检查

$20\%\sim25\%$ 的 MG 患者伴有胸腺肿瘤，约 80% 的 MG 患者伴有胸腺异常；$20\%\sim25\%$ 的胸腺肿瘤患者可出现 MG 症状。所有 MG 患者都应通过胸部 CT 扫描评估胸腺区域，区分胸腺增生、囊肿和胸腺瘤。强化 CT 扫描可用于评估胸腺邻近结构的侵犯。胸腺 MRI 并不作为评估 MG 的常规检查，但在 CT 难以鉴别胸腺增生、胸腺囊肿和胸腺瘤的情况下，胸腺 MRI 可能提供帮助，特别是通过脂肪抑制技术，MRI 可以识别正常或增生胸腺内的脂肪组织，而鉴别不含脂肪的胸腺肿瘤，通过 T2 加权像中的纤维间隔或壁结节可以鉴别囊性胸腺瘤和先天性胸腺囊肿。此外，MRI 的高对比度有助于判断相邻结构的侵犯[7]。

三、诊断与鉴别诊断

1. 诊断依据

重症肌无力的诊断是依据相关的症状、体征和特异的自身抗体来诊断的。特定的横纹肌群肌无力呈斑片状分布，表现出波动性和易疲劳性；肌无力症状晨轻暮重，持续活动后加重，休息后缓解。通常以眼外肌受累最常见。多数全身型 MG 患者血中可检测到抗 AChR 抗体，或在极少数 MG 患者中可检测到抗 MuSK 抗体、抗 LRP4 抗体。新斯的明试验及肌电图检测结果是诊断 MG 的重要依据，尤其是在血清阴性的 MG 患者中[8]。

2. 鉴别诊断

（1）眼肌型 MG 的鉴别诊断：包括 Miller-Fisher 综合征、慢性进行性眼外肌麻痹、眼咽型肌营养不良、眶内占位病变、Graves 眼病、Meige 综合征等。

（2）全身型 MG 的鉴别诊断：包括吉兰-巴雷综合征、慢性炎性脱髓鞘性多发性神经病、Lambert-Eaton 综合征、进行性脊肌萎缩、多发性肌炎、肉毒中毒、代谢性肌病等。

四、治疗

1. 胆碱酯酶抑制剂治疗

胆碱酯酶抑制剂是治疗所有类型 MG 的一线药物，用于改善临床症状，特别是用作新近诊断患者的初始治疗，并可作为单药长期治疗轻型 MG 患者。最常用的胆碱酯酶抑制剂是溴吡斯的明，起始剂量 60 mg，国内一般最大剂量为 480 mg/d，分 3～4 次口服。不良反应包括恶心、腹泻、胃肠痉挛、心动过缓、口腔及呼吸道分泌物增多等[9]。

2. 免疫抑制剂治疗

（1）糖皮质激素：糖皮质激素是治疗 MG 的一线药物，可使 70%～80% 的 MG 患者症状得到显著改善。糖皮质激素由于其强大的抗炎及免疫抑制作用，被广泛应用于 MG 的治疗。使用方法：醋酸泼尼松 0.5～1.0 mg/kg，每日晨顿服；或 20 mg/d 晨顿服，每 3 天增加 5.0 mg 直至足量（60～80 mg）。通常 2 周内起效，6～8 周效果最为显著。如病情危重，在经过良好医患沟通并做好充分机械通气的准备下，可用糖皮质激素冲击治疗，其使用方法为：甲泼尼龙 1000 mg/d，连续静脉滴注 3 天，然后改为 500 mg/d，静脉滴注 2 天；冲击治疗后改为醋酸泼尼松或者甲泼尼龙，晨顿服。根据病情变化调整药物剂量，醋酸泼尼松或甲泼尼龙减量需要根据患者的病情改善情况而个体化决定，如病情稳定并趋好转，可维持 4～16 周后逐渐减量；一般情况下逐渐减少醋酸泼尼松用量，每 2～4 周减少 5～10 mg，至 20 mg 左右后每 4～8 周减少 5 mg，酌情隔日服用最低有效剂量。过快减量可致病情反复或加剧。成年全身型 MG 和部分眼肌型 MG 患者，为尽快减少糖皮质激素的用量或停止使用激素、减少激素不良反应，同时获得稳定而满意的疗效，应早期联合使用免疫抑制剂，如硫唑嘌呤、环孢素或他克莫司等[10]。

（2）硫唑嘌呤：硫唑嘌呤是治疗 MG 的一线药物。眼肌型 MG 和全身型 MG 皆可使用，可与糖皮质激素联合使用，短期内可有效减少糖皮质激素用量。多于使用后 3～6 个月起效，1～2 年后可达全效，可以使 70％～90％的 MG 患者症状得到明显改善。初始阶段通常与糖皮质激素联合使用，其疗效较单用糖皮质激素好，同时可以减少糖皮质激素的用量。使用方法：成人每日 2～3 mg/kg，分 2～3 次口服。因可使部分患者肝酶升高和骨髓抑制，服用硫唑嘌呤应从小剂量开始，逐渐加量，如无严重和（或）不可耐受的不良反应，可长期服用。长期服用硫唑嘌呤的 MG 患者，在服药期间至少每 2 周复查血常规一次，每 4 周复查肝、肾功能一次。有条件的情况下，建议筛查嘌呤甲基转移酶基因[11]。

（3）环孢素与他克莫司：环孢素与他克莫司是可选择的二线免疫抑制药物，主要用于因糖皮质激素或硫唑嘌呤不良反应或疗效欠佳、不易坚持用药的 MG 患者。环孢素也可早期与糖皮质激素联合使用，可显著改善肌无力症状。环孢素使用方法：每日口服 2～4 mg/kg，使用过程中注意监测血浆环孢素的药物浓度，并根据浓度调整环孢素的剂量。主要不良反应包括肾功能损害、血压升高、震颤、牙龈增生、肌痛和流感样症状等。

他克莫司（FK-506）与环孢素类似，均为钙调磷酸酶抑制剂，其免疫抑制作用较环孢素更强。常用剂量为 0.1 mg/kg，用药期间须监测血药浓度以调整药物剂量。他克莫司对难治性 MG 有益。不良反应包括消化道症状、麻木、震颤、头痛、血压和血糖升高、血钾升高、血镁降低、肾功能损害等[12]。

（4）吗替麦考酚酯（MMF）：MMF 为治疗 MG 的二线药物，但也可早期与糖皮质激素联合使用。使用方法：每次 0.5～1.0 g，每日 2 次。MMF 与硫唑嘌呤和环孢素相比，较为安全，对肝、肾不良反应较小。MMF 不能与硫唑嘌呤同时使用。

（5）利妥昔单抗（Rituximab）：利妥昔单抗适用于对糖皮质激素和传统免疫抑制药物治疗无效的 MG 患者，特别是抗 MuSK 抗体阳性的 MG 患者。作为成年 MG 患者的单一治疗药物，推荐剂量为 375 mg/m² 体表面积，静脉滴注，每周 1 次，共给药 4 次。利妥昔单抗的治疗应在具备完善复苏设备的病区内进行。不良反应包括发热、寒战、心脏毒性、支气管痉挛、白细胞减少、血小板减少和进行性多灶性白质脑病等。

3. 静脉注射免疫球蛋白（IVIG）

IVIG 主要用于病情急性进展或进行术前准备的 MG 患者，多于使用后 5～10 天起效，作用可持续 2 个月左右。IVIG 与血浆置换的疗效相同，不良反应更小。在稳定的中至重度 MG 患者中，重复使用并不能增加疗效或减少糖皮质激素的用量。使用方法为：每日 0.4 g/(kg·d)，静脉注射 5 天。不良反应包括头痛、无菌性脑膜炎、流感样症状和肾功能损害等。对于慢性 MG 患者，有研究报道皮下注射免疫球蛋白（subcutaneous immuno-globulins，SCIg）具有良好的疗效和耐受性，但目前还缺乏大样本临床研究的支持[13]。

4. 血浆置换

与 IVIG 相似，血浆置换主要用于病情急性进展、重症肌无力危象、胸腺切除术前及围术期的患者。血浆置换第 1 周隔日 1 次使用，共 3 次，若改善不明显则其后每周 1 次，常规进行 5～7 次。多于首次或第 2 次血浆置换后 2 天左右起效，作用可持续 1～2 个月。在使用 IVIG 后 4 周内禁止进行血浆置换。不良反应包括血钙降低、低血压、继发性感染和出血等。

5. 胸腺切除

胸腺在诱导 MG 患者 AChR 抗体产生中起着关键作用，最近的一项多中心前瞻性随机对照研究显示，早期胸腺切除术有明显益处，胸腺切除术获益的患者包括全身型 MG、病程小于 5 年、年龄小于 65 岁、抗胆碱酯酶药物不能完全缓解症状。手术治疗的 MG 患者与未接受手术治疗的 MG 患者相比，症状显著减轻、免疫抑制剂用量减少、病情恶化风险降低。对于胸腺瘤的 MG 患者，若无禁忌证，应尽早行胸腺切除手术，胸腺切除手术可使部分 MG 患者临床症状得到改善，而部分 MG 患者可能在手术治疗后症状加重。胸腺切除手术后通常在 2～24 个月病情逐渐好转、稳定，一般选择手术的年龄为 18 周岁以上。对于症状严重的患者，可以先药物治疗，如 IVIG 等，待病情稳定后再行手术治疗，有助于减少、防止手术后发生重症肌无力危象[14]。

胸腺切除手术包括经胸骨正中开胸、半劈胸骨、横断胸骨小切口等传统的手术方法及目前广泛开展的胸腔镜胸腺切除术，各有其优点和局限性，应根据患者的情况进行选择。患者术后应在有经验的神经内科医生指导下进行药物治疗，II～IV 期胸腺瘤术后根据切除情况行辅助或根治性放疗。胸腺瘤患者应定期复查胸腺 CT，前 2 年每半年 1 次，之后每年 1 次至术后 10 年。

五、重症肌无力危象

重症肌无力患者在一些特定情况下症状突然恶化或加重，因上呼吸道肌肉无力导致气道阻塞、呼吸肌无力导致潮气量减少，或以上两组肌肉同时无力导致患者不能维持正常的换气功能，进而出现呼吸衰竭，这种现象称为重症肌无力危象[15]。

重症肌无力危象可以分为肌无力危象（myasthenic crisis，MC）、胆碱能危象和反拗危象，其中肌无力危象在所有重症肌无力危象患者中占到 95%。在 3 种危象中，肌无力危象与胆碱能危象症状相似，但治疗差异巨大，需仔细鉴别（表 6-1）。

表 6-1 肌无力危象与胆碱能危象的鉴别

	肌无力危象	胆碱能危象
心率	心动过速	心动过缓
肌肉	无力	无力与肌束震颤
瞳孔	正常或变大	缩小
皮肤	苍白发凉	潮红温暖
腺体分泌	正常	增多
新斯的明试验	肌无力症状改善	肌无力症状加重

在表 6-1 的鉴别标准中，腺体分泌的诊断价值有限。虽然腺体分泌增加在胆碱能危象中更为常见，但肌无力危象患者因延髓无力而不能吞咽也会造成口腔分泌物增加。依酚氯铵（腾喜龙）试验曾经用于重症肌无力的诊断，但鉴于其特异性较差，故新的指南不再推荐通过该试验对重症肌无力危象进行鉴别。由于乙酰胆碱在肌无力危象的治疗中并不常用，所以当重症肌无力患者出现呼吸窘迫时，肌无力危象是最有可能的诊断。一项针对重症肌无力危象患者进行的 11 年回顾性研究中，并未发现胆碱能危象。临床所见的胆碱能危象患者更多见于有机磷中毒，而少见于服用溴吡斯的明的重症肌无力患者[16]。有鉴于此，本节将重点讨论肌无力危象的诊断及治疗策略。

肌无力危象发生在 15%～30% 的重症肌无力患者，尽管其在病程中任何阶段都可能发生，但最常见于确诊重症肌无力后的前 2～3 年。20% 的患者在重症肌无力发病后的第 1 年可能会出现肌无力危象发作。虽然大多数患者在肌无力危象出现之前已经确诊重症肌无力，但也有部分患者起病即表现为肌无力危象，并因呼吸衰竭到急诊就诊。这就要求急诊科医师在面对呼吸窘迫的患者时，将重症肌无力纳入鉴别诊断的范畴。

肌无力危象的诱因很多，但最常见的诱因是感染，其他可能的诱因包括脓毒症、外科手术、日常服用的免疫调节剂突然减量、开始皮质类固醇治疗等。某些药物亦有诱发肌无力危象的可能，包括抗生素（氨基糖苷类、红霉素和阿奇霉素）、心脏药物（β-受体阻滞剂、普鲁卡因胺、奎尼丁）和镁剂。妊娠亦可能加重重症肌无力的症状直至诱发肌无力危象。此外，肌无力危象也可以在没有明确诱因的情况下，自发出现在重症肌无力的自然病程当中。

1. 危象前状态

美国重症肌无力基金会（MGFA）在《重症肌无力管理国际共识（2016）》中，将危象划分为危象期和危象前状态。肌无力危象前状态（myasthenic pre-crisis state）是指重症肌无力患者临床症状迅速恶化，并出现危及生命的迹象，医生判断危象将很快在短期内（数天或者数周）发生的临床状态。这个定义的提出对临床有重要的警示作用，提醒临床医生关注患者并警惕病情的改变，一旦确认患者处于危象前状态，则应安排其入院，及时进行相应的监测和治疗，从而尽量避免出现需要呼吸支持的严重状况。一项针对 127 例重症肌无力患者危象前状态的临床研究发现，通过及时处置，有 35 例危象前状态患者最终没有发展为肌无力危象。这提示临床医师若能掌握肌无力危象前状态的临床特征，及时给予治疗，将有可能减少肌无力危象的发生。该研究还发现在肌无力危象前状态患者中，121 例出现延髓肌无力，占全部患者的 95.28%，其中 91 例（75.21%）发展为肌无力危象，而 6 例无延髓肌无力的患者只有 1 例发展为肌无力危象。延髓肌无力常导致进食时误吸，进而诱发呼吸道感染或者气道堵塞，加重呼吸困难甚至导致窒息；另一方面，严重的吞咽困难造成能量摄入不足，导致营养不良而加重肌无力症状[11]。

2. 肌无力危象与抗生素

鉴于多种抗生素可能诱发肌无力危象，且相当一部分急诊患者有应用抗生素的指征，所以急诊科医师在选择抗生素时要充分考虑患者是否存在肌无力危象的可能，即便仅仅是因为发热等感染症状而在急诊就诊的患者，亦应询问其是否有重症肌无力的病史。若患者在应用抗生素之后出现呼吸困难，在考虑药物过敏的同时，亦应考虑肌无力危象的可能，并及时请神经科医师会诊。

部分抗生素可以通过阻断乙酰胆碱的释放、破坏乙酰胆碱受体而加重肌无力症状，但仍有许多抗生素引起肌无力危象的作用机制是未知的。在文献回顾中，肌无力症状在开始抗生素治疗的最初 24～48 h 内出现，并在停药后不久缓解。

1988 年，Moore 等描述了一例应用环丙沙星导致重症肌无力（MG）加重的病例。从那时起，相继报道了多例喹诺酮类药物的这种不良反应。Jones 等回顾了文献中发表的病例报告，确认了 37 例喹诺酮类药物引起 MG 加重的病例。有理论认为，喹诺酮类药物通过螯合钙离子而减弱神经肌肉接头传递，从而抑制乙酰胆碱释放；另有研究提出，喹诺酮类药物对乙酰胆碱通道具有直接的毒性作用。应用喹诺酮类药物后肌无力危象的确切发生率尚不清楚，但大多数报告都指出应用喹诺酮类药物 24～48 h 后是出现肌无力症状的高峰时段，最常见的首发症状是呼吸困难，其次是肌无力和疲劳感。已有的临床报告指出，患者停药后症状可快速改善，恢复时间从数分钟至 1 周不等。

据报道，大环内酯类抗生素也与诱发肌无力危象有关。长期以来，红霉素被认为具有诱发肌无力危象的可能，目前已有 2 个病例报告支持这一判断。第 1 个病例报告描述了 1 名儿科患者的 MG 症状在应用红霉素后加重，另 1 名成人患者在应用红霉素后 MG 恶化，而停用红霉素 3 h 后症状缓解。该成人患者再次应用低剂量红霉素后，MG 症状再次恶化。另有文献报道一例 HIV 患者应用克拉霉素 2 天后出现了类似肌无力的症状，停药 6 h 后症状消失，并未再复发。

β-内酰胺类抗生素也可能引起肌无力危象。文献报道 2 例成年女性 MG 患者在应用阿莫西林之后不久出现症状加重，然而同一作者进行的一项动物研究却没有产生任何与疾病相关的症状。碳青霉烯类药物亚胺培南亦可能加重重症肌无力患者的症状，文献报道一例 MG 患者在应用亚胺培南后 48 h 出现症状恶化，而在停用亚胺培南 48 h 后肌无力症状完全消失。迄今为止，还没有头孢类抗生素引起病情恶化的报道，因此当重症肌无力患者需要进行抗感染治疗时，头孢类抗生素不失为一个相对安全的选择。

在多种抗生素之中，氨基糖苷类抗生素与肌无力危象的关系最为密切。此类药物可以影响像突触前乙酰胆碱的释放，并阻滞突触后乙酰胆碱受体。1964 年《英国医学杂志》（*British Medical Journal*）首次描述了一位有重症肌无力病史的患者在联合应用青霉素和链霉素治疗阑尾炎时 MG 症状加重，在患者感染得到控制并停用抗生素后，其 MG 症状亦得以缓解。数周后，该患者因其他原因分别给予链霉素和青霉素。应用链霉素时再次出现 MG 症状加重，而应用青霉素时 MG 症状无变化。同年的另一份报告描述了 5 例患者服用 1 g 链霉素后出现肌无力症状。由于氨基糖苷类抗生素与 MG 症状的加重高度相关，除非特殊临床需要，MG 患者应尽量避免使用此类药物。

有重症肌无力病史的患者开始新的抗生素治疗时，医师应关注患者治疗第 1～2 天的症状变化，如果发现任何提示重症肌无力恶化的症状，应停止使用该抗生素，并在可行的情况下使用替代抗生素[17]。

3. 急诊室肌无力危象的评估

完整的病史和详细的体格检查有助于诊断肌无力危象，并在此基础上制订治疗方案。

若患者存在呼吸衰竭的征象，则应尽快给予气道支持，以获得采集病史、进行体格检查及其他辅助检查的时机。

（1）病史采集：如前所述，呼吸衰竭的患者如果既往存在明确的 MG 病史，医师易于考虑肌无力危象的诊断。然而需要引起临床医师注意的是，对于那些没有 MG 病史的呼吸窘迫患者，如果病史中存在任何可以因休息而改善的神经系统症状（四肢或颈部肌肉无力、复视、吞咽困难及言语困难），都提示 MG 的可能，并应由此展开进一步的针对性检查。采集病史的重点还应包括患者是否存在可能诱发肌无力危象的临床因素，包括近期感染史、毒物或药物接触史（急诊科医师应了解可能导致 MG 加重的常见药物）、创伤/手术史以及其他生活应激事件[18]。

（2）呼吸功能检查：处于不同病程阶段的 MG 患者，呼吸功能检查差异很大。一些 MG 患者表现为明显的呼吸窘迫伴辅助呼吸肌运动异常和呼吸音异常，同时出现明显的低氧血症；但部分危重患者因需氧量下降、肺活动度减小，不能观察到明显的辅助呼吸肌运动，听诊甚至不能发现明显的呼吸音异常。此时仅通过临床表现来判断患者的呼吸功能，可能难以得到准确的结果，故对于存在肌无力危象的患者应及时行血氧饱和度检测，必要时行血气分析，以期早期发现患者的呼吸功能障碍。在肌无力危象后期由于辅助呼吸肌的肌力逐步减弱，直至无法参与呼吸运动，这将导致呼吸衰竭进一步加重。医生必须注意全程观察患者的呼吸状况，若出现呼吸节律改变、呼吸音异常或颈部肌无力等表现，则提示患者可能存在呼吸窘迫或即将出现呼吸衰竭。

肌无力危象是一种临床诊断。指夹式血氧仪和血气分析对于早期诊断肌无力危象的价值有限，这是由于 CO_2 分压（PCO_2）升高和血氧饱和度下降均出现在危象后期，因此血氧饱和度或 PCO_2 正常亦不能排除肌无力危象。如果查体不能排除出现肌无力危象的可能，则需每 2 h 进行一次肺功能测试，并评估其变化趋势以协助诊断。如果患者肺活量 $<10\sim20$ ml/kg 或最大吸气负压 $<-20\sim30$ cm H_2O，则患者需要密切监测并给予通气支持[19]。

鉴于许多肺功能测试难以在急诊室进行，单次呼吸测试（single breath test，SBT）可能对评价患者呼吸功能更有价值。SBT 是一种测量呼吸次数的方法。患者深吸一口气，在进行下一次吸气之前大声数数，能数到 50 的患者呼吸功能良好，只能数到 20 或更少的患者可能存在呼吸功能不全，此时应给予患者鼻导管吸氧，并开始呼吸及循环监测。

（3）神经系统查体：神经系统查体有助于区分重症肌无力（MG）与其他神经肌肉疾病。在脑神经检查中，患者可能有单侧或双侧上睑下垂，单侧或双侧眼外肌无力也很常见，瞳孔检查通常无异常。面部肌肉可能极度无力，表现为面部表情减少，咀嚼无力。延髓麻痹患者可出现发音困难、构音困难或吞咽困难。部分患者关注于复视、咀嚼无力和吞咽困难等临床表现而忽视了语言变化，故临床医师应通过问诊观察患者的语言状态，对其语言功能进行充分评估。对于短期内没有气管插管风险的患者，吞咽困难可以通过让患者喝少量的水来测试，在测试过程中，要避免患者误吸的风险。医师应通过肌力测试来评价四肢和颈部肌群的力量。评估颈部屈肌和伸肌的力量时，对于卧床患者，可以让患者抬头并保持头部离开床面的姿态进行观察；对于可以保持坐位的患者，可以让其保持头部正中的姿势，若头部下垂，则提示颈部肌群无力。MG 患者的感觉系统和反射检查均正常，不会引出病理反射和阵挛。鉴于多数肌无力危象患者呼吸状态不稳定，且其中近 60% 的患者在入院后数小时内需行气管插管，因此在急诊室，医生可能没有时间进行详尽的神经系统查体，此时，"快速30秒神经系统检查"有助于区分肌无力危象与其他神经肌肉疾病，如胆碱能危象、吉兰-巴雷综合征、多发性肌炎、肉毒杆菌中毒、运动神经元疾病或脊髓疾病。

"快速30秒神经系统检查"项目包括：①眼外肌功能（是否存在上睑下垂）；②瞳孔反射；③肢体感觉；④腱反射及病理反射；⑤肢体抗阻力能力（手臂、下肢及颈部）；⑥是否存在肌束颤动；⑦口腔分泌物是否增多。

（4）冰敷试验：冰敷试验的敏感性和特异性高于肌电图重频刺激检查，对于以眼肌麻痹为主诉的疑似患者，有助于早期诊断。其具体做法是将冰袋放在患者出现上睑下垂或其他眼肌麻痹表现的眼睛上，2 min后重新评估眼肌功能。如果眼睑下垂改善超过2 mm，测试结果即是阳性。在一项回顾性队列研究中，Farkiri等发现冰敷试验敏感性可达92%，特异性达79%，其他研究亦显示冰敷试验有较高的敏感性和特异性。但由于近22%的重症肌无力患者不会出现上睑下垂，限制了冰敷试验的使用。

（5）实验室和影像学评估：一旦患者呼吸功能趋于稳定，应即刻开始进一步评估，以确认患者是否存在肌无力危象，以及造成呼吸衰竭的其他可能原因（表6-2）。

实验室检查有助于寻找肌无力危象的诱因，但肌无力危象或重症肌无力的诊断需要全面考虑患者的症状、体征及各项辅助检查结果，不能仅仅依靠实验室检查指标。例如在肌无力危象早期，PaO_2和PCO_2可能无明显异常；患者在出现低氧血症之前，可能首先出现高碳酸血症。随着MG病情的加重，亦可能出现低蛋白血症，低蛋白血症虽然不是肌无力危象的诊断依据，但在肌无力危象病程中很常见[20]。

表 6-2　肌无力危象患者辅助检查项目评估及临床意义

辅助检查	检查项目	临床意义
实验室检查	外周血白细胞计数	排查重症外周感染
	血红蛋白含量	筛查肌无力危象诱因（贫血可为诱发因素）
	血培养	排查重症感染
	血清电解质浓度（Mg^{2+}、Ca^{2+}及磷酸盐浓度）	筛查肌无力危象诱因（电解质紊乱可为诱发因素）
	脑利钠肽（BNP）	排查心力衰竭
	育龄女性检测人绒毛膜促性腺激素β（HCG-β）	筛查肌无力危象诱因（妊娠可为诱发因素）
	血气分析	确定危象的严重程度、呼吸机管理和预测无创性正压通气（NIPPV）是否成功
	MG特异性抗体检查	用于确诊，但由于检测周期较长，患者往往在急诊室开始治疗之前不能及时得到检查结果
电生理检查	心电图	排查心律失常和急性冠状动脉综合征
影像学检查	胸部X线片	排查肺部感染
		初步筛查纵隔占位

4. 肌无力危象的治疗

若患者确诊为肌无力危象，应增加胆碱酯酶抑制剂用量，直到安全剂量范围内肌无力症状改善满意为止；在不能获得满意疗效时，考虑用甲泼尼龙冲击；部分患者还可考虑血浆置换或大剂量免疫球蛋白冲击治疗。如患者诊断为胆碱能危象，则应尽快减少或者停用胆碱酯酶抑制剂，对于比较严重的胆碱能危象患者，应酌情使用阿托品拮抗其烟碱样症状，阿托品的使用应从小剂量开始逐渐加量；同时亦可酌情给予甲泼尼龙冲击、血浆置换或静脉注射免疫球蛋白。目前在临床中，胆碱能危象已极为少见。

（1）气道支持：对于肌无力危象患者，应密切观察病情，动态监测血气分析中血氧饱和度和二氧化碳分压变化，一旦发现患者出现呼吸衰竭的趋势，及时给予呼吸机辅助呼吸。对于精神状态正常且不伴有气道分泌物过多的肌无力危象患者，可先使用无创性正压通气（noninvasive positivepressure ventilation，NIPPV）。研究证实 NIPPV 能缩短肌无力危象患者的住院天数、ICU 住院时间和机械通气时间。即使对于延髓肌无力的患者，相较于气管插管，NIPPV 也不会增加肺部并发症的风险。Seneviratne 回顾分析了 24 名最初接受双水平气道正压通气（bilevel positive airway pressure，BiPAP）治疗的肌无力危象患者，其中 14 例患者避免了气管插管。该研究将 $PCO_2 > 45$ mmHg 作为 NIPPV 失败的标准。

对于意识状态差、气道分泌物多或 NIPPV 治疗失败的肌无力危象患者，应及时给予气管插管。肌无力危象患者的气管内插管流程与其他原因导致的呼吸衰竭一样，但插管时给予诱导药物需特别谨慎，这是因为所有的肌松类药物在重症肌无力患者身上的作用时间都会延长 2～4 倍。重症肌无力患者对于以琥珀胆碱为代表的去极化肌松药不敏感，且疗效难以预测，故禁用该类药物。

（2）及时处理肌无力危象的诱发因素：如果怀疑患者存在外周感染，应使用经验性抗生素治疗，并根据病原学检测结果加以调整。如果发现是药物诱发的肌无力危象，应该立即停止使用这些药物。临床研究发现电解质紊乱无论与肌无力危象有无必然联系，均应及时处理，但在补充镁剂时，应严格控制剂量及给药速度，避免因镁离子浓度过高而加重病情。同时，应避免应用可能加重重症肌无力患者病情的药物，除前文提到的抗生素之外，还包括部分心血管药物（如利多卡因、奎尼丁、β-受体阻滞剂、维拉帕米等）、部分抗癫痫药物（如苯妥英钠、乙琥胺、地西泮、氯硝西泮等）、部分抗精神病药物（如氯丙嗪、碳酸锂等）、肌松剂及青霉胺等。

（3）依酚氯铵与溴吡斯的明：鉴于静脉注射抗胆碱酯酶药物可能会导致致命的心律失常，故不推荐在急诊室使用抗胆碱酯酶药。依酚氯胺是一种短效抗胆碱酯酶药，可用于诊断重症肌无力，但由于依酚氯胺过量可能加重患者的呼吸困难，并且依酚氯胺试验存在假阳性或假阴性的可能，故不推荐其用于疑似肌无力危象患者。溴吡斯的明目前主要用于重症肌无力患者的维持治疗，既往曾用于治疗肌无力危象，由于其疗效有限且不良反应较大，不再推荐在肌无力危象治疗中使用；其主要的不良反应除心律失常外，还包括促进呼吸道分泌物的分泌，进一步加重呼吸道损伤。

（4）糖皮质激素、静脉注射免疫球蛋白和血浆置换：虽然糖皮质激素是一种有效的免疫抑制剂，在重症肌无力维持治疗和肌无力危象急性期治疗中都得到成功应用，但需要注意的是 30%～50% 的重症肌无力患者在使用糖皮质激素后症状加重。肌无力危象患者在应用糖皮质激素后会存在需要人工辅助呼吸的可能，故糖皮质激素应在血浆置换或静脉注射免疫球蛋白后开始。建议对于所有给予糖皮质激素治疗的肌无力危象患者，均进行呼吸心电监测，以应对可能出现的呼吸衰竭。静脉注射免疫球蛋白（IVIG）与血浆置换都需要几天到几周的时间才能达到较为满意的效果，故目前还不能确定哪一种治疗方法疗效更佳。IVIG 治疗之前应筛查免疫球蛋白 A 缺乏症。急诊室开展血浆置换存在技术上的困难。故可以待患者转至 ICU 后开始。

（5）住院患者管理：了解肌无力危象患者住院治疗的具体情况，有助于患者及其家属配合医生对疾病的处理。一般患者可能需要 1 周以上的机械通气支持，之后还需要几周的住院治疗。在医院中，神经科医师将继续患者在急诊科的治疗，在肌无力危象缓解后，可以依据患者的症状调整溴吡斯的明用量，并加用免疫抑制剂如硫唑嘌呤、吗替麦考酚酯、环孢素、甲氨蝶呤、利妥昔单抗或他克莫司。对于存在胸腺切除术指征的患者，在肌无力危象得到控制后，也可考虑择期手术。如果重症肌无力的诊断尚不能确定，可以补充进行相关检查，如腰椎穿刺、肌电图或肌肉活检。血清特异性抗体滴度的变化有助于监测治疗效果，而免疫病理分析、代谢筛查和基因突变分析可以帮助排查其他症状相似的疾病。CT 或 MRI 也可以帮助评估胸腺病变[21]。

六、妊娠期重症肌无力

重症肌无力患者怀孕后对症状有何影响目前尚无明确定论。多数重症肌无力患者的病情不会加重，也不会影响分娩的时间和方式。怀孕期间使用胆碱酯酶抑制剂和糖皮质激素相对安全，其他免疫抑制药物有可能影响胚胎的正常发育，应在怀孕前停用。如计划近期怀孕，应避免使用甲氨蝶呤和吗替麦考酚酯等有致畸性的药物。

第二节　周期性瘫痪

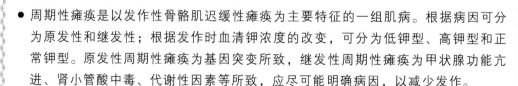

关键点

- 周期性瘫痪是以发作性骨骼肌迟缓性瘫痪为主要特征的一组肌病。根据病因可分为原发性和继发性；根据发作时血清钾浓度的改变，可分为低钾型、高钾型和正常钾型。原发性周期性瘫痪为基因突变所致，继发性周期性瘫痪为甲状腺功能亢进、肾小管酸中毒、代谢性因素等所致，应尽可能明确病因，以减少发作。
- 低钾型周期性瘫痪是最常见的类型，患者在发作期会伴随血钾水平的降低和心电图的相应改变，严重者会出现呼吸衰竭和致命性心律失常。需要及时补钾治疗。

一、概述

周期性瘫痪是以发作性骨骼肌迟缓性瘫痪为主要特征的一组肌病。患者在发作间期肌力正常，发作期肌无力症状可持续数小时至数天。周期性瘫痪根据病因可以分为原发性和继发性。原发性周期性瘫痪是由于常染色体显性遗传性骨骼肌离子通道病所致，而继发性周期性瘫痪是由于甲状腺功能亢进、肾小管酸中毒、代谢性因素等所致。根据发作时血清钾的浓度，周期性瘫痪可以分为低钾型、高钾型和正常钾型。有些随着病程的延长，部分患者会出现持续的肌肉无力及骨骼肌形态的改变，极少数患者会出现致死性心律失常[22]。

二、流行病学

原发性周期性瘫痪的发病率为 $1/(10\sim20)$ 万，好发于儿童和青少年，其中以低钾型最为常见，男女比例约为 $3:1$，80%的患者首次发病年龄小于 16 岁。在继发性周期性瘫痪中，以甲状腺功能亢进性周期性瘫痪（thyrotoxic periodic paralysis，TPP）最为常见。TPP 的发病率存在种族和性别差异，东亚甲状腺功能亢进人群的 TPP 发病率约为 1.8%，是欧美白种人的 $10\sim20$ 倍，其中的差异可能和人类白细胞抗原的基因多态性有关。男性甲状腺功能亢进患者更易发生 TPP，发病年龄以 $20\sim40$ 岁多见。

三、病因和发病机制

目前周期性瘫痪的发病机制不明确。在原发性周期性瘫痪中，低钾型患者70%～80%是由于编码骨骼肌电压门控钙离子通道（VGCC）α_1 亚单位的 *CACNA1S* 基因突变所致，约10%的患者与编码骨骼肌电压门控钠离子通道 α 亚单位的 *SCN4A* 基因突变相关，另有少量患者与编码钾通道辅助亚单位 MiRP2 的 *KCNE3* 基因突变有关。*CACNA1S* 基因突变导致钙离子通道功能发生改变，改变肌肉的兴奋-收缩偶联，导致周期性瘫痪急性发作。*SCN4A* 基因突变导致功能性的钠通道数目进一步减少，不足以启动和传播动作电位，导致肌纤维的兴奋性减低甚至丧失，继而瘫痪急性发作。*SCN4A* 基因突变也可导致高钾型周期性瘫痪[23]。

四、临床表现

1. 低钾型周期性瘫痪

低钾型周期性瘫痪（hypokalemic periodic paralysis，HypoPP）患者可见于任何年龄，男性多见，多在 20 岁前发病，发病前往往有饱餐、饮酒、剧烈运动、受凉、感染、情绪激动、月经等诱因，在夜间入睡或清晨转醒时出现骨骼肌无力，四肢易受累，下肢重于上肢，近端重于远端；极少数血钾过低患者出现呼吸肌麻痹、心律失常（如心室颤动）而危及生命。肌无力在数小时至数天后恢复。发作频率不等，随年龄的增长，发作次数逐渐减少。

2. 高钾型周期性瘫痪

高钾型周期性瘫痪（hyperkalemic periodic paralysis，HyperPP）在临床中罕见。患者多在 10 岁前发病，男性多见，多在饥饿、寒冷、剧烈运动及高钾饮食后出现，常于晨起后早餐前发作，每次持续 15 min 至 1 h，可自行缓解，适当活动可缩短发作时间。患者常伴有肌肉的疼痛性痉挛；部分患者出现肌强直的临床表现，通常表现为轻度肌强直，例如，在进食冷饮后发音不清，手浸于冷水中稍长时间后动作僵硬，眼部置冰袋后上眼睑后缩；可有肌电图改变。

3. 正常血钾型周期性瘫痪

正常血钾型周期性瘫痪（normokalemic periodic paralysis，NKPP）较为少见。多于10 岁前发病，肌无力时间较长，可持续数天至数周，发作期血钾和尿钾均在正常范围内，常在夜间睡后或清晨转醒时发生四肢麻木，或仅选择性影响某些肌肉（如小腿肌或肩臂肌等），可伴轻度吞咽困难和发音低弱。每次发作时间较长，大多在 10 天以上。部分患者平时极度嗜盐，限制食盐量或给予钾盐可诱发；而静脉注射葡萄糖和胰岛素不能诱发。

4. 甲状腺功能亢进性周期性瘫痪

甲状腺功能亢进性周期性瘫痪（thyrotoxic periodic paralysis，TPP）的临床表现与原发性低钾型周期性瘫痪非常相似，有时很难鉴别。然而，TPP 与原发性低钾型周期性瘫痪不同的是，TPP 患者多无家族史，多在 20～40 岁发病，性别（男性易发）和种族性的特点更为突出，但在控制甲状腺功能亢进后肌无力症状会随之消失。

五、辅助检查

1. 实验室检查

（1）血钾浓度：HypoPP 发作期血清钾降低，多数患者血钾浓度小于 3.5 mmol/L，此类患者在急诊较好识别，但 NKPP 患者的血钾正常，而 HyperPP 患者的血钾甚至高于正常上限，故不能仅凭血钾值而排除周期性瘫痪的诊断。

（2）甲状腺功能：TPP 患者因存在甲状腺病变，检测血清中游离三碘甲状腺原氨酸、游离甲状腺素水平均升高，而甲状腺刺激激素（TSH）水平下降。

（3）血气分析：鉴于酸中毒可能诱发并加重低钾血症，血气分析可以作为判断患者是否存在酸中毒、是否需要进行干预以及评价干预效果的标准。

2. 心电图

低钾型患者心电图出现低钾性改变，如 u 波出现、T 波低平或倒置、P-R 间期和 QT 间期延长、ST 段下降、QRS 波增宽。

高钾型患者出现 T 波高尖、快速型心律失常。

3. 肌电图

（1）发作期肌电图：HypoPP 发作期肌电图会出现肌肉动作电位降低，如果瘫痪完全，则可以出现运动单位电位消失。高钾型患者则可出现肌强直电位。

（2）发作间期肌电图检查：在发作间期，患者的常规肌电图通常无明显异常，此时，对于既往发作典型、高度怀疑周期性瘫痪的患者，可行运动诱发试验（exercise test，ET）

以明确诊断。具体做法是：患者平卧后，令患者尽力外展小指，同时给予阻力，使小指展肌剧烈快速收缩。运动持续 5 min，为避免过度运动所致局部缺血，每 50 s 可以休息 5～10 s。记录每次复合肌肉动作电位（CMAP）波幅，每 10 min 测量 1 次，至少监测 50 min，记录波幅的下降幅度，大于 33% 则被认为阳性。原发性周期性瘫痪患者 ET 均可出现阳性，继发性周期性瘫痪仅 TPP 患者出现 ET 阳性。周期性瘫痪患者中 ET 阳性率接近 70%，故 ET 阴性不能除外周期性瘫痪[24]。

4. 基因检查

周期性瘫痪的诊断可以通过基因检测来加以确认，当患者的临床表现高度怀疑周期性瘫痪时，应建议患者进行基因检测。所有周期性瘫痪都是以常染色体显性方式遗传。基因检测发现 60%～70% 符合临床标准的患者存在杂合性致病突变。经基因检测确诊之后，患者可以有针对性地进行预防性生活方式干预，以避免症状发作。对于儿童患者，早期基因检测尤为重要。

六、诊断

在急症室，面对一个突发四肢无力的患者，应该考虑到周期性瘫痪的可能，结合发作期间血清钾的浓度、心电图及肌电图改变，周期性瘫痪的诊断较为简单。首次确诊的周期性瘫痪需要进一步检查以明确病因。若家族史明确，则支持原发性周期性瘫痪的诊断，需完善基因检测；若无明确家族史，需要完善相应实验室检查，明确是否为继发性周期性瘫痪，如常见的甲状腺功能亢进性周期性瘫痪、肾小管酸中毒等病因。以上检查通常不必在急诊室进行，但急症科医师应对患者进一步检查的方向有所了解，以便在诊疗过程中随时为患者提供指导。

1. 支持 HypoPP 的临床因素

（1）2 次以上有明确病史记录的肌无力发作，且发作时血清钾＜3.5 mmol/L。

（2）至少一个家族成员 1 次以上有明确病史记录的肌无力发作，且发作时血清钾＜3.5 mmol/L。

（3）有以下 6 个因素中的 3 个：①发病于 10～20 岁之间；②发作持续时间（累及一个或多个肌肉的无力）＞2 h；③存在发作诱因（如富含碳水化合物的膳食、剧烈运动等）；④症状随着钾盐摄入而迅速改善；⑤基因证实的骨骼肌钙、钠通道突变；⑥运动诱发试验阳性。

（4）排除其他导致低钾血症的原因（如甲状腺功能障碍、肾小管性酸中毒、利尿剂和泻药滥用）。

（5）除眼肌外，临床及肌电图均无肌强直表现。

2. 支持 HyperPP 的临床因素

（1）1 次以上有明确病史记录的肌无力发作，且发作时血清钾＞4.5 mmol/L。

（2）患者家族中至少一人发作 1 次肌无力，且发作时血清钾＞4.5 mmol/L。

（3）有以下 6 个因素中的 3 个：①在 30 岁前开始发作；②发作持续时间（累及一条或多条肢体）<2 h；③存在发作诱因（如运动、应激）；④肌强直；⑤基因证实的骨骼肌钠通道突变；⑥运动诱发试验阳性。

（4）排除其他引起高钾血症的原因（如甲状腺功能障碍、使用保钾利尿剂）。

怀疑高钾型周期性瘫痪者，必要时可行钾负荷试验：口服氯化钾 3～8 g，若服后 30～90 min 出现肌无力，数分钟到 1 h 达到高峰，持续 20 min 至 24 h，为阳性结果。

七、鉴别诊断

1. 重症肌无力

重症肌无力（MG）患者也可表现为波动性肌无力，但是 MG 患者往往存在症状晨轻暮重的现象，疲劳试验及新斯的明试验阳性，实验室检查血钾正常，血清乙酰胆碱受体抗体阳性，肌电图重频刺激显示低频递减，这些可供鉴别。

2. 吉兰-巴雷综合征

吉兰-巴雷综合征患者急性起病，主要表现为四肢迟缓性瘫痪，部分患者不伴有感觉异常（急性运动轴突神经病），需与周期性瘫痪相鉴别。但吉兰-巴雷综合征属于进展性病程，多在 2 周内达到高峰，患者发作期血钾正常，肌电图显示神经传导速度降低，脑脊液出现蛋白-细胞分离现象，可供鉴别。

八、治疗

周期性瘫痪的治疗包括急性期治疗和间歇期治疗。

1. 低钾型周期性瘫痪

低钾型周期性瘫痪（HypoPP）的急性期治疗主要有两个目的：迅速纠正低钾血症和改善肌力。这两个目的往往不能同时实现，一般是在血钾恢复正常数小时后肌力才开始恢复。补钾可以直接纠正低钾血症，并间接缓解肌无力症状。急性期首选口服钾盐，口服钾盐不仅效果肯定，还可以避免静脉补钾造成的高钾血症，首次服用 10% 氯化钾或枸橼酸钾 30～40 ml，然后间断顿服，24 h 内钾总摄入量可达 10 g。口服补钾治疗，不宜应用缓释补钾剂。对于吞咽困难、严重的低钾性心律失常或呼吸肌麻痹导致呼吸衰竭者可经静脉补钾，在静脉补钾过程中应行心电图和血钾监测，避免发生高钾血症。亦有文献报道 β 受体激动剂用于急性期治疗，可以使 HypoPP 患者受益。HypoPP 患者应避免使用葡萄糖和生理盐水，二者可能加重肌无力。

间歇期治疗的重点在于避免诱发因素，避免高碳水化合物饮食、疲劳、饱餐、饮酒、受凉及药物应用不当（胰岛素、糖皮质激素）等多种诱因，饮食宜选择低碳水化合物及低盐饮食。发作频繁者需行药物干预，预防发作，例如长期服用氯化钾每次 1～2 g，每日 2～3 次。对充分补钾仍频繁发作的患者，可予碳酸酐酶抑制剂乙酰唑胺每日 125～1500 mg（分次口服），同时大量饮水以预防肾结石；或予双氯非那胺每日 50～200 mg（分次口服）。碳酸酐酶抑制剂治疗周期性瘫痪的作用机制尚不十分明确，可能与改变血液酸碱度有关。

碳酸酐酶抑制剂是目前唯一经国际多中心临床试验证实对周期性瘫痪有一定效果的药物。保钾利尿药治疗 HypoPP 是一种潜在的选择，推荐剂量为氨苯蝶啶 50～150 mg/d、螺内酯 25～100 mg/d 或依普利酮 50～100 mg/d。对于患有 HypoPP 的患者，可以同时使用补钾药物和保钾利尿剂，但应常规监测血钾水平。

若为继发性因素，应积极治疗甲状腺功能亢进和原发病等。

2. 高钾型周期性瘫痪

急性期可给予 10％葡萄糖酸钙缓慢静脉推注，或者给予 10％葡萄糖 500 ml 加胰岛素 10～20 U 静脉滴注，以促进细胞内糖原的合成和钾离子自血浆进入细胞内，亦可联合应用排钾利尿药。

间歇期应避免劳累、受凉及高钾饮食。发作频繁者可服用噻嗪类利尿药，以小剂量为宜（剂量尽可能小），双氢克尿噻 25～75 mg/d 或隔日一次；症状严重者剂量可增至 50～75 mg/d（晨起服用）。亦可应用碳酸酐酶抑制剂乙酰唑胺或双氯非那胺（服用方法同低钾型），乙酰唑胺对 SCN4A 基因突变所致持久性肌无力具有显著疗效。美西律可用于治疗肌强直。对于需要麻醉的患者，应避免应用阿片类药物或去极化麻醉药，如胆碱酯酶抑制剂、琥珀胆碱等。

3. 正常血钾型周期性瘫痪

发作期可给予 10％葡萄糖酸钙缓慢静脉推注，静脉注射大剂量生理盐水可使部分患者症状改善，分次口服碳酸酐酶抑制剂乙酰唑胺每日 125～750 mg[25]。

恢复期可给予乙酰唑胺与氟氢可的松联用以预防发作，但应注意长期用药可能出现的不良反应。

参考文献

［1］中华医学会神经病学分会神经免疫学组，中国免疫学会神经免疫学分会. 中国重症肌无力诊断和治疗指南 2015. 中华神经科杂志，2015，11（48）：934-940.

［2］Kuks JBM. Clinical presentations of myasthenia gravis. 2018，4（15）：85-100.

［3］Gilhus NE. Myasthenia gravis. New England Journal of Medicine，2016，375（26）：2570-2581.

［4］彭丹涛，许贤豪，余子瑜. 新斯的明试验改良结果判定法研究. 中国神经免疫学和神经病学杂志，2007，14：1-3.

［5］Yumoto N，Kim N，Burden SJ. Lrp4 is a retrograde signal for presynaptic differentiation at neuromuscular synapses. Nature，2012，489（7416）：438-442.

［6］Lee JI，Jander S. Myasthenia gravis：recent advances in immunopathology and therapy. Expert Rev Neurother，2017，17（3）：287-299.

［7］Beckers PAJ，Mercelis R，Heyman S，et al. Myasthenia gravis appearing after thymectomy heralding recurrent thymoma. Acta Chirurgica Belgica，2019，119（3）：195-197.

［8］Pasnoor M，Dimachkie MM，Farmakidis C，et al. Diagnosis of myasthenia gravis. Neurologic Clinics，2018，2（36）：261-274.

［9］Gilhus NE. Myasthenia gravis-optimal treatment in severe disease. European Neurological Review，2019，4（2）：81.

［10］Mantegazza R，Cavalcante P. Diagnosis and treatment of myasthenia gravis. Current Opinion in Rheumatology，2019，31（6）：623-633.

［11］Sanders DB，Wolfe GI，Narayanaswami P，et al. Developing treatment guidelines for myasthenia gravis. Annals of the New York Academy of Sciences，2018，1412：95.

［12］Omata T，Fukui K，Kodama K，et al. Ocular myasthenia gravis patients following the administration of tacrolimus and steroids. Journal of the Neurological Sciences，2019，396：30-32.

［13］Baseid-Kes V，Kes P，Zavoreo I，et al. Guidelines for the use of intravenous immunoglobulin in the treatment of neurologic diseases. Comittee of the Croatian Society for Neurovascular Disorders，Croatian Medical Association. Acta Clin Croat，2012，51（4）：673-683.

［14］Comacchio GM，Marulli G，Mammana M，et al. Surgical decision making：thymoma and myasthenia gravis. Thorac Surg Clin，2019，29（2）：203-213.

［15］Chaudhuri A，Behan PO. Myasthenic crisis. QJM：An International Journal of Medicine，2008，102：97-107.

［16］Alshekhlee A，Miles JD，Katirji B，et al. Incidence and mortality rates of myasthenia gravis and myasthenic crisis in US hospitals. Neurology，2009，72：1548-1554.

［17］Roper J，Fleming ME，Long B，et al. Myasthenia gravis and crisis：evaluation and management in the emergency department. Journal of Emergency Medicine，2017，6（53）：843-853.

［18］Kozak HH，Uca AU，Teke T，et al. Myasthenia gravis with acute respiratory failure in the emergency department. Turkish Journal of Emergency Medicine，2016，16：80-82.

［19］Jani-Acsadi A，Lisak RP. Myasthenic crisis：guidelines for prevention and treatment. J Neurol Sci，2007，261（1-2）：127-133.

［20］Seneviratne J，Mandrekar J，Wijdicks EF，et al. Noninvasive ventilation in myasthenic crisis. Arch Neurol，2008，65：54-58.

［21］Bedlack RS，Sanders DB. How to handle myasthenic crisis. Essential steps in patient care. Postgraduate Medicine，2000，107（4）：211-214，220-222.

［22］Chaudhry MA，Wayangankar S. Thyrotoxic periodic paralysis：aconcise review of the literature. CurrRheumatol Rev，2016，12：190-194.

［23］Shi J，Qu Q，Liu H，et al. SCN4A p. R675Q mutation leading to normokalemic periodic paralysis：a family report and literature review. Frontiers in Neurology，2019，10：1138.

［24］丁则昱，刘明生，崔丽英. 运动诱发试验对周期性麻痹18例的诊断价值. 中华神经科杂志，2007，40：242-245。

［25］Fialho D，Griggs RC，Matthews E. Periodic paralysis. Handb Clin Neurol，2018，148：505-520.

第七章 周围神经病

周围神经病（peripheral neuropathy）是指除嗅神经、视神经以外的脑神经和脊神经结构和功能障碍的一类疾病。

根据神经受累的范围，周围神经病可以分为单神经病（mononeuropathy）、多发性单神经病（multiple mononeuropathy）和多发性神经病（polyneuropathy）。根据病因，周围神经病可以分为 8 类，如表 7-1 所示。

表 7-1 周围神经病的分类

代谢异常相关	**药物和中毒性**
糖尿病性	化疗药物
尿毒症	工业毒物
维生素缺乏	其他药物
免疫介导性	**不明原因**
吉兰-巴雷综合征	隐源性感觉性或感觉运动性神经病
慢性炎性脱髓鞘性神经病	**卡压或外伤**
多灶性运动神经病	单神经病
血管炎	神经根病
感染性	**遗传性**
带状疱疹病毒	腓骨肌萎缩症
莱姆病	家族性淀粉样变
麻风	卟啉性神经病
人类免疫缺陷病毒	
巨细胞病毒	
肿瘤和淋巴组织增生性	
淋巴瘤	
骨髓瘤	
肿瘤相关性	
副肿瘤性感觉神经病	
原发性系统性淀粉样变	

周围神经病的症状分为运动症状、感觉症状和自主神经症状。其中肢体无力和麻木是周围神经病最具代表性的临床表现，也是急诊科常见的症状。

对于急诊科医师来说，首先需要鉴别肢体无力的原因。当患者主诉肢体无力时，需要区分是神经肌肉病造成的无力，还是其他原因造成的疲劳和全身无力。真正的神经肌肉病造成的无力，是指患者无法在第一时间完成部分或全部指令任务。疲劳则是指在多次重复性、持续运动后，肌肉力量变弱。全身无力，最常见的原因是呼吸系统病变，其次是内分泌系统病变造成的代谢和营养异常；其中，感染是最主要的原因，尤其是高龄老人，可以不表现出发热、咳嗽等感染征象，直接表现为全身无力，这种全身无力往往是对称的。但是，有时也会出现共病的情况，如糖尿病患者容易出现多发性感觉轴突性神经病、慢性炎性脱髓鞘性神经根神经病等，风湿病患者也可合并感觉神经元病、急性炎性脱髓鞘性神经根神经病等。

肢体无力发生的时间对于鉴别无力的病因也非常重要。数分钟至数小时出现的无力，首先要考虑代谢因素、中毒及卒中等原因；无力持续 24 h 以上，要考虑吉兰-巴雷综合征、重症肌无力等；无力持续更长时间，要考虑周围神经病和神经肌肉接头疾病；反复发作的无力，要考虑周期性瘫痪、重症肌无力和多发性硬化等。

此外，还要关注肢体无力的部位。需要询问患者做哪些事情出现困难，如上楼或梳头困难提示肢体近端无力，系扣或开锁困难提示肢体远端（手）无力，吞咽困难和鼻音提示患者存在延髓部肌肉受累。一般来说，近端无力往往提示肌肉病变，远端无力往往支持周围神经病。

此外，医师还需要分析周围神经病患者感觉异常的特点。在周围神经病中，感觉异常的分布一定符合神经支配范围，而且根据感觉异常的分布范围和形式，可以协助诊断神经病变的病因，如多发性单神经病往往表现为血管炎性神经病的特点，对称性手套袜套样分布是多发性神经病的特点，急性发病常见于吉兰-巴雷综合征，慢性起病可见于代谢中毒性神经病，如糖尿病性神经病。长度依赖性提示轴索性病变的可能。

因此，根据周围神经病患者的症状和体征，急诊科医师必须明确以下 6 个关键问题：

问题 1：什么神经受累？

运动神经？感觉神经？自主神经？混合性受累？

问题 2：肢体无力的分布如何？

近端？远端？近端＋远端？

局灶/不对称分布？对称分布？

问题 3：感觉障碍的性质如何？

是否剧烈疼痛（烧灼样痛或刺痛）？

有无严重的深感觉障碍？

问题 4：上运动神经元是否受累？

有没有腱反射亢进或病理反射？

问题 5：病程进展如何？

急性（数天至 4 周）

亚急性（4～8 周）

慢性（＞8 周）

是否有前驱事件（如药物、中毒等）？

问题 6：是否有遗传的证据？

是否有周围神经病变的家族史？

是否有骨骼畸形？

明确了以上 6 个问题，急诊科医师就能够对患者的诊断确定一个基本方向，并以此为依据展开进一步治疗。在多种多样的周围神经病中，急诊较为常见且需要及时给予相应处理的疾病包括：①起病急骤，迅速出现肢体无力、麻木并可能累及呼吸肌的吉兰-巴雷综合征；②症状明显，患者易于早期发现并早期来急诊就诊的面神经麻痹；③症状同样明显，需要迅速处置、缓解痛苦的三叉神经痛。后文将逐一进行论述。

第一节 吉兰-巴雷综合征

关键点

- 吉兰-巴雷综合征是最常见的急性多发性周围神经病，表现为快速进展的迟缓性瘫痪，绝大多数患者在 2 周内达到高峰，为单相病程。
- 在疾病早期，尤其是没有达峰的患者，需要密切观察呼吸功能及自主神经系统的变化。
- 脑脊液检查提示蛋白-细胞分离现象，具有排他性诊断意义。电生理检查对于临床分型及预后判断至关重要。
- 一旦诊断明确，应尽早使用静脉注射免疫球蛋白（IVIG）或者血浆置换，同时积极防治并发症，改善预后。
- 患者临床症状可持续 5 年以上，经正规治疗的患者，起病后第 1 年症状恢复最快。

一、概述

吉兰-巴雷综合征（Guillain-Barre syndrome，GBS）是最常见且最严重的急性瘫痪性周围神经病，根据其临床表现及电生理改变可以分为 6 个临床亚型，包括急性炎性脱髓鞘性多发性神经病（acute inflammatory demyelinating polyneuropathy，AIDP）、急性运动轴突性神经病（acute motor axonal neuropathy，AMAN）、Miller-Fisher 综合征（MFS）、急性运动感觉轴突性神经病（acute motor sensory axonal neuropathy，AMSAN）、急性泛自主神经病（acute panautonomic neuropathy，APN）和急性感觉神经病（acute sensory neuropathy，ASN）。其中，AIDP 是 GBS 中最常见的类型，也称经典型 GBS。

该病的突出特点是急性发作的快速进展的对称性肢体无力，通常表现为上升性瘫痪，由下肢的无力逐渐发展至上肢甚至面部，常伴随腱反射减弱或消失，其中 20%～30% 的患者会出现呼吸衰竭。许多患者会有神经痛的表现。即便给予及时的治疗，GBS 患者的死亡率仍可达 3%～10%。在最初的进展期之后，GBS 患者进入一个可以持续数天到数周或数月的平台期，之后神经功能开始逐步恢复，60%～80% 的 GBS 患者能够在发病 6 个月后独立行走[1]。

目前，关于 GBS 的确切病因不明确，但是 50%～70% 的患者在发病前 1～2 周有呼吸道和消化道的感染病史，可能导致免疫反应攻击周围神经。GBS 的诊断是基于临床诊断，急性进展期给予严密的生命体征监测和护理，早期给予静脉注射免疫球蛋白或者血浆置换是最佳治疗手段，可以缩短病程和改善预后。

二、流行病学

由于脊髓灰质炎的消除，吉兰-巴雷综合征（GBS）已经成为最常见的急性和亚急性迟缓性瘫痪的原因。GBS 在欧洲和北美的发病率是每年（0.8～1.9）/10 万，随年龄增长而发病率增加，2 岁以下的婴儿罕见，儿童发病率是每年 0.6/10 万，80 岁以上老人的发病率是每年 2.7/10 万。男性发病率稍高于女性，约为女性的 1.5 倍。

发病率的季节性波动与感染相关，但是缺乏统计学依据。有些地区的发病率增高可能和局部更高的特殊微生物暴露有关，特别是与局部暴发空肠弯曲菌感染有关。研究证实，空肠弯曲菌感染会导致运动轴突性周围神经病，患者会出现严重的肢体无力，血清学抗 GM1 抗体阳性，预后较差。但在儿童吉兰-巴雷综合征患者中，这种相关性并不明确。

GBS 是典型的感染后快速进展的单相病程，多在感染后出现，一般不会复发，2/3 的患者在发病前 6 周内存在呼吸道或胃肠道感染的前驱症状。成人患者的空肠弯曲菌感染率约为 20%～50%，在一些亚洲国家，空肠弯曲杆菌的感染率更高，其他感染因素包括巨细胞病毒、EB 病毒、流感病毒、麻疹病毒、寨卡病毒、肠道病毒 D68 及支原体等。

目前尚无证据表明疫苗接种与 GBS 发病有关，仅有病例报道流感疫苗和狂犬疫苗与 GBS 可能存在联系，有鉴于此，建议 GBS 的患者慎重接种疫苗[2]。

三、发病机制

GBS 通常发生在既往没有自身免疫性疾病的健康人群，是一种感染后、免疫介导的周围神经损伤。病理改变可以分为单纯脱髓鞘改变、单纯轴突损伤和脱髓鞘改变伴轴突损伤。GBS 不同的免疫发病机制可以导致患者不同的病理改变及不同的临床病程。在 GBS 的起病过程中，T 细胞和 B 细胞均发挥了重要作用。

免疫学和病理学研究显示空肠弯曲菌表面的脂寡糖与神经节苷脂 GM1、GD1a 有共同的抗原决定簇，依据分子模拟学说，空肠弯曲菌感染诱发产生的抗体与周围运动神经轴突发生交叉反应，进而导致急性运动轴突性神经病（AMAN）的发生，其典型病理改变为轴突损伤而无髓鞘脱失。但在一些 AMAN 患者的周围神经活检中发现轻度的脱髓鞘改变，肌电图检查提示存在神经传导速度降低，而且患者在静脉滴注免疫球蛋白之后症状可以恢复，以上几点不符合经典的轴突损伤特点，故推测患者的朗飞结可能存在炎症介导的病理生理改变。

AIDP 的发病机制尚不清晰。因其病理学检查显示周围神经节段性脱髓鞘伴有炎症细胞浸润，故推测可能由于辅助性 CD4 淋巴细胞针对周围神经的施万细胞或髓鞘上特定抗原发生免疫反应造成巨噬细胞激活，进而释放炎症介质（如基质金属蛋白酶等），导致施万细胞损伤和周围神经髓鞘受损[3]。

四、临床表现

1. 典型表现

在没有中枢神经系统损伤或其他明显原因的情况下，出现快速进展的双下肢和（或）上肢无力的患者，应将吉兰-巴雷综合征（GBS）视为首要诊断。典型感觉运动型 GBS 患者表现为远端感觉异常或感觉丧失，伴有从腿部开始发展到手臂和头面部的肌肉无力。大多数患者在症状高峰时腱反射减弱或消失。15％的患者会出现自主神经功能障碍，包括血压或心率不稳、瞳孔功能障碍、肠或膀胱功能异常，14％的患者出现便秘，2％～9％的患者出现麻痹性肠梗阻。另有少数患者会出现因抗利尿激素分泌不当导致的低钠血症。

1/3 的患者可以早于运动症状出现疼痛，疼痛可以由肌肉、神经根或周围神经病变引发。严重 GBS 患者可出现肋间肌和膈肌无力而导致呼吸肌麻痹，20％～30％的患者出现呼吸衰竭而需要呼吸机的辅助呼吸，此时患者的症状可能被误认是由高颈段脊髓病变引起，通过电生理学及影像学检查可以鉴别。患者无力的症状进展不超过 4 周，大多数患者在 2 周内达到高峰，表现为为急性或亚急性病程。在疾病发作 24 h 内或 4 周后达到症状高峰的患者，应考虑其他诊断。尽管少量患者的症状存在波动和复发，绝大部分 GBS 仍属于单相病程[4]。

2. 不典型表现

吉兰-巴雷综合征也可表现为不典型的临床表现。通常 GBS 患者的无力和感觉减退是双侧的，但也可以是不对称的或仅以近端或远端受累为主，症状可以从腿部、手臂开始，或者同时在四肢开始。此外，严重的弥漫性疼痛或孤立的脑神经功能障碍可先于肢体无力出现。脑神经受累常见依次累及面神经、动眼神经、舌咽及迷走神经，双侧同时受累多见，表现为面瘫、眼球活动障碍、视物成双、吞咽及饮水困难。小儿（<6 岁）的临床表现往往不够典型，可表现为肢体局部疼痛、拒绝负重、易怒、脑膜炎症状或步态不稳，如果不能将这些症状视为 GBS 的早期表现，可能会导致诊断延迟。在少数非典型 GBS 患者中，特别是那些在电生理检查中只有运动症状（纯运动变异）和 AMAN 亚型的患者，在整个病程中患者的腱反射可能正常甚至亢进。

3. 不同亚型 GBS 的临床表现

不同亚型 GBS 的临床特点见表 7-2。

表 7-2　吉兰-巴雷综合征（GBS）各临床亚型的特点

临床亚型		主要临床及电生理特点
急性炎性脱髓鞘性多发性神经病（AIDP）	运动神经	弛缓性肢体无力是核心症状，可伴有不同程度的面部或延髓部肌无力，严重者出现颈肌和呼吸肌无力
	感觉神经	可有四肢远端感觉障碍，下肢疼痛或酸痛，神经干压痛和牵拉痛，肌肉压痛
	自主神经	部分患者存在自主神经功能异常
急性运动轴突性神经病（AMAN）	运动神经	多有感染诱因，以空肠弯曲菌多见。对称性肢体无力，部分患者伴脑神经运动功能受损，重者出现呼吸肌无力
	感觉神经	无
	自主神经	可伴有轻微自主神经功能障碍
急性运动感觉轴突性神经病（AMSAN）	运动神经	对称性肢体无力，多有脑神经运动功能受累，重者可有呼吸肌无力、呼吸衰竭
	感觉神经	感觉障碍，甚至部分出现感觉性共济失调。
	自主神经	常有自主神经功能障碍。
Miller Fisher 综合征（MFS）	运动神经	对称或不对称性眼外肌麻痹，但瞳孔对光反射多数正常。可有躯干或肢体共济失调，腱反射减低或消失，肌力正常或轻度减退，部分有延髓部和面部肌无力。
	感觉神经	四肢远端和面部麻木和感觉减退
	自主神经	膀胱功能障碍
急性泛自主神经病（APN）	自主神经	体位性低血压、肠麻痹、便秘、尿潴留、阳痿、少汗、口干，肌力正常，部分患者有远端感觉减退和腱反射减弱
急性感觉神经病（ASN）	运动神经	肌力正常或有轻度无力，腱反射减低或消失
	感觉神经	对称性四肢疼痛和麻木，感觉障碍，感觉性共济失调
	自主神经	自主神经轻度受累

4. 前驱事件

大约 2/3 的吉兰-巴雷综合征患者在发病前 6 周内出现感染症状。研究认为这些感染触发机体的自身免疫反应，进而引发 GBS。在病例对照研究中，6 种病原体与 GBS 有关，分别是空肠弯曲菌、巨细胞病毒、戊型肝炎病毒、肺炎支原体、EB 病毒和寨卡病毒。根据病例系列研究或流行病学研究的证据，有学者认为其他病原体也可能与 GBS 有关，但它们在 GBS 发病机制中的作用尚不确定。一般来说，没有前驱疾病并不排除 GBS 的诊断，因为亚临床感染或其他免疫刺激也可能是触发因素。

曾有文献报道疫苗接种后 GBS 发病率升高，但在后来的几项研究中显示每 100 万次疫苗接种约增加 1 个 GBS 病例，这一概率不能支持疫苗接种与 GBS 发病有关[5-6]。

五、辅助检查

1. 常规实验室检查

所有疑似吉兰-巴雷综合征的患者都要进行外周血细胞计数、血糖、电解质、肾功能和肝酶的检查。这些检查结果可以用来排除其他导致急性弛缓性麻痹的原因，如感染、代谢或电解质紊乱。血清抗神经节苷脂抗体水平测定的诊断价值有限，阳性结果可能有帮助，但阴性结果不能排除 GBS。在 90% 的 MFS 患者中发现抗 GQ1b 抗体，因此抗 GQ1b 抗体对于疑似 MFS 患者比其他亚型 GBS 患者具有更高的诊断价值。当怀疑 GBS 时，我们建议不要等到抗体检测结果出来后再开始治疗。

2. 脑脊液检查

蛋白-细胞分离是吉兰-巴雷综合征的特征性改变。脑脊液（CSF）蛋白质浓度在发病后的第 1 周通常是正常的，但到第 2 周末，超过 90% 的患者蛋白质浓度升高；然而，CSF 蛋白质水平正常不能排除 GBS 的诊断。若白细胞明显增多（$>50/\mu l$）则提示患者罹患其他疾病的可能，如软脑膜恶性肿瘤、脊髓或神经根的感染性或炎症性疾病。脑脊液细胞学检查可见淋巴细胞为主，部分患者脑脊液寡克隆区带（OB）阳性[7]。

3. 电生理检查

吉兰-巴雷综合征（GBS）是一个临床诊断，电生理检查对于 GBS 分型是必不可少的，但对于诊断不是必需的。新的诊治指南指出，绝大多数 GBS 患者可通过临床表现进行诊断；电生理检查可以帮助确诊并进一步区分轴突还是髓鞘改变，进而指导预后。神经传导异常大多数在肢体无力 2 周后出现，为了协助诊断，至少要检查 4 根运动神经、3 根感觉神经、F 波及 H 反射；发病早期可以出现 F 波和 H 反射的潜伏期延长或出现率降低，提示神经根受损。脱髓鞘患者会出现远端潜伏期延长、神经传导速度减慢、F 波潜伏期延长、波形弥散及传导阻滞，但腓肠感觉神经相对保留。而轴突性神经病的电生理改变特点是神经传导波幅下降而传导速度正常，出现这一特点提示轴突病变。

《中国吉兰-巴雷综合征诊治指南（2010）》分别提出了 AIDP 和 AMAN 的神经电生理诊断标准。另外，AMSAN 和 MFS 的电生理检查特点也简述如下。

（1）AIDP 神经电生理诊断标准：见表 7-3。

表 7-3　AIDP 神经电生理诊断标准

检查项目	诊断标准
运动神经传导	至少有 2 根运动神经存在下述参数中的至少 1 项异常： ①远端潜伏期较正常值延长 25% 以上； ②运动神经传导速度较正常值减慢 20% 以上； ③F 波潜伏期较正常值延长 20% 以上和（或）出现率下降等； ④运动神经部分传导阻滞：周围神经近端与远端比较，复合肌肉动作电位（compound muscle action potential，CMAP）负相波波幅下降 20% 以上，时限增宽<15%；

检查项目	诊断标准
	⑤异常波形离散：周围神经近端与远端比较，CMAP 负相波时限增宽 15% 以上。当 CMAP 负相波波幅不足正常值下限的 20% 时，检测传导阻滞的可靠性下降。远端刺激无法引出 CMAP 波形时，难以鉴别脱髓鞘病变和轴突损害。
感觉神经传导	一般正常，但异常时不能排除诊断。
针电极肌电图	单纯脱髓鞘病变 EMG 通常正常，如果继发轴突损害，在发病 10 天至 2 周后 EMG 可出现异常自发电位。随着神经再生则出现运动单位电位时限增宽、高波幅、多相波增多及运动单位丢失。

（2）AMAN 神经电生理诊断标准：见表 7-4。

表 7-4　AMAN 神经电生理诊断标准

检查项目	诊断标准
运动神经传导	①远端刺激时 CMAP 波幅较正常值下限下降 20% 以上，严重时引不出 CMAP 波形，2～4 周后重复测定 CMAP 波幅无改善； ②除嵌压性周围神经病常见受累部位的异常外，所有测定神经均不符合 AIDP 标准中脱髓鞘的电生理改变（至少测定 3 根神经）。
感觉神经传导	通常正常。
针电极肌电图	早期即可见运动单位募集减少，发病 1～2 周后，肌电图可见大量异常自发电位，此后随神经再生则出现运动单位电位的时限增宽、波幅增高、多相波增多。

（3）AMSAN 电生理检查：除感觉神经传导测定可见感觉神经动作电位波幅下降或无法引出波形外，其他同 AMAN。

（4）MFS 电生理检查：感觉神经传导测定可见动作电位波幅下降、传导速度减慢；脑神经受累者可出现面神经 CMAP 波幅下降；瞬目反射可见潜伏期延长或波形消失。运动神经传导和肌电图一般无异常。电生理检查并非诊断 MFS 的必需条件[8]。

4. 神经影像检查

（1）颅脑和脊髓 MRI：MRI 检查可以明确是否存在中枢神经系统的实质性损伤。除常见的脊髓炎及脑血管疾病外，更为重要的是 MRI 增强可以看到脊髓神经根和脊膜的强化。特别是在儿童患者中，由于其临床表现和电生理评估均欠客观，MRI 显示神经根强化具有诊断意义。鉴于近年来小儿急性弛缓性脊髓炎的暴发，其临床表现可与吉兰-巴雷综合征相似，应特别注意利用 MRI 鉴别这两种诊断。然而，临床医生应注意，少数急性弛缓性脊髓炎患者也可发现神经根增强。

（2）外周神经超声显像：外周神经超声显像是吉兰-巴雷综合征（GBS）的一种新的潜在诊断工具。GBS 早期出现节段性神经横截面积增加、回声减低，这种改变在发病 3 天之内就可以出现，对于早期识别 GBS 患者、尽早进行临床干预具有重要意义。超声观察不同阶段的神经形态学改变，有利于治疗效果的评估及预后判断。超声对迷走神经横截面积的评估可以作为自主神经功能评估的参数，有利于早期识别重症患者。既往的研究认为，正中神经、迷走神经及 C5、C6、C7 神经根可以作为 GBS 患者神经超声检查首选的部位。在 GBS 早期阶段，神经传导速度可以完全正常，而神经超声作为非常有价值的诊断工具可以检测到神经横截面积的节段性增粗[9]。

5. 神经病理检查

尸检显示轻症患者无异常，少数急重症患者神经根增粗水肿，以前根明显。腓肠神经活检 AIDP 可见有髓纤维脱髓鞘现象，伴随吞噬细胞浸润和小血管周围炎性细胞浸润。单纤维可见节段性脱髓鞘。AMSAN 患者腓肠神经活检提示轴突不同程度变性伴有炎性细胞浸润。

六、诊断与鉴别诊断

GBS 为单相病程，诊断主要依靠临床表现。根据患者在前驱感染 1～3 周后出现急性或亚急性对称的快速进展的肢体无力，腱反射减弱或消失，伴或不伴脑神经受累，部分患者可有远端感觉的减退，但相对轻微，伴或不伴自主神经异常的表现，整个病程在 4 周内达到高峰，脑脊液检查提示蛋白-细胞分离，电生理检查可见神经传导异常，这些都强烈支持 GBS 的诊断。电生理检查有助于进一步分型及判断预后。AMAN 往往较 AIDP 进展更为迅速[10]。

1. AIDP 诊断标准

（1）常有前驱感染史，呈急性起病，进行性加重，多在 2 周左右达高峰。

（2）对称性肢体、延髓支配肌肉和面部肌肉无力，重症者可有呼吸肌无力，四肢腱反射减低或消失。

（3）可伴轻度感觉异常和自主神经功能障碍。

（4）脑脊液出现蛋白-细胞分离现象。

（5）电生理检查提示远端运动神经传导潜伏期延长、传导速度减慢、F 波异常、传导阻滞、异常波形离散等。

（6）病程有自限性。

2. AMAN 诊断标准

参考 AIDP 诊断标准，突出特点是神经电生理检查提示近乎纯运动神经受累，并且运动神经轴突损害明显。

3. AMSAN 诊断标准

参照 AIDP 诊断标准，突出特点是神经电生理检查提示感觉和运动神经轴突损害明显。

4. MFS 诊断标准

（1）急性起病，病情在数天或数周内达到高峰。

（2）临床上以眼外肌瘫痪、共济失调和腱反射减低为主要症状，肢体肌力正常或轻度减退。

(3) 脑脊液出现蛋白-细胞分离。

(4) 病程呈自限性。

5. APN 诊断标准

(1) 急性发病，快速进展，多在 2 周左右达高峰。

(2) 广泛的交感神经和副交感神经功能障碍，伴或不伴轻微肢体无力和感觉异常。

(3) 可出现脑脊液蛋白-细胞分离现象。

(4) 病程呈自限性。

(5) 排除其他病因。

6. ASN 诊断标准

(1) 急性起病，快速进展，多在 2 周左右达高峰。

(2) 对称性肢体感觉异常。

(3) 可有脑脊液蛋白-细胞分离现象。

(4) 神经电生理检查提示感觉神经损害。

(5) 病程有自限性。

(6) 排除其他病因。

7. 鉴别诊断

(1) 急性脊髓炎：患者也可表现为急性的四肢软瘫和呼吸困难，但是急性休克期过后会出现上运动神经元瘫痪的体征，大小便功能障碍更为严重，且具有明确的感觉平面。影像学检查可有相应脊髓病变的证据，电生理检查也可证实没有下运动神经元损伤的证据。

(2) 低钾型周期性瘫痪：患者发病前有饱餐、劳累等病史，迅速出现四肢无力，严重者也可出现呼吸困难。患者往往有反复发作史，血清钾异常和心电图低钾改变，补钾治疗能迅速缓解，电生理检查神经传导正常。此外，往往可以明确低血钾的原因，如遗传、甲状腺功能亢进、使用利尿剂或激素等。

(3) 脊髓灰质炎：多见于儿童脊髓灰质炎病毒感染。患者发病时往往有发热、头痛，肢体肌力不对称性减低，通常仅累及一侧下肢或数个肌群，肌萎缩出现早，但无感觉障碍。脑脊液检查早期可以有细胞数和蛋白质含量增高。

(4) 肉毒毒素中毒：可以导致急性迟缓性瘫痪，是毒素抑制神经末梢突触前膜释放乙酰胆碱所致，可出现眼外肌麻痹和肢体无力，但是往往有较为明确的病史。重频刺激提示突触前膜病变。

(5) 副肿瘤性周围神经病：多见于肺癌及消化道恶性病变，一般呈亚急性起病，进展性病程，四肢对称性无力或者麻木，感觉异常者常出现感觉性共济失调，但电生理检查可能发现重频刺激异常，血清学检查特异性副肿瘤抗体阳性。可结合影像学检查，寻找原发灶。

(6) 重症肌无力：眼肌型也会出现复视，甚至头晕，但一般亚急性或隐匿起病。全身型患者出现肢体无力，非常类似 GBS，但是肌无力往往有晨轻暮重的特点，肌电图显示重频递减现象，新斯的明试验阳性。

（7）肌肉病变：一些炎性肌病也可出现四肢对称性无力，尤其是急性起病的患者，但是肌病患者肌酸激酶会显著升高，一般在正常值的 10 倍以上，肌电图也提示肌源性改变，肌肉 MRI 可见相应的肌肉病变，必要时肌肉活检进一步明确病变性质。

七、治疗

在明确 GBS 的诊断标准及鉴别诊断之后，急诊科医师需要进一步掌握如何在急诊室早期识别 GBS 患者（表 7-5），并展开早期评估，给予针对性治疗。与其他急症一样，GBS 患者的评估过程与治疗过程是同步进行、互为支撑的[11]。

表 7-5　GBS 患者的早期识别

临床必须具备

　进行性四肢无力（有时从下肢开始）

　无力肢体腱反射减弱或消失

附加症状

　进展期持续数天到 4 周（通常 2 周）

　相对对称

　感觉症状（或体征）轻微（不出现在急性运动轴突性神经病）

　脑神经受累，尤其是双侧面神经

　自主神经受累

　疼痛

神经电生理改变

　对于诊断有很大价值

　需要符合相关诊断标准

患者出现下列症状，不支持吉兰-巴雷综合征的诊断

　脑脊液：单核细胞或白细胞增多（＞50/ml）

　严重呼吸困难而不伴肢体无力或仅有轻度肢体无力

　严重的感觉异常而不伴肢体无力或仅有轻度肢体无力

　发病时伴有排尿及排便异常

　起病时伴发热

　明确的感觉平面

　显著的不对称的肢体无力

　持续的膀胱和直肠功能障碍

　缓慢进展的肢体无力而没有呼吸功能受累

1. 早期评估

GBS 是一种潜在危及生命的疾病，治疗需要多学科共同协作，包括一般治疗和免疫治疗。一般治疗主要包括急性进展期对呼吸、心律及血流动力学等的监测，积极预防和管理并发症，如预防深静脉血栓形成、管理膀胱和肠道功能障碍、早期开始肢体康复和心理支持。此外，一些对症治疗（如疼痛管理）也很重要。

理想状态下，GBS 患者一旦疑诊，应该立即入院观察，急性进展期症状尚未达峰的患者应该在监护室持续监测患者的心律和呼吸功能。由于 30％ 的 GBS 患者最终需要机械通气，因此对于呼吸肌受累的患者严密监测肺功能尤为重要。需要注意的是，并非所有呼吸功能不全的患者都会有呼吸困难的临床症状，所以建议常规监测 GBS 患者的呼吸功能。呼吸功能监测的方法包括以下：

（1）观察患者的辅助呼吸肌功能：嘱患者在一次全容量吸气–呼气期间数数，单个呼吸周期内患者数数小于 19，提示存在机械通气的要求。

（2）20/30/40 法则：如果肺活量为 20 ml/kg，最大吸气压力＜30 cm H_2O 或最大呼气压力＜40 cm H_2O，则认为患者有呼吸衰竭的风险，但这一方法在临床实际工作中的可操作性有限。

（3）监测血氧饱和度及血气分析：应用呼吸功能监测设备来判断患者是否存在气管插管及辅助呼吸的指征较为客观，尤其是血氧饱和度的监测无创方便，可以通过氧离曲线的氧饱和度来间接判断氧分压，如果血氧饱和度低于 90％，则应立即进行动脉血气分析，了解氧分压情况。

对于任何 GBS 患者，若其出现呼吸急促、心动过速，在给予吸氧、清理呼吸道后仍不能改善，提示该患者呼吸功能不能满足机体需要，应该立即给予气管插管及呼吸机辅助呼吸，若患者存在吞咽困难及饮水呛咳等后组脑神经受损症状，则提示其有发生窒息和吸入性肺炎的可能，更应该立即气管插管，以降低并发症发生率和死亡率[12]。

2. 重症患者监护

GBS 患者进入 ICU 的指征包括：呼吸窘迫、呼吸功能不全、严重心血管自主神经功能障碍（如心律失常或血压显著变化）、严重吞咽功能障碍或咳嗽反射减弱，以及肢体无力的快速进展。Hughes 提出一项 GBS 评分标准，依据这一标准，评分＞3 分者需要进入 ICU 治疗监护（表 7-6）。

表 7-6　Hughes GBS 评分标准

评分	临床表现
0	正常
1	轻微症状和体征，能做手工、能跑步
2	可独立行走 5 m，不能做手工
3	不能独立行走（需扶持）
4	卧床或在轮椅上
5	需要辅助通气治疗
6	死亡

鉴于高达 22% 的 GBS 患者在入院第 1 周内需要机械通气，因此必须尽早确定患者是否存在呼吸衰竭的风险[13]。Erasmus GBS 呼吸功能不全评分（Erasmus GBS Respiratory Insufficiency Score，EGRIS）系统可用于评估患者在住院 1 周之内需要机械通气的概率，EGRIS 具体评分标准见表 7-7。

表 7-7　Erasmus GBS 呼吸功能不全评分（EGRIS）

评测项目	结果	得分
从起病到住院时间（天）	>7	0
	4~7	1
	≤3	2
入院时面部及延髓肌无力	无	0
	有	1
入院时 MRC 评分	60~51	0
	50~41	1
	40~31	2
	31~20	3
	≤20	4

MRC，医学研究委员会（Medical Research Council）

EGRIS 主要基于起病至入院的天数、面部及延髓肌状态、MRC 评分三个关键指标。每个指标实际值都对应一个单独的分数，这些分数的总和即该患者的整体 EGRIS 评分（0~7）。EGRIS 为 0~2 分表示机械干预的风险较低（4%），3~4 分表示机械干预的风险中等（24%），≥5 分表示机械干预的风险较高（65%）。该评分标准的确立是以荷兰 GBS 患者群体（年龄>6 岁）为依据，尚未在国际上进行多中心大样本试验。因此，它可能不适用于其他年龄组或人群。尽管如此，由于目前还没有更为成熟的判断标准，国际 GBS 预后研究（International GBS Outcome Study，IGOS）仍然提供了一个在线链接，医师可以根据患者的具体临床表现，自动在线计算患者的 EGRIS。

EGRIS 表中提到的 MRC 评分是根据 MRC 肌力分级法（表 7-8），评定患者完成双侧肩关节外展、肘关节屈曲、腕部伸展、髋关节屈曲、膝关节伸展和踝关节背屈六组运动时的肌力水平，并将得分相加，最高分数为 60 分，得分越低提示肢体残疾程度越重。

表 7-8　MRC 肌力分级法

分级	评级标准
5	肌肉抗最大阻力时活动关节达到全范围
5-	肌肉抗最大阻力时活动关节未达到全范围，但>50% 活动范围
4+	肌肉抗中等阻力时活动关节达到全范围，抗最大阻力时<50% 活动范围
4	肌肉抗中等阻力时活动关节达到全范围
4-	肌肉抗中等阻力时活动关节未达到全范围，但>50% 活动范围

续表

分级	评级标准
3+	肌肉抗重力时活动关节达到全范围，但抗中等阻力时活动关节<50%范围
3	肌肉抗重力时活动关节达到全范围
3-	肌肉抗重力时活动关节未达到全范围，但>50%活动范围
2+	肌肉去除重力后活动关节达到全范围，肌肉抗重力活动时<50%范围
2	肌肉去除重力后活动关节达到全范围
2-	肌肉去除重力后活动关节未达到全范围，但>50%范围
1+	肌肉去除重力后活动关节在全范围的50%以内
1	可触及肌肉收缩，但无关节运动
0	没有可以测到的肌肉收缩

GBS 患者如果在气管插管后 1 周仍然无法将手臂从床上抬起来，或电生理检查显示神经轴突损伤，则提示该患者可能需要长期机械通气，此时应考虑早期气管切开术。

GBS 患者因自主神经损伤可以出现严重的心律失常，部分患者出现心动过缓甚至心脏停搏，此时需要给予临时起搏器治疗。若患者出现窦性心动过速，需要给予 β-受体阻滞剂控制心室率；高血压可以通过临时降压药处理。

3. 免疫治疗

若 GBS 患者的肢体无力迅速加重（不能独自行走 10 m）或出现其他严重症状，如自主神经功能障碍、吞咽功能障碍或呼吸功能不全，应开始免疫治疗。临床研究证明，在起病 2 周内开始静脉注射免疫球蛋白（IVIG）治疗或在起病 4 周内开始血浆置换治疗，患者将从治疗中获益；超过这个时间窗口，则疗效不可靠。

如前文所述，静脉注射免疫球蛋白和血浆置换的疗效早已得到临床证实，其机制较为复杂，目前认为它们通过下列途径发挥治疗作用：去除血液中导致髓鞘脱失的抗体、阻断异常抗体攻击周围神经髓鞘、调节抗体和细胞因子、干扰 T 细胞对补体级联反应的调节。IVIG 与血浆置换对于降低神经系统损伤、延缓病情进展、缩短病程及改善预后都是非常有益的，而两者的疗效无明显差异，均应该尽早使用。

免疫球蛋白推荐剂量是 0.4 g/(kg·d)，连用 5 天。对于病情较重的 GBS 患者，可在第一次使用后 1 个月左右，进行第二轮免疫球蛋白治疗。IVIG 不良反应小，除 IgA 缺乏的患者禁用以外，几乎没有绝对禁忌证，使用较为广泛。相对于血浆置换，IVIG 的费用较贵。

血浆置换（plasma exchange，PE）用于 GBS 的治疗始于 1978 年，是最早被证实的对 GBS 有效的方法。大量随机对照试验表明，GBS 患者经 PE 治疗 4 周后，肌力完全恢复的机会是未经 PE 治疗患者的 1.24 倍；进行 4 次 PE 治疗与 2 次 PE 治疗相比，二者肌力恢复的相对比值比为 1.35。美国血浆置换协会 2010 年制订的 PE 指南中，明确指出 PE 是 GBS 患者的一线治疗方案。PE 治疗的最佳时间是在发病 7 天内开始，但少数患者发病 30 天后开始 PE 治疗仍可获益。PE 的血浆量和最佳次数尚未定论，推荐剂量是以 2 周为 1 个疗程，一个疗程 5 次，总血浆置换量是 250 ml/kg。研究表明，可以步行的轻症患者置换 1.5 倍的血浆容量（即 2 次 PE），可得到较好效果，可显著降低血浆中的免疫球蛋白（包括抗神经节苷脂抗体）水平，但重症者至少需要 4 次 PE 才能有效。2019 版《中国吉兰-巴雷综合征诊治指南》提出，每次血浆置换量为 30～50 ml/(kg·d)，在 1～2 周内进行 3～5 次。

尽管 IVIG 和血浆置换被证实有效，许多 GBS 患者仍发展成严重的肢体无力，并持续很长的时间，不能完全恢复。在接受标准剂量血浆置换或 IVIG 治疗的患者中，约 40% 在治疗后的前 4 周内没有改善。这种情况并不意味着治疗无效，因为如果没有治疗，病情进展后可能会更差。此时临床医生可以考虑重复治疗[14]。

除 IVIG 和血浆置换外，没有其他治疗 GBS 的方法和药物被证明是有效的。尽管糖皮质激素有助于减轻炎症，但 8 个关于糖皮质激素治疗 GBS 疗效的随机对照试验显示没有显著的益处，口服糖皮质激素治疗甚至显示对 GBS 患者的预后有负面影响。此外，静脉注射甲泼尼龙后应用血浆置换或 IVIG 的疗效并不比单独使用两种治疗方法更为有效，而且没有足够的证据证明静脉注射甲泼尼龙治疗 GBS 患者的疗效。曾有小样本临床研究提示，小容量血浆置换可能是传统血浆置换的一种经济且相对安全的替代方法，但在进一步的试验确定其有效性之前，不能推荐该方法用于常规治疗。

4. 并发症的治疗

重症 GBS 患者可出现多种并发症（表 7-9）。

表 7-9　GBS 患者的常见并发症和相关危险因素

并发症	危险因素
窒息	延髓麻痹
心律失常	自主神经受累
医院内感染（肺炎、败血症或尿路感染）	延髓麻痹、卧床、膀胱功能障碍、机械通气
疼痛和触觉过敏	肢体活动受限
谵妄	因肢体活动受限导致的社交受限
抑郁	因肢体活动受限导致的社交受限
尿潴留	所有患者均有可能出现
便秘	卧床
角膜溃疡	面神经麻痹
饮食不足	延髓麻痹与面神经麻痹
低钠血症	所有患者均有可能出现
褥疮	卧床
压迫性神经病	卧床
肢体挛缩和韧带骨化	长期瘫痪
深静脉血栓	卧床

住院期间应通过心电图和心率、血压、肠和膀胱功能的监测来评估患者的自主神经功能状况。监测的具体项目和频率取决于病情恶化的速度、自主神经功能障碍的临床表现、疾病的进程和患者所在的医疗环境。高达 2/3 的 GBS 患者在疾病恢复期发生死亡，这主要是由心血管和呼吸功能紊乱引起的。因此，临床医生在这一阶段亦应保持警惕，并监测患者是否有潜在的心律失常、血压变化或黏液栓引起的呼吸窘迫。这种监测对于刚刚离开ICU 的患者和有心血管危险因素的患者尤其重要。

长期卧床的 GBS 患者的并发症可导致严重的功能致残，甚至造成患者死亡。其中一些并发症，包括褥疮、医院内感染（如肺炎或尿路感染）和深静脉血栓形成，可发生于任何住院卧床的患者，建议采取标准的预防和治疗措施。对于因误吸或其他原因导致肺部感染的患者，应及早给予经验性抗生素治疗，并根据后续药敏试验及时做出调整。延髓麻痹的患者可出现吞咽困难，应尽早给予鼻饲营养，补充每日所需热量及维生素。瘫痪较重的患者要警惕下肢深静脉血栓形成，及时给予弹力袜或被动活动，必要时给予低分子量肝素预防性治疗。面瘫的 GBS 患者可能出现角膜溃疡，应及早请相关科室会诊以保护角膜。四肢无力患者可出现肢体挛缩、韧带骨化，应早期展开床旁肢体功能康复。

在 GBS 患者中，疼痛、幻觉、焦虑和抑郁也是常见的，医护人员应特别询问患者是否存在这些症状，如果患者的沟通能力受限时要尤其予以注意。早期发现患者的心理疾患非常重要，因为此类疾患可能对患者的康复产生重大负面影响，应及时给予处理。医生还应注意，即使是四肢完全瘫痪的 GBS 患者，其意识、视力和听力通常可以得到保留，因此要利用多种机会与患者进行沟通，解释患者的疑问、了解患者的感受并进行相应的心理支持。

对并发症的充分管理最好由一个多学科小组进行，该小组包括主管医生、护士、物理治疗师、康复专家、心理治疗师、言语治疗师和营养师[15]。

八、结局和预后

GBS 患者在症状达峰后 2～4 周开始恢复，85％的患者恢复期在 6 个月至 1 年之间，20％的患者在发病后 6 个月仍不能独立行走，轴突性 GBS 预后较 AIDP 差。尽管给予及时有效的治疗和护理，GBS 患者在欧美的死亡率仍达到 3％～7％，急性期死亡往往由于肺通气不足、延髓功能障碍、肺部并发症、败血症和严重的自主神经损害。部分患者会遗留病理性神经痛、无力和疲劳等症状，在起病的 5 年之内，这些症状仍有机会逐步恢复。复发性 GBS 较为罕见，占全部患者的 2％～5％。

多种疫苗均有诱发 GBS 的风险，尽管 GBS 并不是疫苗接种的严格禁忌证，但对于确诊 GBS 1 年内的患者或 GBS 起病前确实接种过某种疫苗且需要再次接种时，应充分咨询专家的意见，权衡利弊，避免不必要的风险[16-17]。

第二节　面神经麻痹

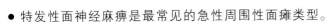

> **关键点**
>
> ● 特发性面神经麻痹是最常见的急性周围性面瘫类型。
> ● 当患者出现面部无力时，首先需要排除上运动神经元病变，重要的相关体征包括同时出现的肢体无力、腱反射增高、足跖反射伸性或共济失调。
> ● 通过检查耳部、乳突区域、口腔、眼部、头皮和腮腺，寻找下运动神经元病变的病因。
> ● 早期及时的皮质类固醇是药物治疗的基石，72 h 内口服糖皮质激素可以增加完全恢复的机会。
> ● 如果存在眼睑闭合障碍，角膜保护至关重要。
> ● Ramsay Hunt 综合征患者应联合抗病毒治疗。内科治疗无效的患者可以考虑手术治疗。
> ● 与其他原因导致的下运动神经元性无力（如肿瘤和 Ramsay Hunt 综合征）相比，Bell 麻痹的预后较好。

一、概述

　　急性周围性面瘫最常见的原因是特发性面神经麻痹（idiopathic facial nerve palsy），也称贝尔麻痹（Bell palsy）。该病确切病因未明。由于面神经同时混合有运动、感觉和副交感神经，所以主要表现为快速的、不对称性的周围性面瘫，常常伴随耳部疼痛、面部感觉异常和味觉障碍。严重的面瘫会影响面部功能及生活质量。特发性面神经麻痹具有自限性，早期合理治疗可以加快面瘫的恢复，减少并发症。

　　急性周围性面瘫第二常见的原因是 Ramsay Hunt 综合征，除面神经受损外，患者还可能因邻近脑神经受累而出现面部感觉异常（三叉神经）、前庭功能障碍（前庭蜗神经）。典型临床表现是剧烈耳部疼痛、周围性面瘫、眩晕及听力下降。30%～50%的中老年患者于疱疹消退后会遗留顽固性神经痛，持续数月或更久。

二、流行病学

　　统计显示在单侧周围性面瘫患者中，特发性面神经麻痹所致占 59%～70%，创伤所致占 10%～23%，Ramsay Hunt 综合征所致占 4.5%～7%，其余是肿瘤和其他原因所致。

　　特发性面神经麻痹的年发病率为（11.5～40.2）/10 万，没有性别、纬度及种族差异，寒冷季节发病率更高一些。此外，糖尿病及妊娠期发病率较高。就发病年龄而言，10 岁以下少见，10～29 岁发病率增加，30～69 岁发病率比较稳定，70 岁以上发病率最高。两侧面神经麻痹发生的概率相等[18]。

三、病因及病理

特发性面神经麻痹的确切病因未明，可能与病毒感染（单纯疱疹病毒 1 型）、神经受压、免疫和炎性反应等有关，导致面神经缺血、水肿以及在面神经管内受压。

Ramsay Hunt 综合征由潜伏在面神经膝状神经节内的水痘带状疱疹病毒，于机体免疫功能降低时再活化引起。

早期病理改变主要为面神经水肿和髓鞘脱失，在茎乳孔和面神经管内最明显，严重者可有轴突变性。

四、临床表现

患者多在受凉后出现急性闭眼力弱、口角歪斜、流涎及讲话漏风等周围性面瘫表现，通常在 24～48 h 内达到高峰。部分患者在起病前几天或病初有同侧耳后、耳内和乳突区疼痛或不适感。检查可发现患者额纹变浅或消失、皱眉困难、眼裂闭合不全或闭合不能；闭眼时患侧眼球向上外方转动，显露角膜下缘的白色巩膜，称为 Bell 征；由于下睑松弛、外翻，导致泪液不能正常吸收而外溢。患者鼻唇沟变浅或消失，口角低垂，示齿口角偏向健侧，由于口轮匝肌瘫痪而出现鼓腮和吹口哨不能或漏气，颊肌受累可导致食物残渣滞留在齿颊之间，伴有患侧流口水。

此外，面神经不同部位损害可以出现不同的临床表现，如下所述。

（1）面神经核损害：除表现为周围性面神经麻痹外，常伴有展神经麻痹、对侧锥体束征，病变在脑桥。常见于脑干肿瘤及血管病。

（2）膝状神经节损害：表现为周围性面神经麻痹、舌前 2/3 味觉障碍及泪腺、唾液腺分泌障碍（鼓索受累），可伴有听觉过敏（镫骨肌神经受累）、耳后部剧烈疼痛，鼓膜和外耳道疱疹，称亨特综合征（面神经麻痹、耳部疼痛及典型的耳部疱疹三联征），见于膝状神经节带状疱疹病毒感染。

（3）面神经管内损害：表现为周围性面神经麻痹，伴有舌前 2/3 味觉障碍及唾液腺分泌障碍，为面神经管内鼓索受累；如还伴有听觉过敏，则病变多在镫骨肌神经以上。

（4）茎乳孔以外病变：只表现为周围性面神经麻痹[19]。

五、辅助检查

1. 神经电生理

面肌瘫痪较轻的患者，由于通常恢复较好，一般不必进行电生理检查。对于瘫痪程度较重者，可在发病后 1～2 周进行测定，协助判断预后。主要表现为运动末端潜伏期延长，复合肌肉动作电位（CMAP）波幅降低或消失。CMAP 波幅明显降低或不足对侧的 10% 甚至消失，针极肌电图检测不到自主收缩的信号时，预后较差。

2. 影像学检查

头颅 CT 或 MRI 检查目的是除外因脑血管病、肿瘤等其他原因导致的继发性面神经麻痹。

六、诊断

根据患者出现急性起病的单侧周围性面瘫，依据病史、体征和辅助检查排除多发性硬化、脑血管病及颅内肿瘤等其他病因，周围性面瘫的诊断并不困难。

七、鉴别诊断

1. 吉兰-巴雷综合征（GBS）

GBS 多为双侧面瘫，同时伴有肢体对称性下运动神经元损害的症状和体征。神经电生理检查提示周围神经存在脱髓鞘和轴突改变的特点，脑脊液检查可见蛋白-细胞分离现象。

2. 耳源性面神经麻痹

通常由中耳炎、乳突炎及迷路炎等引发，病史和体征有助于鉴别诊断，影像学检查特别是头颅 MRI、颞骨薄层 CT 扫描可见病变部位炎性或骨质破坏等改变。

3. 颅后窝病变

脑桥小脑角、颅底脑膜病变均可引起周围性面瘫，影像学检查和脑脊液检查结果有助于诊断。

八、治疗

1. 药物治疗

（1）糖皮质激素：对于所有无禁忌证的 16 岁以上患者，3 天内口服糖皮质激素，可以促进神经损伤尽快恢复，并改善预后。推荐剂量为口服泼尼松 $30\sim60$ mg/d，连用 5 日，之后逐步减量至停用。发病 3 天后使用糖皮质激素，则疗效明显下降。

（2）抗病毒治疗：急性期 Ramsay Hunt 综合征患者和面瘫严重的特发性面神经麻痹患者，尽早联合使用抗病毒药物和糖皮质激素，但不建议单独使用抗病毒药物治疗。推荐剂量口服阿昔洛韦每次 $0.2\sim0.4$ g，$3\sim5$ 次/日，或伐昔洛韦每次 $0.5\sim1.0$ g，$2\sim3$ 次/日，疗程 $7\sim10$ 天。

（3）神经营养剂：急性期可以给予患者甲钴胺和维生素 B_1 肌内注射，后期可换成口服剂型。

2. 眼部保护

若患者眼睑闭合不全，则存在角膜感染、角膜溃疡甚至失明的风险，使用滴眼液或膏剂防止眼部干燥，同时使用眼罩保护角膜，患者睡眠状态下的角膜保护尤为重要。

3. 康复及物理治疗

面部肌肉康复锻炼可以提高面部运动功能的恢复，包括改善表情僵硬和提高嘴唇活动度。面部康复锻炼应尽早开始，可以局部给予热敷或理疗，改善血液循环。但针灸治疗的合适时机尚存不同意见。

4. 外科手术治疗

关于外科手术行面神经减压的时机、适应证、风险和获益仍不明确。严重面瘫患者，2 年或 2 年半经治疗仍未恢复，可行面部神经吻合术[20]。

5. 其他治疗

高压氧治疗可缩短患者神经功能的恢复时间，但缺乏更多的证据。

九、预后

未经任何治疗的特发性面神经麻痹患者，约 70% 可完全恢复面神经功能，约 84% 可基本恢复功能。轻度面瘫和年轻患者预后好，部分患者出现面肌痉挛和联带运动等并发症及不同程度的后遗症。

第三节　三叉神经痛

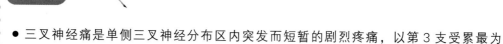

关键点

- 三叉神经痛是单侧三叉神经分布区内突发而短暂的剧烈疼痛，以第 3 支受累最为多见。
- 首选治疗通常是一线药物单药治疗，如卡马西平，如果最大耐受剂量的一线药物单药治疗失败，考虑外科治疗。

一、概述

三叉神经痛（trigeminal neuralgia，TN）主要表现为反复发作的三叉神经分布区内突发而短暂的剧烈疼痛，是最常见的面部疼痛疾病，可以分为原发性和继发性三叉神经痛。原发性三叉神经痛主要以药物治疗为主，辅以射频热凝、半月神经节球囊压迫、立体定向微血管减压手术等治疗手段[21]。

二、流行病学

三叉神经痛在人群的年发病率为（4～13）/10 万，没有种族差异，女性多于男性

[(1.5～1.7)∶1]。三叉神经痛可以出现在任何年龄，但以高龄人群更为多见，80 岁以上人群年发病率可达 25.9/10 万。儿童三叉神经痛及家族性三叉神经痛较为罕见。右侧三叉神经痛较左侧发生率更高。

三、发病机制

原发性三叉神经痛的病因和发病机制尚不清楚，多数认为病变位于三叉神经半月节及其感觉神经根内，也可能与血管压迫、岩骨部位骨质畸形等对神经的机械性压迫、牵拉和营养代谢障碍等有关。自报道微血管减压术治疗三叉神经痛可以取得较好的临床疗效后，国内外诸多学者亦证实微血管减压术的有效性，从而证实血管压迫三叉神经是原发性三叉神经痛的重要原因之一。继发性三叉神经痛的病因较为明确，主要由脑桥小脑角及其邻近部位的肿瘤、炎性反应、外伤和三叉神经分支病变所致[22]。

四、临床特点

典型表现为原发性三叉神经分布区内的突发突止的短暂性剧烈疼痛，呈电击样、刀割样和撕裂样剧痛，每次疼痛持续数秒至数十秒，间歇期完全正常，反复发作。大多数为单侧一支或两支受累，其中以三叉神经下颌支受累最为多见，其次是上颌支，3 支同时受累罕见。疼痛发作常由说话、咀嚼、刷牙和洗脸等面部随意运动触发，触摸面部某一区域（如上唇、鼻翼、牙龈等处）亦可诱发疼痛，这些敏感区称为"扳机点"。为避免发作，患者常不敢吃饭、洗脸，导致面容憔悴、情绪抑郁。发作严重时可伴有同侧面肌抽搐、面部潮红、流泪和流涎，又称痛性抽搐。多见于 40 岁以上患者。患者自主神经也会受累，出现结膜针刺样或撕裂样疼痛，瞳孔缩小。

继发性三叉神经痛则多见于 40 岁以下患者，疼痛多为持续性或伴有发作性加重，发作时间通常较长，多无"扳机点"。查体可见三叉神经支配区内的感觉减退、消失或过敏，部分患者出现角膜反射迟钝、咀嚼肌无力和萎缩[23]。

五、辅助检查

三叉神经痛患者应常规行头颅 MRI 检查，以明确是否存在导致继发性三叉神经痛的颅内病变。MRI 检查可以显示脑桥小脑角区域三叉神经与局部血管的关系，但并不能以此判断患者是否存在血管减压术指征。

六、诊断

诊断三叉神经痛必须是单侧发作 3 次以上，并同时满足以下 2 个条件：

（1）疼痛必须沿着三叉神经分布区走行分布，而且这种疼痛必须不伴有其神经功能缺损且不超出神经的分布，这种疼痛必须满足下述 3 个特点中的 2 个：①疼痛强度剧烈；②为针扎样、电击样或烧灼样疼痛；③疼痛持续数秒，但不会超过 2 min。

（2）三叉神经痛可以由单侧面部无害性刺激（日常活动）引起[24]。

七、鉴别诊断

原发性三叉神经痛首先需与继发性三叉神经痛相鉴别，除此以外，还需与牙痛、三叉神经炎、舌咽神经痛和蝶腭神经痛等进行鉴别。

1. 原发性三叉神经痛与继发性三叉神经痛的鉴别

2015 年制订的《三叉神经痛诊疗中国专家共识》对鉴别诊断原发性与继发性三叉神经痛提出下述 4 项建议：

（1）三叉神经反射电生理学检查可能有助于诊断原发性三叉神经痛（B 级证据）。

（2）存在三叉神经分布区感觉减退或双侧同时发病，可能是继发性三叉神经痛（B 级证据）。但是由于特异性较差，不存在上述特征的患者也不能排除继发性三叉神经痛。

（3）术前影像学检查（包括头部 CT 和 MRI）有助于明确诊断继发性三叉神经痛（C 级证据）；而对于原发性三叉神经痛，术前影像学检查（包括头部 CT 和 MRI）并不能明确诊断或排除是否存在责任血管压迫，但仍推荐三叉神经痛患者术前行影像学检查。

（4）发病年龄较早、异常三叉神经诱发电位、药物治疗效果欠佳、三叉神经 V1 支分布区疼痛并不提示原发性三叉神经痛（B 级证据）。

由此可见，电生理学和影像学检查对鉴别诊断原发性与继发性三叉神经痛具有重要意义。

2. 牙痛

临床上三叉神经痛常被误诊为牙痛，部分患者拔牙后疼痛不能缓解。牙痛主要表现为牙龈及颜面部持续性胀痛、隐痛，检查可发现牙龈肿胀、局部叩痛、张口受限，抗炎治疗后消失。

3. 舌咽神经痛

舌咽神经痛的性质与三叉神经痛类似，但疼痛部位多位于咽部、舌根、软腭、扁桃体及外耳道等处。少数患者舌咽神经痛亦有"扳机点"，但多位于扁桃体窝或舌根部[25]。

八、治疗

初次确诊的原发性三叉神经痛患者宜选择药物治疗。一线治疗药物包括卡马西平（A 级证据，强烈推荐）和奥卡西平（B 级证据，推荐）。加巴喷丁、拉莫三嗪、匹莫齐特可以考虑用于辅助治疗原发性三叉神经痛（C 级证据）。其他用于治疗的药物还包括 5-羟色胺/去甲肾上腺素再摄取抑制剂等抗抑郁药。

卡马西平是临床常用药物，作用于网状结构-丘脑系统，抑制三叉神经传导通路神经元异常放电。推荐剂量口服卡马西平 0.1 g，2 次/日，每日可增加 0.1 g，直至疼痛停止后逐渐减量，一般剂量为每日 0.6～0.8 g，最大剂量可达每日 1～1.2 g。不良反应有头晕、嗜睡、口干、恶心、皮疹、消化道障碍和白细胞减少，停药后可恢复正常，如出现眩晕、步态不稳、再生障碍性贫血、肝功能障碍等严重并发症需要立即停药。相对于卡马西平，奥卡西平安全性更好。药物治疗的效果与患者体质、发作频率、给药时间及频次相关，因此，需要根据患者的具体情况制订个体化用药方案[26]。

神经营养药物如维生素 B 族（如甲钴胺），也会对髓鞘修复和缓解疼痛起到一定的辅助作用。

当药物治疗的疗效减退或者患者出现无法耐受的不良反应时，可以考虑外科手术治疗。其中，经皮三叉神经半月节射频热凝术、Meckel 囊球囊压迫术治疗更适合大于 70 岁、全身状况差、不能耐受血管减压术或术后复发的患者（B 级证据，推荐）[27]。

微血管减压术是目前治疗三叉神经痛中疗效最好、缓解持续时间最长的治疗方法（C 级证据），疼痛完全缓解率大于 90％，术后 1、3 和 5 年的疼痛完全缓解率为 80％、75％ 和 73％。然而，微血管减压术的平均手术病死率为 0.2％，术后面部感觉减退发生率为 7％，听力下降发生率为 10％，无菌性脑膜炎发生率为 11％，4％ 的患者会出现脑脊液漏、小脑缺血或者小脑血肿。

由此可见，微血管减压术的远期预后优于其他外科方法，但可能承担更严重的风险。从适应证方面看，经皮三叉神经半月节射频热凝术、Meckel 囊球囊压迫术和立体定向伽马刀放射治疗更适用于高龄和全身状况较差的患者，而微血管减压术无明确的年龄限制，更适用于较年轻的患者。

参考文献

［1］中华医学会神经病学分会神经肌肉病学组，中华医学会神经病学分会肌电图及临床神经电生理学组，中华医学会神经病学分会神经免疫学组. 中国吉兰-巴雷综合征诊治指南. 中华神经科杂志，2010，43（8）：583-586.

［2］Doets AY，Jacobs BC，van Doorn PA. Advances in management of Guillain-Barré syndrome. Curr Opin Neurol，2018，31（5）：541-550.

［3］Zaeem Z，Siddiqi ZA，Zochodne DW. Autonomic involvement in Guillain-Barré syndrome：an update. Clin Auton Res，2019，29（3）：289-299.

［4］Goodfellow JA，Willison HJ. Guillain-Barré syndrome：a century of progress. Nat Rev Neurol，2016，12（12）：723-731.

［5］Esposito S，Longo MR. Guillain-Barré syndrome. Autoimmun Rev，2017，16：96-101.

［6］Willison HJ，Jacobs BC，van Doorn PA. Guillain-Barré syndrome. Lancet，2016，13：717-727.

［7］Hiew FL，Ramlan R，Viswanathan S，et al. Guillain-Barré syndrome，variants forms fruste：reclassification with new criteria. Clin Neurol Neurosurg，2017，158：114-118.

［8］Misawa S，Kuwabara S，Satoet Y，et al. Safety and efficacy of eculizumab in Guillain-Barré syndrome：a multicentre，double-blind，randomised phase 2 trial. Lancet Neurol，2018，17：519-529.

［9］Van den Berg B，Storm EF，Garssen MJP，et al. Clinical outcome of Guillain-Barré syndrome after prolonged mechanical ventilation. J Neurol Neurosurg Psychiatry，2018，89：949-954.

［10］Hughes RA，Swan AV，van Doorn PA. Intravenous immunoglobulin for Guillain-Barré syndrome. Cochrane Database Syst Rev，2014，9：CD002063.

［11］Chevret S. Plasma exchange for Guillain-Barré syndrome. Cochrane Database SystRev，2017，2：CD001798.

［12］Verboon C，van Doorn PA，Jacobs BC. Treatment dilemmas in Guillain-Barré syndrome. J Neurol Neurosurg Psychiatry，2017，88：346-352.

［13］ Islam MB，Islam Z，Rahman S，et al. Small volume plasma exchange for Guillain-Barré syndrome in resource poor settings：a safety and feasibility study. Pilot Feasibility Stud，2017，3：40.

［14］ Verboon C，Doets AY，Galassi G，et al. Current treatment practice of Guillain-Barré syndrome. Neurology，2019，93：e59-76.

［15］ Leonhard SE，Mandarakas MR，Gondim FAA，et al. Diagnosis and management of Guillain-Barré syndrome in ten steps. Nat Rev Neurol，2019，doi：10. 1038/s41582-019-0250-9.

［16］ Pacheco LD，Saad AF，Hankins GD，et al. Guillain-Barré syndrome in pregnancy. Obstet Gynecol，2016，128：1105-1110.

［17］ Tomimatsu T，Sugihara M，Nagai T，et al. Guillain-Barré syndrome after trivalent influenza vaccination during pregnancy. European Journal of Obstetrics & Gynecology & Reproductive Biology，2016，201：225-226.

［18］ 中华医学会神经病学分会，中华医学会神经病学分会神经肌肉病学组，中华医学会神经病学分会肌电图与临床神经电生理学组. 中国特发性面神经麻痹诊治指南. 中华神经科杂志，2016，49（2）：84-86.

［19］ Masterson L，Vallis M，Quinlivan R，et al. Assessment and management of facial nerve palsy. BMJ，2015，9（19）：32-34.

［20］ Teresa MO. Medical management of acute facial paralysis. Otolaryngol Clin North Am，2018，51（6）：1051-1075.

［21］ 中华医学会神经外科学分会功能神经外科学组，中国医师协会神经外科医师分会功能神经外科专家委员会，上海交通大学颅神经疾病诊治中心. 三叉神经痛诊疗中国专家共识. 中华外科杂志，2015，53（9）：657-664.

［22］ Cao-Lormeau VM，Blake A，Mons S，et al. Guillain-Barré syndrome outbreak associated with Zika virus infection in French Polynesia：a case-control study. Lancet，2016，387：1531-1539.

［23］ Parra B，Lizarazo J，Jiménez-Arango JA，et al. Guillain-Barré syndrome associated with Zika virus infection in Colombia. New England Journal of Medicine，2016，375：1513-1523.

［24］ Hughes RA，Swan AV，Raphael JC，et al. Immunotherapy for Guillain-Barre syndrome：a systematic review. Brain，2007，130（Pt9）：2245-2247.

［25］ Jacobs BC，Bianca VDB，Verboon C，et al. International Guillain-Barré syndrome outcome study：protocol of a prospective observational cohort study on clinical and biological predictors of disease course and outcome in Guillain-Barre syndrome. J Peripher Nerv Syst，2017，22：68-76.

［26］ Ribeiro BN，Salata TM，Borges RS，et al. Posterior reversible encephalopathy syndrome following immunoglobulin therapy in a patient with Miller-Fisher syndrome. Radiol Bras，2016，49：58-59.

［27］ Shiraiwa N，Umesawa M，Hoshino S，et al. Miller Fisher syndrome with sinus arrest. Neurol Int，2017，9（3）：7312.

第八章 急诊精神障碍

精神障碍是急诊科医师在工作中遇到的常见问题之一。据报道，1992—2001 年间，在美国的医疗机构急诊科中有 5300 万人次因精神异常相关症状就诊，占所有急诊科就诊量的 4.9%～6.3%，10 年间每 1000 人的就诊次数从 17.1 次增至 23.6 次，而我国还缺乏相关的研究数据。虽然在医疗卫生法规中对综合医院增设精神医学专业给予法律要求，但是在急诊科中设置专业的精神科急诊相当困难，其原因是多方面的。因此，急诊科和神经科医生掌握一定的精神科知识，能够在急诊环境中初步识别患者的精神症状，对进一步精神科会诊、转诊和处置是非常重要的[1]。

在急诊发生的精神卫生问题复杂多样，最常见的精神卫生问题包括物质相关障碍、心境障碍、焦虑障碍、精神病性障碍、自伤行为和自杀企图。患者可能本身罹患某种精神障碍，因躯体疾病就诊，此时需要对精神状态的稳定性进行评估；可能因躯体疾病出现精神行为异常，如谵妄发作；可能以躯体不适就诊，但实际是精神障碍症状，如惊恐障碍和转换性障碍；可能是由于成瘾或非成瘾性物质摄入、戒断而导致的临床急重症，如吸毒和酒精戒断；可能是由于精神科药物使用不当而出现的问题，如神经阻滞剂导致的恶性综合征、5-羟色胺综合征或胆碱能综合征；也可能是严重的行为问题，如抑郁障碍或其他严重精神障碍患者出现的自伤和自杀企图。

急诊精神病学是精神病学和内科学的交叉学科，要求医生能够识别精神异常的表现，应对患者的激越、自杀、攻击行为，处置谵妄、物质中毒或戒断反应，同时发现并治疗躯体疾病。

第一节 精神障碍的诊断思路

关键点

- 鉴于精神科急诊的相对缺乏，神经科和急诊科医师应该具备在急诊识别并初步处置精神障碍患者的能力。
- 急诊处置精神障碍患者的一个重要内容是区分患者属于原发性精神障碍还是继发性精神障碍。对于继发性精神障碍，要进一步寻找病因，并展开相应治疗。
- 急诊科医师要及时向精神科专业医师寻求帮助。

一、急诊科医师如何初步评估患者的精神症状？

依据《中华人民共和国精神卫生法》第二十九条规定，精神障碍的诊断应当由精神科执业医师做出。这不等于说面对精神症状，急诊科医师便无能为力。恰恰相反，在患者被分诊到精神科门诊或精神专科医师来会诊前，急诊科医师对病情的初步判断和评估至关重要，及时、准确地辨识精神症状可以为全面分析和处置患者病情奠定良好的基础。

第一，区分在患者的整套症状谱系中，哪些是内科症状，哪些是精神症状。内科症状需要立即处理，精神症状需要精神专科医师会诊或转诊到精神科进行解决。

第二，区分患者的精神症状，哪些是继发于器质性疾病或是与物质摄入相关的，哪些与躯体疾病无关，是本身就存在的。由于器质性或躯体疾病导致的精神症状，往往会随着躯体疾病的好转而逐步恢复。但是也有例外，如痴呆伴随的精神行为症状，可能呈现波动和迁延的趋势。另外，不同原因导致的表现类似的症状，处理原则可能完全不同。例如，同样是严重的意识障碍，酒精戒断时出现的震颤谵妄，需要以苯二氮䓬类药物进行替代治疗，而器质性疾病出现的谵妄状态，应用苯二氮䓬类药物就可能加重病情。

第三，区分患者的精神症状属于哪一类，是感知觉、思维、记忆认知、情感还是意志行为，及其严重程度，以便在向精神科提出会诊要求的时候，能够提供准确清楚的描述。必要时，可借助一些简便且容易操作的精神科测查量表作为辅助工具，如患者健康问卷（PHQ-9）和广泛性焦虑量表（GAD-7）等。

第四，对患者的行为风险进行初步评估，患者是否存在自伤、自杀、攻击性行为的危险，对自身或他人安全是否已经或即将造成威胁，以便进一步采取有效措施进行保护和防范[2]。

二、如何判断患者精神状态是否正常？

判断精神活动是处于正常范围还是病态，一般可以从三个方面进行分析：第一，横向比较，即患者行为是否符合社会常态，与大部分处于常态的社会人群相比，其精神状态是否存在明显差异，这种差异持续时间是否超出了一般限度；第二，纵向比较，即与本人既往一贯表现相比，患者精神状态的变化是否明显；第三，应结合患者的心理背景和环境因素进行具体分析和判断，患者精神活动的各部分即认知、情感、意志行为之间是否协调一致。

三、了解患者精神症状需要掌握哪些信息？

在临床实践中，精神障碍的诊断与内科疾病不同，缺乏实验室检查标准，了解和掌握患者的精神症状主要依靠病史采集和以问诊形式进行的精神检查。在采集病史过程中，应详细了解既往躯体疾病和精神病史、物质滥用史、药物治疗史和药物过敏史、个人成长发育史及家族精神病史。精神检查过程中应着重评价精神症状与躯体症状之间的关系，以及精神症状之间的关系。

许多精神症状和综合征根源于正常行为，可以被认为是从正常到病理之间谱系中的状态。征象（Sign）是基于医生观察和临床检查的客观发现，例如精神运动性迟滞。症状

（Symptom）则是患者叙述的主观异常体验，例如抑郁情绪。综合征（Syndrome）是一组征象和症状组成的可识别的状态。精神障碍的诊断有赖于综合征的出现，但后者的涵义可能没有特定的精神障碍或精神疾病那样明确。任何偶发的单个症状对于临床疾病的诊断价值都是有限的，甚至可以出现于健康人。

四、在描述精神症状时，应该明确的术语概念

1. 器质性精神障碍与功能性精神障碍

器质性精神障碍指由产生大脑结构改变的特定病因所致的疾病，通常与认知损害、谵妄或痴呆有关；功能性精神障碍是指病因中没有已知的大脑结构损害或明确的生物学原因而出现的精神障碍。

2. 精神病与神经症（焦虑障碍）

精神病症状的概念到目前仍不尽一致，比较共同的观点是具有异常的感知觉和歪曲的信念，现实检验能力和自知力受到严重损害的精神障碍；神经症是指由于内心冲突或生活事件导致严重的焦虑症状，现实检验能力和自知力未丧失。

3. 原发症状与继发症状

原发症状是直接由精神病理起源的症状，如突如其来的原发性妄想；而继发症状是对原发症状的反应，如在抑郁情绪背景下产生的自罪妄想。通常在时间上，原发症状首先发生。

4. 阳性症状和阴性症状

阳性症状是指正常精神状态不应该出现的症状，即精神功能的异常或亢进，如幻觉、妄想等；阴性症状是指正常心理功能的退缩或丧失，如认知障碍、社会退缩、人格衰退。

精神障碍的诊断具有一定层次，不同层次的疾病造成患者社会功能损伤的程度是不一样的。首先应分清器质性与功能性，在功能性精神障碍中，要分清精神病与神经症（表 8-1）。

表 8-1　精神障碍的诊断层次

最高级	器质性精神障碍	
	功能性精神障碍	——精神分裂症
		——双相障碍
		——伴有精神病性症状的抑郁发作
		——抑郁状态
	神经症	——焦虑状态
		——癔症样表现
		——恐惧症
		——强迫症
最初级	人格障碍	

五、精神障碍的症状维度

精神障碍具有潜在的 6 个症状维度，即阴性症状（认知、情感和意志行为缺陷）、瓦解症状（言语和思维的紊乱）、歪曲症状（幻觉和妄想）、紧张症状（精神运动性兴奋与抑制）、躁狂症状（情绪高涨）、抑郁症状（情绪低落、兴趣/快感缺乏）。相比其他几种症状而言，阴性症状和紧张症状在辨识与描述上具有一定难度。阴性症状如前文所述，是在慢性病程中表现出的功能丧失，一般情况下患者不会以阴性症状就诊于急诊。紧张症状是一组异质性症状，在下文章节中会有详细的阐述。

1. 瓦解症状

有意识的思维是沿着一个决定性的观念开展的，并指向明确的目标，这就是思维的条理性和逻辑性，反映在行为上就是具有明确的动机和目的。在主干思维进行的同时，会伴随一些次要或不明确的观念，但并不影响思维主流的进展以及最终达到目标。

瓦解症状是思维进程的障碍，主要表现包括思维散漫，即在意识清楚、不存在智力损害、情绪激动和精神运动性兴奋的情况下，出现思维连贯性的障碍，联想松弛，句群间结构散漫，叙述混乱，导致言语目的性差，表达意图不明确，令人费解，缺乏应有的逻辑关系，严重时发展为破裂性思维，单独语句的语法结构正确，但语句间连贯性和逻辑关系断裂，缺乏可理解的联系，更为严重的情况会出现词语的杂乱堆砌，言语变得支离破碎。瓦解症状是精神分裂症的核心症状，具有诊断意义。

2. 歪曲症状

幻觉是在感觉器官未受到任何外界实际刺激的情况下所产生的虚幻的感觉，可累及所有的感觉器官。幻觉可以进一步区分为真性和假性。两者的主要区别在于，真性幻觉是通过感觉器官感受到的存在于客观空间的映像，包括可以定位的躯体内部；假性幻觉的映像是来源于患者的主观空间，无法准确定位，形象上也往往没有前者鲜明。幻觉依据不同的感觉器官可以分为幻听、幻视、幻嗅、幻触等。如果患者持续出现幻觉，幻听和幻触一般提示功能性疾病的可能性大，而幻视和幻嗅一般提示器质性疾病的可能性更大。

妄想是一种个人独有的与自我有切身关系的病态坚信，它不能被事实和理性所纠正。妄想具有三个特性：①病态的坚信，不可纠正；②自我卷入，其核心判断总涉及患者本人；③个人独特性，妄想的信念不能被患者从属的文化群所接受。典型的妄想应当是荒谬、离奇、怪异的，如非血统妄想，凭空认为父母不是亲生的。

3. 躁狂症状

躁狂表现为持续存在的情绪异常高涨或易激惹的心境，情绪高涨表现为愉悦和振奋，并伴有盲目的热情和乐观，客观上看可能富于感染力，当要求得不到满足时，患者也可能会变得烦躁、易激惹或暴怒。

4. 抑郁症状

抑郁发作的核心症状包括情绪低落、兴趣丧失或快感缺失、精力下降导致劳累感增加和活动减少，可伴有躯体症状、自杀观念和行为等，造成患者社交、职业或其他功能的损伤。

六、神经症性障碍

除以上症状外，需要急诊科医师了解的精神科常见现象还包括神经症性障碍。

如前文所述，神经症不同于精神病，它是精神障碍中最常见的类型，主要临床表现为焦虑、抑郁、恐惧、强迫和疑病等症状。随着对神经系统结构和功能更加深入的认识，"神经症"作为一个术语已经不再流行，并趋向于逐渐消失。《国际疾病分类》第 10 版（*International Classification of Diseases*，10th edition，ICD-10）仍然将这一词汇保留在"神经症性，应激相关的及躯体形式障碍"的标题之下。而美国《精神障碍诊断与统计手册》第 4 版（*the Diagnostic and Statistical Manual of Psychiatric Disorders*，4th edition，DSM-Ⅳ）已舍弃了这个词汇，将神经症分解为焦虑障碍、躯体形式障碍、分离性障碍和适应障碍。

神经症性障碍的各亚型临床表现各异，但作为一个疾病单元，仍存在不同于其他类别精神障碍的共同特征，包括：

（1）患者的人格特征是疾病发生发展的基础，而起病常与心理社会因素有关。

（2）主要的临床表现是焦虑、抑郁、恐惧、强迫或类似的情感反应，明显而持续的精神病性症状或紊乱、怪异的行为都比较罕见。

（3）疾病的发生不是由于明确的器质性疾病或使用精神活性物质所致。

（4）患者的症状与现实处境不相称，会体验到一种无能为力的痛苦。

（5）因发作期保留有较好的自知力和现实检验能力，所以多数患者会主动就医，寻求治疗。

（6）病程迁延。

七、精神病史的采集

精神病史的采集包括如下方面：

（1）患者在本次就诊出现精神症状前是否已经存在精神症状或行为异常，如果有过精神症状，那么本次精神症状是否与之前的发作形式相同，以及是否影响患者的生活和工作，这对于鉴别诊断尤其重要。

（2）精神疾病多具有遗传和家族聚集性，因此采集家族史较为重要。

（3）注意询问患者饮酒史以及是否使用某些物质或者特殊药物。

综上所述，来急诊科就诊的患者可能在躯体疾病主诉中夹杂着形形色色的精神症状，这就要求急诊科医师练就一双慧眼将它们识别出来。同时，还要注意鉴别和除外器质性精神症状、物质滥用相关问题以及药源性精神症状，识别哪些是重症精神障碍的表现，哪些是急需应对和处理的行为问题，在什么情况下需要精神科会诊的支持。下文介绍的是在急诊科常见的精神障碍综合征。

第二节　谵　妄

关键点

- 谵妄以急性的认知功能障碍为主要特点，多种神经科急症均可出现谵妄。
- 对于发热伴谵妄的患者，建议行腰穿检查。
- 治疗谵妄的关键在于及早确认病因，并给予针对性治疗。

谵妄（deliration）是一种急性的认知功能障碍，以意识障碍和认知功能的紊乱为主要特点，常见症状包括意识清晰度下降、视幻觉、思维紊乱、定向和记忆障碍。谵妄在综合医院，尤其是急诊室、重症监护室常见。虽然谵妄的表现以精神症状为主，但其产生和发展是全身疾病与脑功能共同作用的结果。谵妄的临床表现多样，均可归于精神改变范畴。人们往往仅关注具体的症状，而忽略了谵妄内在的病理生理机制。谵妄发生的机制有多种学说，如乙酰胆碱合成受损、胆碱能突触损伤、多巴胺水平升高、血浆氨基酸（色氨酸、酪氨酸）浓度改变等[3]。

有学者提出，青壮年期发生谵妄的主要病因是酒精或依赖性物质戒断、脑外伤、感染等，中老年期发生谵妄的主要病因是颅脑疾病、中毒、依赖性物质戒断、癫痫，老年期（＞65 岁）发生谵妄的主要病因是脑血管病、痴呆、内脏疾病等。高达 35％的非 ICU 和80％的 ICU 患者出现谵妄，尤其是患有脑功能障碍并伴有急性感染、手术创伤或药物滥用的老年人。术后谵妄已成为影响老年患者术后生活质量的一个重要因素，有文献报道骨科手术后谵妄的发病率可达 51％，重症监护室患者术后谵妄的发病率可高达 82％，并且与年龄呈正相关。而术后谵妄的发生也会提高患者术后并发症发生率和死亡率，延长住院时间，增加经济消耗[4]。

一、发病机制

谵妄的发病机制尚不确定，可能有诸多因素。其中，感染、应激、手术、药物可作为谵妄发病的重要诱因。在诱因的促发下，谵妄发生的机制可能包括：①胆碱能衰竭；②5-羟色胺能系统失衡；③炎症反应。

二、危险因素

临床上影响或促发谵妄的因素多种多样，对谵妄的影响程度也各不相同。首先是易患因素，与患者的基础状况直接相关，由患者的既往健康背景决定，如老年痴呆、高龄、酗酒、高血压等。这些因素是患者固有的，有些无法干预，有些即使能干预，也无法在短期内彻底解除其影响。其次是躯体、心理的急性疾病损伤及治疗干预措施造成的脑功能异常，如严重感染、创伤、休克、呼吸衰竭、体外循环等。对于这类情况，原发病的治疗对于预防谵妄发生至关重要。再次是促发因素，在患者原发病的基础上，存在促使谵妄发生的因素，如疼痛、焦虑、抑郁、药物等。因此，谵妄的发生是患者的易感性（易患因素）、疾病本身和应激事件（促发因素）综合作用的结果。在 ICU 中若未重视这些因素的干预，谵妄的发生率会大大提高。在 ICU，患者要面对死亡和可能丧失永久功能的恐惧、无亲属的陪伴、睡眠的剥夺、灯光噪声的干扰等，这些均会成为心理及精神创伤的应激因素，进而与疾病相互作用，影响大脑皮质功能，便可能导致谵妄发生[6]。

随着抗菌药物的广泛应用，有关其神经毒性的报道也逐渐增多，但抗菌药物引起的谵妄却未能引起足够关注。各种抗菌药物都可能引起谵妄，病例报告最多的抗菌药物种类包括氟喹诺酮类、大环内酯类、β-内酰胺类、氨基糖苷类等。高龄、营养不良、低蛋白血症、肾功能障碍等可能增加抗菌药物神经毒性的发生率，此外，抗菌药物使用剂量偏大、与合用药物间的相互作用均是发生谵妄的高危因素。

三、临床特点

谵妄具有以下临床特点：

（1）急性起病，症状波动明显，多为昼轻夜重。患者意识水平降低，呈中、重度的意识浑浊，有定向障碍。

（2）谵妄时认知功能障碍以记忆力障碍常见，并以即刻记忆和近事记忆损害最为突出，常伴思维不连贯、片段妄想。

（3）感知障碍常见的表现为幻觉、错觉，内容多为恐怖性或迫害性。临床上以幻视多见，患者可因逃避攻击而出现冲动行为，如伤人、自伤等。

（4）注意力障碍突出表现为注意力保持困难或难以唤起。表情迟钝、冷淡或茫然、恐惧、惶恐。

（5）谵妄时多伴有精神运动性障碍，常无目的性、重复、摸索动作，或尖叫、冲突逃避，可有欣快感，与环境不协调。

（6）少部分患者活动减少，甚至呈亚木僵状态。谵妄时可有不自主运动，如震颤，以慢性酒精中毒的震颤谵妄最为典型[7]。

四、谵妄筛查工具

1990 年，Inouye 等根据《精神障碍诊断与统计手册》中的 9 个操作标准开发了意识模糊评估法（The Confusion Assessment Method，CAM），CAM 是目前使用最广泛的谵妄筛查量表，适合医务人员、评估员、陪护者及家属使用。CAM 针对谵妄的特征分别测量了 4 个问题：①精神状态急性改变或反复波动；②注意力集中困难；③意识水平改变；④思维无序或思维紊乱。

谵妄阳性的判断标准为：①和②同时存在，且至少满足③或④的任意 1 条。评估时间约 10 min。该量表具有较高的敏感性（94%～100%）和特异性（90%～95%），适用于急诊室及长期护理机构等多个科室。

其他常用的谵妄筛查工具还包括：3 min 谵妄诊断量表（3D-CAM）、记忆谵妄评估量表（MDAS）、护理谵妄筛查量表（Nu-DESC）、重症监护谵妄筛查表（ICDSC）[8]。

五、谵妄的辅助评估

对于谵妄高危患者，如果存在多种基础疾病、高龄、合并认知功能障碍等，几乎任何一个微小的打击都可诱发谵妄。因此，对谵妄患者进行病史询问及辅助评估有助于发现谵妄的诱因。常见的谵妄诱因包括：水电解质紊乱、感染、药物中毒、代谢障碍、低灌注状态、术后状态、酒精中毒及戒断等[10]。

1. 用药情况

有研究报道，药物中毒约占所有谵妄病例的 30%。因此，临床医生需先对患者的整体用药情况进行回顾。

2. 实验室检查

当病因不能立即明确，应考虑进行有目的的多种实验室检查。常规实验室检查包括：血常规、血电解质、心肌酶及心肌梗死三合一检查、肝功能、肾功能、尿液分析、尿培养等。对可疑药物中毒的谵妄患者，应为患者进行药物水平检查，如地高辛、奎尼丁等。临床医师需明确一些药物在治疗剂量仍可能引发谵妄，如地高辛、锂剂等。血气分析对于心肺功能不全的患者是非常必要的检查项目，有助于医生发现呼吸衰竭及代谢紊乱。

3. 神经影像学检查

对于初始评估为谵妄的患者且病因不明确时，有必要进行神经影像学检查。即使患者无神经系统的阳性体征，仍不能排除神经系统病变的可能性。

4. 腰椎穿刺

腰椎穿刺并非谵妄评估的常规要求，但是有助于排除脑膜炎等疾病。一些老年患者的细菌性脑膜炎可能不表现为典型的发热、头痛及脑膜刺激征，而以谵妄为唯一的症状。对于发热的谵妄患者，即使患者已经存在谵妄的可疑诱因，临床医生也建议尽早考虑进行脑脊液检查。

5. 脑电图检查

在意识改变的患者中，脑电图可帮助确诊某些具有特征性脑电图改变的代谢性脑病或中枢神经系统感染性疾病，与此同时，脑电图还可以用于排除癫痫发作，尤其是非惊厥性癫痫发作。对于任何不明原因意识改变的患者，均应进行脑电图评估[11]。

六、诊断标准

根据美国《精神障碍诊断与统计手册》第 5 版（DSM-5）的定义，谵妄诊断的金标准如下：

（1）注意障碍（指向、集中、维持和转移注意力的能力降低）和意识障碍（对环境的定向减弱）；

（2）急性发作（通常数小时至数日），与平常基线的注意力和意识相比有变化，在1天中症状有波动的趋势；

（3）伴有其他认知功能障碍（如记忆缺陷、定向不良、语言障碍、视觉空间能力障碍或知觉障碍）；

（4）第1条和第3条的异常表现无法用已有的、已确定的或正在进行的神经认知疾病来更好地解释；患者无觉醒水平的严重下降，如昏迷；

（5）病史、体格检查或实验室检查的证据支持以上异常表现是由躯体疾病、物质中毒及戒断、药物不良反应或多种病因导致的。其中，急性意识改变和注意力受损是诊断谵妄的必要条件[5]。

七、谵妄分型

DSM-5将谵妄分为3个亚型，即兴奋型、抑制型和混合型。兴奋型谵妄以躁动、烦躁不安、试图拔除各种管路为特征；抑制型谵妄以感情淡漠、言语减少、嗜睡为特征；混合型谵妄则是患者兼具两者的典型特征。有报道显示，重症谵妄患者中，兴奋型谵妄占1.6%，抑制型占43.5%，混合型则占54.1%；之后的研究发现，不同亚型的谵妄在重症患者中所占比例差别很大。尽管抑制型或混合型谵妄发生率较高，但兴奋型谵妄患者更易受到医护人员的关注，主要因为兴奋型谵妄患者的症状明显，容易引起医疗护理不良事件，甚至对患者自身或医护人员造成伤害。而抑制型谵妄患者少有兴奋表现，混合型谵妄呈间断发作，在临床也常被忽视。因此，应该对常见且存在严重危害的抑制型和混合型谵妄，给予充分重视[9]。

八、预防和治疗

目前所有的证据均提示，谵妄的治疗效果远远不如预防效果。一旦发生谵妄，患者很难逆转，预后不良。因此，早期发现、早期治疗，甚至在发生谵妄前进行有效的预防是医生最明智的选择[12]。英国国家卫生与保健优化研究所（The National Institute for Health and Care Excellence，NICE）指南提出预防谵妄的要求：纠正诱因、逆转危险因素，并强调多学科团队干预的非药物性预防方案，医护团队和家属共同参与治疗。医务人员首先全面评估患者，针对患者存在的具体危险因素，个体化提供相应多学科团队的干预方案。研究表明，谵妄的发生与疾病严重程度存在明显的相关性，积极处理原发病在谵妄的管理中至关重要；有效的镇痛及合理镇静对减少应激所致的生理和心理功能障碍可起到积极作用。而谵妄的对症治疗只是对因治疗的有效辅助和补充。循证指南推荐谵妄的治疗方案为治疗潜在疾病，明确病因，针对病因进行综合治疗[13]。

谵妄的药物治疗原则为：①单药治疗比联合用药好，可以降低药物的不良反应和药物间相互作用；②以小剂量开始；③选择抗胆碱能活性低的药物；④尽可能快地停药，主要纠正引起谵妄的潜在原因；⑤持续应用非药物干预措施，主要纠正引起谵妄的潜在原因[14]。

对于兴奋躁动症状，可选用第二代抗精神病药物，如喹硫平、利培酮、奥氮平等，从小剂量开始使用[15]。对于酒精戒断引起的谵妄，可以用苯二氮䓬类药物治疗。

第三节 幻觉和妄想

关键点

- 医师应通过对患者语言、行为的观察及与家属的交流来判断患者是否存在幻觉与妄想。
- 幻觉与妄想应重点与癫痫及精神分裂症相鉴别。

除了精神科常见疾病如精神分裂症、双相障碍、抑郁症等会出现幻觉（hallucination）和妄想（delusion）症状，很多神经科疾病也会出现严重的幻觉、妄想症状。幻觉和妄想症状在神经内科急诊很常见，患者通常表现为敏感多疑、疑心被害、凭空闻声等，并因此出现激烈的情绪反应和冲动行为，甚至可能出现自伤、自杀、伤人等危险行为，需要紧急识别并处理，同时预防意外事件。

一、定义

1. 幻觉

幻觉是指在缺乏现实刺激的情况下出现的知觉体验。幻觉分为真性幻觉和假性幻觉。真性幻觉的特点是患者可通过感觉器官真实感觉到，形象鲜明生动，存在于外部客观空间，患者多对此坚信不疑，不能被说服。而假性幻觉不够鲜明和生动，不存在于客观空间，而是出现在患者的主观空间；幻视的形象往往是不完整的，仅看见形体的一部分，幻听的声音也不够清晰；幻觉并不投射到外界，例如患者闭着眼睛就能看见头脑中有一个人像，未通过耳朵就听到脑子里有人说话的声音。

幻觉可分为幻听、幻视、幻嗅、幻味等，其中以幻听、幻视、幻嗅为多见。患者可表现为凭空视物、凭空闻声、闻到难闻的气味、尝到奇怪的味道等，与此同时患者可出现相应的情绪反应，如对幻觉内容表现出恐惧、害怕，也有患者会对此置之不理、表现淡漠。

幻听可分为言语性幻听和非言语性幻听，言语性幻听根据幻听内容又以评论性幻听、争论性幻听、命令性幻听为常见，前两者表现为听到有多个人在耳边评价患者的言行举止，后者表现为听到声音命令自己去做一些事情，如果患者不遵从则要承受严重的后果。

2. 妄想

妄想是指一种错误的、歪曲的病理性信念或判断，既没有事实根据，也与个体所处的的背景和文化中公认的信念不一致，无法用事实纠正，患者对此坚信不疑，妄想的内容多涉及本人的利害关系，受个人经历和时代背景的影响。

妄想主要包括关系妄想、被害妄想、夸大妄想、罪恶妄想、嫉妒妄想、疑病妄想、钟情妄想等。

（1）关系妄想：患者认为环境中的事物与自己发生了某些关联，比如患者在出门时觉得路上行人的目光和言谈都是针对自己的。关系妄想多与被害妄想伴随出现。

（2）被害妄想：最为常见，患者坚信某些人或组织要加害自己。患者会因此想法出现相应的异常行为，比如在家闭门不出、紧闭门窗、频繁上告投诉有组织要伤害自己等。神经内科疾病如痴呆、谵妄、脑炎等均可出现此症状。

（3）夸大妄想：多见于躁狂状态，表现为夸大自己的能力、财力等。

（4）罪恶妄想：坚信自己有罪或者犯有严重错误，多见于抑郁症，具有此症状的患者自杀风险较高。

（5）嫉妒妄想：患者坚信配偶对自己不忠，多见于神经退行性疾病患者。

（6）幻觉妄想综合征：以幻觉为主，多为幻听，并在幻觉的背景上产生妄想，二者联系紧密并互相影响，多见于精神分裂症和器质性精神障碍。

二、幻觉和妄想的识别

具有精神症状的患者通常无自知力，不会自行诉说精神症状，只能通过患者的表现和病史、医生问诊以及家属提供的具体情况作出判断。

如果患者出现发呆、自言自语、自笑、恐惧、行为异常等临床表现，需要格外注意询问患者是否有幻觉和妄想等精神症状，例如：

（1）患者独处时是否听到奇怪的声音或者有声音和自己说话（幻听）；

（2）是否能够看到别人看不到的事物（幻视）；

（3）是否能闻到奇怪气味（幻嗅）；

（4）是否觉得周围环境很危险甚至有人要伤害自己（被害妄想）；

（5）是否觉得旁人的言行都是针对自己的（关系妄想）。

具有幻觉、妄想等精神症状的患者，尤其有被害妄想、罪恶妄想、命令性幻听、已经出现冲动、自伤、自杀、有伤人观念和行为的患者，需要格外注意安全问题，要进行充分沟通，采取必要的安全防护措施，严密看护，避免出现自伤、自杀、伤人、外出等危险情况[16]。

三、鉴别诊断

1. 癫痫

癫痫尤其是颞叶癫痫，可出现多种形式的幻觉，其中幻嗅、幻味最为典型，如患者可闻到刺鼻的烧焦橡胶的味道、尝到金属的味道，幻听则多为内容单调的声音等。癫痫的精神症状多为发作性，部分性癫痫发作和全身性癫痫发作的患者都可出现。而很多精神疾病（如精神分裂症、急性短暂性精神障碍、分离转换障碍等）的症状也为发作性症状，很可能与癫痫发作时出现的精神症状发生混淆。如何鉴别精神症状是癫痫发作的症状或是原发性精神疾病呢？癫痫发作的精神症状多为突发突止，持续几分钟，表现形式通常为幻嗅、幻味，并伴有意识改变，发作后不能回忆，脑电图多异常。而精神疾病患者的幻觉症状多缓慢进展，持续时间较长，表现形式通常为幻听，不伴有意识水平改变，发作后能回忆，脑电图多正常。

2. 中枢神经系统感染性疾病

中枢神经系统感染性疾病经常会出现精神症状，与原发性精神疾病容易混淆。中枢神经系统感染性疾病的精神行为症状以幻觉、妄想、思维联想障碍、激越、躁动、冲动、紧张症等为主。幻觉以幻听为主，妄想可不固定、内容多变。例如，患者在无既往精神疾病病史的情况下（需要特别注意既往精神障碍合并脑炎的患者），突然出现精神症状，包括自言自语、思维联想障碍、情绪不稳定、冲动伤人毁物，或者表现为缄默不言、违拗拒食、重复刻板言语，甚至出现木僵等紧张症表现。中枢神经系统感染性疾病的精神症状显得支离破碎、缺乏系统性，同时伴随定向力障碍、局灶性神经系统损害的症状与体征，临床实践中需要特别注意鉴别以防误诊。

3. 谵妄

谵妄的患者会在意识障碍的情况下合并出现幻觉，以幻视多见，其幻觉的性质多具有恐怖性，如凭空看到恐怖的人或物，患者会因此感到恐惧，表现为躁动不安、不配合治疗，甚至会认为周围的人要伤害自己，并想要尽快逃离诊室。谵妄多见于中枢神经系统感染、颅脑手术后以及其他严重器质性疾病等。

4. 精神分裂症

精神分裂症的症状涉及认知、行为、情绪多个方面，但缺乏特异性诊断症状。诊断精神分裂症需要在至少1个月或1个月以上的大部分时间存在下述（1）～（4）中至少1组症状群或（5）～（9）中至少2组症状群中的明确症状。

（1）思维鸣响、思维插入、思维被撤走及思维广播。

（2）明确涉及躯体或四肢运动，或特殊思维、行动或感觉的被影响、被控制或被动妄想，妄想性知觉。

（3）对患者的行为进行跟踪性评论，或对患者加以讨论的幻听，或来源于身体某一部分的其他类型幻听。

（4）与文化不相称且根本不可能的其他类型的持续性妄想，如具有某种宗教或政治身份，或超人的力量和能力。

（5）伴转瞬即逝或未充分形成的无明显情感内容的妄想，或伴有持久的超价观念，或连续数周或数月每日均出现的任何感官的幻觉。

（6）思潮断裂或无关的插入语，导致言语不连贯，或不中肯或语词新作。

（7）紧张性行为，如兴奋、摆姿势，或蜡样屈曲、违拗、缄默及木僵。

（8）阴性症状，如显著情感淡漠、言语贫乏、情感迟钝或不协调，常导致社会退缩及社会功能下降，但需澄清这些症状并非由抑郁症或神经阻滞剂治疗所致。

（9）个人行为的某些方面发生显著而持久的总体性质的改变，表现为丧失兴趣、缺乏目的、懒散、自我专注及社会退缩。

5. 抑郁障碍

抑郁障碍是指患者在 2 周的大部分时间内情绪低落或减退，伴随体重下降、失眠、疲劳、精力不足、自卑、自责、认知功能减退、自杀观念和行为。重度抑郁可能也会出现幻觉和妄想。

6. 短暂性精神障碍

短暂性精神障碍指在 2 周内患者从非精神病性的状态转到明显的精神病性状态，通常没有先兆，突然出现至少一个阳性精神病性症状，如幻觉、妄想、言语紊乱或明显的精神运动行为紊乱等，发作时间持续至少 1 天，并小于 1 个月，最终能完全恢复到发病前的功能水平。

第四节　紧张症

関键点

- 紧张症通常急性起病，并且以运动、行为、情感和自主神经功能改变为特征。
- 致死性紧张症与神经阻滞恶性综合征均有致死性风险，需引起急诊医师的重视。

一、概述

紧张症（catatonia）是以精神运动异常为特征的神经精神疾病综合征，可独立出现，也可伴发于各种内科、神经科和精神疾病中。1874 年，德国精神病学家 Karl Kahlbaum 首次以"紧张症"命名了在抑郁症、躁狂症、癫痫、神经梅毒和结核病患者中出现的木僵、缄默、僵硬、违拗、僵住和模仿言语/动作的综合征。后来 Kraepelin 和 Bleuler 将紧张症纳入精神分裂症的疾病分类中，并且在此后百余年间被视为精神分裂症的亚型而存在，虽然这种分类也存在诸多争议。2013 年美国精神病协会（American Psychiatric Association，APA）发布的最新版《精神障碍诊断与统计手册》第 5 版（DSM-5）中，将紧张症从精神分裂症中剥离出来，作为相对独立的临床综合征来分类。Van der Heijden（2005）等指出，紧张症在精神科和其他医疗科室的识别率较低，其原因可能与其分类问题有关，进而导致诊断延迟、治疗不足，患病率和死亡率较高。Swartz（2001）等指出木僵是紧张症急剧呈现的临床特征，通常这种病例会首先送到急诊科而非精神科，导致很多紧张症无法被准确识别和有效处理[17]。

二、流行病学

有学者报道，在精神分裂症患者中紧张症的发生率达 4%～15%，而在新入院的急性期患者中可高达 5%～20%。近些年一些研究尝试使用不同的紧张症评估标准来考察急性期患者紧张症的罹患率，Stuiveng（2014）等发现，使用 Bush-Francis 紧张症评定量表（BFCRS）的前 14 个项目来评估，在所有急性入院的各种精神障碍患者中，50.8％的患者至少有 2 条为阳性，符合 BFCRS 筛选紧张症的标准，当使用 DSM-5 的紧张症诊断标准来评估，有 16.9％的患者符合该诊断；若仅考察精神病患者，71.6％符合 BFCRS 紧张症筛选标准，20.9％的患者符合 DSM-5 紧张症诊断标准。2017 年发表的关于紧张症罹患率的 meta 分析显示，1935—2017 年间的 74 项研究中，紧张症的罹患率为 9.0％，表明紧张症是一种比较常见的疾病[18]。

三、临床表现和诊断

紧张症通常急性起病，并且以运动、行为、情感和自主神经改变为特征，但某些病例会呈现慢性病程。这些症状可以分为两种主要的临床形式：迟滞型和兴奋型。迟滞型较为常见，表现为木僵、缄默、僵硬、不动、违拗、僵住（和蜡样屈曲）、怪异姿势和模仿现象。兴奋型主要表现为兴奋、攻击性和冲动性。这两种临床形式可共存于同一发作期间的同一患者中。

紧张症的诊断是双重的：首先是确诊紧张综合征，然后是确定病因。大多数学者倾向于需要 1～4 个症状来诊断紧张症，但在相当长的时间内对于诊断紧张症的临床症状数量尚未达成共识。诊断紧张症所需的症状数量的最佳界值根据临床情况而异：在紧张症罹患率较低的社区病例中，4 个症状才可以提供可靠的诊断；而在住院病例或急诊科，出现 2 个症状足以考虑紧张症。Fink（2003）等学者指出，在 1 h 或更长时间内出现 2 个或更多紧张症的症状，或相关症状在 2 个或多个不同场合再现，就足以诊断紧张症。在 DSM-5 诊断标准中，确诊紧张症须满足以下 12 个症状中的至少 3 个：木僵、僵住、蜡样屈曲、缄默、违拗、怪异姿势、作态、刻板运动、不受外部刺激影响的激越、鬼脸、模仿言语、模仿动作。在实际临床工作中，建议使用标准化评定量表进行筛查，如 Bush-Francis 紧张症评定量表（BFCRS），该表也同时评估紧张症的严重程度。筛查阳性的患者可使用 DSM-5 等较为严格的标准来确定诊断[19]。

病因学诊断方面，除了进行常规体格检查和神经系统检查，还需进行血液和尿液的代谢物和毒物检测、感染性疾病检查，以及红细胞沉降率、C 反应蛋白和抗核抗体等免疫指标检测，脑电图和头颅 MRI 扫描也有助于病因诊断。很多边缘叶脑炎患者伴有紧张症表现，年轻女性患者应考虑进行腹部和盆腔的影像学检查以明确边缘叶脑炎合并卵巢畸胎瘤的诊断[20]。

四、分类和亚型

1. DSM-5 紧张症分类

DSM-5 将紧张症分为三类：①与其他精神疾病相关的紧张症，如精神分裂症、双相障碍、创伤后应激障碍、抑郁障碍、物质滥用等；②继发于其他躯体疾病的紧张症，如丘脑梗死、额叶创伤性挫伤和肿瘤、副肿瘤性脑病、发作性睡病、多发性硬化症、系统性红斑狼疮等；③非特异性紧张症。

如上文所述，紧张症的亚型包括迟滞型（以精神运动性抑制为特征）和兴奋型（以精神运动性兴奋为特征），这两种状态在紧张症发作间期可以互相转换。迟滞型紧张症表现为木僵、凝视、缄默、退缩、拒食，以及一些奇怪的特征，如固定姿势、鬼脸、主动性违拗、蜡样屈曲、模仿言语/模仿动作、刻板行为、重复言语、自动服从。兴奋型紧张症的特征是精神运动性兴奋，包括言语动作增多、冲动行为等。另外，也可将紧张症分为单纯型（良性）和恶性紧张症。

2. 致死性紧张症与神经阻滞恶性综合征

致死性紧张症又称急性紧张性兴奋、Bell 躁狂、精神衰竭综合征、急性恶性精神病。其主要表现为急性起病的严重精神运动性兴奋、不同程度意识朦胧及强烈的暴力和自伤行为，随后出现以极度肌紧张和痉挛性姿势为特征的紧张状态，直至因躯体衰竭而死亡。总病程为 4～14 天，死亡率曾高达 50%。致死性紧张症发展过程中，早期出现高热、意识障碍、自主神经功能紊乱、进食减少、电解质紊乱及紧张症状，而后期通常出现木僵。大约 1/3 的致死性紧张症发生于木僵期。上述这些表现有时与神经阻滞恶性综合征（neuroleptic malignant syndrome，NMS）难以鉴别。

神经阻滞恶性综合征（NMS）是抗精神病药物所致紧张症的一种严重形式，大多出现在使用抗精神病药物过程中（尤其是快速加量、大剂量使用或骤然撤药）。患者出现高热（≥38°）、肌紧张，并且出现下列症状中至少 5 项：意识改变、心动过速、高血压或低血压、气促或缺氧、出汗或流涎、震颤、尿失禁、肌酸激酶升高或肌红蛋白尿、白细胞减少、代谢性酸中毒。尽管 NMS 会出现于任何接受抗精神病药物治疗的疾病中，但下述情况会增加其发生风险：既往致死性紧张症的病史、物质滥用或戒断、基底节病变（如帕金森病），及激越、脱水和衰竭等。另外，血清铁下降与 NMS 的发生风险相关，给予血清铁水平降低的紧张症患者抗精神病药物治疗，其 NMS 风险显著增高[21]。

五、治疗和处理

无论病因如何，紧张症的不良结局或死亡率都与躯体并发症有关，如恶病质、脱水、肺炎、肺动脉血栓、急性肾衰竭、急性呼吸窘迫综合征（ARDS）、心搏骤停等。另外，许多与紧张症相关的躯体疾病也是致命的。因此，一旦确诊紧张症，应立即密切观察，监测生命体征，警惕新出现的躯体并发症；给予补液、营养支持、活动肢体、防止血栓形成和防止窒息；停用抗精神病药和其他可能加重病情的药物（如甲氧氯普胺）；恢复多巴胺受体激动剂的使用（对于近期停用左旋多巴的帕金森病患者）。

劳拉西泮是治疗紧张症的一线药物，即使对很多器质性紧张症也非常有效。Bush 等的研究中，给予紧张症患者以劳拉西泮 1～2 mg 每日 2～3 次治疗，21 例服用者中 16 例症状消失。国外资料表明，劳拉西泮治疗的日剂量可高达 6～20 mg（可以每日 2 mg 剂量起步），注意高剂量苯二氮䓬类药物使用时需监测呼吸抑制情况并及时处理。另外，使用每日 10～50 mg 地西泮，或 1～5 mg 氯硝西泮也同样有效。此外，也有证据支持唑吡坦 2～10 mg 口服治疗、金刚烷胺 100 mg 每日 2 次、美金刚 5～10 mg 每日 2 次、托吡酯 100 mg 每日 2 次对于紧张症的疗效[22]。

如果劳拉西泮连续使用 5 天无效，则应考虑换用电休克治疗（electroconvulsive therapy，ECT）。ECT 仍是治疗紧张症最有效的方法。对于急性原发性紧张症，ECT 可使 67% 的患者得到改善，尤其对于合并躁狂的患者。一般 2～3 次 ECT 就能缓解紧张状态，但为了巩固疗效和预防复发，通常以 4～6 次 ECT 作为一个疗程。难治性患者可能需要 10～20 次的 ECT。证据表明 ECT 对于恶性紧张症也可以快速改善症状和显著改善预后[23]。

精神分裂症伴发的紧张症较为特殊，特别是慢性精神分裂症伴紧张症患者，可能对劳拉西泮不敏感。研究表明金刚烷胺和新近研发的美金刚在此类患者中可能有效。但即使劳拉西泮能够改善紧张症症状，仍需要抗精神病药物治疗原发性精神病症状，尽量选择非典型抗精神病药，如阿立哌唑或氨磺必利等，且仍需慎重滴定剂量，并密切观察症状变化。

第五节　惊恐障碍

关键点

- 惊恐发作的临床症状可以在多种疾病中出现，不具备特异性。诊断过程中要重点排查可以引起类似症状的急性冠状动脉综合征、急性脑卒中、急性哮喘发作等疾病。
- 选择性 5-羟色胺再摄取抑制剂可用于治疗惊恐障碍。

一、流行病学

惊恐障碍（panic disorder）即急性严重焦虑障碍，其终身患病率为 15%。DSM-5 中惊恐障碍依然作为焦虑障碍亚型，但取消与广场恐惧症的伴随关系。惊恐障碍大多在成年早期发病，在各个年龄段均可发病，平均发病年龄是 25 岁。中国学者发现惊恐障碍常见于农村女性，共病现象普遍，农村高于城市，惊恐障碍与其他精神障碍共病占 62.5%，其精神科门诊就诊率仅为 4.17%。

二、临床特征

惊恐障碍通常起病于少年晚期或成年早期，35～40 岁再有一次发病高峰期，儿童期也可发生本病。发作时一般意识清晰，持续时间一般数分钟到数十分钟，很少超过 1 h，可自行缓解。1 个月内发作 3 次方可诊断惊恐障碍，一般 1 次发作后出现持续 1 个月以上的预期焦虑，发作间期的精神活动状态正常，对其社会功能有部分损害，有确凿的证据可以排除相关躯体疾病。

临床医生应重点询问三组特征性的临床症状，即惊恐发作、预期焦虑、惊恐相关的恐怖回避（如场所恐惧）。

（1）惊恐发作：典型的情绪症状是患者自感"要发疯"或失控，如患者正在进行日常活动时突然感到心慌、心悸，感到好像心脏要从口腔里跳出来；或者严重的胸闷、胸痛、胸前压迫感；或呼吸困难、喉头堵塞，好像透不过气来，即将窒息，同时出现强烈的恐惧感，好像即将死去，或即将失去控制。这种紧张心情使患者难以忍受，继而出现惊叫、呼救的行为。有的出现过度换气、头晕、非真实感、多汗、面部潮红或苍白、走路不稳、肢体震颤、手脚麻木、胃肠道不适等自主神经过度兴奋的症状，以及运动性不安，如坐立不安。此种发作历时很短，一般5～20 min，很少超过1 h，可自行缓解；或以哈欠、排尿、入睡而结束。发作之后，患者自觉一切如常，但不久又可突然再次发作。

（2）预期焦虑：患者在反复出现惊恐发作之后的间歇期，常担心再次发病而出现惴惴不安，也可出现一些自主神经活动亢进的症状。

（3）求助和回避的行为：惊恐发作时由于强烈的恐惧感，患者往往难以忍受，常立即要求周围的人给予紧急帮助。在发作的间歇期，60%的患者担心发病时得不到帮助，因而主动回避一些活动，如不愿单独出门、不愿到人多的热闹场所、不愿乘车旅行等，或出门时要求他人陪伴，也有的患者会继发广场恐惧症。

三、诊断原则

惊恐障碍最重要的诊断原则是排除其他疾病，因为惊恐障碍的主要症状是惊恐发作，而惊恐发作的临床症状可以在多种疾病中出现，不具备特异性。

惊恐障碍常与抑郁症、双相障碍、创伤后应激障碍等精神科疾病及心脑血管疾病、甲状腺功能亢进、急性哮喘等躯体疾病共病，增加了酒精和物质滥用、抑郁发作等疾病的自杀风险，使患者的病情复杂化，给疾病的诊断及治疗带来很多障碍，加速了个体的衰老进程。惊恐障碍症状群有很明显的特征，以发作性胸闷、心慌、气促、乏力、身体颤抖为主要临床症状，发作突然而强烈，不可预测，可伴有濒死感、失控感，有时会出现强烈的心血管系统、呼吸系统及神经系统症状，并在1个月内持续出现再发惊恐的恐惧和担忧。由于其临床表现酷似急性冠状动脉综合征、急性脑卒中、急性哮喘发作等内科疾病，极易被误诊为心脑血管疾病或呼吸系统疾病，因此，应请心内科、神经内科、呼吸内科医生会诊以除外心脏、呼吸和神经系统的器质性疾病。

需要排除的内科疾病包括：甲状腺功能亢进、甲状旁腺功能亢进、心律失常、冠状动脉供血不足、嗜铬细胞瘤、低血糖症、真性眩晕、心脏二尖瓣脱垂、偏头痛、颞叶癫痫、前庭功能异常、心功能不全、高血压、低血压、哮喘、短暂性脑缺血发作等。需要排除的其他精神科疾病：广泛焦虑症、抑郁障碍、精神分裂症、人格解体障碍、疑病症、恐惧症、药物或酒精戒断等。

四、治疗

惊恐障碍的治疗目标是减少发作频率，降低发作严重程度，缓解预期焦虑、恐惧导致的回避行为及焦虑所致的功能损害。

美国FDA批准的治疗惊恐障碍的药物有帕罗西汀、阿普唑仑、阿普唑仑缓释剂（国内暂未上市）、氯硝西泮、氟西汀、帕罗西汀控释片、舍曲林、文拉法辛缓释剂和艾司西酞普兰。药物起始治疗应从小剂量开始，剂量通常在1～2周内加量至常规剂量。苯二氮䓬类药物为二线用药，但在有严重兴奋或焦虑时可随时使用。

患者需接受足量、足疗程药物治疗。一般治疗 1 周后显效，病情显著改善需 6～8 周，并需继续维持治疗 12 个月。惊恐障碍易复发，应与患者沟通坚持服药的重要性。

常用的心理疗法有支持性心理治疗、认知行为治疗、暴露治疗、放松疗法等。其中，认知行为疗法的目的在于通过认知和行为技术来改变患者的不良认知，从而矫正不良行为的心理治疗方法。相对于药物治疗，认知行为疗法能更有效地预防复发。

第六节　自　杀

关键点

- 自杀可以是患者就医的原因，也可以发生在其他疾病的治疗过程中。
- 医师应及时发现患者的自杀风险，并充分利用各种医疗资源对患者加以保护。

一、概念

自杀（suicide），指自杀的主体蓄意主动结束自己生命的行为。自杀学的创始人 Émile Durkheim 提出自杀的完整概念：任何由死者自己完成并知道会产生这种结果的某种积极或消极行动直接或间接引起的死亡。自杀是对人类生存权的彻底否认。据世界卫生组织（WHO）最新统计结果，截至 2018 年 8 月，全球每年有近 80 万人死于自杀，是导致全球 15～29 岁人群死亡的第二大原因[24]。

二、流行病学

自杀占美国每年总死亡人数的 1.3%，每年急诊科接诊约 60 万例自伤或自杀未遂的病例，大约占急诊科年度就诊总数的 0.5%。2004 年美国自杀率为 11.1/10 万，男性自杀率为 17.7/10 万，女性自杀率为 4.6/10 万。2009 年 WHO 公布的全球自杀率统计年报中，中国的自杀死亡率为：男性 13.0/10 万，女性 14.8/10 万（1999 年数据）。

三、病理生理学

自杀是很多影响因素相互作用的结果，而不是一个自身的疾病实体。自杀的神经生物学研究涉及神经递质、基因、神经内分泌、生物学标志和成像研究等，尚未达到临床应用的地步。

自杀行为容易出现在具有生物脆弱性的人群。遗传学研究指出，自杀一方面与情感障碍、精神分裂症、乙醇中毒等伴发，自杀可能经由这些疾病传递；另一方面，自杀可能存在独立的遗传因素，即独立于上述精神疾病之外的自身传递。

在所有神经递质中，5-羟色胺与自杀的关系研究最为广泛。脑脊液中 5-羟吲哚乙酸浓度下降提示 5-羟色胺活性降低，5-羟色胺功能失调可能与自杀相关。下丘脑-垂体-肾上腺轴活性异常与自杀行为之间的关系存在不同的研究结果。

心理动力学解释自杀是转向某人的愤怒或将对他人的愤怒导向自身。自杀受三个方面的力量驱动：渴望死、渴望杀死别人和渴望被别人杀死。无望感是自杀的核心心理因素，其他常见因素有羞耻感、无价值感、低自尊、早期创伤性的关系和强烈的心理痛苦。不良应对方式、反社会特质、敌意、依赖或过度依赖、自我意识、高度自责与自杀有关。

四、自杀危险评估

自杀危险评估是精神科检查不可或缺的部分，其目的是识别那些可改变、可治疗的危险因素，同时识别相关保护因素。

1. 自杀的危险因素

精神障碍与超过 90％ 的自杀成功相关，并与绝大多数的自杀未遂相关。高达 15％ 重度抑郁或双相障碍的患者死于自杀，几乎全在抑郁发作期，自杀风险是普通人群的 30 倍。抑郁症的长期自杀危险因素包括自杀意念、自杀企图、严重的绝望及先前的自杀未遂史。

人格障碍患者，尤其是边缘型与反社会型人格障碍，伴有最近的应激生活事件，如工作环境问题、家庭争吵、失业、经济困难等，增加了患者的自杀危险。

内科疾病，特别是严重疾病或慢性病，与自杀风险的增加有关。有报道称，艾滋病、癌症、脑外伤、癫痫、多发性硬化、亨廷顿病、脑器质性综合征、脊髓损伤、高血压、心脏病等均增加自杀风险。谵妄或意识不清的患者可能因为激越和毁灭性冲动，不能保护自己免受伤害。

2. 自杀的保护因素

能减少自杀危险的保护因素包括：良好的应对技巧、对家庭的责任感、对自杀的恐惧、对与自杀相关的社会排斥的恐惧、宗教信仰、与精神卫生专家形成紧密的治疗联盟等。

自杀的危险因素和保护因素此消彼长，同时存在。应鉴别和处理可改变的危险因素，并强化保护因素[25]。

五、临床特征

患者的自杀风险呈连续性变化（从个体想死或有自杀想法，到需要紧急医疗关注的重症患者有意自我伤害以结束生命）。有自杀倾向的患者没有特征性表现，因此，必须对所有患者进行自杀风险评估，尤其是那些有意图、威胁或试图自杀的患者需要特别关注。

在自杀成功前 1 个月，大约 1/5 的自杀者接受了心理健康服务。自杀前一年，大约 1/3 的自杀者与心理健康专业人员联系过。约 25％ 有自杀危险的患者对临床医师不愿透漏其自杀意念，但会告诉他们的家人。

六、自杀危险的干预

自杀危险的干预措施包括为患者提供一个安全的环境，决定合适的治疗场所，制订适当的躯体和心理干预计划，持续评估安全性、自杀风险、精神状态及对当前治疗的反应[26]。

封闭式的精神机构适用于那些有自杀高危险或不能控制自身冲动的患者。处于高危险但又拒绝住院的患者应强制收治入院。

对有威胁性的患者进行评估时，警卫人员必须在场。对不合作的患者，用一种平静与坚定的方式告知："我想帮助你，但前提是你要向我提供一些信息"，这样的话有益于治疗[27]。

七、治疗

对于有自杀危险的患者，精神科处理包括：①确定治疗和监测的地点；②照顾患者的安全；③建立协同合作的医患关系；④协调不同科室医生提供的治疗；⑤监测病情进展和对治疗计划的反应；⑥对患者的安全、精神状况和功能水平进行持续的跟踪评估；⑦提高治疗依从性和对患者进行健康教育，如果有指征，还应对患者的家人和其他重要关系人提供健康教育。

有自杀想法、计划或行为的患者，一般应当在最能保证安全和有效干预并且限制最少的环境下接受治疗。综合运用躯体治疗和心理治疗对许多有自杀想法、计划或行为的患者有益。在制订个体治疗计划时应考虑患者的偏好。

1. 躯体疗法

抗抑郁药物对于治疗急性抑郁发作的疗效已经得到证明，而且它们对反复发作的严重焦虑或抑郁障碍患者的长期康复有帮助，对存在自杀想法或行为的此类患者使用抗抑郁药物应当得到支持。建议选用5-羟色胺再摄取抑制剂或其他新型抗抑郁药物，药物的处方剂量最好要保守，尤其对不太了解的患者。具有镇静作用的抗抑郁药物或附加催眠药物适用于伴有失眠的患者。抗抑郁药起效有延迟现象，在治疗初期或情绪低谷期，应对患者严密看护。

对严重失眠、激越、惊恐发作或精神焦虑等症状的治疗，可短期采用苯二氮䓬类药物，尽量采用作用时间长的药物，而不是短效药物。对高度焦虑或激越的患者，其他可替代的治疗方案包括具有镇静作用的药物（如曲唑酮）、低剂量的第二代抗精神病药物，以及某些抗惊厥药物（如加巴喷丁或双丙戊酸）。

氯氮平治疗与自杀未遂率明显下降有关，而且还可能与精神分裂症和分裂情感障碍患者的自杀率下降有关。对频繁出现自杀想法、企图自杀或两者兼具的精神病性障碍患者用药时，可以考虑使用氯氮平。其他可采用的药物包括利培酮、奥氮平、喹硫平、齐拉西酮、阿立哌唑等。

精神病性障碍患者伴有自杀意念、自杀企图和自杀计划时，尤其是在其他疗法不适合或无效的情况下，可考虑电休克（ECT）治疗，但 ECT 对自杀行为的长期效果证据不足。

氯胺酮是一种非竞争性的 N-甲基-D-天冬氨酸（NMDA）受体拮抗剂，在临床上通常作为麻醉剂使用。一项随机对照研究显示与对照组咪达唑仑相比，氯胺酮可显著减轻抑郁症患者的自杀观念，且在部分程度上独立于其抗抑郁效应[28]。

2. 心理社会干预

心理治疗广泛用于治疗自杀风险，认知治疗能有效防止最近曾自杀未遂的成年人再度企图自杀。有证据显示，精神分析治疗和辩证行为治疗可减少边缘性人格患者的自我伤害（包括自杀未遂）。

对于自杀未遂或虽然没有想死的意愿但曾经有自伤行为的患者，某些特定的心理社会干预，如快速干预、追踪家访、解决问题治疗、简短的心理治疗，或家庭治疗、夫妻治疗或小组治疗，可能会有帮助，但证据有限。

八、安全管理

对于门诊有自杀风险的患者，需增加就诊次数、加强联合治疗、给予或调整药物等，如果患者同意，还可以请家人或其他相关人员参与治疗。对于自杀高危患者，若不能继续维持安全的门诊治疗时，可考虑强制住院治疗，患者必须由监护人陪同直接来医院，并将自杀风险评估和强制住院的决策记录存档。

对于住院患者，去除会造成窒息及可能致命的工具（鞋带、皮带、锐器、玻璃制品，甚至枕套），彻底搜查违禁品，安装非承重夹具、浴帘杆、绝缘电动床、无绳电话、防跳窗户、无障碍门、闭路摄像机等。

小　　结

精神障碍在急诊室并不少见，其症状表现多样、变化不定，部分患者存在伤人、自伤甚至自杀危险，这就要求急诊科医师具备识别精神障碍常见症状并给予早期处置的能力，在解决患者临床需求的同时，避免可能出现的各种意外发生。

参考文献

[1] 郝伟，于欣. 精神病学. 北京：人民卫生出版社，2013.

[2] 于欣. 精神科住院医师培训手册：理念与思路. 北京：北京大学医学出版社，2011.

[3] Hshieh TT，Fong TG，Marcantonio ER，et al. Cholinergic deficiency hypothesis in delirium：a synthesis of current evidence. The Journals of Gerontology. Series A，Biological Sciences and Medical Sciences，2008，63：764-772.

[4] Hubscher A，Isenmann S. Delirium：concepts，etiology，and clinical management. Fortschritte der Neurologie-Psychiatrie，2016，84：233-244.

[5] Zenilman ME. Delirium：an important postoperative complication. JAMA，2017，317：77-78.

[6] Inouye SK，Westendorp RG，Saczynski JS. Delirium in elderly people. Lancet（London，England），2014，383：911-922.

[7] Inouye SK，van Dyck CH，Alessi CA，et al. Clarifying confusion：the confusion assessment method. A new method for detection of delirium. Annals of internal medicine，1990，113：941-948.

[8] Wei LA，Fearing MA，Sternberg EJ，et al. The confusion assessment method：a systematic review of

current usage. Journal of the American Geriatrics Society，2008，56：823-830.

［9］Wong CL，Holroyd-Leduc J，Simel DL，et al. Does this patient have delirium? Value of bedside instruments. JAMA，2010，304：779-786.

［10］Meagher D. Motor subtypes of delirium：past，present and future. International Review of Psychiatry（Abingdon，England），2009，21：59-73.

［11］Peterson JF，Pun BT，Dittus RS，et al. Delirium and its motoric subtypes：a study of 614 critically ill patients. Journal of the American Geriatrics Society，2006，54：479-484.

［12］van den Boogaard M，Schoonhoven L，van der Hoeven JG，et al. Incidence and short-term consequences of delirium in critically ill patients：a prospective observational cohort study. International Journal of Nursing Studies，2012，49：775-783.

［13］Francis J，Martin D，Kapoor WN. A prospective study of delirium in hospitalized elderly. JAMA，1990，263：1097-1101.

［14］Meyer S，Meyer O，Kressig RW. Drug-induced delirium. Therapeutische Umschau Revue Therapeutique，2010，67：79-83.

［15］Huai J，Ye X. A meta-analysis of critically ill patients reveals several potential risk factors for delirium. General hospital psychiatry，2014，36：488-496.

［16］陈志恩，蔡进伟，张岩，等. 幻觉、妄想在精神分裂症中的诊断价值. 临床精神医学杂志，2016，26（2）：127-129.

［17］Fink M，Taylor AM. Catatonia：a Clinician's guide to diagnosis and treatment. Cambridge：Cambridge University Press，2003.

［18］Rosebush PI，Hildebrand AM，Furlong BG，et al. Catatonic syndrome in a general psychiatric inpatient population：frequency，clinical presentation，and response to lorazepam. J Clin Psychiatry，1990，51：357-362.

［19］American Psychiatric Association. Diagnostic and Statistical Manual of Mental Disorders. 5th edition（DSM-5）. Washington：American Psychiatric Association，2013.

［20］Van der Heijden FM，Tuinier S，Arts NJ，et al. Catatonia：disappeared or underdiagnosed? Psychopathology，2005，38：3-8.

［21］Bush G，Fink M，Petrides G，et al. Catatonia I：rating scale and standardized examination. Acta Psychiatr Scand，1996，93：129-136.

［22］Ungvari GS，Leung CM，Wong MK，et al. Benzodiazepines in the treatment of catatonic syndrome. Acta Psychiatr Scand，1994，89：285-288.

［23］Zisselman MH，Jaffe RL. ECT in the treatment of a patient with catatonia：consent and complications. Am J Psychiatry，2010，167：127-132.

［24］王智慧，白丽娟，周艳平，等. 急诊精神障碍患者自杀意念与自杀干预研究. 中国药物与临床，2020，20（4）：617-620.

［25］Jacobs DG，Baldessarini J，Conwell Y，et al. Practice guideline for the assessment and treatment of patients with suicidal behaviors. Am J Psychiatry，2003，160（11 Suppl）：1-60.

［26］《自杀风险患者评估和管理临床实践指南》编写背景和使用事项. 中国心理卫生杂志，2015，29（S1）：2-11.

［27］Stern TA，Fricchione GL，Cassem NH，et al. 麻省总医院精神病学手册. 许毅，译. 6 版. 北京：人民卫生出版社，2017.

［28］冯若冰，肖乐，胡永东. 氯胺酮抗抑郁治疗临床研究进展. 北京医学，2019，41（7）：595-597.

第九章 急诊实验室检查

急诊实验室检查是急诊医学中不可缺少的一部分，多种神经系统及内科疾病可以通过急诊实验室检查得到重要的诊断线索，部分疾病（如低血糖性昏迷、肝性脑病、低钾型周期性瘫痪等）的诊断很大程度上依赖于准确的急诊实验室检查。因此，急诊科医师应充分了解神经科急症可能出现的实验室检查结果，在接诊患者之后，迅速安排患者进行必要的检查，正确解读各项检查结果，并将这些结果作为进一步诊断及治疗的依据。在急诊科，实验室检查主要针对血液及脑脊液展开，以下将分别具体阐述。

第一节　血液检查

一、常规检查项目

神经内科急症常需与其他系统性疾病相鉴别。以意识障碍为例，多种疾病均可造成患者意识水平下降（表 9-1）。

表 9-1　昏迷患者的常见病因

疾病种类			确诊所需辅助检查
神经系统疾病	感染性疾病	病毒性脑炎	影像＋实验室
		脑膜炎	
		颅内寄生虫感染	
		脑型疟疾	
	自身免疫性疾病	急性播散性脑脊髓炎	
		自身免疫性脑炎	
	脑血管病	脑出血	影像
		脑梗死	
		蛛网膜下腔出血	
	神经肌肉接头疾病	肌无力危象	电生理＋实验室
	脑肿瘤		影像

续表

疾病种类		确诊所需辅助检查
代谢障碍性疾病	肺性脑病	实验室
	肝性脑病	
	肾性脑病	
	糖尿病酮症酸中毒	
	高渗性非酮症性糖尿病昏迷	
	低血糖性昏迷	
	代谢性酸中毒	
	甲状腺危象	
	肾上腺皮质危象	
外源性中毒	农药中毒	实验室
	有毒动植物中毒	
	药物中毒	
	化工物品中毒	
	一氧化碳中毒	
物理及缺氧性损害	溺水	特殊起病诱因
	触电	
	窒息	
	中暑	

从表 9-1 可以看出，在造成患者意识水平下降的常见病因中，相当部分的诊断可以通过实验室检查得到帮助，因此，应将这些项目列入急诊昏迷患者的常规检查项目。对于具有糖尿病、肾功能不全、肝功能不全等特殊病史的患者，尤其应针对其病史进行相应的特殊检查，并请相关科室会诊。

头晕患者除考虑神经科疾病外，也要除外贫血、血压过高或过低等情况。神经内科急症常伴随其他系统并发症，临床常见应激性溃疡、电解质紊乱、感染等。其他系统疾病也可出现神经系统并发症，需要紧急处理。此外，部分神经科用药的系统性不良反应也需要关注。因此，对于就诊于神经内科急诊的患者，除神经内科特异的实验室检查外，系统性检查同样重要。

急诊常规检查项目包括：血常规、肝肾功能、血氨、电解质、凝血检查、血糖、血气分析、传染病八项、心肌梗死三项、脑利钠肽等。这些检查在临床中广泛应用，在此不再展开叙述。

二、病原学检查

神经系统感染性疾病的诊断、治疗、疗效评价及预后判断均有赖于及时准确的病原学诊断。外周血病原学检查是病原学诊断的重要手段，尤其在患者因各种原因不能完成腰穿检查时。如果患者出现发热、畏寒、寒战、外周血白细胞升高时，应除外血行感染的可能，应在体温升高、出现畏寒、寒战时留取血培养（包括需氧、厌氧和真菌培养），增加病原检出率。

1. 细菌和真菌感染

细菌和真菌感染性疾病的检查主要从三方面着手：①检测细菌或其抗原，主要包括直接涂片显微镜检查、培养、抗原检测与分析；②检测抗体；③检测遗传物质，主要包括基因探针技术和 PCR 技术。

上述检查手段中，分离培养是最重要的确诊方法。根据细菌或真菌的形态、菌落特点、生化反应、血清学鉴定、动物接种等可综合鉴定病原体。目前一些微量鉴定系统及自动化培养与检测系统已经应用于临床细菌和真菌感染性疾病的诊断，大大提高了检查报告的速度与准确性[1]。

（1）结核分枝杆菌感染：当怀疑结核分枝杆菌感染时，可进行血和脑脊液结核分枝杆菌抗体、结核感染 T 细胞斑点试验（TB-SPOT）、结核分枝杆菌 PCR 等检查。脑脊液中检测到结核分枝杆菌可以作为诊断结核性脑膜炎的"金标准"，但脑脊液涂片抗酸染色阳性率极低，约 10%；而结核分枝杆菌培养所需时间较长，且阳性检出率仅为 20%～30%，对临床早期诊断价值有限。改良抗酸染色法将离心-涂片合二为一，玻片经多聚赖氨酸处理，增高黏附力，TritonX-100 溶解细胞膜脂质，便于对细胞内抗酸杆菌染色。据报道改良抗酸染色的灵敏度高达 83%，既可对结核性脑膜炎的早期诊断提供依据，又可作为疗效判断的指标。TB-SPOT 检测 T 细胞介导的免疫应答，在结核分枝杆菌感染早期，机体内细菌载量较低时就可灵敏地检测到效应 T 细胞分泌的 INF-γ，从而显示阳性结果。TB-SPOT 受卡介苗接种及受检者免疫功能状态的影响较小，在诊断潜伏性结核感染、肺外结核等方面显示出明显的优势。

（2）隐球菌感染：隐球菌性脑膜炎的病因学诊断应以脑脊液检测为主要手段，但当患者因颅内压增高存在脑疝风险而不能完成腰穿检查或因蛛网膜下腔粘连导致脑脊液留取困难时，外周血隐球菌抗体检测便显示出其诊断价值。相关临床研究评估了指尖血进行隐球菌抗原免疫层析检测（cryptococcal antigen lateral flow assay，CrAg LFA）的临床价值。具体来说，对于疑似脑膜炎的患者，在腰椎穿刺前进行血浆 CrAg LFA，并与随后的脑脊液 CrAg LFA 进行比较。指尖血检测血中 CrAg 的阳性预测值为 100%，隐球菌性脑膜炎的阳性预测值为 93%。其余 7% 的患者指尖血 CrAg 阳性但脑脊液阴性，后经检查发现血清/血浆 CrAg 阳性；因此，这些患者的检测结果不是假阳性，而是提示外周血隐球菌感染。指尖血检测结果与血清或血浆 CrAg 检测结果符合率为 100%，排除隐球菌性脑膜炎的阴性预测值为 100%。在无症状且真菌负担较低的人群中，指尖血 CrAg 检测确实有局限性，与血清或血浆测试相比，可能出现假阴性。取全血进行 CrAg LFA 能够提高此技术的诊断价值[2]。

CrAg 可在脑膜炎症状出现前数周至数月的血液中检测到。晚期 HIV 感染者无症状隐球菌抗原血症的患病率为 1%～15%。在高收入国家，无症状隐球菌抗原血症的平均患病率为 2.6%。无症状 CrAg 阳性是脑膜炎预后不佳的独立预测因子。在脑膜炎症状出现前先期用大剂量氟康唑治疗隐球菌抗原血症可防止患者死亡。在一项对撒哈拉以南非洲 2000

名晚期艾滋病患者的随机对照试验中，这一点得到了验证，该试验表明，通过 CrAg 筛查、给予预防性治疗，患者存活率提高了 28%。鉴于这一明显的益处，世界卫生组织和许多国家艾滋病指南现在建议对晚期艾滋病患者进行 CrAg 筛查，并对 CrAg 阳性的患者预先使用大剂量氟康唑，以期改善预后[3]。

2. 病毒感染

病毒感染的实验室检查包括病毒分离与鉴定、病毒核酸与抗原的直接检出，以及特异性抗体的检测。应用聚合酶链反应（PCR）技术检测脑脊液中病毒核酸，可达到早期快速诊断的目的。但需要注意的是，PCR 技术具有高度敏感性，可能出现假阳性结果，因此在标本采集和试验操作过程中必须采取严格的措施，防止污染，提高诊断的特异性。

通常采用双份血清和双份脑脊液作为病毒抗体的动态检测。符合下述三种情况之一即可诊断该病原体所致颅内感染：①脑脊液病毒抗体 IgM 抗体阳性；②血和脑脊液病毒抗体滴度比值较正常明显降低（如单纯疱疹病毒 IgG 抗体滴度血/脑脊液<40）；③双份脑脊液病毒特异性抗体呈显著变化趋势。

3. 梅毒螺旋体感染

梅毒的病原学检查包括非特异性螺旋体检测试验和特异性螺旋体血清学试验。非特异性螺旋体检测试验包括：快速血浆反应素试验（rapid plasma reagin，RPR）和梅毒螺旋体血凝试验（Treponema pallidum hemagglutination assay，TPHA）。两种检测方法的血清检测结果不及脑脊液检测结果对梅毒诊断的提示作用强。血清试验阳性只表明以前接触过梅毒螺旋体，而脑脊液阳性，则提示可能为神经梅毒。脑脊液 RPR 特异性及敏感性均较高，阳性则神经梅毒诊断成立。TPHA 敏感性高，但有假阳性，因此，脑脊液 TPHA 阳性（滴度>1：80）对诊断有帮助，脑脊液 TPHA 阴性则基本可以排除神经梅毒。

特异性螺旋体血清学试验包括螺旋体固定术试验（Treponema pallidum immobilization，TPI）、荧光密螺旋体抗体吸收试验（fluorescent Treponemal antibody-absorption test，FTA-ABS）、梅毒螺旋体明胶凝集试验（Treponema pallidum particle agglutination，TPPA）、梅毒螺旋体酶联免疫吸附试验（TP-ELISA）和基因诊断技术检测梅毒螺旋体（TP-PCR）[4]。目前，国内实验室用梅毒非特异性检测试验（如 RPR 法、TPHA 法）进行梅毒的常规筛查及疗效观察、判断复发及再感染，用梅毒特异性试验（如 FTA-ABS、TPPA 或 TP-ELISA 法）进行确诊试验，用于诊断各期梅毒[5]。

4. 寄生虫感染

寄生虫感染的诊断性检查主要包括病原学检查、免疫学检查和其他实验室常规检查。病原学检查是根据寄生虫生活史的特点，从患者血液、组织液、排泄物、分泌物或活体组织中检出寄生虫的某一发育虫期，是最可靠的诊断方法，但检出率较低。免疫学检查则弥补了这一不足，包括经典的凝集试验、沉淀试验和最近得到广泛应用的酶联免疫吸附试验（ELISA）、免疫酶染色试验、免疫印迹试验、免疫荧光法等。

脑囊尾蚴病是神经科门急诊的常见病之一。对于临床怀疑脑囊尾蚴病的患者，除完善头颅 MRI、粪便寻找虫卵、小腿 X 线片等检查外，可使用 ELISA 法检测血清或脑脊液中囊尾蚴的特异性抗体，该方法敏感性及特异性均较高，脑脊液中囊尾蚴抗体阳性即可明确诊断。囊尾蚴抗体总 IgG 存在时间较为持久，在非活动期也可检测到，治疗前后没有明显差异，感染消除后特异性 IgG 抗体可持续存在，但特异的 IgG4 会迅速降低或消失。因此，检出特异性 IgG4 抗体在囊尾蚴病的诊断和疗效评估中具有很好的应用价值。研究认为脑囊尾蚴病的脑脊液特异性 IgG4 抗体主要产生于鞘膜内，只有当血脑屏障功能障碍时才仅有少量来自于周围血液。囊尾蚴感染后可引起血清及脑脊液特异性 IgG4 升高。交叉反应是蠕虫病免疫诊断中的常见难题。蠕虫抗原富含多糖、糖蛋白或糖脂，其中磷酸胆碱和多糖抗原复合物是免疫诊断中引起交叉反应的主要因素。

三、免疫学检查

1. 红细胞沉降率（ESR）和 C-反应蛋白（CRP）

感染、肿瘤、风湿免疫性疾病等多种情况均可造成 ESR 和 CRP 升高。

2. 抗链球菌溶血素 O

溶血素"O"是 A 群溶血性链球菌产生的具有溶血活性的代谢产物，相应抗体称为抗链球菌溶血素 O（anti-streptolysin O，ASO）。该抗体阳性表明患者近期存在 A 群溶血性链球菌感染，常见于活动性风湿热、类风湿关节炎、风湿性心脏病、急性感染等。

3. 类风湿因子

类风湿因子（rheumatoid factor，RF）是变性 IgG 刺激机体产生的一种自身抗体，见于类风湿关节炎、多发性肌炎、硬皮病、干燥综合征、系统性红斑狼疮（SLE）、慢性活动性肝炎等自身免疫性疾病，某些感染性疾病（如感染性心内膜炎等）也可呈阳性。

4. 抗核抗体谱

抗核抗体（antinuclear antibody，ANA）又称抗核酸抗原抗体，是一组将自身真核细胞的各种成分包括脱氧核糖核蛋白（DNP）、DNA、可提取核抗原（ENA）和 RNA 等作为靶抗原而产生的自身抗体的总称，能与所有动物的细胞核发生反应，主要存在于血清中。根据细胞内各分子的理化特性和分布部位，ANA 主要分为五大类：抗 DNA 抗体、抗组蛋白抗体、抗非组蛋白抗体、抗核仁抗体、抗其他细胞成分抗体（表 9-2 和表 9-3）。每一大类抗体又因不同抗原特性而再分为许多种类。因此，ANA 在广义上是一组具有不同临床意义的自身抗体总和，更确切的名称应为抗核抗体谱。ANA 的性质主要是 IgG，也有 IgM、IgA，甚至 IgD 和 IgE。

表 9-2　抗核抗体的分类

分类	主要抗体
抗 DNA 抗体	抗双链 DNA（ds-DNA）、抗单链 DNA（ss-DNA）
抗组蛋白抗体	抗组蛋白 H_1、H_2A、H_2B、H_3、H_4、H_2A-H_2B 复合物抗体
抗非组蛋白抗体	抗 ENA 抗体，包括抗 nRNP、Sm、SS-A、Ro-52、SS-B、Scl-70、Jo-1、核糖体 P 蛋白、PCNA 等抗体
	抗着丝点抗体（抗 CENP-A、B、C、D、E、F 抗体）
抗核仁抗体	抗 RNA 多聚酶-1、PM-Scl、NOR-90 等抗体
抗其他细胞成分抗体	抗高尔基体、中心体/纺锤体、线粒体、溶酶体抗体

表 9-3　常见抗核抗体的临床意义

抗体	临床意义
抗双链 DNA	见于活动性 SLE，阳性率 70%～90%
抗组蛋白抗体	见于 50%～70% SLE 和 90% 以上 DIL 患者
抗核小体抗体	诊断 SLE 的特异性标志，敏感性 58%～71%，特异性 97%～99%
抗 Sm 抗体	诊断 SLE 特异性达 99%，且能反映活动度和受累器官
抗 nRNP 抗体	与 MCTD 相关，阳性率 95%～100%，还可见于 30%～40% 的 SLE 患者
抗 SS-A（Ro）抗体	见于 SS（敏感性 88%～96%）、RA（3%～10%）、新生儿狼疮（>90%）、SLE（24%～60%）、补体 C2/C4 缺乏症（90%）、PBC（20%）
抗 SS-B（La）抗体	见于 SS（71%～87%）、新生儿狼疮（75%）、SLE（9%～35%）、单克隆丙种球蛋白病（15%）
抗 Scl-70 抗体	见于 PSS，预后不良
抗原纤维蛋白抗体	见于 PSS
抗 PM-Scl 抗体	见于重叠综合征：合并 PM、DM、PSS（Scl）
抗增殖期细胞核抗原抗体	见于 3% SLE 患者
抗着丝点抗体	见于局限性 PSS（80%～95%）、PBC

SLE，系统性红斑狼疮；DIL，药物性狼疮；MCTD，混合性结缔组织病；PSS，进行性系统性硬化症；Scl，硬皮病；PM，多发性肌炎；SS，干燥综合征；PBC，原发性胆汁性肝硬化；DM，皮肌炎；RA，类风湿关节炎

5. 抗中性粒细胞胞质抗体

抗中性粒细胞胞质抗体（antineutrophil cytoplasmic antibodies，ANCA）是以中性粒细胞和单核细胞胞质成分为靶抗原的自身抗体，主要为 IgG 型。与抗核抗体谱一样，AN-CA 是一类自身抗体的总称，对系统性血管炎、炎症性肠病等多种疾病的诊断和鉴别诊断具有重要意义，且常与疾病的活动性有关，疾病缓解期滴度下降或消失，已成为自身免疫性疾病非常重要的一项常规检测项目。

ANCA 的测定方法有间接免疫荧光法、酶联免疫吸附试验（ELISA）、放射免疫法、免疫印迹法等。其中，间接免疫荧光法较为常用。ANCA 阳性见于以下情况。

（1）原发性小血管炎：韦格纳肉芽肿、显微多动脉炎、坏死性新月体性肾小球肾炎和变应性肉芽肿性血管炎等。原发性系统性小血管炎的发病与 ANCA 密切相关，临床上已将上述疾病统称为 ANCA 相关小血管炎。ANCA、特异性 PR3 抗体和抗 MPO 抗体已成为原发性小血管炎的敏感而特异的血清学检测项目。

（2）药物诱导性血管炎：部分药物可引起 ANCA 阳性的药物诱导性血管炎，如丙硫氧嘧啶、肼屈嗪、普鲁卡因胺、青霉胺、米诺环素等。药物诱导性血管炎患者的临床表现与原发性血管炎类似，停止用药后，临床症状好转，ANCA 可转阴。

（3）其他自身免疫性疾病：除原发性血管炎外，慢性炎症性肠病（溃疡性结肠炎、克罗恩病）、结缔组织病（系统性红斑狼疮和类风湿关节炎）、自身免疫性肝病中均可出现 ANCA 阳性。

（4）感染：ANCA 阳性可见于多种感染性疾病，包括细菌（心内膜炎、呼吸道感染）、病毒（HIV）、真菌（着色真菌病）、原虫（急性疟疾、侵袭性阿米巴病）感染。

6. 抗内皮细胞抗体

抗内皮细胞抗体（anti-epithelial cell antibody，AECA）是一组能与内皮细胞多种蛋白质结合的异质性抗体，广泛出现在多种自身免疫性疾病患者的外周血中，为血管受损和血管炎的标记，有潜在的致病作用。AECA 的滴度与相关疾病的临床表现、病情活动、预后有很大的相关性，可作为一种有用的自身抗体指标用于疾病诊断和预后判断。

7. 抗磷脂抗体

抗磷脂抗体（anti-phospholipid antibody，aPL）是一组能与多种含有磷脂结构的抗原物质发生反应的抗体，其中包括抗心磷脂抗体、狼疮抗凝物、抗磷脂酰丝氨酸抗体等。aPL 可引起一组临床表现以反复发生动静脉血栓（神经系统最常见）、习惯性流产和血小板减少为特征的自身免疫性疾病，临床称为抗磷脂抗体综合征（antiphospholipid syndrome，APS）。

四、基因检测

神经系统遗传性疾病包括单基因病、多基因病、染色体病及线粒体病。神经系统遗传性疾病可在任何年龄发病，但绝大多数在小儿和青少年起病，具有家族性及终生性的特点。当临床上通过病史、症状、体征及常规辅助检查发现疑似患者时，可根据遗传学诊断方法，如系谱分析、染色体检查、DNA 和基因产物分析来确定诊断[6]。

常规生化检查能发现特定的基因缺陷导致的酶和蛋白质改变，如假肥大性肌营养不良患者的血清肌酸激酶升高、肝豆状核变性患者的血清铜和铜蓝蛋白水平减低及尿铜排泄增加。

遗传物质及基因检测往往可达到确诊的目的：

（1）染色体检查：检查染色体数目异常和结构畸形，如唐氏综合征和性染色体病等。

（2）DNA 突变诊断：主要针对单基因遗传病，应用较为广泛，如检测假肥大性肌营养不良、遗传性共济失调等疾病。

（3）基因产物检测：主要针对已知基因产物的遗传性疾病的特定蛋白进行分析，如假肥大性肌营养不良患者可通过免疫组化法测定肌细胞膜的抗肌萎缩蛋白含量等。

五、毒物筛查

对于神经内科急症患者，排除了常见的血管、感染、免疫等病因后，如诊断仍不能明确，需要考虑中毒的可能。除详细询问患者的接触史外，还须了解以下几种常见的神经系统毒物。

1. 金属及其化合物

包括铅、四乙基铅、汞、铊、锰、三烷基锡等。铅是工业中普遍使用的金属之一，铅对机体的毒性是多方面的，尤其对处于生长发育期的儿童，其神经毒性最为突出。低浓度铅接触即可损害中枢神经系统的整体功能，对中枢神经系统的毒性作用是不可逆的。汞对神经系统的损害是从大脑皮质高位开始，然后逐渐发展到皮质下神经节等，最后影响到周围神经。汞进入脑内可通过引起细胞膜钠-钾离子泵功能障碍及血脑屏障功能障碍而引起脑水肿，脑水肿是急性中毒性脑病的主要病理改变。

2. 类金属及其化合物

包括砷及其化合物，如三氧化二砷（砒霜）、五氧化二砷、砷酸铅、亚砷酸铅等。口服砷化物后主要表现为恶心、呕吐、腹痛及血样腹泻，可出现休克，继而出现肾损害及循环衰竭，神经系统先兴奋后抑制，患者可死于呼吸麻痹。

3. 有机溶剂

包括汽油、苯、甲苯、二硫化碳、三氯乙烯、甲醇、乙醇、氯乙醇、四氯化碳、二氯乙烷等。有机溶剂可通过呼吸道、皮肤和消化道等途径进入人体，其中呼吸道吸入途径最为主要；毒物进入人体后，可对人体各部位如神经、血液、肝、肾等产生一定的影响，严重者会导致中毒。

4. 窒息性气体

包括一氧化碳、硫化氢、氰化物等。一氧化碳（CO）中毒后主要引起机体缺氧，可引起机体多系统损害，以中枢神经系统最为敏感。急性 CO 中毒经急救治疗意识障碍恢复后，经过 2～60 天的"假愈期"，又出现以神经精神症状为主，伴有学习记忆障碍、锥体及锥体外系功能障碍的迟发性脑病症状，称为急性 CO 中毒迟发性脑病。其主要表现为脑充血、水肿，大脑皮质第二、三层及皮质下白质发生灶性或板层状变性坏死，两侧苍白球发生对称性软化灶，大脑白质可见广泛的脱髓鞘变性。

5. 农药

包括有机磷酸酯类、氨基甲酸酯类、拟除虫菊酯类、溴甲烷、氟乙酰胺、四亚甲基二砜四胺（毒鼠强）等。有机磷中毒的发病机制为中枢神经系统大量乙酰胆碱积聚，影响中枢神经系统之间的冲动传导，使中枢神经系统功能失调，早期出现兴奋症状，继而出现抑制症状，尤其脑干网状结构功能受损而出现意识障碍。

6. 成瘾性物质

包括海洛因、酒精等。急性酒精中毒以青年男性多见，临床分为兴奋期、共济失调期、昏睡期，影像学检查可见半卵圆中心的脱髓鞘改变，对症治疗可在 1～2 周恢复。慢性酒精中毒常见以下几种类型：脑桥中央髓鞘溶解症、酒精中毒性脑病、Wernicke 脑病、胼胝体变性，血液检查部分患者可见维生素 B_1 缺乏。

对疑似中毒的神经内科急症患者，应送检血和尿液进行毒物筛查，进一步除外相关疾病。

第二节 脑脊液检查

一、颅内压的测定

正常成人侧卧位时脑脊液压力为 80～180 mm H_2O，大于 200 mm H_2O 提示颅内压增高，小于 70 mm H_2O 提示颅内压降低。脑脊液压力增高见于脑水肿、颅内占位性病变、感染、脑卒中、静脉窦血栓形成、良性颅内压升高，以及心力衰竭、肺功能不全、肝性脑病等。脑脊液压力降低主要见于低颅压、脱水、脊髓蛛网膜下腔梗阻和脑脊液漏等。

二、常规检查

正常脑脊液无色透明，无红细胞，仅有少量白细胞，白细胞数范围为 $(0～5)×10^6/L$，多为单个核细胞。脑脊液中细胞数增加见于中枢神经系统感染性疾病、肿瘤性疾病、寄生虫病、脑室和蛛网膜下腔出血等。在某些病理状态下，脑脊液颜色可能发生变化，简要介绍如下。

1. 血色脑脊液

血色脑脊液提示脑脊液混有红细胞，见于颅内或椎管内病理性出血以及腰穿时外伤导致的出血。根据红细胞数量多少和出血时间长短，脑脊液可呈现红色、红褐色、淡红色、柠檬黄或淡黄色，这是由于脑脊液中氧合含铁血红素（红色）和胆红素（黄色）比例不同所致。穿刺损伤与病理性出血的鉴别如表 9-4 所示。

表 9-4 脑脊液穿刺损伤与病理性出血的鉴别

鉴别手段	病理性出血	穿刺损伤
脑脊液压力	多数增高	多数正常
红细胞形态	红细胞皱缩，可出现含有红细胞的吞噬细胞	形态正常
离心试验	上层液红色或黄色	上层液无色
放置试验	不凝结	可凝结成块
潜血试验	阳性	阴性
三管实验	颜色均匀一致	颜色逐渐变浅

2. 黄色脑脊液

脑脊液呈现黄色或淡黄色至棕黄色，也称为黄变症，具有重要临床意义。

（1）出血性黄变症：是由于脑或脊髓出血（特别是蛛网膜下腔出血）后，进入脑脊液的红细胞遭到破坏，血红蛋白分解，胆红素增加所致。深色黄变症常为蛛网膜下腔出血的结果，通常蛛网膜下腔出血 4～8 h 后即呈色，48 h 颜色最深，至 3 周左右消失。出血性黄变症的持续时间取决于以下因素：①蛛网膜下腔出血的严重程度；②红细胞溶解的速度；③红细胞溶解后分解产物的多少；④组织细胞反应的活性；⑤对脑脊液循环的影响；⑥个体的特异性。

（2）梗阻性黄变症：见于椎管梗阻（如髓外肿瘤），同时脑脊液蛋白质显著升高，当蛋白质升高超过 1.5 g/L 时，脑脊液可呈黄变症。脑脊液黄变程度与其蛋白质含量成正比，且梗阻部位越低，黄变越明显。

3. 其他颜色脑脊液

（1）棕色或黑色：见于中枢神经系统（尤其是脑膜）黑色素肉瘤或黑色素瘤。
（2）绿色混浊：见于铜绿假单胞菌性脑膜炎或急性肺炎球菌性脑膜炎。
（3）米汤样混浊：见于脑膜炎奈瑟菌性脑膜炎。

三、生化检查

1. 蛋白质

定性试验：Pandy 试验，正常人多为阴性或弱阳性，脑脊液蛋白质含量升高时呈现阳性。

定量试验：脑脊液蛋白质参考值在不同实验室、不同检测方法中有所不同，还受年龄和穿刺部位的影响：儿童蛋白质含量较低，腰椎穿刺脑脊液中蛋白质含量高于脑室穿刺。正常人腰椎穿刺脑脊液蛋白质含量为 0.15～0.45 g/L，脑池液为 0.10～0.25 g/L，脑室液为 0.05～0.15 g/L。

蛋白质含量增高见于以下三种情况：①中枢神经系统病变使血脑屏障通透性增加，常见原因有脑膜炎、出血、内分泌或代谢性疾病、药物中毒等；②脑脊液循环障碍，常见于脑肿瘤和椎管内梗阻；③鞘内免疫球蛋白合成增加伴血脑屏障通透性增加，如吉兰-巴雷综合征、胶原血管病、慢性炎性脱髓鞘性多发性神经根神经病、神经梅毒、多发性硬化等。

蛋白质含量降低见于腰椎穿刺或硬膜损伤引起的脑脊液丢失、身体极度虚弱和营养不良[7]。

2. 葡萄糖

脑脊液葡萄糖来自血糖，其含量为血糖的 50%～70%。脑脊液葡萄糖正常值为 2.5～4.5 mmol/L，其受血糖浓度、血脑屏障通透性、脑脊液中糖酵解速度的影响。

脑脊液葡萄糖明显降低见于化脓性脑膜炎。轻到中度降低见于结核性或真菌性脑膜炎

（尤其是隐球菌性脑膜炎）、梅毒性脑膜炎、累及脑膜的肿瘤、结节病、风湿性脑膜炎、症状性低血糖等。

脑脊液葡萄糖含量增加见于糖尿病。

3. 氯化物

正常脑脊液中蛋白质含量较少，为了维持脑脊液和血液渗透的平衡，脑脊液中氯化物含量较血浆约高 20%，参考值为 120～130 mmol/L。

脑脊液氯化物明显降低见于结核性脑膜炎，可降至 102 mmol/L 以下；化脓性脑膜炎亦有降低，但不如结核性脑膜炎明显，多为 102～116 mmol/L；全身性疾病引起电解质平衡紊乱，如大量呕吐、腹泻、脱水等造成血氯降低时，脑脊液中氯化物亦可减少。

4. 其他生化指标

（1）降钙素原（procalcitonin，PCT）：PCT 是人类降钙素（calcitonin）的前体物质，1993 年由 Assicot 等首次报道可作为细菌感染的早期标志物，2001 年国际脓毒症会议把 PCT 作为脓毒症的诊断指标之一。Jereb 等发现若以脑脊液 PCT 水平＞0.5 ng/ml 为阈值，其对细菌性脑膜炎和病毒性脑膜脑炎的阳性预测值分别为 100% 和 74%。一项来自 28 项研究涵盖 2058 个患者的 meta 研究显示，脑脊液 PCT 诊断细菌性脑膜炎的敏感性和特异性性分别为 80% 和 86%。研究认为，脑脊液 PCT 较脑脊液白细胞计数误诊率低，较血清 PCT 敏感性高[8]。

（2）神经元特异性烯醇化酶（neuron-specific enolase，NSE）：NSE 存在于神经元胞质中。脑实质损伤时，神经元崩解，血脑屏障破坏，NSE 释放入脑脊液中，使脑脊液 NSE 浓度增高，因此 NSE 是神经元损害的敏感性标志物。病毒性脑炎患者病毒直接侵犯神经元，导致神经元受损释放 NSE，脑脊液 NSE 明显升高。结核性脑膜炎患者可导致脑梗死、脑水肿，并加重神经元损伤，脑脊液 NSE 升高也比较明显。

（3）胆碱酯酶（cholinesterase，CHE）：颅内感染时，由于血脑屏障被破坏，血浆中大分子 CHE 可能进入脑脊液中，从而使脑脊液 CHE 含量增加。细菌性感染时 CHE 的上升幅度比病毒性感染更明显，可能是由于细菌性感染对血脑屏障的破坏性更大，血浆中 CHE 更易透过血脑屏障进入脑脊液所致。

（4）基质金属蛋白酶（matrix metalloproteinase，MMP）：MMP 是一组结构与功能同源的锌离子依赖性中性蛋白酶超家族，可由体内中性粒细胞、单核巨噬细胞及血管内皮细胞产生。在中枢神经系统感染性疾病中，MMP-9 可协同降解多种细胞外基质成分，促进炎症性浸润的发生，破坏血脑屏障。MMP-9 在化脓性脑膜炎患者的脑脊液中含量增加，脑脊液 MMP-9 的水平与脑膜炎的严重程度具有很好的正相关性，这对病情的判断及预后具有重要意义。近期研究发现，抑制 MMP-9 的活性对治疗病毒性脑炎也有辅助作用，目前认为组织金属蛋白酶抑制剂（TIMP）是最重要的抑制物，但其尚在探索研究中[9]。

（5）腺苷脱氨酶（adenosine deaminase，ADA）：ADA 是腺嘌呤核苷代谢的重要酶类。该酶的活性与淋巴细胞激活相关。特殊病原菌（如结核分枝杆菌）感染可激活淋巴细胞，引起 ADA 增高。相关研究发现，颅内细菌性感染时，脑脊液 ADA 升高以结核性脑膜炎为多见，其次是化脓性脑膜炎[10]。

(6) β₂-微球蛋白（β₂ microglobulin，β₂-MG）：β₂-MG 是一种小分子蛋白质，存在于所有有核细胞表面，主要分布于淋巴细胞及巨噬细胞表面。正常脑脊液中 β₂-MG 含量很少，中枢神经系统损伤时免疫系统被激活，产生大量淋巴细胞及巨噬细胞，使 β₂-MG 合成增加，大量 β₂-MG 由细胞表面脱落进入脑脊液。脑脊液 β₂-MG 水平与细菌性脑膜炎病情的严重程度相关，可作为细菌性脑膜炎的诊断指标，并有助于观察疗效和判断预后[11]。脑脊液 β₂-MG 含量明显升高时还可能存在结核性脑膜炎，应同时进行结核感染相关检查。

(7) 乳酸：脑脊液乳酸是脑组织能量代谢的底物，是鉴别颅内细菌性及病毒性感染常用的生化标志物之一，细菌性感染时其含量升高，病毒性感染时无显著改变[12]。Sakushima 等对有关脑脊液乳酸检测对颅内细菌性感染诊断价值的 33 个研究进行 meta 分析发现，脑脊液乳酸含量升高诊断颅内细菌性感染的敏感性为 93%，特异性为 96%，当脑脊液乳酸 >35 mg/dl 时，诊断的特异性可高达 99%[13]。

(8) C-反应蛋白（C-reactive protein，CRP）：CRP 是人体被细菌感染或者创伤后反应最为敏感的一种急性时相蛋白，可以通过免疫荧光法进行定量检测，它是反映细胞和组织损伤的一种非特异性指标，正常情况下仅有少量存在于人体体液中[14]。脑脊液 CRP 升高可见于中枢神经系统炎症患者，并在恢复期消失。化脓性或结核性脑膜炎时，脑脊液、血清 CRP 水平均明显增高；病毒性脑膜炎时 CRP 升高仅见于脑脊液中，而血清中并不增高[15]。

(9) 细胞因子：颅内细菌性感染时脑脊液 TNF-α 水平显著升高，当 TNF-α>75.8 pg/ml 时，鉴别细菌性及病毒性感染的敏感性及特异性均达 100%。

当 IL-6>90 pg/dl 时，提示细菌性感染，此指标鉴别细菌性及病毒性感染的敏感性可达 92.3%，特异性可达 100%。当 IL-8≥773.5 pg/dl 时，支持细菌性感染，此指标鉴别细菌性及病毒性感染的敏感性达 100%，特异性达 76%。在颅脑损伤和中枢神经系统感染等情况下，IL-1β 的水平及活性明显增高（可超过 30 ng/L），可以作为中枢神经系统感染的早期诊断指标[16]。

中枢神经系统感染性疾病患者脑脊液中可溶性 IL-2 受体（sIL-2R）明显增高（>1000 pg/ml），且化脓性脑膜炎患者脑脊液中 sIL-2R 的增高较病毒性脑膜炎更显著（$P<0.05$），其水平高低与病情轻重呈正相关。

IL-10 又称为细胞因子合成抑制因子，在化脓性脑膜炎和病毒性脑膜炎等颅内感染性疾病中，脑脊液 IL-10 水平均显著升高（>20 pg/ml）[17]。

IFN-γ 主要由活化的辅助性 T 细胞（Th1 细胞）和自然杀伤（NK）细胞产生，能增强单核巨噬细胞的活性，在病毒性脑炎患者的脑脊液中 IFN-γ 显著升高（可达 28.7 pg/ml）。由结核分枝杆菌活化的 Th1 细胞产生 IFN-γ，在结核性脑膜炎的发病过程中也起着重要作用。研究发现结核性脑膜炎患者脑脊液 IFN-γ 水平明显高于对照组，且随病程进展，脑脊液 IFN-γ 水平逐渐升高，提示其对结核性脑膜炎的诊断及预后有一定的指导意义[18]。

四、细胞学检查

脑脊液细胞学检查可视为对蛛网膜下腔的组织学活检。部分中枢神经系统疾病的病理生理改变，只反映在脑脊液中。脑脊液细胞学检查是诊断中枢神经系统肿瘤及其他部位肿瘤脑膜转移的可靠诊断方法，阳性率为 70%～95%。

脑脊液细胞学检查通常采用玻片离心法，可进行细胞分类和发现肿瘤细胞、细菌、真菌等。各类病原体所致的炎性病理过程，大致具有变性、渗出、增殖和修复等基本病理变化：急性炎症渗出期，脑脊液细胞学呈粒细胞反应；亚急性增殖期，脑脊液细胞学呈单核-吞噬细胞反应；修复期，脑脊液细胞学呈淋巴细胞反应。中枢神经系统化脓性感染可见中性粒细胞增多，病毒性感染可见淋巴细胞增多，结核性脑膜炎呈混合性细胞反应。肿瘤性疾病时，可见肿瘤细胞；蛛网膜下腔出血时，红细胞将刺激软脑膜发生一系列细胞反应。

脑脊液细胞学检查所见的不同种类组织细胞具有不同的病理意义（表 9-5）。

表 9-5　脑脊液中不同组织细胞的临床意义

细胞种类	来源	临床意义
淋巴细胞	包括小淋巴细胞，为正常人脑脊液中的主要细胞。无特殊的病理意义，占细胞总数的 75%。转化型淋巴细胞，提示局部体液或细胞介导的免疫反应	病毒感染、结核性脑膜炎、真菌性脑膜炎、变态反应性疾病
浆细胞	来自外周血淋巴细胞，受抗原刺激后转化而来	结核性脑膜炎、各种脑炎的慢性期或恢复期，神经梅毒及多发性硬化
单核细胞	单核细胞为正常人脑脊液中的细胞，占 30%。当比例倒错，伴有病理性细胞出现，则有意义	慢性感染、脑膜炎慢性期、脓肿后期、脑膜癌
巨噬细胞	胞质内含有各种吞噬物，如红细胞吞噬细胞、脂肪吞噬细胞、含铁血黄素吞噬细胞、白细胞吞噬细胞、多核巨细胞。	中枢神经系统出血、细菌感染可见
中性粒细胞	病理性，与脑脊液渗透压相关，趋化因子起重要作用	急性感染或慢性感染的急性发作期；化脓性、结核性、真菌性脑膜炎，及脑脓肿、硬膜下积脓等；病毒感染早期
嗜酸性粒细胞		寄生虫、原虫感染

脑脊液细胞学随疾病的病程呈现动态变化，熟悉不同时期脑脊液细胞学的特征，有助于医师及时判断患者的病情变化。表 9-6 以细菌性脑膜炎为例，描述脑脊液的动态变化[19]。

在脑脊液细胞学检查中还要注意寻找肿瘤细胞，在脑脊液脱落细胞中，肿瘤细胞最具有诊断价值[20]。脑脊液中肿瘤细胞多为转移瘤细胞，一般分为四种类型：原发性肿瘤细胞、继发性肿瘤细胞、白血病细胞和淋巴瘤细胞。肿瘤细胞的形态具有以下特征：①细胞核增大，>10 μm；②核-质比增大；③染色体染色增深；④染色质颗粒粗糙丛集；⑤核膜增厚且不规范；⑥核仁体积及数量增加；⑦多核或多叶核；⑧有丝分裂活跃；⑨胞核和胞质形态、体积多变。

五、病原学检查

中枢神经系统感染性疾病的脑脊液病原学检查见本书第三章"中枢神经系统感染性疾病"相应部分，此处不再赘述。

表 9-6　细菌性脑膜炎的脑脊液细胞学动态变化

病程	细胞学改变				
	细胞数	中性粒细胞	单核细胞	淋巴细胞	比例
渗出期：发病后1～2天	1000～10 000/μl	90%以上，出现中毒性改变，有中毒颗粒、空泡、崩解	高于淋巴细胞，单核细胞高度激活，核粗大，核质比增高	转化性（中、大淋巴细胞）。可见少量嗜酸性粒细胞。可见细菌	中性粒细胞%＞单核细胞%＞淋巴细胞%
增殖期：发病后3～6天	细胞总数迅速下降	数量下降明显	单核-吞噬细胞反应，数量增加，占35%～85%，能见浆细胞	淋巴细胞上升，但单核-吞噬细胞%仍＞淋巴细胞%	中性粒细胞%＞单核-吞噬细胞%＞淋巴细胞%
恢复期：第10～15天	细胞总数继续下降，趋于正常	中性粒细胞消失，为痊愈标志	单核-吞噬细胞持续增高	淋巴细胞比例上升	单核-吞噬细胞%＞淋巴细胞%

六、免疫学检查

脑脊液免疫学检查包括特殊抗体（脱髓鞘病相关抗体、自身免疫性脑炎抗体谱、神经节苷脂抗体、副肿瘤抗体谱等）、寡克隆区带、髓鞘碱性蛋白等检查。

1. 寡克隆区带

寡克隆区带（oligoclonal bands，OB）测定是检测鞘内免疫球蛋白合成的重要方法。一般临床上检测 IgG 型寡克隆区带，是诊断多发性硬化的重要辅助指标。常用的检测方法是等电聚焦电泳和蛋白免疫印记法。OB 阳性也常见于中枢神经系统感染性疾病、脱髓鞘疾病和少部分中枢神经系统原发性血管炎患者[21]。

2. 髓鞘碱性蛋白

髓鞘碱性蛋白（myelin basic protein，MBP）是组成中枢神经系统髓鞘的主要蛋白质，约占髓鞘蛋白质总量的30%。血和脑脊液 MBP 的变化是反映中枢神经系统有无血脑屏障破坏，特别是有无髓鞘脱失较为特异的生化指标，其含量高低在一定程度上反映髓鞘损伤的严重程度。脑外伤、脑血管疾病、多发性硬化、脑炎、脑膜炎等中枢神经系统疾病时，血清和脑脊液 MBP 升高。

3. 脱髓鞘疾病抗体

AQP4-IgG 为视神经脊髓炎谱系疾病（NMOSD）的特异性标志物，在 NMOSD 的发病机制中扮演了重要角色。对于 NMOSD 的诊断，血清学 AQP4-IgG 具有73%的灵敏性以及91%的特异性。目前细胞免疫荧光法（cell-based assay，CBA）为检测 AQP4-IgG 的推荐方法，较间接免疫荧光法灵敏度高。NMOSD 患者中 AQP4-IgG 强阳性，其复发的可能性较大，经过有效的免疫治疗后存在 AQP4-IgG 转阴的可能，其抗体滴度可作为疗效的评价指标。据报道约有 25% 的 NMO 患者血清 AQP4-IgG 为阴性，对于这类患者，我们建议检测 AQP1 抗体及 MOG 抗体，最近在一些抗 AQP4 抗体阴性的 NMOSD 患者中发现了 MOG-IgG 滴度上升[22]。

4. 自身免疫性脑炎抗体

自身免疫性脑炎抗体检测对于本组疾病的诊断、治疗方法的选择、疗效及预后评估至关重要。目前临床可以检测的自身免疫性脑炎相关抗体见表 9-7。

表 9-7　自身免疫性脑炎相关抗体

	抗原	抗原位置	脑炎综合征	肿瘤比例	主要肿瘤类型
抗细胞内抗原抗体	Hu	神经元细胞核	边缘叶脑炎	>95%	小细胞肺癌
	GAD	神经元胞质	边缘叶脑炎	25%	胸腺瘤、小细胞肺癌
	Ma2	神经元细胞核仁	边缘叶脑炎	>95%	精原细胞瘤
	两性蛋白	神经元胞质	边缘叶脑炎	46%～79%	小细胞肺癌、乳腺癌
	CV2	少突胶质细胞胞质	边缘叶脑炎	86.5%	小细胞肺癌、胸腺瘤
抗细胞表面抗原抗体	NMDAR	神经元细胞膜	抗 NMDAR 抗体脑炎	因性别、年龄而异	卵巢畸胎瘤
	LGI1	神经元细胞膜	边缘叶脑炎	5%～10%	胸腺瘤
	GABA$_B$R	神经元细胞膜	边缘叶脑炎	50%	小细胞肺癌
	AMPAR	神经元细胞膜	边缘叶脑炎	65%	胸腺瘤、小细胞肺癌
	CASPR2	神经元细胞膜	莫旺综合征、边缘叶脑炎	20%～50%	胸腺瘤
	DPPX	神经元细胞膜	脑炎，多伴腹泻	<10%	淋巴瘤
	LgLON5	神经元细胞膜	脑病合并睡眠障碍	—	
	GlyR	神经元细胞膜	PERM	<10%	胸腺瘤
	GABA$_A$R	神经元细胞膜	脑炎	<5%	胸腺瘤
	mGluR5	神经元细胞膜	脑炎	70%	霍奇金淋巴瘤
	D2R	神经元细胞膜	基底节脑炎	—	
	突触蛋白-3a	神经元细胞膜	脑炎	—	
	MOG	少突胶质细胞膜	ADEM	—	
	AQP4	星形胶质细胞膜	间脑炎	—	
	GQ1b	轴索细胞膜	Bickerstaff 脑干脑炎	—	

GAD，谷氨酸脱羧酶；NMDAR，N-甲基-D-天冬氨酸受体；LGI1，富亮氨酸胶质瘤失活蛋白 1；GABA$_B$R，γ-氨基丁酸 B 型受体；AMPAR，α-氨基-3-羟基-5-甲基-4-异唑酸受体；CASPR2，接触蛋白相关蛋白 2；DPPX，二肽基酶样蛋白；GABA$_A$R，γ-氨基丁酸 A 型受体；D2R，多巴胺 2 型受体；GlyR，甘氨酸受体；mGluR，代谢型谷氨酸受体；AQP4，水通道蛋白 4；PERM，伴有强直与肌阵挛的进行性脑脊髓炎；MOG，髓鞘少突胶质细胞糖蛋白；ADEM，急性播散性脑脊髓炎；—，无相关性或无数据

5. 神经节苷脂抗体

神经节苷脂是一组酸性糖脂，由脂类和糖基组成。人类主要有四种神经节苷脂，分别

是 GM1、GD1a、GD1b 和 GT1b，每一种神经节苷脂都含有相同的 4 个糖链，但唾液酸数目不同，GM1 含有 1 个唾液酸，GD1a 和 GD1b 含有 2 个唾液酸，GT1b 含有 3 个唾液酸。GM1 是神经元细胞膜上分布最为丰富的神经节苷脂。高滴度抗 GM1 抗体对下运动神经元综合征和多灶性运动神经病（multifocal motor neuropathy，MMN）具有极高的特异性，低滴度抗体无特异性。

6. 副肿瘤抗体谱

（1）神经肿瘤抗体（onconeural antibody）：为抗胞质或细胞核内抗原抗体，与神经系统副肿瘤综合征的临床症状及潜在肿瘤均具有明显相关性，它们的存在高度提示肿瘤，包括抗 Hu、Yo、Ri、Ma2/Ta、CV2/CRMP5、Amphiphysin 抗体等。从某种意义上说，这些抗体在副肿瘤性周围神经病中最常见，应用最多。

（2）非特异性神经肿瘤抗体：包括抗 Tr、Zic4、mGluR1、ANNA3、PCA2 抗体，此类抗体不常见，国内也不常规筛查，与肿瘤部分相关[23]。

（3）可伴有肿瘤的抗体：多为抗细胞表面抗原抗体，不认为是中枢神经系统特异性抗体，但它们的存在提示伴或不伴肿瘤，需对肿瘤进行筛查。存在于中枢神经系统、神经肌肉接头及周围神经系统，包括抗电压门控钙通道（voltage-gated calcium channel，VGCC）、电压门控钾通道（VGKC）、N-甲基-D-天冬氨酸受体（NMDAR）抗体等。近年来，自身免疫性脑炎日益受到临床医师的重视，有关自身免疫性脑炎相关抗体的临床意义及检测方法，见本书第四章"中枢神经系统自身免疫性疾病"相应内容，此处不再赘述。

需要强调的是，在急诊室面对以精神行为异常、癫痫发作等边缘系统受损症状为主要临床表现的患者，无论是否合并发热，均应将自身免疫性脑炎相关抗体作为常规检测项目。相比脑脊液，血清检测结果存在一定的假阳性和假阴性：假阴性是因为部分自身抗体只出现在脑脊液中，例如约有 14％ 的抗 NMDAR 抗体只可以在脑脊液中检测到；出现假阳性的原因则可能是血液中存在部分可交叉反应的抗体成分，据报道抗 NMDAR 抗体亦可出现在精神分裂症、克雅病、帕金森病等患者的血清中。因此，自身免疫性脑炎患者脑脊液中自身抗体的检测更能准确反映疾病的进程和预后，应尽量避免仅以血清标本检测结果作为诊断自身免疫性脑炎的依据，以免造成误诊而耽误治疗[24]。

小　　结

本章介绍了神经内科急诊常用的实验室检查项目。急诊科医师在面对具体患者时，要以其主诉为出发点，结合既往病史、体征、影像学及电生理检查结果，尽快确定诊断的范围，合理选择检查项目，争取利用最短的时间得到有价值的诊断信息，以指导进一步的治疗。

参考文献

[1] Wu HM, Cordeiro SM, Harcourt BH, et al. Accuracy of real-time PCR, Gram stain and culture for Streptococcus pnemoniae, Neisseria meningitis and Haemoplilus influenzae meningitis diagnosis. BMC

Infections Diseases，2013，13（4）：26-35.

［2］ Ford N，Shubber Z，Jarvis JN，et al. CD4 cell count threshold for cryptococcalantigen screening of HIV-infected individuals： a systematic review and meta-analysis. Clin Infect Dis，2018，66：S152-159.

［3］ Mpoza E，Mukaremera L，Kundura DA，et al. Evaluation of a point-of-care immunoassay test kit 'StrongStep' for cryptococcal antigen detection. PLoS One，2018，13：e0190652. https：//doi. org/10. 1371/journal. pone. 0190652.

［4］ Chiba N，Murayama SY，Morozumi M，et al. Rapid detection of eight causative pathogens for the diagnosis of bacterial meningitis by realtime PCR. J Infect Chemother，2009，15（2）：92-98.

［5］ Jin D，Heo TH，Byeon JH. Analysis of clinical information and reverse transcriptase-polymerase chain reaction for early diagnosis of enteroviral meningitis. Korean J Pediatr，2015，58（11）：446-450.

［6］ Brajon G，Mandas D，Liciardi M，et al. Development and field testing of a real-time PCR assay for caprine arthritis-encephaliis-Virus (CAEV) EJ3. Open Virol J，2012，6（1）：82-90.

［7］ Tsai HC，ShiMH，Lee SS，et al. Expression of matrix metalloproteinases and their tissue inhibitors in the serum and cerebrospinal fluid of patients with meningitis. Clin Microbiol Infect，2011，17（5）：780-784.

［8］ Mekitarian FE，Horita SM，Gilio AE，et al. Cerebrospinal fluid lactate level as a diagnostic biomarker for bacterial meningitis in children. Hat J Emerg Med，2014，7：14.

［9］ Savarin C，Bergmann CC，Hinton DR，et al. MMP-independent role of TIMP-1 at the blood brain barrier during viral encephalomyelitis. ASN Neuro，2013，26（5）：e00127.

［10］ Ghosh GC，Sharma B，Gupta BB. CSF ADA determination in early diagnosis of tuberculous meningitis in HIV-infected patients. Scientifica (Cairo)，2016，2016：5820823.

［11］ Cox JA，Lukande RI，Kalungi S，et al. Accuracy of lipoarabinomannan and Xpert MTB/RIF testing in cerebrospinal fluid to diagnose tuberculous meningitis in an autopsy cohort of HIV infected adults. J Clin Microbiol，2015，53（8）：2667-2673.

［12］ Shah M，Hanrahan C，Wang ZY，et al. Lateral flow urine lipoarabinomannan assay for detecting active tuberculosis in HIV positive adults. Cochrane Database Syst Rev，2016，1（5）：CD011420.

［13］ Mason S，Reinecke CJ，Kulik W，et al. Cerebrospinal fluid intuberculous meningitis exhibits only the L-enantiomer of lactic acid. BMC Infect Dis，2016，16：251.

［14］ Malla KK，Malla T，Rao KS，et al. Is cerebrospinal fluid C-reactive protein a better tool than blood C-reactive protein in laboratory diagnosis of meningitis in children? Sultan Qaboos Univ Med J，2013，13：93-99.

［15］ Prasad R，Kapoor R，Srivastava R，et al. Cerebrospinal fluid TNF-α，IL-6，and IL-8 in children with bacterial meningitis. Pediatr Neurol，2014，50：60-65.

［16］ Vikse J，Henry BM，Roy J. The role of serum procalcitonin in the diagnosis of bacterial meningitis in adults： a systematic review and meta-analysis. International Journal of Infectious Diseases，2015，38：68-76.

［17］ Morichi S，Kasshiwagi Y，Takekuma K，et al. Expression of brain derived neurotrophic factor (BDNF) in cerespinal fluid and plasma of children with meningitis and encephslitis/enephalopathy. Int J Neurosci，2013，123（1）：17-23.

［18］ Jesse S，Steinacker P，Lehnert S，et al. A proteomic approach for the diagnosis of bacterial meningitis. PLoS One，2010，5（4）：e10079.

［19］ Viallon A，Botelho-Nevers E，Zeni F. Clinical decision rules for acute bacterial meningitis：current insights. Open Access Emergency Medicine，2016，8：7-16.

［20］ Libbey JE，Fujinami RS. Adaptive immune response to viral infections in the central nervous system. Handb Clin Neurol，2014，123（3）：225-247.

［21］ Carotenuto A，Alcaro MC，Saviello MR，et al. Designed glycopeptides with different betatum types as synthetic probes for the detection of autoantibodies as biomarkersof multiple sclerosis. Med Chem，2008，51（17）：5304-5309.

［22］ Min JH，Kim BJ，Lee KH. Development of extensive brain lesions following fingolimod（FTY720）treatment in a patient with neuromyelitis optica spectrum disorder. Mult Scler，2012，18（1）：113-115.

［23］ Zuliani L，Graus F，Giometto B，et al. Central nervous system neuronal surface antibody associated syndromes：review and guidelines for recognition. Journal of Neurology，Neurosurgery，and Psychiatry. 2012，83（6）：638-645.

［24］ Dutra LA，Abrantes F，Toso FF，et al. Autoimmune encephalitis：a review of diagnosis and treatment. Arquivos de neuro-psiquiatria，2018，76（1）：41-49.

索 引